Kliniktaschenbücher

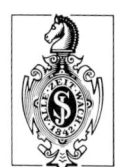

H. Sauer

Diabetestherapie

Mit einem Beitrag von G. Kurow

Zweite Auflage

Mit 20 Abbildungen, 97 Tabellen
und einer separaten Insulin-Tabelle

Springer-Verlag
Berlin Heidelberg New York
London Paris Tokyo

Autor:
Prof. Dr. med. Heinrich Sauer
Schützenstraße 39, D-4970 Bad Oeynhausen 1

Mitarbeiter:
Dr. med. Günther Kurow
Haderslebener Straße 11, D-1000 Berlin 41

ISBN 3-540-16298-4 Berlin Heidelberg New York
ISBN 0-387-16298-4 New York Berlin Heidelberg

ISBN 3-540-10537-9 1. Aufl. Springer-Verlag Berlin Heidelberg New York Tokyo
ISBN 0-387-10537-9 1st ed. Springer-Verlag New York Heidelberg Berlin Tokyo

CIP-Kurztitelaufnahme der deutschen Bibliothek. Sauer Heinrich: Diabetestherapie /
H. Sauer. Mit e. Beitr. von G. Kurow. - 2. Aufl. - Berlin ; Heidelberg ; New York ;
London ; Paris ; Tokyo : Springer, 1987. (Kliniktaschenbücher)
ISBN 3-540-16298-4 (Berlin ...)
ISBN 0-387-16298-4 (New York ...)

Gesamtherstellung: G. Appl, Wemding
2121/3140-543210

Vorwort zur ersten Auflage

Im vorliegenden Taschenbuch wird versucht, den derzeitigen Stand der Diabetestherapie, und zwar unter Berücksichtigung der ambulanten Praxis wie auch der Klinikbehandlung wiederzugeben. Vieles befindet sich auf dem therapeutischen wie auch auf dem gesamten Gebiet der Diabetologie in Bewegung. Im Zentrum steht jedoch nach wie vor die Prävention der vaskulären und nervalen Komplikationen durch eine möglichst weitgehende Normalisierung des gestörten Stoffwechsels. Die Bemühungen konzentrieren sich auf die Intensivierung der Insulinbehandlung besonders bei Diabetikern in jüngerem Lebensalter unter Einsatz der Insulininfusionsgeräte und im experimentellen Bereich auf die Pankreas- oder Inseltransplantation. Gleichzeitig erlebt die bereits früher praktizierte Therapie mit mehrfach täglichen Altinsulininjektionen eine Renaissance. Sie war früher in erster Linie Notbehelf wegen des Fehlens geeigneter Verzögerungsinsuline, hat sich aber inzwischen als effektives und flexibles Regime erwiesen.
Die Mehrzahl aller Diabetiker leidet jedoch am Erwachsenendiabetes. Für sie bleibt die knappe Ernährung und Gewichtsabnahme wichtigstes Ziel.
Um die heutigen Möglichkeiten der Diabetestherapie auszunutzen, ist eine engagierte Mitarbeit des Patienten unverzichtbar. Aufgabe des Arztes ist es, hierfür die notwendigen Voraussetzungen zu schaffen. Es wurde deshalb besonderer Wert darauf gelegt, in diesem Buch, auf die hiermit im Zusammenhang stehenden Fragen näher einzugehen.
Auf die Darstellung nicht direkt therapiebezogener Gebiete wie etwa der Labormethoden wurde ganz verzichtet, andere wurden kursorisch nur soweit behandelt, wie es für das Verständnis der thera-

peutischen Maßnahmen notwendig schien. Dies gilt auch für die einleitenden Abschnitte über die Ätiopathogenese des Diabetes, die Typen- und Stadieneinteilung und diagnostische Maßnahmen. Ferner wurde davon abgesehen, Nährwert- und Austauschtabellen in das Diätkapitel aufzunehmen, da sie in den am Schluß zitierten Beratungsbüchern für Diabetiker in ausreichender Zahl vorhanden sind.

Spezielle therapeutische Maßnahmen wie etwa auf dem ophthalmologischen und dem dermatologischen Sektor wurden nicht besprochen, da sie den Zuständigkeitsbereich des Internisten überschreiten.

Das Literaturverzeichnis am Ende jedes Kapitels soll es dem Leser in erster Linie erleichtern, speziellere und weiterführende Darstellungen aufzufinden. Zu diesem Zweck wurde auch eine Auswahl von Monographien über den Diabetes mellitus angefügt. Aus Platzgründen wurde darauf verzichtet, im Text die therapeutischen Methoden, ihre Nebenwirkungen und ihre Resultate im einzelnen mit Zitaten zu belegen.

Ganz besonderen Dank möchte der Autor den Mitarbeitern des Springer-Verlags für ihre Geduld, ihr Verständnis und ihre Hilfe zum Ausdruck bringen.

Zu großem Dank ist der Autor ferner Herrn Dr. med. G. Kurow verpflichtet, der sich bereiterklärt hat, seine langjährigen und umfangreichen Erfahrungen auf dem sozialmedizinischen Gebiet, besonders im Bereich des Diabetes, in einem entsprechenden Kapitel des Buches niederzulegen.

Bad Oeynhausen, Herbst 1983   H. Sauer

Vorwort zur zweiten Auflage

Die Entwicklung auf einigen Gebieten der Diabetesbehandlung seit Erscheinen der ersten Auflage hat eine Überarbeitung und in einigen Abschnitten eine Erweiterung notwendig gemacht.

In der nun vorliegenden zweiten Auflage wurde versucht, dem heutigen Stand der therapeutischen Möglichkeiten Rechnung zu tragen.

Bad Oeynhausen, Mai 1987   H. Sauer

Abkürzungen

ac.	präprandial (ante coenum)
BHI	biosynthetisches Humaninsulin
BZ	Blutzucker
CIPII	kontinuierliche intraperitoneale Insulininfusion
CSII	kontinuierliche subkutane Insulininfusion
HI	Humaninsulin
HZ	Harnzucker
IE bzw. E	Internationale Einheiten
IIT	Intensivierte Insulintherapie
IMI	Intermediärinsulin
IZS	Insulin-Zink-Suspension
LZI	Langzeitinsulin
NBZ	Nüchternblutzucker
NI	Normalinsulin
NPH	Neutrales-Protamin-Hagedorn-Insulin
pp	postprandial
R	Rind
S	Schwein
SHI	semisynthetisches Humaninsulin
SK	Selbstkontrolle
U 40/U 80/U 100	40 bzw. 80 bzw. 100 E/ml
VI	Verzögerungsinsulin
WD	Wirkungsdauer

Inhaltsverzeichnis

X

XII

1 Einleitung

1.1 Pathogenetische Aspekte

Dem Diabetes mellitus liegt eine chronische Störung des Kohlenhydrat- und auch des Fett- und Eiweißstoffwechsels zugrunde. Ursachen sind ein absoluter oder relativer Mangel an Insulin, bei vielen übergewichtigen Patienten außerdem eine herabgesetzte Insulinempfindlichkeit der Gewebe, so daß die blutzuckersenkende Wirkung des Hormons vermindert ist.

Die zentrale Bedeutung der Bauchspeicheldrüse bzw. des Insulinmangels für die Zuckerkrankheit wurde deutlich, nachdem Mering und Minkowski bei Hunden durch Pankreatektomie einen Diabetes erzeugten und später Banting und Best die blutzuckersenkende Wirkung von insulinhaltigen Pankreasextrakten an pankreatektomierten Hunden und beim menschlichen Diabetes nachweisen konnten.

Die wichtigsten Zielorgane der Stoffwechselwirkung des Insulins sind Leber-, Muskel- und Fettzellen: Insulin führt zu einer raschen Aktivierung des Transports von Glukose, Aminosäuren, nukleotidartigen Substanzen und auch von Ionen durch die Zellmembran, ferner zu einer langsamer einsetzenden Induktion bestimmter Enzyme. Insulin ist das einzige blutzuckersenkende und das wichtigste anabole Hormon. Neben seinem direkten anabolen Effekt hemmt es die katabolen Stoffwechselprozesse, welche durch Katecholamine, Glukagon und Kortisol stimuliert werden (Abb. 1).

Die anabolen Wirkungen bestehen hauptsächlich in einer Förderung der Synthese von Glykogen, Lipiden, Proteinen sowie in einer Steigerung der Glukoseutilisation. Darüber hinaus hemmt Insulin katabole Prozesse wie die Glukoneogenese, die Glykogenolyse in

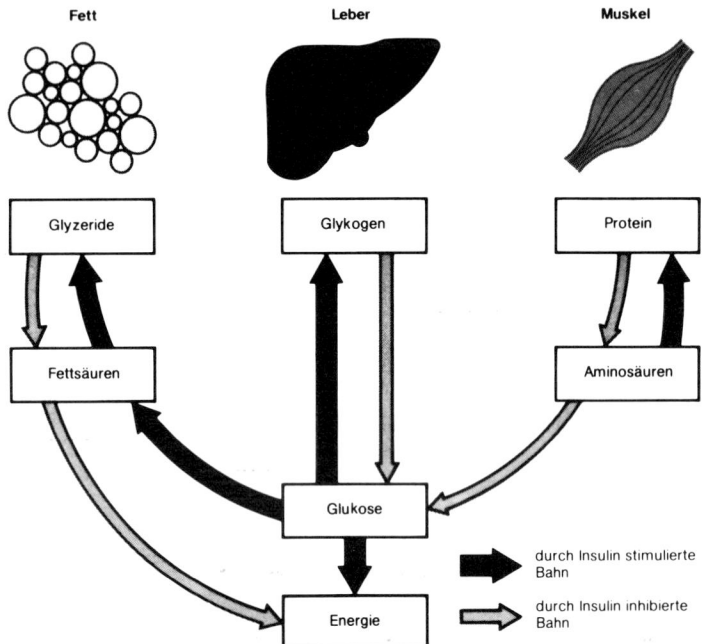

Fett   **Leber**   **Muskel**

Glyzeride   Glykogen   Protein

Fettsäuren   Aminosäuren

Glukose

➡ durch Insulin stimulierte Bahn

⇨ durch Insulin inhibierte Bahn

Energie

Abb. 1. Überblick über die Insulinwirkung. Insulin stimuliert einige Stoffwechselwege und hemmt andere. Nahrungsaufnahme erhöht den Plasmainsulinspiegel, wodurch anabole Stoffwechselwege und die Nährstoffverwertung stimuliert werden: Umwandlung von Aminosäuren in Proteine, von freien Fettsäuren in Glyzeride, von Glukose in Energie, Glykogen und Fett. Zwischen den Mahlzeiten ermöglichen die Basalkonzentrationen an Insulin, daß katabole Reaktionen langsam und mit kontrollierter Geschwindigkeit ablaufen: Protein→Aminosäuren→Glukose; Glykogen→Glukose; Glyzeride→Fettsäuren→Energie. (Mit Genehmigung der Sandoz AG, Sandorama 4 (1981), S. 25)

der Leber sowie die Lipolyse und Ketogenese, ferner die Proteolyse. Die Blutzucker(BZ)-Senkung kommt sowohl durch anabole als auch durch antikatabole Effekte zustande:

⊖ In der „Peripherie" Steigerung des transmembranalen Glukosetransports, der Glukoseutilisation, der Glykogen- und Lipidsynthese in Muskel- und Fettzelle,

Tabelle 1. Wichtige Stoffwechselwirkungen der insulinantagonistischen Hormone (*FFS* freie Fettsäuren)

	Direkte metabolische Wirkung	Beeinflussung der Insulinsekretion (IS) und der -empfindlichkeit (IE)	Folge
Glukagon	↑ Glykogenolyse ↑ Lipolyse	↑ IS	↑ BZ ↑ FFS
Noradrenalin, Norarterenol	↑ Glykogenolyse ↑ Lipolyse	↓ IS	↑ BZ ↑ FFS
Kortisol	↑ Glukoneogenese	↓ IE (durch ↓ der Rezeptorbindung)	↑ BZ
Wachstumshormon		IS ↓ IE	↑ BZ

⊖ Zunahme der hepatischen Glykogensynthese durch Enzymaktivierung (Glukokinase),

⊘ Hemmung der Glykogenolyse und der Glukoneogenese und somit der hepatischen Glukoseabgabe,

⊖ Hemmung der Proteolyse in der Muskulatur und dadurch geringerer Anfall glukoplastischer Aminosäuren.

Ein entscheidender Faktor, der die Glukosehomöostase sowohl unter Ruhe- wie unter Belastungsbedingungen (körperliche Aktivität, „Streß") aufrecht erhält, ist die Balance zwischen Insulin und den insulinantagonistischen Hormonen. Da diese tendenziell zum Blutzuckeranstieg führen, werden sie als diabetogene Hormone bezeichnet. Der Insulinantagonismus dieser Wirkstoffe führt mittels verschiedener, in Tabelle 1 aufgeführter Mechanismen zur BZ-Steigerung oder zu verminderter Glukosetoleranz. Eine Hyperglykämie entwickelt sich jedoch erst dann, wenn ein relativer oder absoluter Insulinmangel vorliegt. Glukagon und Adrenalin, weniger dagegen Kortisol verhindern außerdem zu niedrige BZ-Konzentrationen während längerer Nahrungskarenz und begünstigen den Wiederanstieg des BZ nach einer insulin- oder sulfonylharnstoffbedingten Hypoglykämie.

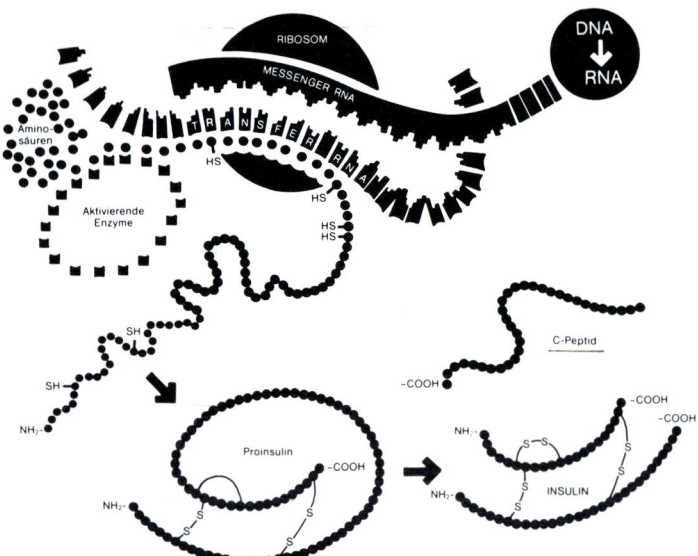

Abb. 2. Synthese des Insulinmoleküls. (Aus: Neukombinierte DNA und biosynthetisches Humaninsulin, S. 10 (1982). Mit freundlicher Genehmigung der Eli Lilly and Company)

1.1.1 Insulinsynthese und Insulinsekretion

Die Synthese in der B-Zelle beginnt mit dem Aufbau einer langen Aminosäurekette bis zum Präproinsulin, aus dem im endoplasmatischen Retikulum durch Abspaltung von 23 Aminosäuren Proinsulin, ein einkettiges Molekül aus 86 Aminosäuren, entsteht. Auf der Wanderung in den Golgi-Apparat und von dort in die B-Zell-Granula arrangiert sich das einkettige Proinsulinmolekül so, daß sich zwischen den beiden freien Partien 2 Disulfidbrücken bilden können. Erst dann erfolgt die Spaltung in das zweikettige (A- und B-Kette), durch Disulfidbrücken verbundene Insulinmolekül (Molekulargewicht z. B. für Rinderinsulin 5734) und das einkettige, übrigbleibende Verbindungsstück, das sogenannte C-Peptid („connecting peptide") (s. Abb. 2 und 3). In den Granula wird Insulin als Hexamer in kristallisierter Form gespeichert. Als Folge einer Zunahme der Blutglukose wird – verstärkt durch cAMP (zyklisches 3′,5′-Adenosinmonophosphat) und in Gegenwart von Kalziumionen – Insulin äquimolar mit C-Peptid freigesetzt und gelangt als biologisch wirksames Monomer in die Blutbahn.

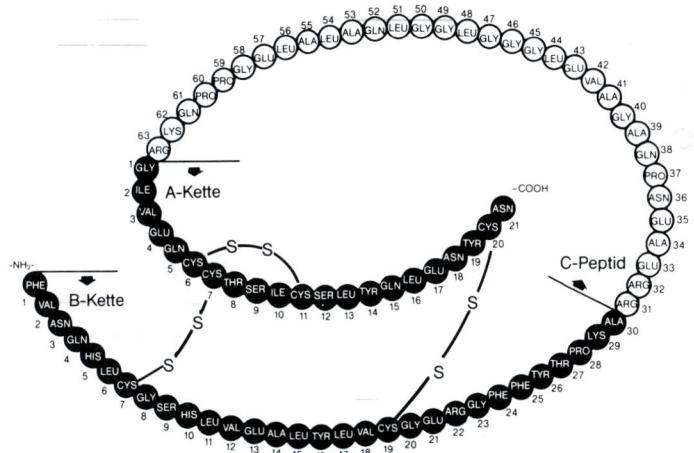

Abb. 3. Molekularstruktur (Aminosäuresequenz) des Schweineinsulins. Beim Humaninsulinmolekül statt Alanin in Position B 30 Threonin. (Aus: Neukombinierte DNA und biosynthetisches Humaninsulin (1982), S. 34. Mit freundlicher Genehmigung der Eli Lilly and Company)

In den Langerhans-Inseln wird außerdem in den A-Zellen das blutzuckersteigernde Glukagon, ein Proteohormon mit einem Molekulargewicht von 3485, gebildet, ferner in den D-Zellen Somatostatin, das keine direkten metabolischen Wirkungen entfaltet, jedoch zu einer starken Hemmung der Sekretion bestimmter Hormone, wie Insulin, gastrointestinaler Hormone (z. B. Gastrin) und Wachstumshormon, führt.

Die menschliche Bauchspeicheldrüse enthält etwa 80 Einheiten Insulin. In 24 h werden ungefähr 50 E Insulin sezerniert, jedoch die Hälfte bereits während der Leberpassage abgebaut. Die Plasmainsulinkonzentration liegt bei gesunden Patienten im Nüchternzustand (Basalsekretion) unter 20 µE/ml und steigt nach kohlenhydrathaltigen Mahlzeiten bis auf etwa 60–100 µE/ml an.

Als erste Reaktion auf die Nahrungsaufnahme werden verschiedene gastrointestinale Hormone sezerniert, die frühzeitig zu einer Insulinfreisetzung aus der B-Zelle führen und diese für Glukose und Aminosäuren sensibilisieren. Der im Laufe der Digestion erfolgende Anstieg der Blutglukose und der Aminosäuren stimuliert die B-Zelle zu weiterer Insulinabgabe, jedoch nur für etwa 60–90 min.

Die Insulinsekretion unterliegt insgesamt einem komplexen Steuerungsmechanismus, der verhindert, daß

- es nach der Nahrungsaufnahme zu einer stärkeren Hyperglykämie kommt;
- die Blutglukose im postabsorptiven und Fastenzustand stark absinkt und dadurch die Glukoseversorgung des Gehirns gefährdet wird; eine niedrige Insulinbasissekretion erleichtert die Glykogenolyse und Glukoneogenese und erhöht damit die hepatische Glukoseabgabe, so daß trotz Nahrungskarenz keine Hypoglykämie eintritt;
- während eines erhöhten Energiebedarfs (z. B. körperliche Aktivität) die Muskulatur nicht allein auf Glukose zurückgreifen muß, sondern daß durch gesteigerte Lipolyse ausreichend freie Fettsäuren zur Verfügung stehen.

Wichtigstes Stimulans für die Insulinfreisetzung und -synthese ist der Anstieg der Blutglukose. Die Insulinabgabe verläuft in 2 Phasen: In den ersten 10–15 min wird bereits präformiertes und daher sofort mobilisierbares Insulin freigesetzt. Später erfolgt die Sekretion entsprechend der Syntheserate. Die Menge des jeweils abgegebenen Insulins wird außerdem von der Sensitivität der B-Zelle gegenüber bestimmten hormonalen Faktoren und nervalen Einflüssen mitbestimmt. Auch der BZ-Anstieg führt seinerseits zu einer Konditionierung der B-Zelle gegenüber anderen Substanzen, die die Insulinsekretion stimulieren.

Aus dem Pankreas gelangt das Insulin – im Gegensatz zur therapeutischen Insulinapplikation – direkt in die Leber, fördert dort die Glykogensynthese und hemmt die Glykogenolyse, so daß die Glukosenettobilanz der Leber positiv wird und die postprandiale Hyperglykämie in Grenzen bleibt.

Unterschreitet der Blutzucker 60 mg/dl, erfolgt nur noch eine minimale Basissekretion mit einer Plasmakonzentration von höchstens 0,2–0,3 μE/ml, unter 30 mg/dl Blutglukose hört die Insulinabgabe praktisch auf.

1.1.2 Insulinwirkung am „Zielorgan"

Peptidhormone wie Insulin sind in minimalen Mengen in der Körperflüssigkeit vorhanden, um bestimmte Informationen auf bestimmte Gewebe oder Zellen zu übertragen. Die Regionen auf der Zellmembran, welche das Hormon „erkennen", werden Rezeptor genannt. Andere Gewebe, welche nicht mit einem für das betreffende Hormon passenden Rezeptor ausgestattet sind, zeigen dementsprechend keine Reaktion.

Wenn sich das Insulinmolekül mit dem an der Zelloberfläche liegenden Rezeptor verbindet, ändern sich die Eigenschaften der Membran. Sie wird durchlässig für Glukose, Aminosäuren, Fettsäuren und Elektrolyte, wodurch die entscheidende Voraussetzung für die intrazelluläre Synthese von Glykogen und Fett aus Glukose geschaffen wird. Insulin muß daher nicht selbst in die Zelle eindringen.

Der Rezeptor ist ein Glykoproteinkomplex an der Oberfläche der Zellmembran. Die Bindung ist spezifisch, da der betreffende Rezeptor nur Insulin zu binden vermag. Die Affinität ist allerdings nicht auf humanes Insulin beschränkt, sondern betrifft beispielsweise auch Insulin vom Schwein, vom Rind, von bestimmten Fischen und Vogelarten. Ohne diese „Unspezifität" des Rezeptors würde die Therapie mit Insulinen von Tierspezies, wie Rinder- oder Schweinepräparaten, nicht möglich sein. Bestimmte Tiere wie Meerschweinchen produzieren ein Insulin von stärker abweichender Struktur, daher verminderter Rezeptorbindung und infolgedessen geringerer biologischer Aktivität.

Die biologische Aktivität des Insulins ist offensichtlich weitgehend von der Rezeptorbindung, d.h. von deren Zahl und Affinität, abhängig. Die meisten Rezeptoren bleiben normalerweise unbesetzt, so daß für einen ungestörten Ablauf der Stoffwechselprozesse nur ein kleiner Teil zur Verfügung stehen muß. So ist eine maximale Lipidsynthese bzw. Lipolysehemmung bereits durch geringe Plasmainsulinkonzentrationen gewährleistet.

1.1.3 Stoffwechselsituation beim Diabetes mellitus

Absoluter Insulinmangel führt zu einem Überwiegen wichtiger kataboler Stoffwechselprozesse. Gesteigerte Glukoneogenese und Glykogenolyse gehen mit Glukoseüberproduktion einher, erhöhte Lipo-

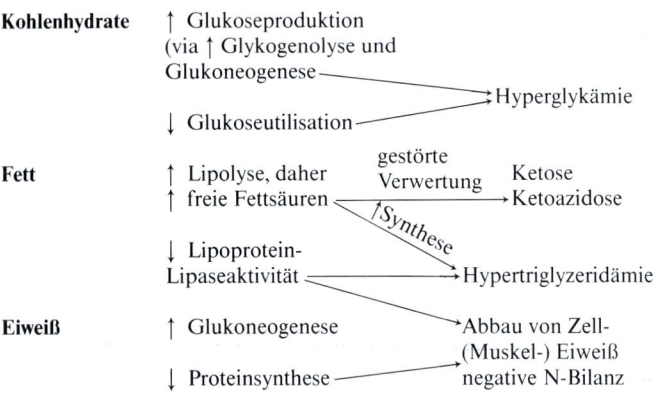

Kohlenhydrate   ↑ Glukoseproduktion
(via ↑ Glykogenolyse und
Glukoneogenese ⟶
⟶ Hyperglykämie
↓ Glukoseutilisation ⟶

Fett   ↑ Lipolyse, daher   gestörte Verwertung   Ketose
↑ freie Fettsäuren ⟶ Ketoazidose
Synthese
↓ Lipoprotein-
Lipaseaktivität ⟶ Hypertriglyzeridämie

Eiweiß   ↑ Glukoneogenese ⟶ Abbau von Zell-
(Muskel-) Eiweiß
↓ Proteinsynthese ⟶ negative N-Bilanz

Abb. 4. Stoffwechselveränderungen durch Insulinmangel

genese und Ketogenese mit Ketose bzw. Ketoazidose. Gleichzeitig ist die Glukoseutilisation vermindert. Der BZ-Anstieg ist demnach sowohl Folge einer Überproduktion wie auch einer Minderverwertung von Glukose. Quantitativ steht die vermehrte Glukosebildung im Vordergrund (s. Abb. 4).

Einem *relativen* Insulindefizit liegt eine lediglich verminderte, jedoch noch erhaltene Eigeninsulinproduktion zugrunde. Gleichzeitig ist besonders bei übergewichtigen Diabetikern die Insulinempfindlichkeit der Zielorgane, der Leber, der Muskulatur sowie des Fettgewebes, herabgesetzt. Diese Insulinresistenz ist der entscheidende Grund dafür, daß sich trotz des noch vorhandenen Insulins eine Hyperglykämie entwickelt.

Solange sich das Insulindefizit in Grenzen hält, steigt der Blutzucker nur nach Zufuhr kohlenhydrathaltiger Nahrungsmittel an, bleibt jedoch während der Karenz weitgehend im Normalbereich. Das Plasmainsulin reicht aus, um die Glukoneogenese und den lipolysestimulierenden Effekt der katabolen Hormone zu bremsen, so daß keine ausgeprägte Nüchternhyperglykämie und keine Ketose entstehen kann.

Mit zunehmendem Insulinmangel entwickelt sich auch eine Nüchternhyperglykämie, da die Hemmung der Glukoneogenese durch Insulin entfällt und die hepatische Glukoseabgabe ansteigt. Später kommt es zu massiver Stimulierung der Lipolyse, zur Verwertungsstörung der vermehrt anfallenden freien Fettsäuren und damit zur Ketose bzw. Ketoazidose.

Was den Lipidstoffwechsel betrifft, so werden in der Leber vermehrt Triglyzeride synthetisiert. Gleichzeitig nimmt die Lipoprotein-Lipase-Aktivität des Fettgewebes ab. Die Steigerung der Synthese und der verminderte „Kläreffekt" sind für die häufig beim dekompensierten Diabetes anzutreffende Vermehrung der VLDL und damit die Hypertriglyzeridämie verantwortlich.

Wenn auch die insulinantagonistischen Hormone für die Entwicklung des genuinen Diabetes keine wesentliche Bedeutung haben, so spielen sie unter bestimmten Umständen als diabetogene Faktoren eine wichtige Rolle: Streßsituationen (Traumen, operative Eingriffe, Infektionen, Myokardinfarkt, Kreislaufschock) und eine schwere Stoffwechseldekompensation wie im Extrem das hyperglykämische Koma gehen mit einer erheblichen Steigerung der Sekretion von Katecholaminen, Glukokortikoiden und von Glukagon einher, die zu massiver Glukoseüberproduktion, Lipolyse und zur Ketogenese führen.

Die Glukagonsekretion in den A-Zellen kann für die Ausprägung bestimmter Formen der diabetischen Stoffwechselstörung zu einem bedeutenden Faktor werden, so daß der Diabetes sogar als „bihormonale" Erkrankung konzipiert wurde (Unger, 1981). Zahlreiche Diabetiker zeigen tatsächlich pathologische Glukagonsekretionsverhältnisse. So steigt die Konzentration nach der Nahrungsaufnahme trotz erhöhten Blutzuckers stark an, wodurch die hepatische Glykogenolyse und damit die postprandiale Hyperglykämie intensiviert werden. Darüber hinaus ist aber die Beeinflussung der Glukagonsekretion durch Insulin, durch Somatostatin, durch Impulse von seiten des autonomen Nervensystems und demnach das gesamte Problem der intrainsulinären Regulation hinsichtlich ihrer Bedeutung für die Stoffwechselsituation noch nicht im einzelnen geklärt.

Die BZ-senkende Wirkung des noch vorhandenen endogenen wie auch des exogen injizierten Insulins kann im Organismus, d.h. in vivo, unter bestimmten Umständen verändert sein.

- Es wird ein „falsches", d.h. pathologisch strukturiertes Insulin von geringerer biologischer Aktivität sezerniert, was bisher nur als Rarität beobachtet wurde.
- Die Insulinempfindlichkeit der Zielorgane, die in erster Linie durch die Zahl und Affinität der Insulinrezeptoren bestimmt wird, kann „global" vermindert sein wie bei Adipositas, gesteigert wie bei Magerkeit oder intensiver körperlicher Aktivität. Bei vielen Personen unterliegt sie außerdem einem bestimmten zirkadianen, d.h. 24-h-Rhythmus.

- Elektrolytmilieu und Stoffwechsel im Postrezeptorbereich, d. h. intrazellulär sind gestört.
- Injiziertes Insulin wird im Plasma durch neutralisierende Antikörper gebunden (s. Kap. 6.9).

Die wichtigsten, über den Rezeptormechanismus wirkenden Faktoren, die die Wirksamkeit des Insulins beeinträchtigen, sind Überernährung und Fettsucht. Ist die endogene Insulinsekretion normal wie beim Stoffwechselgesunden oder eben ausreichend wie bei den meisten übergewichtigen Typ-II-Diabetikern, reagiert die B-Zelle adaptiv mit erhöhter Sekretion. Eine absolute Hyperinsulinämie beim Stoffwechselgesunden bzw. eine relative Hyperinsulinämie beim Diabetiker sind die Folge. Der BZ-Anstieg wird durch die Fähigkeit zur kompensatorischen Insulinmehrsekretion verhindert; ist die Insulinproduktion jedoch ungenügend und wird wegen der peripheren Insulinunempfindlichkeit mehr Insulin benötigt, entwickelt sich eine Hyperglykämie.

Die Rezeptoren und damit auch die Insulinempfindlichkeit werden außerdem durch die Plasmainsulinkonzentration selbst im Sinne eines Feed-back-Mechanismus beeinflußt. Eine Zunahme führt zur Verminderung der Rezeptorenzahl und -bindung und umgekehrt. Eine derartige „down-regulation" kann auch durch hochdosierte Insulintherapie bei übergewichtigen, wenig insulinempfindlichen Diabetikern hervorgerufen und dadurch die Ansprechbarkeit auf Insulin noch verschlechtert werden.
Die Rezeptorbindung wird als First-messenger-Effekt bezeichnet und die danach in der Zelle ablaufenden Stoffwechselprozesse als Second-messenger-Effekt. Eine Vermehrung der Rezeptorenzahl und eine Zunahme ihrer Affinität erhöht die Insulinempfindlichkeit des Organismus und umgekehrt. Insulin wirkt jedoch offensichtlich nicht allein über eine Bindung an den Rezeptor, sondern beeinflußt den Zellstoffwechsel wahrscheinlich auch direkt nach Durchtritt durch die Zellmembran, z. T. auf dem Wege über eine Enzyminduktion.

Literatur (zu 1.1)

Binder C, Faber O (1985) C-Peptide and proinsulin. In: Alberti KGMM, Krall LP (eds) The diabetes annual 1. Elsevier, Amsterdam New York Oxford, pp 406–417
Eaton RP, Galagan R, Kaufman E, Allen RC, Russel L, Miller F (1981) Re-

ceptor depletion in diabetes mellitus: correction with therapy. Diabetes Care 4: 299–304

Editorial: Type II diabetes: Toward improved understanding and rational therapy. Diabetes Care 5: 447–450

Hepp KD (1984) Einführung in die Biochemie und Pathophysiologie des Stoffwechsels. In: Mehnert H, Schöffling K (Hrsg) Diabetologie in Klinik und Praxis, 2. Aufl, Thieme, Stuttgart, S 1–31

Hepp KD (1974) Einführung in die Biochemie und Physiologie des Stoffwechsels. In: Mehnert H, Schöffling K (Hrsg) Diabetologie in Klinik und Praxis. Thieme, Stuttgart, S 15–26

Luft R, Wajngot A, Efendic S (1981) On the pathogenesis of maturity-onset diabetes. Diabetes Care 4: 58–63

Olefsky JM (1981) Insulin resistance and insulin action: an in vitro and in vivo perspective. Diabetes 30: 148–162

Reaven GM, Bernstein R, Davis B, Olefsky JM (1976) Non-ketonic diabetes mellitus: insulin defiency or insulin resistance? Amer J Med 60: 80–88

Roth J (1981) Insulin binding to its receptor: is the receptor more important than the hormone? Diabetes Care 4: 27–32

Scarlett JA, Gray RS, Griffin J, Olefsky JM, Kolterman OG (1982) Insulin treatment reserves the insulin resistance of type II diabetes mellitus. Diabetes Care 5: 353–363

Unger RH (1981) The milieu interior and the islets of Langerhans. Diabetologia 20: 1–11

1.2 Verschiedene Formen des Diabetes, Heredität

Frühzeitig wurde zwischen dem genuinen (idiopathischen) Diabetes unterschieden, dem ein genetischer Defekt zugrunde liegen sollte, und den sekundären Formen als Folge einer Schädigung der B-Zelle durch andere Erkrankungen. Das klassische Beispiel hierfür ist der Pankreatektomiediabetes. Die Vermutung, daß beim sekundären Diabetes genetische Faktoren keine Rolle spielen, ließ sich jedoch in dieser Verallgemeinerung nicht aufrecht erhalten, wie das Beispiel des Hämochromatose-Diabetes zeigt.

Die Klassifizierung der verschiedenen Formen wurde neuerdings modifiziert und der frühere „sekundäre" Diabetes unter „besondere Formen" subsummiert (Tabelle 2).

Tabelle 2 Klassifikation des Diabetes und verwandter Störungen der Glukosetoleranz

---

A. Klinische Stadien
   Diabetes mellitus (DM)

   Typ-I-Diabetes, oder in etwa als Synonym:
   IDDM = „insulin-dependent diabetes mellitus"

   Typ-II-Diabetes
   NIDDM = „non-insulin-dependent diabetes mellitus"

   a) ohne Adipositas
   b) mit Adipositas
   c) MODY = „maturity onset diabetes mellitus in young people"

   Weitere Typen des Diabetes, die mit anderen Erkrankungen oder
   Syndromen assoziiert sind:

Pankreaserkrankungen:	Chronische Pankreatitis, Zustand nach Pankreatektomie, Pankreaskarzinom, Hämochromatose
Endokrine Erkrankungen	Morbus Cushing, Akromegalie, Hyperglukagonämie
Pharmaka- oder chemisch induzierte Störungen	z. B. Thiazide, Glukokortikoide, Nitrosamin
Pathologisches Insulin Störungen im Bereich des Insulinrezeptors Verschiedene genetische Syndrome	

   Pathologische Glukosetoleranz (IGT = „impaired glucose tolerance")

   a) ohne Adipositas
   b) mit Adipositas
   c) assoziiert mit anderen Störungen oder Syndromen

   Gestationsdiabetes (GDM)

B. Statistische Risikoklassen (Personen mit normaler Glukosetoleranz, aber
   einem erhöhten Risiko späterer Diabeteserkrankung)

   Früher gestörte Glukosetoleranz
   Potentiell gestörte Glukosetoleranz

1.2.1 Genuiner Diabetes

Diese weitaus häufigste Form des Diabetes wurde bereits früher ätiopathogenetisch als nicht einheitliche Störung aufgefaßt. Dem Insulinmangeldiabetes im Wachstumsalter wurde der sog. Gegenregulations- oder Überfunktionsdiabetes des älteren Menschen gegenübergestellt. Die Vermutung, daß dem jugendlichen Diabetes ein absolutes oder weitgehendes, dem Erwachsenendiabetes dagegen nur ein relatives Insulindefizit zugrunde liegen, konnte später durch Untersuchungen des Plasmainsulins bestätigt werden. Frühzeitig wußte man jedoch, daß ein ausgeprägter Insulinmangel auch im Erwachsenenalter auftreten kann. Umgekehrt fand man auch bei jüngeren Erwachsenen, selten auch im jugendlichen Alter, das klinische Bild, wie es vom älteren Erwachsenen her geläufig war. Um nicht für eine Typeneinteilung fälschlicherweise das Manifestationsalter als ein verbindliches Kriterium zu postulieren, wurden die Bezeichnungen „Typ des juvenilen Diabetes" und „Typ des Erwachsenendiabetes" gewählt. 1978 wurde als neutrale Bezeichnung „Typ I" für den juvenilen Typ und „Typ II" für den Erwachsenentyp vorgeschlagen.

Heutige Typeneinteilung des genuinen Diabetes (s. Tabelle 3)
Es besteht heute kein Zweifel, daß der zur Schädigung oder zum Untergang der B-Zelle führende Prozeß bei Typ-I- und Typ-II-Diabetes unterschiedlicher Natur ist.

Typ-I-Diabetes (IDDM s. Tabelle). Diabeteserkrankungen im Wachstumsalter gehören fast ausschließlich, bei jüngeren Erwachsenen bis zum 40. Lebensjahr ganz überwiegend zu diesem Typ, wofür nicht nur der klinische Verlauf, sondern auch die unten aufgeführten immunologischen Befunde sprechen. Auch in der 2. Lebenshälfte, selbst in höherem Lebensalter, muß v. a. bei frühzeitiger Insulinbedürftigkeit häufiger als bisher mit einem Typ-I-Diabetes gerechnet werden, so daß insgesamt die Altersabhängigkeit weniger ausgeprägt ist, als früher vermutet wurde.

Für die schließlich irreversible Zerstörung der B-Zellen sind offensichtlich Autoimmunprozesse verantwortlich, die durch virale Infek-

Tabelle 3. Klinische Befunde und spezielle Untersuchungsmethoden beim Typ-I- und beim Typ-II-Diabetes

	Typ I	Typ II
Prävalenz	< 0,5%	2%
Bevorzugtes Manifestationsalter	Wachstumsalter, jüngeres Erwachsenenalter, auch später	Erwachsenenalter ab 40 Jahre
Manifestationsgipfel	12–14 Jahre	< 50 Jahre
Gewicht bei oder vor Manifestation	Meist normal	Häufig adipös
Insulinempfindlichkeit	Meist normal	Oft herabgesetzt
Insulindefizit	Ausgeprägt bis total	Gering bis mäßig
Ketoseneigung	Ausgeprägt	Gering bis fehlend
Instabilität	Häufig	Fehlt
Beginn der Stoffwechselstörung	Rasch, jedoch häufiger als früher vermutet allmählich	Schleichend
Spezielle Befunde		
B-Zellmasse	Frühzeitig stark reduziert (auf unter 10%)	Nur allmähliche und mäßige Reduzierung
Endogenes Insulin (C-Peptid)	0 bis (+) nach 1–3 Jahren	(+) bis +
Initial Insulitis	Häufig	Fehlt
Inselzellantikörper	+	Ø
Assoziation zu spezieller HLA-Konstellation	+	Ø

te, Toxine (z. B. Nitrosamin) und möglicherweise andere, noch unbekannte Faktoren ausgelöst werden oder sich auch primär ohne äußere Einflüsse wie bei der Autoimmunthyreoditis entwickeln können. Der Prozeß kann bereits mehrere Monate oder Jahre vor Auftreten der Hyperglykämie beginnen, da bereits zu diesem Zeitpunkt Inselzellantikörper nachweisbar sind, wie Verlaufsstudien v. a. an Geschwistern diabetischer Kinder gezeigt haben. Die weitere Entwicklung nach der Manifestation des Diabetes bis zum totalen oder zumindest weitgehenden Insulindefizit dauert u. U. noch 1–3 Jahre.

Für einen Autoimmunprozeß sprechen sowohl spezielle immunologische Befunde wie eine eindeutige Assoziation zu einem bestimmten HLA-Typus:

- histologisch Insulitis im Frühstadium des humanen Typ-I-Diabetes.
- Organspezifische Inselzellantikörper (ICA) werden bereits vor der Diabetesmanifestation und während der ersten 6–24 Monate bei etwa 65–85% der Patienten, nach 3 Jahren jedoch nur noch bei 10–20%, gefunden – im Gegensatz zu unter 1% bei Typ-II-Diabetes und der Normalpopulation. Lediglich bei einer Variante, dem Typ Ib, liegt ICA-Persistenz vor. In der Familie von Typ-I-Diabetikern haben Verwandte 1. Grades im Falle hochtitriger ICA im Verlauf mehrerer Jahre eine Erkrankungswahrscheinlichkeit bis zu 60%.
- Diabetes nach experimenteller Insulitis bei genetisch disponierten Tieren.
- Wahrscheinlich Häufung von Diabeteserkrankungen nach bestimmten Virusinfektionen (Coxsackie, Mumps), die auf dem Hintergrund einer genetisch bedingten, besonderen Immunreaktion vorzugsweise mit der Entwicklung eines Autoimmunprozesses im Bereich der B-Zelle zum Zelluntergang führen.
- Saisonaler Erkrankungsgipfel im Frühjahr und Herbst, in zeitlichem Zusammenhang mit der ebenfalls saisonalen Häufung von Virusinfektionen.
- Überzufällig häufiges Vorkommen von anderen Autoimmunkrankheiten wie Hypothyreose, Hyperthyreose, idiopathischer Morbus Addison, Hypoparathyreoidismus, perniziöse Anämie und den entsprechenden Antikörpern. Diese Assoziationen haben zu der allerdings nicht unumstrittenen Konzeption einer Sonderform des Typ-I-Diabetes, des Typ Ib, geführt.
- Neuerdings wurden auch Insulin-Autoantikörper in der Frühphase nachgewiesen und als weiterer „Marker" angesehen.

Die Anfälligkeit gegenüber einer Autoimmunreaktion und deren weitere Entwicklung ist von bestimmten Genkonstellationen auf dem kurzen Arm des Chromosoms 6 abhängig. Typ-I-Diabetiker zeigen nun eine stark positive Assoziation zu den HLA-Antigenen DR3, DR4 und dem – seltenen DR1 (über 95% gegenüber 45–50% bei Stoffwechselgesunden).
Das Risiko beträgt für DR3 5,0%, für DR4 6,8%. Für beide Antigene, also für die Heterozygotie 14,3% (Wolf et al. 1983, s. auch Spinas et al. 1985). Die höchste Assoziation, wie sie beim heterozygoten Status DR3/DR4 vorliegt, spricht nach Wolf et al. dafür, daß 2 Gene getrennt nach einem Locus des Chromosoms 6 operieren, der mit dem DR-Antigen in enger räumlicher Beziehung steht.
Umgekehrt kommt bei Personen mit den „Schutzantigenen" DR2 und DR5 ein Typ-I-Diabetes nur außerordentlich selten vor (relatives Risiko < 1%).
Mehrere Studien sprechen dafür, daß der Typ-I-Diabetes keine in sich gene-

Tabelle 4. Entwicklung zum Typ-I-Diabetes

	Vorphase	Frühphase (Monate bis Jahre)		Manifestation
Ätio-pathogenese	Genetische Disposition	Virus-, Toxin- (?) induzierte	evtl. Stimulation durch Infekte	
		Autoimmun-insulitis Primäre	↓	→
Diagnostik HLA	DR3/DR4 ──────────			→
ICA	Ø	+	+	Später meist Ø
B-Zell-Kapazität	Intakt	Zellschädigung, später fortschreitende Destruktion		> 80–90% zerstört
Diagnostik C-Peptid[a]	Normal	Normal (↓)	↓	↓↓ [b]
BZ	Normal	Normal		später minimal bis Ø
		Patholog. GT (geringe passagere Hyperglykämien)		Nüchtern-hyperglykämie Glukosurie Ketose

[a] Als Parameter für die Insulinsekretion.
[b] Häufig vorübergehende Besserung (postinitiale Remissionsphase).

tisch homogene Entität darstellt. Auf die Sonderform des Typ I b wurde bereits hingewiesen. Darauf deutet nicht nur das Manifestationsalter und die Persistenz der ICA hin, sondern auch das Progredienztempo der Stoffwechselstörung und das Ausmaß der B-Zell-Destruktion, da zwischen dem klinischen Verlauf und bestimmten HLA-Antigenen unterschiedliche Assoziationen vermutet werden (Tabelle 4).

Typ-II-Diabetes (**NIDDM**, s. Tabelle 2). Zu Beginn der Diabetesentwicklung steht eine Störung der Insulinfreisetzung, eine „Starre" der Insulinsekretion mit verzögertem und vermindertem Plasmainsulinanstieg nach Glukose. Die Ursache der im weiteren Verlauf auftretenden, offensichtlich genetisch fixierten Degeneration der B-Zelle ist unklar. Die Reduzierung der Zellmasse entwickelt sich meist langsam und erreicht auch nach Jahren nicht das Ausmaß wie beim Typ-I-Diabetes. Autoimmunmechanismen spielen offensichtlich keine Rolle. Die Patienten sind deshalb trotz längerer Diabetesdauer weniger insulinabhängig und zeigen häufig nur einen geringen bis mäßigen Insulinbedarf ohne Instabilität. Auch dieser Diabetestyp ist nicht streng altersgebunden. Er kann außerdem, wenn auch selten, im jüngeren, sogar im Wachstumsalter auftreten.

Unter den Manifestations- bzw. Realisationsfaktoren steht das Übergewicht im Vordergrund. Seit langer Zeit ist bekannt, daß Überernährung und Adipositas die Manifestation begünstigen und auch einen bereits bestehenden Diabetes verschlimmern können. Umgekehrt kann es unter Reduktionskost und Gewichtsverlust zu einer Besserung bis zur Remission kommen.

Familienuntersuchungen haben gezeigt, daß mit Zunahme des Körpergewichts auch die Zahl der pathologischen Glukosetoleranztests (GTT) wächst (Köbberling 1975). Verwandte 1. Grades von erwachsenen Diabetikern hatten bei einem Übergewicht von 20% bereits eine signifikante Häufung pathologischer Testergebnisse. Bei einem Übergewicht von 60% fand sich sogar bei mehr als der Hälfte der Probanden eine Toleranzstörung oder ein manifester Diabetes.

Im Tierexperiment führten überkalorische Ernährung und Bewegungsarmut bei bestimmten Nagern zum Auftreten eines Diabetes, ein Modell für die hohe Diabetesmorbidität, wie sie bei bestimmten Populationen, etwa den Pima-Indianern, Bewohnern bestimmter Pazifikinseln oder den Indern in Südafrika festgestellt wurde. Ebenso fand sich bei den früher praktisch diabetesfreien Eskimos in letzter Zeit eine Zunahme pathologischer GTT.

Milieufaktoren spielen demnach mit Sicherheit eine entscheidende Rolle für die Morbidität und die Schwere des Diabetes. Besonders gravierend ist ihr Einfluß, wenn sich in bestimmten Bevölkerungsgruppen einschneidende Änderungen der Lebensweise innerhalb weniger Dekaden vollziehen.

Die *Schwangerschaft* steht zwar als „diabetogener" Faktor außer Frage, wie das Vorkommen des Gestationsdiabetes und die Intensivierung der Stoffwechselstörung bei bereits bestehendem Diabetes zeigen (s. Kap. 13). Daß die Gravidität auch zur vorzeitigen Diabetesmanifestation führt oder noch Jahre später die Entstehung eines permanenten Diabetes zur Folge hat, wird unterschiedlich und meistens zurückhaltend beurteilt.

Weitere diabetogene Faktoren können, v. a. bei entsprechender genetischer Disposition, zu einem manifesten Diabetes führen. Oft erweist sich eine derartige Phase als passager. Bleibt trotz Beseitigung der „Streßfaktoren" eine manifeste Störung bestehen, ist die Wahrscheinlichkeit groß, daß der betreffenden Person ohnehin eine Diabeteserkrankung bevorstand.

MODY („**M**aturity **O**nset **D**iabetes in **Y**oung people"). Dieser Diabetestyp zeichnet sich durch Manifestation zwischen dem 16. und 24. Lebensjahr aus sowie durch eine über viele Jahre erhaltene Eigeninsulinproduktion entsprechend dem Typ des Erwachsenendiabetes, durch geringe bzw. fehlende Ketoseneigung und eine ausgeprägte familiäre Belastung.

Der MODY kommt nur selten vor, wie besonders von Panzram und Adolph (1983) an 40927 Diabetikern des Erfurter Bezirks gezeigt wurde. 61 Patienten (0,15%) erfüllten die Kriterien dieses Diabetestyps. 37 wurden allein mit Diät, 16 zusätzlich mit Tabletten, lediglich 5 mit Insulin behandelt.

Wahrscheinlich handelt es sich um verschiedene, genetisch heterogene Formen eines bestimmten Diabetesphänotyps. Der Verlauf ist nicht einheitlich, meist wird über einen langen Zeitraum bis zu 10 Jahren und mehr kein Insulin benötigt, was jedoch andererseits eine frühzeitige Insulinbedürftigkeit nicht ausschließt.

Diese geringere Insulinabhängigkeit, die Folge der relativ gut erhaltenen Eigeninsulinsekretion ist, darf nicht zu Nachlässigkeit oder Sorglosigkeit verleiten. Wir haben über 2 MODY-Patientinnen berichtet und inzwischen eine dritte beobachtet, bei der die insuffiziente Einstellung des Diabetes unter Diät bzw. Tabletten (und nur vorübergehend Insulin) zu einer proliferativen Retinopathie geführt hat, bei einer anderen zu einer diabetischen Nephropathie, die inzwischen nach 15jähriger Diabetesdauer eine Hämodialyse erfordert. Alle 3 Diabetikerinnen zeigten eine ausgeprägte familiäre Belastung, ebenfalls überwiegend mit MODY, den typischen Krankheitsverlauf, stimulierbares C-Peptid sowie eine langjährige insuffiziente Diät- bzw. Tablettentherapie (Klein et al. 1983).

Heredität

Obgleich kein Zweifel an der Heredität des genuinen Diabetes mellitus besteht, lassen die heute vorliegenden Daten noch keine eindeutige Aussage über den Vererbungsmodus zu. Erschwert wird die Situation dadurch, daß die Penetranz der Erbanlage weit unter 100%

liegt und nur ein Teil der genetisch belasteten Personen tatsächlich zuckerkrank wird. Sehr wahrscheinlich handelt es sich um einen multifaktoriellen Erbmodus, der durch additive Effekte *mehrerer* Gene und durch die Einwirkungen verschiedener, meist exogener Realisations- oder Manifestationsfaktoren charakterisiert ist. Ein autosomal-rezessiver oder auch autosomal-dominanter Modus gelten zumindest für den Typ-I- und -II-Diabetes als widerlegt.

Daß sich diese beiden Typen genetisch unterscheiden, ergibt sich bereits aus der Analyse der familiären Diabeteshäufigkeit (s. auch S. 354).

Eineiige Zwillinge mit Diabetesmanifestation nach dem 40. Lebensjahr, d. h. überwiegend Typ-II-Patienten, zeichneten sich durch eine hohe Konkordanz von 90–95% aus (s. Barnett et al. 1981). Bei jüngeren Patienten (Typ I) liegt sie dagegen nur bei 50%, hochgerechnet auf ganz Großbritannien wohl nur bei 35%. Konkordanz bedeutet hier Diabetesmanifestation innerhalb von 2–3 Jahren bei beiden Zwillingen.

Für das Kind eines Typ-II-Elternteils liegt die Diabeteserwartung auf das 80. Lebensjahr hochgerechnet bei über 65%. Bei einem Typ-I-Elternteil beträgt sie bis zum 20. Lebensjahr des Kindes lediglich 2–3%, mit deutlichen Unterschieden entsprechend dem HLA-Typus. Typ-II-Diabetiker zeigen demnach eine wesentlich höhere genetische Penetranz. Dementsprechend findet sich bei 50% der Verwandten von Typ-II-Patienten Diabetes, und zwar ebenfalls vom Typ II.

Eltern von Typ-I-Diabetikern erkranken nicht häufiger an Typ-II-Diabetes als Eltern von Gesunden, ebenfalls ein Hinweis auf einen voneinander unabhängigen Erbgang. Umgekehrt findet sich bei Kindern von Typ-II-Eltern zu 0,3% ein Typ-I-Diabetes, dagegen zu 33,4% ebenfalls ein Typ-II-Diabetes.

Nur Typ-I-Diabetiker zeigen eine eindeutige Assoziation zwischen der Diabeteshäufigkeit unter den Geschwistern und einer bestimmten HLA-Konstellation.

Aufgrund dieser und anderer Beobachtungen und der Studien an eineiigen Zwillingen ergibt sich, daß der Typ-I-Diabetes eine wesentlich schwächere genetische Komponente aufweist als früher vermutet, der Typ-II-Diabetes dagegen genetisch entscheidend determiniert ist. Dieser Umstand ist für die eugenische Beratung (s. Kap. 14.1) insofern von Bedeutung, als die Diabeteserwartung unter den Kindern von Typ-I-Diabetikern relativ gering ist.

1.2.2 Besondere Formen des Diabetes

Bestimmte Faktoren führen bei genetisch disponierten Personen zu einer pathologischen Glukosetoleranz oder zu manifestem Diabetes. Dazu gehört u. a. die Überproduktion insulinantagonistischer Hormone:
Eine pathologische Glukosetoleranz bzw. ein manifester Diabetes finden sich beim M. Cushing (bis 50%), bei der Akromegalie (bis 60%), ferner beim Phäochromozytom, beim Glukagonom, einem glukagonproduzierenden Tumor, sowie selten (3–6%) bei der Hyperthyreose bzw. beim toxischen Adenom. Beim Conn-Syndrom liegt die Häufigkeit der pathologischen Glukosetoleranz über 50%, während die manifeste Stoffwechselstörung seltener anzutreffen ist. Ein sog. Steroiddiabetes kann sich ebenfalls, besonders bei genetisch disponierten Personen, als Folge einer Glukokortikoid- bzw. ACTH-Therapie entwickeln.

Zu u. U. erheblichen Hyperglykämien führen mitunter Traumen, Operationen, Kreislaufschock, Herzinfarkt, also Streßsituationen sowie Infektionen. Im allgemeinen sind diese Toleranzstörungen passager, solange der auslösende diabetogene Faktor ebenfalls nur vorübergehend wirksam ist.

Diabetische Stoffwechselstörungen, die in diese Gruppe gehören, werden in Kap. 16 behandelt, die zahlreichen genetischen Syndrome sind in Anhang B, S. 446 zusammengefaßt (s. Anderson et al. 1981).

Literatur (zu 1.2)

Anderson CE, Rotte JI, Rimoin DL (1981) Genetics of diabetes mellitus. In: Rifkin H, Raskin P (eds) Diabetes mellitus, Vol V. American Diabetes Association, New York

Barnett AH, Eff C, Leslie RDG, Pyke DA (1981) Diabetes in identical twins: a study of 200 pairs. Diabetologia 20: 87–93

Bertram J, Sodomann P, Gries FA, Sachsse B, Jahnke K (1981) Die HLA-Assoziation des insulinpflichtigen Diabetes mellitus, Typ I. Dtsch Med Wochenschr 29/30, S 927–930

Gleichmann H, Zörcher B, Greulich B, Gries FA, Henrichs HR, Bertrams J, Kolb H (1984) Correlation of islet cell antibodies and HLA-DR phenotypes with diabetes mellitus in adults. Diabetologia: 27 (Suppl): 90–92

Helmke K, Seitz M, Brockhaus R, Weimer R, Otten A, Federlin K (1983) Autoimmunphänomene beim Diabetes mellitus. Zur pathogenetischen und diagnostischen Bedeutung. Immun Infekt 11: 199–208

Irvine WJ, McCallum CJ, Gray RS, Campbell CJ, Duncan LJP, Farquhar JW, Vaighan H, Morris PJ (1977) Pancreatic islet-cell antibodies in diabetes mellitus correlated with the duration and type of diabetes, coexistent autoimmune desease, and HLA-Type. Diabetes 26: 138-147

Klein E, Gerke E, Sauer H (1983) Ausgeprägte proliferative Retinopathie bei MODY. Abstracts zur 18.Jahrestagung der Deutschen Diabetes-Gesellschaft, Göttingen 12.-14.5. 1983. Akt Endokrin Stoffw 4: 88

Köbberling J, Tattersall R (1982) The Genetics of Diabetes mellitus. Serono Symposia, vol 47. Academic Press, London

Köbberling J, Kattermann R, Arnold A (1975) Follow-Up of „non-diabetic" relatives of diabetics ba re-testing oral glucose tolerance after 5 years. Diabetologia 11: 451-456

Leslie RDG, Pyke DA (1985) Genetics of Diabetes. In: Alberti KGMM, Krall LP (eds) The Diabetes Annual. Elsevier, Amsterdam, pp 53-66

Panzram G, Adolph W (1983) Ergebnisse einer Populationsstudie über den nichtinsulinabhängigen Diabetes mellitus im Kindes- und Jugendalter. Schweiz Med Wochenschr 113: 779-784

Schernthaner G (1985) Ätiologie und Pathophysiologie des Syndroms Diabetes mellitus. Wiener Med Wochenschr 6/7: 139-144

Schöffling K (1984) Klassifikation, Ätiologie, Pathogenese, Epidemiologie. Verlauf und Prognose des Diabetes mellitus. In: Mehnert H, Schöffling K (Hrsg) Diabetologie in Klinik und Praxis, 2.Aufl. Thieme, Stuttgart

Spinas GA, Keller U, Neri TM, Matter L, Staffelbach O, Berger W (1985) HLA-Antigene und Inselzellantikörper bei Typ-I-Diabetikern verschiedener Altersgruppen und ihren Verwandten 1.Grades. Schweiz Med Wochenschr 115: 48-54

Srikanta S, Ganda OP, Rabizadeh A, Soeldner JS, Eisenbarth GS (1985) First-degree relatives of patients with type-I-diabetes mellitus. New Engl J Med 313: 462-464

Wolf E, Spencer KM, Cudworth AG (1983) The genetic susceptibility to type I (insulin-dependent) diabetes: analysis of the HLA-DR association. Diabetologia 24: 224-230

1.3 Morbidität, Inzidenz, Prävalenz

Die Diabetesmorbidität liegt in Europa und Nordamerika bei etwa 1,5–3% und ist höher als in verschiedenen Ländern Ostasiens und Afrikas, aber etwa gleich hoch wie in einigen Entwicklungsländern wie Haiti. Hinzu kommt noch ein beträchtlicher Prozentsatz an unerkannten Diabeteserkrankungen, der auf 1–2% geschätzt wird. Der seit 1950 zu beobachtende Anstieg der Diabetesmorbidität ist zu einem erheblichen Teil scheinbar, da erst seit dieser Zeit an verschiedenen Stellen systematische Diabetessuchaktionen durchgeführt wurden. Einige Angaben über höhere Prävalenzen basieren auf Massenuntersuchungen unter Einbeziehung des subklinischen Diabetes, der heute als Diabetesfrühstadium nicht mehr allgemein akzeptiert wird.

Bestimmte Bevölkerungsgruppen weisen abweichende Morbiditätszahlen auf. So kommt der Diabetes bei Eskimos – jedenfalls bisher – praktisch nicht vor. Extrem häufig ist er dagegen auf einigen Pazifikinseln und in einigen Indianerreservaten, nachdem sich die Lebensverhältnisse der Bevölkerung in wenigen Jahrzehnten vom Urzustand bis zum sog. westlichen Standard verändert haben. Offenbar ist diese Umstellung von größerer Bedeutung als eine besondere genetische Disposition.

Die Prävalenz nimmt mit steigendem Lebensalter und die Inzidenz besonders nach dem 40. Lebensjahr zu, da nur etwa 20% aller Diabetiker vorher erkranken.

Der Anteil des Typ-I-Diabetes liegt insgesamt bei 10–15%, das Manifestationsalter ganz überwiegend unter dem 40. Lebensjahr, offenbar aber keineswegs so selten wie früher vermutet auch in der 2. Lebenshälfte. Unbekannt sind die Ursachen für die an verschiedenen Stellen beobachtete Zunahme der Inzidenz dieses Diabetestyps in den letzten Jahrzehnten, die sich allerdings in Dänemark nicht bestätigen ließ. Ungeklärt sind ferner die erheblichen regionalen Unterschiede sowohl in Europa wie in den USA, eine hohe Inzidenz im Norden und eine relativ niedrige in südlicheren Regionen. So liegen die Inzidenzraten (Neuerkrankungen/Jahr/100000 Einwohner) bis zum 15. Lebensjahr in folgenden Bereichen: Nordskandinavien etwa 25–30; Finnland 29; Gesamtschweden 22,6; USA um 20 (Weiße), um 10 (Nichtweiße); Dänemark 13,7; Schottland 13,6; DDR 7,4; Frankreich 3,7; Japan (Tokio) 0,6.

Hinsichtlich der Prävalenz-Raten (Häufigkeit/1000 Personen) ergaben sich für das Alter 0–15 Jahren ähnliche Verhältnisse: Finnland 1,9; Schweden 1,48; USA 1,17 (Weiße), 1,03 (Nichtweiße); Dänemark 0,83; DDR 0,5 (0–19 Jahre); Frankreich 0,24; Israel 0,24 (2–16 Jahre); Japan (Tokio) 0,06 (0–18 Jahre). Wieweit für diese unterschiedlichen Raten (Daten aus Krolewski und Warram, 1985) genetische oder Milieufaktoren verantwortlich gemacht werden müssen ist ungeklärt. Das seltene Vorkommen in Japan ist offensichtlich auf eine risikoärmere HLA-Kostellation (Seltenheit von DR 3 und DR 4) zurückzuführen.

Hinsichtlich des Typ-II-Diabetes liegen keine konkreten Angaben über Inzidenzraten vor, die Häufigkeit schwankt zwischen 3 und 4%, liegt jedoch in speziellen Bevölkerungsgruppen wie den Pima- und Cherokee-Indianern sowie den Indern in Südafrika bei 35 bzw. 29 bzw. 10,4%.

Literatur (zu 1.3)

Hammann RF, Berlin N (1985) International workshop on the epidemiology of insulin-dependent diabetes mellitus. Diabetes Care 8 [Suppl]

Krolewski AS, Warram JH (1985) Epidemiology of Diabetes Mellitus. In: Marble A, Krall LP, Bradley RF, Christlieb AR, Soeldner JS (eds): Joslin's Diabetes mellitus. 12. Edition. Lea & Febiger, Philadelphia; 12–42

Melton LJ, Palumbo PJ, Chu C (1983) Incidence of Diabetes mellitus by clinical type. 6; 75

1.4 Diabetesstadien

Die Versuche, die diabetische Stoffwechselstörung entsprechend ihrer Intensität in verschiedene Stadien einzuteilen, sind über 50 Jahre alt. Früher unterschied man nur den manifesten Diabetes mit Hyperglykämie und Glukosurie und sozusagen als Vorstadium den subklinischen Diabetes, der sich durch eine pathologische Glukosetole-

Tabelle 5. Bisherige Einteilung der Diabetesstadien (NBZ Nüchternblutzucker)

Stadium (nach WHO 1964)	Kriterien	Bemerkungen	Stadium (nach WHO 1980)
Potentieller Diabetes	Erhebliche Wahrscheinlichkeit späterer Diabeteserkrankung	Diabetes bei mehr als 2 Verwandten 1. Grades, eineiigem, bereits diabetischem Zwilling, frühere pathologische Graviditäten	Potentiell gestörte Glukosetoleranz („potential abnormality of glucose tolerance")[a]
Prädiabetes	Nur retrospektiv zu diagnostizieren (s. im übrigen potentieller Diabetes)		
Latenter Diabetes	Pathologische Glukosetoleranz	Während besonderer Situationen (Infekt, Adipositas), Normalisierung nach Beseitigung dieser Faktoren	Frühere pathologische Glukosetoleranz („previous abnormality of glucose tolerance")[a]
Subklinischer bzw. chemischer Diabetes, auch „latenter Diabetes"	Pathologischer Glukosetoleranztest	Kriterien siehe Tabelle 7	Pathologische Glukosetoleranz (IGT = „impaired glucose tolerance")
Manifester Diabetes	Hyperglykämie nüchtern bzw. postprandial, meistens mit Glukosurie	NBZ (mehrfach) > 120 mg/dl, postprandiale Werte (2 h) 150–170 mg/dl (unsicheres Kriterium)	Manifester Diabetes

[a] „Statistische" Risikoklassen (Personen mit normaler GT, aber eindeutig erhöhtem Diabetesrisiko)

ranz, d.h. durch erhöhte Blutzucker nach Glukoseapplikation, auszeichnete, jedoch nicht durch Hyperglykämie unter den üblichen Lebensverhältnissen (s. Tabelle 5).

Anfang der 50er Jahre wurde der Begriff Prädiabetes konzipiert. Die Diagnose betraf Patienten mit normalem BZ und normaler Glukosetoleranz, bei denen aufgrund bestimmter Indizien damit zu rechnen ist, daß sich wahrscheinlich früher oder später ein Diabetes entwickelt. In erster Linie sind es Geschwister eines eineiigen, bereits diabetischen Zwillings sowie Frauen mit mehrfacher Geburt übergroßer Kinder und familiärer Belastung (s. Kap. 13).

Unter diesen Umständen ist grundsätzlich keine Gewißheit zu erzielen, ob und wann sich ein manifester Diabetes entwickeln wird. Dieses Stadium wurde daher auch als potentieller Diabetes deklariert und zusammen mit dem subklinischen Diabetes auch als Frühstadium oder Protodiabetes bezeichnet (Ziegler u. Pfeiffer 1971).

In den letzten Jahren ist die bisherige Klassifikation insofern revidiert worden, als anstelle der Bezeichnung „subklinischer Diabetes" nur noch die deskriptive Diagnose „pathologische (oder gestörte) Glukosetoleranz" verwendet werden soll.

Dafür sprechen folgende Gründe:
- Die Variabilität der Glukosetoleranz ist erheblich, wie seit langem bekannt ist. Normale und pathologische Tests können abwechseln.
- Nur bei 25–30% aller Probanden mit pathologischer Glukosetoleranz kommt es innerhalb von 10 Jahren zu einem manifesten Diabetes.
- Infolgedessen wurden häufig Personen mit der Diagnose subklinischer Diabetes behaftet, obgleich sich bei ihnen die Glukosetoleranz inzwischen normalisiert oder sich trotz bleibender pathologischer Toleranz kein manifester Diabetes entwickelt hat.
- Schließlich zeigte sich in einer 10-Jahres-Studie (Jarrett u. Keen 1975), daß sich nur bei Personen mit einem manifesten Diabetes (2-h-BZ nach oralem GTT über 200 mg/dl und/oder erhöhter Nüchtern-BZ) eine klinisch relevante Retinopathie als eindeutiger Hinweis auf eine Mikroangiopathie entwickelt. Probanden mit einem 2-h-BZ unter 200 mg/dl und normalem Nüchtern-BZ wiesen nur sehr selten minimale Veränderungen am Augenhintergrund auf (wenige Mikroaneurysmen). Dies galt als Indiz dafür, daß eine pathologische Glukosetoleranz nicht zur spezifischen diabetischen Mikroangiopathie führt und auch aus diesem Grunde wegen ihrer Unspezifität nicht als Diabetesstadium deklariert werden soll.

Diese Stadieneinteilung wird nicht von allen Autoren akzeptiert (Mehnert 1980). Umstritten ist u.a. die Frage, wie weit die Diagnose

„subklinischer Diabetes" für den Patienten eine psychische Belastung oder ein berufliches Hindernis darstellt. Es wird ferner eingewandt, daß die Diagnose „Diabetes" den Patienten besser motiviert, die notwendigen therapeutischen Maßnahmen zu akzeptieren, eine Auffassung, die jedoch von anderen, auch vom Verfasser, nicht geteilt wird.

1.5 Diagnostik

Die Diagnose Diabetes wird aufgrund der BZ-Bestimmung, oft nach einem vorangehenden positiven Harnzuckertest, gestellt. Häufig erfolgt die Entdeckung zufällig. Subjektive klinische Symptome und mit der Zuckerkrankheit assoziierte andere Erkrankungen wie Hyperlipoproteinämie, Adipositas und Hypertonie erlauben eine Wahrscheinlichkeits- bzw. Verdachtsdiagnose, eine bereits bestehende Retinopathie kann als Beweis für das Vorliegen eines Diabetes gelten.

Klinische Symptome

Direkte Folge der Stoffwechselstörung
Polyurie, Polydipsie, Wadenkrämpfe, Gewichtsabnahme, Leistungsminderung, Hungergefühl sowie als Extremsituation Symptome des hyperglykämischen Komas (s. Kap. 10).

„Sekundärsymptome"
Prurigo, Pruritus vulvae, Balanitis, Infektionen der Haut und Schleimhäute (Mykosen, vorzugsweise im Genitalbereich, Furunkulose, Pyodermie).
Schwere Parodontopathie.
Harnwegsinfekte bei älteren Frauen (?).
Sehstörungen.

Bereits eingetretene Komplikationen
Retinopathia diabetica,
anderweitig nicht erklärbare Neuropathie.

Schließlich kann eine ausgeprägte periphere oder koronare arterielle Verschlußkrankheit zur Verdachtsdiagnose Diabetes führen.

Tabelle 6. „Praktische Variante" der Diabetes-Diagnostik in Anlehnung an Teuscher 1980. „Diagnose mit einzelnen Blutzuckerwerten unter Alltagsbedingungen"

Probe	Diabetes mellitus: mind. 2 Werte erhöht		Diabetes unwahrscheinlich: beide Werte niedrig	
		[mg/dl] [mmol/l]		[mg/dl] [mmol/l]
Venöses Blut	Nüchtern ≥ 120 ≥ 6,7		Nüchtern ≤ 80 ≤ 4,4	
	Nicht nüchtern ≥ 180 ≥ 10,0		Nicht nüchtern ≤ 120 ≤ 6,6	
Kapilläres Blut	Nüchtern ≥ 120 ≥ 6,7		Nüchtern ≤ 80 ≤ 4,4	
	Nicht nüchtern ≥ 200 ≥ 11,1		Nicht nüchtern ≤ 140 ≤ 7,7	
Venöses Plasma	Nüchtern ≥ 140 ≥ 7,8		Nüchtern ≤ 100 ≤ 5,5	
	Nicht nüchtern ≥ 200 ≥ 11,1		Nicht nüchtern ≤ 140 ≤ 7,7	
Kapilläres Plasma	Nüchtern ≥ 140 ≥ 7,8		Nüchtern ≤ 100 ≤ 5,5	
	Nicht nüchtern ≥ 220 ≥ 12,2		Nicht nüchtern ≤ 160 ≤ 8,8	

Labordiagnostik (unter Verzicht auf spezielle Methoden)

Bewertung des Blutzuckers. Bestimmungen sind in jedem Fall notwendig, auch wenn bereits eine eindeutige Glykosurie nachgewiesen wurde. Ein – manifester – Diabetes liegt nach den WHO-Empfehlungen (1981) vor, wenn die in Tabelle 6 dafür angegebenen Werte gemessen werden.

Eine einmalige Bestimmung ist unzureichend, wenn nicht weitere eindeutige Zeichen eines dekompensierten Diabetes wie Glykosurie, Ketonurie und typische Symptome vorliegen.

Die Kriterien für den postprandialen BZ sind im Gegensatz zum Nüchternblutzucker (NBZ) weniger eindeutig. Werte über 200 mg/dl rechtfertigen die Diagnose Diabetes, unter 200 mg/dl schließen sie jedoch eine manifeste Stoffwechselstörung nicht aus. Ausnahmsweise wird die 200-mg/dl-Grenze beim Nichtdiabetiker erreicht oder überschritten, so nach reichlicher Einnahme konzentrierter Kohlenhydrate (KH) oder bei Vorliegen einer Hyperthyreose oder nach Magenresektion. Derartige unklare Situationen wie auch hohe

Postprandialwerte trotz niedriger NBZ-Werte sind eine Indikation für einen Glukosetoleranztest.

Oraler Glukosetoleranztest (oGTT). Von den verschiedenen Funktionstests zur Prüfung der Insulinsekretion wird hier nur der oGTT besprochen. Er simuliert die physiologischen Insulinsekretionsverhältnisse noch am ehesten, da die B-Zelle nicht nur durch den Anstieg der Blutglukosekonzentration, sondern auch – im Gegensatz zum intravenösen Glukosetest – über die „enteroinsuläre" Achse stimuliert wird.

Der i.v.-Test ist in der Praxis nur bei unklaren enteralen Resorptionsverhältnissen indiziert und wird von einigen Autoren in der Gravidität empfohlen, ferner in Kombination mit der Bestimmung des Plasma-Insulins und des C-Peptids für die Diagnostik in den Frühstadien des Typ I Diabetes. Der Tolbutamidtest ist weitgehend aus dem Repertoire verschwunden.

Die bisherigen Testdosen liegen für Erwachsene bei 50, 75, 100 g oder 1 g/kg KG (Dosen für Kinder s. Hürter 1982). Zur Vereinheitlichung und wegen der besseren Verträglichkeit der 75-g-Dosis gegenüber der 100-g-Dosis wurden von der WHO 75 g als Testdosis vorgeschlagen. Die BZ-Werte zeigten nur sehr geringe Unterschiede zur 100-g-Dosis, die in der Praxis vernachlässigt werden können.

In Deutschland hatte sich in den letzten beiden Jahrzehnten die 100-g-Glukosedosis (bzw. 100 g Oligosaccharide) weitgehend durchgesetzt; sie führt im Vergleich zu niedrigeren Dosen zu einer maximalen Insulinsekretion (s. Mehnert et al. 1972). Die Kriterien nach dem WHO-Vorschlag für den 75-g-oGTT sind in Tabelle 7 aufgeführt.

Die Bestimmung des Plasmainsulins während eines oGTT oder eines kombinierten i.v. GTT und Tolbutamidtests ist für die praktische Diagnostik wenig hilfreich. Einer der wesentlichen Gründe ist die Tatsache, daß der Blutzucker nicht allein durch die Plasmainsulinkonzentration bzw. durch die Insulinsekretion, sondern auch durch die Insulinempfindlichkeit der Gewebe bestimmt wird.

Bewertung. Eine pathologische Glukosetoleranz soll nicht a priori als diabetische Stoffwechselstörung deklariert werden, da sich nur bei einem Teil der Patienten nach langer Beobachtung ein manifester Diabetes entwickelt. Die Manifestationsrate beträgt für einen Beobachtungszeitraum von 5 Jahren nur 5–30%. Innerhalb dieser Gesamtquote steigt sie mit höheren 2-h-Werten signifikant an.

Tabelle 7. Diagnose mit dem oralen Glukosetoleranztest (oGTT). Grenzwerte für Glukose unter standardisierten Bedingungen (75 g Glukose). *GT* Glukosetoleranz, *NBZ* Nüchternblutzucker, *2 h-BZ* Blutzucker 2 h nach Belastung. (Nach Teuscher 1980)

	Venöses Blut mg/dl (mmol/l)	Kapilläres Blut mg/dl (mmol/l)	Venöses Plasma mg/dl (mmol/l)	Kapilläres Plasma mg/dl (mmol/l)
Diab. mell.				
NBZ	$\geqslant$120 (6,7)	$\geqslant$120 (6,7)	$\geqslant$140 (7,8)	$\geqslant$140 (7,8)
2 h-BZ	$\geqslant$180 (10,0)	$\geqslant$200 (11,1)	$\geqslant$200 (11,1)	$\geqslant$220 (12,2)
Pathol. GT				
NBZ	<120 (6,6)	<120 (6,6)	<140 (7,7)	<140 (7,7)
2 h-BZ	120- <180 (6,7–9,9)	140- <200 (7,8–11,0)	140- <200 (7,8–11,0)	160- <220 (8,9–12,1)
kein Diab.				
NBZ	<120 (6,6)	<120 (6,6)	<140 (7,7)	<140 (7,7)
2 h-BZ	<120 (6,6)	<140 (7,7)	<140 (7,7)	<160 (8,8)
Nicht klassifizierbar				
NBZ	$\geqslant$120 (6,7)	$\geqslant$120 (6,7)	$\geqslant$140 (7,8)	$\geqslant$140 (7,8)
2 h-BZ	<120 (6,6)	<140 (7,7)	<140 (7,7)	<160 (8,8)

Ob die Entwicklung zum manifesten Diabetes durch Überernährung und Übergewicht ungünstig beeinflußt wird, ist umstritten. Eine Vorhersage über den der Störung evtl. zugrunde liegenden Diabetestyp ist aufgrund des oGTT nicht möglich. Mehrfache GTTs lassen, zumal im Grenzbereich, eine erhebliche intraindividuelle Variabilität erkennen, so daß ein Einzelbefund nicht überbewertet werden darf.

Eine pathologische Glukosetoleranz ist entgegen früheren Vermutungen wahrscheinlich kein Risikofaktor per se, aber insofern von großer praktischer Bedeutung, als er mit Hyperlipoproteinämie, Hypertonie und arterieller Verschlußkrankheit, nicht dagegen mit der diabetischen Mikroangiopathie assoziiert ist.

Wann ist ein oGTT indiziert, wann nicht?

Im Wachstumsalter und im jugendlichen Erwachsenenalter sowie während der Schwangerschaft ist der Test bei entsprechenden Verdachtsmomenten unentbehrlich.

Indiziert ist ein oGTT auch bei allen Situationen, in denen durch BZ-Profile einschließlich der Nüchtern- und Postprandialwerte keine Klärung erzielt werden kann. Angezeigt kann ein oGTT daher sein bei Hyperlipoprotein- ämie (s. Kap. 11.6), unklarer Neuropathie und arterieller Verschlußkrank- heit.

Unnötig ist der Test, wenn unter üblicher Ernährung der NBZ unter 100–110 mg/dl liegt und die postprandialen Werte 180 mg/dl nicht über- schreiten. Dies gilt besonders für ältere Personen.

Eine pathologische Glukosetoleranz oder auch eindeutige Hyperglykämien können sich unter folgenden Umständen entwickeln:

- endokrine Störungen mit vermehrter Sekretion insulinantagonistischer Hormone (M. Cushing, Akromegalie, Hyperthyreose),
- Verbrennung, weitere Traumen, Anästhesie, postoperative Phase,
- hypoxämische Zustände, Myokardinfarkt.
- Niereninsuffizienz, Hämodialyse,
- akute zerebrale Erkrankungen inkl. zerebraler Insult.

Im täglichen Routinebetrieb muß damit gerechnet werden, daß falsch-positive Tests nach längerdauernder Immobilisation sowie während der Einnahme diabetogener Pharmaka (s. Kap. 9) auftreten können. Falsch-negative Tests sind möglich bei Patienten, die sich kurz vor oder auch während des Toleranztests intensiv körperlich be- wegt haben.

Falls sich unter den genannten Situationen eine Hyperglykämie oder Glukosetoleranzstörung findet, ist die Beachtung der folgenden Fra- gestellungen notwendig:

- Handelt es sich um eine bereits präexistente pathologische Gluko- setoleranz (bzw. subklinischen Diabetes)?
- Handelt es sich vielleicht sogar um einen präexistenten, nicht be- kannten Diabetes?
- Normalisiert sich die Störung nach Besserung des Zustands?
- Liegt eine mit anderen Krankheiten assoziierte pathologische Glukosetoleranz vor?

Derartige Hyperglykämien oder Toleranzstörungen können daher *nicht ohne weiteres* im Sinne eines manifesten Diabetes interpretiert werden. Trotzdem muß bei entsprechender Situation, besonders wenn eine ausgeprägte Hyperglykämie vorliegt, im Einzelfall anti- diabetisch behandelt werden.

Literatur (zu 1.3–1.5)

Ehrlich RM, Walsh LJ, Falk JA, Middleton PJ, Simpson NE (1982) The incidence of type I (insulin-dependent) diabetes in Toronto. Diabetologia 22: 289–291

Gries FA, Toeller M, Grüneklee D, Koschinsky Th (1980) Prognostische Bedeutung des oralen Glukosetoleranztests. Therapiewoche 30: 8358–8368

Gutsche H (1980) Die Epidemiologie des Diabetes mellitus. Pharmakotherapie 3: 78

Haupt E, Petzoldt R, Probst S, Schöffling K (1981) Oraler Glukosetoleranztest – mit oder ohne Seruminsulinbestimmung? Dtsch Med Wochenschr 106: 798–803

Jarrett RJ, Keen H, Fuller JH, McCartney M (1979) Worsening to diabetes in man with impaired glucose tolerance (borderline-diabetes). Diabetologia 16: 25–30

Köbberling J (1980) Wertigkeit des oralen Glukosetoleranztests. Internist 21: 213–19

Köbberling J, Kerlin A, Creutzfeldt W (1980) The reproducibility of the oral glucose tolerance test over long (5 years) and short periods (1 week). Klin Wochenschr 58: 527–530

Mehnert H, Haslbeck M, Förster H (1972) Zur Prüfung der oralen Glukosetoleranz. Dtsch Med Wochenschr 97: 1763–1766

National Diabetes Data Group (1979) Classification and diagnosis of diabetes mellitus and other categories of glucose intolerance. Diabetes 28: 1039–1057

O'Sullivan JB, Mahan CM (1968) Prospective study of 352 young patients with chemical diabetes. New Engl J Med 278: 1038–1041

Schliack V, Honigmann G (1978) Epidemiologie des Diabetes, Prognose und Prophylaxe. In: Bibergeil H (Hrsg): Diabetes mellitus. VEB G. Fischer, Jena, S 79–96

Zusammenfassende Darstellungen

Gutsche H, Holler HD (1975) Diabetes Epidemiology in Europe. Thieme, Stuttgart

Haslbeck M, Mehnert H (1984) Diagnose und Differentialdiagnose. In: Mehnert H, Schöffling K (Hrsg) Diabetologie in Klinik und Praxis. Thieme, Stuttgart, S 100–137

Jarrett RJ, Keen H (1975) Die Epidemiologie des Diabetes. In: Oberdisse K (Hrsg) Diabetes mellitus, Springer, Berlin Heidelberg New York (Handbuch der inneren Medizin, Bd 7, 2 A, S 679–694)

Teuscher A (1980) Diabetes mellitus. Neue diagnostische Richtlinien und allgemeine Übersicht. Huber, Bern Stuttgart Wien

World Health Organization (WHO) (1964) Diabetes mellitus. Genf (Technical Report Series No 310)

Ziegler R, Pfeiffer EF (1971) Einteilung, Klinik und Prognose des Diabetes mellitus. In: Pfeiffer EF (Hrsg) Handbuch des Diabetes mellitus. Lehmanns München: 419–441

2 Grundlagen der Therapie

Es gibt gemeinsame, für alle Diabetiker gültige Ziele, wie die Senkung des Blutzuckers, wenn möglich bis zur Normalisierung, die Reduzierung des Körpergewichts und beispielsweise die Beseitigung einer Hyperlipoproteinämie. Die therapeutischen Schwerpunkte sind jedoch entsprechend der klinischen Situation bei beiden Diabetestypen unterschiedlich.

Jugendliches Alter, ausgeprägte Insulinabhängigkeit, rasche Progredienz sowie eine über kurz oder lang auftretende Instabilität sprechen für einen Typ-I-Diabetes, ein Lebensalter über 40 Jahre, fehlende Insulinbedürftigkeit, häufiges Übergewicht und langsame oder fehlende Progredienz für Typ II. Schwierigkeiten kann u. U. die Typendifferenzierung bereiten. So liegt bei nicht übergewichtigen jüngeren Erwachsenen trotz fehlender Insulinbedürftigkeit von oft über einem Jahr und trotz nur geringer Progredienz meist ein Typ-I-Diabetes vor. Unklar ist die Situation hinsichtlich der Typenzuordnung bei älteren, frühzeitig insulinbedürftigen Patienten, die in einem noch nicht bekannten Anteil dem Typ I zuzuordnen sind.

Die therapeutischen Richtlinien basieren auf den Erkenntnissen über die Störung der Insulinsekretion einerseits und über die Insulinempfindlichkeit der Gewebe, der „Zielorgane", andererseits.

2.1 Typ-I-Diabetes

Entscheidender Faktor ist die Destruktion der B-Zelle, d.h. das Insulindefizit. Eine verminderte Insulinempfindlichkeit spielt eine weniger bedeutsame Rolle. Sie kann sich jedoch als Folge einer Stoff-

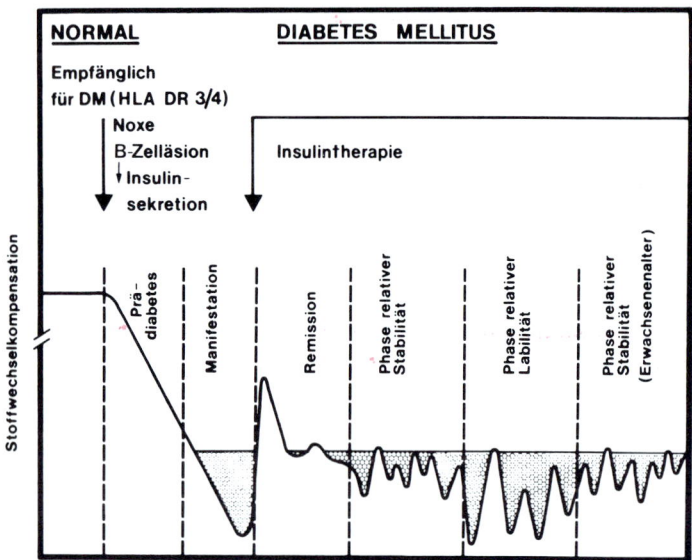

Abb. 5. Graphische Darstellung der Stoffwechselsituation (Meßgröße: Stoffwechselkompensation) während verschiedener Phasen des insulinabhängigen Diabetes mellitus bei Kindern und Jugendlichen. *Schraffiert:* Wechselndes Ausmaß der Glukosurie, *horizontale Linie:* metabolisches Gleichgewicht, bei dem unter normalen Umständen keine Glukosurie mehr auftritt, obwohl der Stoffwechsel keineswegs normal ist. (Nach Weber 1982, mit freundlicher Genehmigung des Autors)

wechseldekompensation bzw. des Insulinmangels entwickeln. Diese metabolische Form der Insulinresistenz ist im Postrezeptorbereich lokalisiert (sog. Postrezeptordefekt) und wird durch ausreichende Insulinzufuhr und Blutzuckersenkung gebessert.

Die typischen Verlaufstendenzen sind aus Abb. 5 und Tabelle 36 (Kap. 6.6.1) ersichtlich.

Initiale Dekompensation. Sie entwickelt sich meistens akut bis subakut innerhalb weniger Tage oder 1–2 Wochen, u. U. sogar bis zum ketoazidotischen Koma, dem sog. Initialkoma.

Ein solcher Verlauf ist zwar charakteristisch für den Typ-I-Diabetes, aber keineswegs die Regel. Bei vielen Patienten nimmt die Intensität

34

der Stoffwechselführung allmählich im Verlauf von vielen Wochen oder sogar Monaten zu, bevor es, gelegentlich schlagartig, zur Dekompensation kommt.

In anderen Fällen, v. a. wahrscheinlich in höherem Manifestationsalter, bleibt die typische initiale Dekompensation ganz aus, so daß die allmähliche Entwicklung der Stoffwechselstörung an einen Typ-II-Diabetes erinnert.

Zufallsbefunde, die oft wegen bereits erkrankter Familienangehöriger erhoben wurden, und die Ergebnisse neuerer Studien haben gezeigt, daß der klinischen Manifestation sogar eine Frühphase mit lediglich passageren, nur kurzdauernden Hyperglykämien bzw. einer pathologischen Glukosetoleranz vorausgehen kann.

Das therapeutische Ziel ist eine möglichst rasche Normalisierung des Blutzuckers innerhalb weniger Tage, besonders bei massiver initialer Hyperglykämie. Damit hofft man, die im weiteren Verlauf des Diabetes, zumindest in den ersten 1–2 Jahren, zu erwartende Progredienz des B-Zell-Versagens und damit die Intensität des Diabetes zumindestens aber Dauer und Qualität der Remissionsphase (s. unten) günstig zu beeinflussen. Daß sich durch eine Frühinsulinisierung und Normoglykämie eine weitere B-Zell-Schädigung verhindern und damit eine Restsekretion von Insulin erhalten läßt, ist allenfalls im Hinblick auf die postinitiale Remissionsphase (s. u.) wahrscheinlich, der spätere Verlauf des Diabetes jedoch offensichtlich nicht beeinflußbar.

Entwicklung nach der initialen Dekompensation bei Patienten ohne Remissionsphase. Der Insulinbedarf bleibt bei nicht wenigen Patienten zunächst für einige oder auch mehrere Jahre konstant bei etwa 0,5–0,7 IE/kg KG. Häufig zeigt sich jedoch bereits nach 1–2 Jahren Diabetesdauer, gelegentlich unter Zunahme des Insulinbedarfs, eine deutliche Instabilität und eine Neigung zu postprandialer Hyperglykämie. Solange der Stoffwechsel stabil ist, gilt eine nahezu normoglykämische Einstellung als realistisches Ziel. Hyperglykämien sollen zwar mit den zur Verfügung stehenden und für den Patienten geeigneten Mitteln reduziert werden, schwere und häufigere Unterzuckerungen sind jedoch zu vermeiden.

Postinitiale Remissionsphase. Nach erfolgreicher Therapie kommt es bei etwa 40–60% der Patienten, besonders im Wachstumsalter, seltener jedoch bei Kleinkindern, zur postinitialen Remission, die mit einer „Erholung" des B-Zellsystems und einer Zunahme der Insulinsekretion einhergeht, so daß der Bedarf an exogenem Insulin zurückgeht.

Unter den verschiedenen Kriterien für die Remission erscheint folgendes brauchbar: Eine totale Remission bedeutet Normoglykämie unter alleiniger Diätbehandlung, eine partielle wird angenommen, wenn unter einer Insulindosis von weniger als 0,2–0,3 IE/kg KG der BZ im Normalbereich bleibt.

Die Remissionsphase dauert meistens 1–3 Monate, selten 1 Jahr und länger. Während dieser Zeit soll der Diabetes unter Fortführung einer evtl. niedrigdosierten Insulintherapie normoglykämisch eingestellt sein.

Die Entwicklung zur Remission und die spätere Progredienz des Diabetes lassen sich aufgrund der Bestimmung des (meistens glukagonstimulierten) C-Peptids, des Spaltprodukts der in der B-Zelle stattfindenden Insulinsynthese, verfolgen: Während der initialen Dekompensation ist es etwa bei der Hälfte der Patienten nicht nachweisbar, erscheint während der Remission, um später wieder weitgehend oder gänzlich zu verschwinden, als Hinweis für eine unzureichende oder fehlende Eigeninsulinproduktion bzw. die „natürliche" Progredienz des Diabetes.

Wenn sich das Ende der Remissionsphase mit zunehmender Hyperglykämie ankündigt, darf mit der Intensivierung der Insulintherapie nicht gezögert werden (s. Kap. 6.7). Eine sorgfältige Stoffwechselführung während der ersten Jahre soll die Entwicklung der Mikroangiopathie und Neuropathie verhindern.

2.2 Typ-II-Diabetes

Zugrunde liegt nicht nur eine gestörte B-Zellfunktion, sondern oft, besonders bei übergewichtigen Patienten, eine Insulinunempfindlichkeit, außerdem eine relative Insulinresistenz.

Die ungenügende Insulinsekretion ist auf mindestens 3 verschiedene Störungen der B-Zelle zurückzuführen:

	Stationär	Progredienz (häufiger Verlauf)	Besserung (besonders nach Reduktionsdiät bei Übergewichtigen)	Insulin-bedürftig[x]
Initial-therapie	Diät SH selten Insulin	Diät SH ↓ ↓	SH Insulin ↓ SH	Insulin ↓
Weiterer Verlauf	Kein Regime-wechsel Keine we-sentliche Dosis-steigerung	SH ↓ Dosis↑← ↓ evtl. Biguanide ↓ Insulin	↘Diät↙ ↓ (später evtl. Progredienz)	oft Dosis↑

Abb. 6. Behandlungsschema unter besonderer Berücksichtigung des Typ-II-Diabetes. Schwierigkeiten hinsichtlich der Einstellung sind in erster Linie Folge einer ungenügenden Diätinstruktion bzw. Diäteinhaltung und damit des zu hohen Körpergewichts. Eine ausreichende BZ-Senkung oder gar eine -Normalisierung ist bei adipösen insulinunempfindlichen Diabetikern ohne Kalorienrestriktion oft unmöglich. (Aus Whitehouse 1982, mit freundlicher Genehmigung des Autors)

1. Fehlen der Initialphase der Insulinsekretion und daher verzögerter Anstieg des Plasmainsulins nach den Mahlzeiten, jedoch ausreichende Konzentration präprandial und nüchtern: „Starre der Insulinsekretion".
2. Verminderte Sensibilität der B-Zelle gegenüber Glukose, d. h. erhöhte Glukoseschwelle bzw. „relative Blindheit" (Editorial 1982) gegenüber der Hyperglykämie.
3. Abnahme der Insulinsekretion meist erst nach längerer Diabetesdauer, mit Tendenz zur Progredienz, ohne daß es zum „totalen Diabetes" kommt.

Für die ungenügende Insulinempfindlichkeit sind häufig als Folge von Überernährung und Adipositas eine Verminderung der Rezeptorenzahl und damit der Bindung des Insulins an die Zellmembran verantwortlich wie auch „Postrezeptordefekte". Eine derartige intrazellulär bedingte Insulinresistenz entwickelt sich offensichtlich in Auswirkung des Insulindefizits und bei ausgeprägter Diabetesdekompensation, besonders bei NBZ-Werten über 200 mg/dl.

Es handelt sich beim Typ-II-Diabetes nicht um eine „milde" Diabeteserkrankung. Nach 5–10 Jahren werden viele Patienten insulinbedürftig, allerdings weniger *insulinabhängig* als beim Typ-I-Diabetes. Es entwickelt sich demnach nicht das Stadium des „totalen Diabetes". Entsprechend ist auch die Neigung zur Ketose und zur Instabilität gering. Die Prognose wird in erster Linie durch die Komplikationen der arteriellen Verschlußkrankheit, besonders im koronaren und peripheren Bereich bestimmt, gleichzeitig – jedoch weniger ausgeprägt – durch die diabetische Mikroangiopathie.

Was die Intensität der Stoffwechselstörung bzw. deren Progredienz anlangt, so muß mit folgenden Situationen gerechnet werden (s. Abb. 6):

- „Lebenslang" nur Diät oder allenfalls niedrig dosierte Sulfonylharnstoff (SH)-Therapie, was jedoch nur relativ selten vorkommt.
- Allmähliche Zunahme des Tablettenbedarfs bis zur Maximaldosis oder zu einer SH-Biguanid-Kombination; später nach mehr als 5–10 Jahren, „Tablettensekundärversagen" und Insulinbedürftigkeit.
- Relativ frühzeitige Progredienz, so daß gleich nach Diabetesdiagnose eine Tabletten-Therapie erforderlich ist.
- Unter Umständen von Anfang an bestehende Insulinbedürftigkeit, fraglicher Typ-I-Diabetes.

Nicht selten kann es auch nach mehrjähriger Dauer und trotz ungenügender Eigeninsulinproduktion unter knapper Kost wieder zu einer wesentlichen *Besserung* der Stoffwechselsituation kommen.

Der Rückgang der Eigeninsulinsekretion läßt sich mittels Bestimmung des Plasmainsulins und besonders des (glukagonstimulierten) C-Peptids erfassen, was im übrigen weitere Kontrollen der B-Zell-Funktion auch nach einer Umstellung auf Insulin ermöglicht.

Oft wird sich der scheinbar paradoxe Befund einer Hyperglykämie bei gleichzeitiger Hyperinsulinämie ergeben, ein eindeutiger Hinweis auf die bei dem betreffenden Patienten vorliegende Insulinresistenz und im Falle von Übergewicht auf die Notwendigkeit einer Gewichtsabnahme. Knappe Kost und Gewichtsreduktion führen im weiteren Verlauf sowohl zum Rückgang des Plasmainsulins wie auch der Hyperglykämie, da sich die Insulinempfindlichkeit bessert.

Bei normal- oder sogar untergewichtigen Patienten ist wesentlich häufiger als bei übergewichtigen bereits zur Zeit der Diabetesdiagnose oder nach wenigen Wochen oder Monaten eine SH-Therapie,

u. U. auch eine Insulintherapie erforderlich, die wegen der guten Insulinempfindlichkeit und des geringen Bedarfs i. allg. keine Schwierigkeiten bereitet. Verschiedene Befunde sprechen jedoch dafür, daß es sich bei einem Teil dieser Patienten um Typ-I-Diabetiker handelt.

Für die große Gruppe der übergewichtigen Patienten, etwa 70–80% der Typ-II-Diabetiker, heißt das therapeutische Ziel knappe Kost und Gewichtsabnahme. Damit wird nicht nur die Einstellbarkeit des Diabetes selbst günstig beeinflußt. Die Besserung einer gleichzeitig bestehenden Hyperlipoproteinämie und Hypertonie wirkt sich darüber hinaus vorteilhaft auf die Vorbeugung vaskulärer Komplikationen aus.

Häufig läßt sich, zumindest in den ersten Jahren, nicht selten auch später, durch Diät allein eine befriedigende, häufig normoglykämische Einstellung erzielen. Die Insulinempfindlichkeit nimmt als Folge der knappen Kalorienzufuhr zu, so daß die noch vorhandene Eigeninsulinproduktion ausreicht.

2.3 Stoffwechselbeeinflussende Faktoren

Zahlreiche Umstände können, unabhängig von der Eigendynamik der diabetischen Stoffwechselstörung, zu einer Verschlechterung der Stoffwechsellage führen. Bei bisher noch unbekanntem, jedoch bereits manifestem Diabetes kommt es u. U. unter Einwirkung bestimmter diabetogener Faktoren zu erheblichem Blutzuckeranstieg mit typischer klinischer Symptomatik, so daß fälschlicherweise der Eindruck entsteht, als ob diese Umstände zur Erstmanifestation des Diabetes geführt hätten.

Die Änderungen der Stoffwechselsituation, mit denen unter diesen Umständen zu rechnen ist, sind in Tabelle 8 zusammengefaßt.

Tabelle 8. Übersicht über die Umstände, die zu einer Änderung der Stoffwechsellage führen

Stoffwechselbeeinflussende Faktoren	Verschlechterung	Besserung, evtl. Hypoglykämietendenz
Spontaner, „natürlicher" Verlauf des Diabetes	Progredienz, meist rascher bei Typ-I-, allmählich bei Typ-II-Diabetes	Remission bei Typ I, besonders nach rigoroser Insulintherapie, weniger ausgeprägt bei Typ II
Kalorienzufuhr	Zuviel	Unterkalorische Kost
Gewicht	Zunahme	Abnahme
Änderung der körperlichen Betätigung	Immobilisierung	Intensive Muskeltätigkeit
Therapiebedingt	Insulinneutralisierende Antikörper	
Komplikationen bzw. Begleiterkrankungen	Infekte, „Streß", Myokardinfarkt, Trauma, chronische Lebererkrankungen, Hämochromatose	Fortgeschrittene diabetische Nephropathie, evtl. dramatisch nach Infektbeseitigung (Abszeßinzision)
Pharmakainteraktionen	Diabetogene Pharmaka	s. Kap. 9
Hormonale Einflüsse	Prämenstruell, Gravidität, M. Cushing, Akromegalie, Thyreotoxikose, Glukokortikoide, Antikonzeptiva	M. Addison, HVL-Insuffizienz
Emotionen Psychische Situation	Angst, Spannung, Erregung, „Streß"	Entspannung

Literatur (zu 2)

Editorial (1982) Type II diabetes: Towards improved understanding and rational therapy. Diabetes Care 5: 447–450

Jahnke K (1975) Klinik des Diabetes mellitus. In: Oberdisse K (Hrsg) Diabetes mellitus, Springer, Berlin Heidelberg New York (Handbuch der inneren Medizin, 5. Aufl., Bd 7/2 A, S 773-809)

Sauer H (1981) Insulintherapie. In: Robbers H, Sauer H, Willms B (Hrsg) Praktische Diabetologie, 2. Aufl. Banaschewski, München-Gräfelfing, S 92-119

Weber B (1982) Kriterien guter Diabeteseinstellung bei Kindern und Jugendlichen. Monatsschr Kinderheilkd 130: 193-199

Whitehouse F (1982) Update on oral hypoglycemic agents. Pract Diabetology: 1-5

3 Stoffwechselkontrolle

Stoffwechselführung heißt rationelle und trotzdem effektive Anwendung aller Maßnahmen, die einer möglichst weitgehenden Normalisierung des beim Diabetes gestörten Stoffwechselmilieus dienen: Diät, Insulin oder Tabletten, Anpassung des therapeutischen Regimes an Veränderungen des Diabetes, an die Alltagsverhältnisse und an besondere Umstände wie Krankheit oder vermehrte körperliche Aktivität. Die im folgenden aufgeführten Ziele lassen sich zwar nicht bei jedem Diabetiker erreichen und sollen beispielsweise bei älteren Patienten nicht um jeden Preis angestrebt werden. Sie sind aber für viele durchaus zu realisieren und gelten daher als allgemein verbindliche therapeutische Richtschnur:

- Die Hyperglykämie beseitigen bzw. den Blutzucker so weit wie möglich dem normoglykämischen Bereich annähern, ohne daß es bei insulinbehandelten Diabetikern zu häufigen bez. schweren Hypoglykämien kommt.
- Eine akute Stoffwechseldekompensation rechtzeitig erkennen, behandeln und damit das Auftreten eines hyperglykämischen Komas vermeiden.
- Das Körpergewicht normalisieren oder wenigstens versuchen, eine Gewichtsabnahme zu erreichen.
- Erhöhte Blutfette senken.
- Den vaskulären und nervalen Komplikationen des Diabetes vorbeugen.
- Trotz der mit diesen Maßnahmen verbundenen Restriktionen die Lebenssituation so akzeptabel wie möglich gestalten.
- In höherem Alter keine unnötigen Einschränkungen verlangen.

Im vorliegenden Kapitel werden in erster Linie die Blut- und Harnzucker (HZ)-Kontrollen besprochen. Mit ihrer Hilfe versuchen Arzt und Patient sich über die jeweils vorliegende Diabetessituation zu orientieren und damit die Voraussetzung für eine effektive Stoffwechselführung zu schaffen, was sich jedoch nicht auf BZ und HZ-Tests beschränken darf. Die Kontrollen müssen sich auch auf das Körpergewicht, die Blutfette und den Blutdruck erstrecken. Diese sind als direkt oder indirekt wirksame Risikofaktoren so bedeutsam, daß eine Überprüfung etwa nach dem folgenden Programm notwendig ist, sofern nicht bereits eingetretene Komplikationen und Begleiterkrankungen häufigere bzw. weitere Untersuchungen erfordern.

Was soll der Arzt kontrollieren?

- BZ und HZ, die aber bei den meisten Patienten durch Selbstkontrolle ermittelt werden;
- Glykohämoglobin (HbA$_1$ bzw. HbA$_{1c}$), bei Typ-I-Diabetes etwa alle 3 Monate, meist auch beim Typ-II-Diabetes;
- Lipidstatus, etwa 1mal im Jahr;
- Gewicht;
- Kreatinin, Harnsäure im Serum, ggf. Elektrophorese;
- Urinstatus, insbesondere Albuminurie bzw. Proteinurie, ggf. Mikroalbuminurie (s. Kap. 11.3);
- körperliche, insbesondere neurologische und angiologische Untersuchung, Fußinspektion im jährlichen Abstand bei über 35jährigen Patienten und nach längerdauerndem Diabetes;
- EKG ab 35 Jahre etwa alle 1–2 Jahre;
- Röntgenaufnahme des Thorax, in Abständen entsprechend der jeweiligen Situation;
- andere Parameter wie bei Nichtdiabetikern gleichen Alters und in gleicher Situation, v.a. im Hinblick auf die kardiovaskuläre Gefährdung;
- halbjährliche ophthalmologische Kontrollen, v.a. nach Diabetesdauer von mehr als 5 Jahren, ggf. häufiger (bereits bestehende Retinopathie, Gravidität).

Der Patient selbst muß überprüfen:

- Harnzucker, Blutzucker;
- Gewicht;
- Anpassung von Diät bzw. Insulindosierung an Alltagsverhältnisse, körperliche Aktivität, interkurrente Erkrankungen, spezielle Umstände wie Urlaub usw.

Unter welchen Gesichtspunkten soll die Beurteilung der Stoffwechsellage erfolgen?

Die Empfehlungen für die Häufigkeit und den Zeitpunkt der BZ- und HZ-Kontrollen, werden durch den Typ des Diabetes, das therapeutische Regime, die Persönlichkeit, das Alter, die Lebensverhältnisse sowie durch die Mitarbeit des Patienten bestimmt. Es kann daher keine allgemeinverbindlichen Regeln geben. Die Untersuchungen sollen unter Berücksichtigung der genannten Umstände so durchgeführt werden, daß sie effektiv und ökonomisch sind und den Patienten nicht unnötig belästigen.

Wenn Qualitätsmerkmale für die im Einzelfall bestehende Stoffwechselsituation verwendet werden, so ist zwischen der *Stoffwechselführung,* d.h. zwischen dem Bemühen um eine befriedigende Einstellung und dem, was erreicht wurde, der *Stoffwechsellage,* zu unterscheiden.

Für die Beurteilung der Stoffwechsellage, d.h. der Qualität der Einstellung, werden folgende Abstufungen verwendet: sehr gut – gut – befriedigend – akzeptabel – ungenügend – unbefriedigend – schlecht.

Andere Bezeichnungen sollen die Stoffwechselführung charakterisieren: straff – streng – leger – lässig – nachlässig – verwilderter Diabetes. Die „negativen" Adjektiva gelten auch heute noch meistens für das Verhalten des Patienten.

Zur Erläuterung sei der „leichte" Diabetes genannt. Er läßt sich oft ohne große Bemühungen sehr gut einstellen. Trotzdem kann die Stoffwechselführung u.U. sogar nur leger sein. Umgekehrt ist trotz erheblichen Aufwands beim labilen Diabetes eine befriedigende Stoffwechsellage meist nicht zu erreichen. Die Situation ist demnach das Resultat aus der Einstellbarkeit des Diabetes, die vorwiegend durch Stabilität und Insulinbedürftigkeit bestimmt ist, sowie den Bemühungen und Erfahrungen des Arztes und des Patienten.

Die Labilität ist wahrscheinlich das wichtigste Hindernis für eine befriedigende Einstellung (s. Kap. 6 u. 7). Stabil ist der Diabetes dagegen, wenn der Blutzucker nur wenig schwankt und die BZ-Profile an verschiedenen Tagen die gleiche Tendenz aufweisen. Eine Stabilität findet sich beim Typ-II-Diabetes, jedoch auch, trotz längerer Diabetesdauer, bei vielen Typ-I-Patienten. Echte Labilität ist dagegen auf den Typ-I-Diabetes beschränkt.

Im übrigen hat sich die frühere Einteilung des Diabetes nach Schweregraden entsprechend dem Insulinbedarf nicht bewährt. Bei stabilem Stoffwechsel sind Schwierigkeiten hinsichtlich der Einstellung trotz hoher Insulindosis von beispielsweise 60–70 IE gelegentlich geringer als bei Insulindosen unter 25–30 IE, jedoch gleichzeitig bestehender Instabilität. Wenn die Bezeichnung „schwerer Diabetes" benutzt wird, so kann damit allenfalls eine Situation charakterisiert werden, die sowohl durch Probleme der Stoffwechselführung als auch durch das Vorhandensein kardiovaskulärer und nervaler Komplikationen bestimmt ist.

3.1 Blutzucker

Meistens wird wegen der einfachen Entnahmetechnik, insbesondere unter Berücksichtigung der Blutglukoseselbstkontrolle, der kapilläre BZ selbstverständlich im Vollblut bestimmt (s. Tabelle 9). Am zuverlässigsten ist die Punktion der Fingerbeere; wenn dieser Punktionsort vom Patienten abgelehnt wird, wird das Ohr benutzt. Ferner erfolgt die Glukosebestimmung im Plasma z. B. nach venöser Blutentnahme. Differenzen bis zu 10–20 mg/dl zeigen sich v. a. bei den postprandialen Blutglukosewerten (s. auch Tab. 6 u. 7).
Im folgenden werden die Modalitäten der BG- und HZ-Untersuchungen zunächst getrennt besprochen. Die Stoffwechselkontrolle wird jedoch so praktiziert, daß sich beide Verfahren in sinnvoller und ökonomischer Weise ergänzen.

Während eines Klinikaufenthaltes sollen bei Insulinpatienten nicht nur die Essens- und Injektionszeiten, sondern auch die Blutentnahmetermine den

Tabelle 9. BZ-Bestimmungen im Labor oder durch die Patienten selbst

Methode	Blutentnahme durch	Bestimmung im
Enzymatische Labor-methode (Glukose-oxydase)	Assistenzpersonal	Kapillarblut, selten Plasma
Enzymatische Labor-methode (Hexokinase, Glukoseoxydase)	Patienten mittels End-zu-End-Kapillaren	Kapillarblut, z. B. Gluko-Quant, und Labor
Teststreifen	Patienten (Selbstkon-trolle), Arzt, Assistenz-personal	Ablesung visuell oder mittels Reflektometer

nach der Entlassung zu erwartenden Verhältnissen angepaßt werden. Dies gilt im übrigen für die ambulante Praxis besonders in bezug auf den Nüchternblutzucker. Eine „verspätete" Entnahme beispielsweise des Nüchtern-BZ (NBZ) kann zu unrealistischen Werten und Fehlbeurteilungen führen, ebenso wie eine veränderte körperliche Tätigkeit am Tag des Praxisbesuchs. Die Stoffwechsellage wird daher bei den meisten insulinbedürftigen Diabetikern im jüngeren und mittleren Lebensalter am besten erfaßt, wenn der Patient BZ und HZ selbst kontrolliert oder selbst Blut entnimmt.

Der BZ wird entweder als Einzelwert zu bestimmten Tageszeiten untersucht, oder mehrere Kontrollen werden als Tagesprofil zusammengefaßt. Die Entnahmezeiten sollen nicht primär durch den Ablauf des Praxisbetriebs bestimmt, sondern so gewählt werden, daß sie zusammen mit den HZ-Tests eine einigermaßen zuverlässige Beurteilung des BZ-Verlaufs ermöglichen und Anhaltspunkte für therapeutische Maßnahmen geben (s. Tabelle 11 für Insulintherapie). Angaben für den Normal- und Verdachtsbereich der BZ-Werte finden sich in Tabelle 6 u. 7 (S. 27 und 29).

3.2 Harnzucker

Der *Harnzucker* wird untersucht, um einerseits die Einstellung des Diabetes „global" beurteilen zu können, andererseits aber Hinweise für den BZ-Verlauf zu gewinnen.

Die im Plasma gelöste Glukose wird zunächst glomerulär filtriert und dann im proximalen Tubulusabschnitt rückresorbiert, so daß der Harn normalerweise praktisch glukosefrei (zuckerfrei) ist.
Mit ansteigendem BZ wird im Bereich von 160–180 mg/dl die tubuläre Reabsorptionskapazität überschritten, so daß Glukose im Endharn erscheint: die sog. Nierenschwelle für Glukose.

Mit zunehmender Hyperglykämie steigt dementsprechend die Zuckerausscheidung im Harn an. Massive Glukosurien führen zur osmotischen Diurese und sind für Durst, Polyurie und andere typische Diabetessymptome verantwortlich. Die Glukosurie läßt daher Rückschlüsse auf das ungefähre Ausmaß einer Stoffwechseldekompensation zu.

Eine *abnorme Nierenschwelle* kann zu Fehlbeurteilungen führen:

Eine *erhöhte* Glukoseschwelle, u. U. bis über 300 mg/dl, maskiert z. T. erhebliche Hyperglykämien, da eine fehlende oder geringe Zuckerausscheidung BZ-Werte unter 160–180 mg/dl vortäuscht (s. Abb. 8 e).
Vorkommen gehäuft: Diabetes im Alter, Langzeitdiabetes, diabetische Nephropathie; oft jedoch ohne klinisch manifeste Nierenerkrankung.
Umgekehrt werden bei *niedriger Nierenschwelle* Glukosurien, beispielsweise zwischen 2 und 5% gefunden, obgleich nur geringe Hyperglykämien bestehen.
Vorkommen: Besonders bei Typ-I-Diabetes in jüngerem Lebensalter, während der Gravidität, bei komplizierenden anderen Nierenerkrankungen (chronische Pyelonephritis, Zystenniere), schließlich bei gleichzeitig bestehender hereditärer renaler Glukosurie.

Kontrollmethoden

Zur Orientierung über den Glukosegehalt werden heute fast nur noch Teststreifen verwendet: semiquantitative wie Diabur 5000 und Diastix sowie Teststreifen, die nur qualitative Aussagen erlauben (Glukotest, Clinistix, Combur und andere). Clinitest-Tabletten, ebenfalls semiquantitativ, werden heute noch von Diabetikern verwendet, die sich an dieses Verfahren gewöhnt und die Farbreaktion liebgewonnen haben. Die Polarimetrie, deren Zuverlässigkeit besonders für die ambulante Harnzuckerkontrolle ausreicht, wird praktisch nicht mehr durchgeführt. Die quantitativ exakte enzymatische und automatisierte Glukosebestimmung im Harn ist vorerst nur auf einzelne Kliniklaboratorien beschränkt.
Für die Harnuntersuchung im Rahmen der Selbstkontrolle kommen folgende Modalitäten in Betracht:
- Sammelurin,
- Spontanurin,
- frisch gelassener Urin (sog. „second voided urin", 2. Portion).

Sammelurin als 24-h-Portion oder fraktioniert in 2 Portionen (7–19 Uhr und 19–7 Uhr) bzw. 3 Portionen (7–12, 12–19, 19–7 Uhr). Die Höhe der Glukosurie wird nach der Formel

$$\frac{\% \text{ Harnglukose mal Harnvolumen}}{100} \text{ berechnet.}$$

Sammelurin: Die 24-h-Glukosurie erlaubt lediglich eine globale Beurteilung der Stoffwechsellage bzw. des Ausmaßes einer Dekompensation, gibt aber keinen Hinweis auf den Blutzuckerverlauf. Die Fraktionierung erhöht die Aussagekraft nur wenig. So kann eine Glukosurie in der Fraktion von 7-12 Uhr von einer Hyperglykämie nüchtern bzw. postprandial vormittags oder auch von beiden herrühren. Brauchbar ist die Glukoseausscheidung im 24-h-Harn jedoch als Hinweis auf den labilen Diabetes, wenn die Untersuchung an mehreren aufeinanderfolgenden Tagen sehr unterschiedliche Glukosurien zeigt.

Das „Harnsammeln" wird jedoch wegen organisatorischer Schwierigkeiten nur noch selten durchgeführt. Abgesehen davon, daß eine rationelle und ausreichend genaue Bestimmungsmethode des Harnzuckers meist nicht zur Verfügung steht, muß mit erheblichen Fehlern beim Harnsammeln gerechnet werden (Mengenbestimmung, Aufbewahrung). Viele Patienten haben außerdem eine verständliche Abneigung, zumal das Harnsammeln im beruflichen Alltag, während der Schulzeit oder Ausbildung schwierig oder oft unmöglich ist.

Spontanurin: Er entstammt tagsüber einem Zeitabschnitt von meist 3-5 h, der durch die Miktionsfrequenz bestimmt wird. Ein positiver Test zeigt an, daß die Blutglukose während der Verweildauer des Harns in der Blase oberhalb der Nierenschwelle gelegen hat. So läßt ein positiver Spontanurin beispielsweise um 11 Uhr auf eine postprandiale Hyperglykämie (nach dem 1. Frühstück) schließen.

Sog. „2. Portion", d.h., frisch gelassener Urin 30-45 Minuten nach vorausgehender Blasenentleerung, damit das Ergebnis durch längere Verweildauer des Harns in der Blase nicht verfälscht wird. Diese Methode war bis zur Einführung der BZ-SK generell die alleinige Basis der SK von Insulinpatienten und ist es auch heute noch für viele geblieben, für andere aber zumindest eine nützliche Ergänzung der BZ-SK geworden.

3.3 Bestimmungszeiten für Blut- und Harnzucker

Bei Diät oder Tablettenbehandlung

Der früher oft für uninteressant erachtete *Nüchternblutzucker,* der im wesentlichen durch die Eigeninsulinsekretion bestimmt wird, gilt heute als wichtiges Kriterium für die Einstellungsqualität und, eine einigermaßen korrekte Diät vorausgesetzt, auch für die Intensität des Diabetes. NBZ über 200 mg/dl sprechen für ausgeprägte Dekompensation. NBZ über 160–180 mg/dl lassen sich auch mit Harnzuckertests erfassen. Aglukosurie bedeutet jedoch nicht, daß der NBZ in dem wünschenswerten Bereich unter 130–140 mg/dl liegt.

Der *postprandiale (pp) BZ vormittags* (etwa 90 min nach dem 1. Frühstück) stellt beim behandelten Typ-II-Patienten meist das BZ-Maximum im Tagesprofil dar. Wichtig ist im Falle einer pp Hyperglykämie eine Orientierung über den Nüchternwert und darüber, ob es sich um eine kurze hyperglykämische Episode oder um eine bis in den Nachmittag oder Abend anhaltende Hyperglykämie handelt.

Bei pp Werten unter 160 mg/dl kann mit einer sehr guten Einstellung gerechnet werden, unter Sulfonylharnstoff (SH) müssen jedoch Hypoglykämien oder dementsprechende Tendenzen ausgeschlossen werden (s. Nachmittagsblutzucker).

Auf einfache Weise lassen sich postprandiale Hyperglykämien vormittags und auch abends durch die Untersuchung des Spontanurins etwa um 10 und 20 Uhr erfassen. Dieser Test gehört daher zum Standardrepertoire vieler Typ-II-Diabetiker und gestattet, bei zunächst guter Einstellung etwaige Verschlechterungen frühzeitig zu erkennen – immer unter der Voraussetzung einer normalen Nierenschwelle für Glukose.

Die Kenntnis des *Blutzuckers vor dem Mittagessen* ist notwendig, wenn der 10-Uhr-Wert zu hoch ist und über die Dauer der hyperglykämischen Periode im Anschluß an das 1. Frühstück Unklarheit besteht. Bei niedrigem NBZ ist i. allg. nicht mit länger anhaltenden postprandialen Hyperglykämien zu rechnen. Dann kann der HZ-Test (2. Portion) etwa um 12 Uhr einen orientierenden Hinweis geben.

Die Kontrolle des *Nachmittags-BZ* (etwa 16–17 Uhr) ist neben der des NBZ für die Beurteilung der Gesamtsituation, auch zur Erfassung etwaiger Hypoglykämien, aufschlußreich. Unter ausreichend wirksamer SH-Therapie liegt dieser Wert oft unter dem Nüchtern-BZ, zeitweise sogar im hypoglykämischen Bereich. Günstige BZ-Werte nüchtern wie auch nachmittags schließen zwar eine beträchtliche Vormittagshyperglykämie nicht aus, sprechen aber für einen

Tabelle 10. BZ und HZ der Patientin I.S. (62,7 kg, 169 cm, 68 Jahre, Diabetesdauer 12 Jahre). Wegen ungenügender und irreführender Kontrolldaten vor Klinikaufnahme Vortäuschung einer befriedigenden Sulfonylharnstoffeinstellung: Trotz günstiger NBZ und geringer Nachtglukosurie beträchtliche Hyperglykämie und Glukosurie im Tagesverlauf; außerdem sekundäre Hyperlipoproteinämie (Beobachtung vor Einführung der HbA$_1$-Bestimmung; Diät 1500 kcal)

Kliniktag	2.	3.	4.	5.	12./13.	19.	20.
BZ [mg/dl]							
Nüchtern	162	136	122	106	108	116	134
9–9.30 Uhr	324	324	306	288	90	245	175
12 Uhr		278					
17 Uhr	326	246	246	232	108	126	
20 Uhr		302					
Tag Glucosurie	4,1 = 45	2,6 = 23	2,9 = 21		0,1 = 1		∅
Nacht (% = g)	0,6 = 9	1,9 = 19	0,7 = 7				
Cholesterin [mg/dl]	336			303	240	153	
Triglyzeride [mg/dl]	1480			345	154	136	
Therapie	15 mg Glibenclamid				26 IE	28 IE	
					NPH-Insulin		

relativ niedrigen durchschnittlichen Blutzucker und zeigen deshalb eine deutliche Korrelation zum Glykohämoglobin (s. 3.4).

Die Orientierung über den *postprandialen Abendwert* (meist um 20 Uhr) erfolgt entweder durch BZ-Kontrolle, häufig reicht aber ein HZ-Test (Spontanurin) aus.

Nachts sind i. allg. nur bei Hypoglykämieverdacht BZ-Kontrollen erforderlich.

Daß sich durch BZ-Kontrollen ausschließlich zu bestimmten Tageszeiten – wie oft im Rahmen der ambulanten Betreuung – trotz gleichzeitiger HZ-Tests gravierende Fehlbeurteilungen ergeben können, zeigt Tabelle 10 mit den Daten einer Diabetikerin, bei der jahrelang nur der Nüchtern-BZ und der Nachturin untersucht wurden.

Bei Insulintherapie (s. Tabelle 11)

Der *Nüchternblutzucker* stellt meistens den Ausgangspunkt für das Tagesprofil dar. Seine Höhe hängt davon ab, wieviel endogenes oder exogenes, injiziertes Insulin während der Nacht zur Verfügung ge-

Tabelle 11. BZ-Kontrollzeiten bei Insulinpatienten (bei Typ I meistens BZ-Selbstkontrolle). *VI* Verzögerungsinsulin, *NI* Normalinsulin

Untersuchungszeit	Orientierung über	Bemerkungen
Nüchtern	Insulindosis vom Vortag und BZ-Ausgangslage	Rechtzeitige Bestimmung in Praxis und Klinik
2 h nach dem 1. Frühstück	Initialeffekt der Morgeninjektion	Oft HZ-Test (Spontanurin)
Vor dem Mittagessen	Morgendosis – sowohl des VI wie des NI. Hypoglykämie?	[a]
Vor dem Abendessen	Morgendosis des VI; bei 3 Injektionen Mittagsdosis des NI	[a]
Nach dem Abendessen	Initialeffekt der Abendinjektion	Meist HZ-Test (Spontanurin)
Spät (vor dem Zubettgehen)	Ausgangssituation für nachts	Möglichst BZ
Nachts (24–4 Uhr, vorzugsweise 2 Uhr)	Hypoglykämie	Ambulant: nur BZ-Selbstkontrolle

[a] Falls HZ-Test, 2. Portion

standen hat. Eine noch erhaltene Eigeninsulinsekretion wie beim Typ-II- und beim Typ-I-Diabetes in der Remissionsphase verhindert einen nennenswerten BZ-Anstieg im Laufe der Nacht. Ein ausgeprägtes Insulindefizit wie bei etabliertem Typ-I-Diabetes jenseits der Remissionsphase und in späteren Stadien beim Typ II dagegen hat massive Nüchternhyperglykämien zur Folge, sofern nicht genügend Insulin injiziert wird. Weitere Ursachen für Nüchternhyperglykämien beim insulinbehandelten Diabetiker wie das Dawn-Phänomen und die reaktive Hyperglykämie nach Hypoglykämie werden in Kap. 6.7 besprochen.

Vor dem Mittag- und vor dem Abendessen wird der Blutzucker in ähnlicher Weise vom Angebot an endogenem oder injiziertem Insulin bestimmt.

Die Stoffwechselführung basiert daher bei Erst- und Neueinstellungen auf der Kenntnis des BZ-Werts nüchtern sowie vor den anderen beiden Hauptmahlzeiten. Zunehmende Bedeutung als Ausgangspunkt für die Nachtzeit hat der BZ vor dem Zubettgehen, der *Spät-BZ* oder sog. Bedtime-Test, v.a. im Rahmen der intensivierten Insulintherapie.

Die *postprandiale Hyperglykämie* hängt zunächst von der Initialwirkung des Insulinpräparats sowie von der Zusammensetzung der vorangegangenen Mahlzeit ab (Art und Menge der KH, Faser- und Ballaststoffgehalt, Fettmenge). Ein entscheidender und oft vernachlässigter Faktor für die absolute BZ-Höhe, weniger für den Anstieg, ist der NBZ. Liegt eine Nüchternhyperglykämie vor, ist meistens auch mit einem höheren pp-Wert zu rechnen.

Die postprandiale Hyperglykämie ist jedoch individuell unterschiedlich ausgeprägt, auch unabhängig vom Angebot an Insulin. Bei vielen Diabetikern, vor allem vom Typ II, bis zu einem gewissen Grade auch vom Typ I, findet sich ein BZ-Anstieg mit einem Maximum nach dem 1. Frühstück, etwas weniger nach dem Abendessen, jedoch i. allg. nur gering im Anschluß an das Mittagessen.

Typ-I- und auch viele Typ-II-Patienten bestimmen den BZ, soweit sie dazu in der Lage sind, selbst. Trotzdem bleibt die HZ-Kontrolle für zahlreiche Diabetiker weiterhin die Basis für die Stoffwechselführung.

Wann und wie häufig der BZ kontrolliert werden soll, wird im einzelnen später (s. Kap. 6) besprochen. Bei Einstellungsproblemen besonders bei Typ-I-Diabetikern werden häufigere Bestimmungen notwendig sein (s. Tabelle 11), während es bei insulinbedürftigen Typ-II-Patienten genügt, den BZ (ggf. stattdessen den HZ) nüchtern, postprandial vormittags, mittags und abends vor dem Essen zu kontrollieren.

Tagesprofile umfassen i. allg. den BZ nüchtern, 1–2 h nach dem Frühstück, vor dem Mittag- und vor dem Abendessen, zusätzlich abends postprandial und ggf. nachts. Generell ist darauf hinzuweisen, daß zwar unter bestimmten Umständen fortlaufende Tagesprofile erforderlich sind, man sich andererseits jedoch häufig durch gezielte Einzelbestimmungen ausreichend informieren kann.

3.4 Glykohämoglobin (GHb): HbA_{1c} bzw. HbA_1

Mit der Einführung der Glykohämoglobinbestimmung besteht erstmals in der Diabetologie ein zuverlässiger Langzeit- oder auch Mittelzeitparameter zur Verfügung, der eine ungefähre Beurteilung der durchschnittlichen BZ-Konzentration erlaubt als Ergänzung zu den BZ- und HZ-Kontrollen und zur Überprüfung der Gesamtsituation, wenn BZ- und HZ-Tests unzureichend, unzuverlässig oder nicht repräsentativ erscheinen.

Etwa 5–7% des $Hb-A_0$, des Erwachsenenhämoglobins, liegen physiologischerweise als sog. Glykohämoglobin, als HbA_1, vor. Chemisch handelt es sich um eine postsynthetische, nichtenzymatische Verbindung von bestimmten Hexosen mit dem endterminalen Valin der β-Kette des HbA. Die 3 Subfraktionen des HbA_1, wegen ihrer höheren Wanderungsgeschwindigkeit auf der Chromatographiesäule oft als „schnelle" Hämoglobine bezeichnet, unterscheiden sich voneinander durch den unterschiedlichen Hexoseanteil: im Falle des HbA_{1a} Fruktose, des HbA_{1b} Glukose-6-Phosphat und des HbA_{1c} die im Plasma befindliche Glukose. Da HbA_{1a} und HbA_{1b} nicht direkt durch die BZ-Konzentration beeinflußt werden, muß ein Anstieg des HbA_1 beim Diabetiker auf eine Zunahme des HbA_{1c} zurückgeführt werden, dessen Normalwert bei etwa 4–5% liegt.

Die Verbindung des HbA_{1c} mit der Glukose vollzieht sich während der 120 Tage dauernden Lebenszeit der Erythrozyten und ist damit eine eindeutige Funktion der BZ-Konzentration während der Lebenszeit der roten Blutkörperchen.

Die Synthese zum HbA_1 verläuft dabei in 2 Stufen. Als Initialschritt bildet sich auf dem Wege zu der fixen Ketonaminbindung bzw. als Zwischenstufe eine instabiles Aldimin (Schiff-Base), die sog. labile Fraktion. Ein starker BZ-Anstieg kurz vor der Bestimmung des HbA_1 bzw. des HbA_{1c} führt zu einer raschen Zunahme dieser Fraktion, die jedoch wieder mit kurzer Halbwertszeit von 3 h in HbA_{1c} und Glukose zerfällt. Es empfiehlt sich daher, diese Fraktion bei der Bestimmung als Störfaktor zu eliminieren. Er kann vor allem beim Typ-I-Diabetes mit Stoffwechsellabilität 1,5–2% betragen und dadurch zu falsch-hohen Werten für das HbA_{1c} als Langzeitparameter führen. Beim Typ-II-Diabetes liegt die Fehlerquelle i. allg. um 0,5%.

Die Einstellungsqualität wird nach den GHb-Kriterien in Tabelle 12 beurteilt, wobei die in Tabelle 13 angeführten Intervalle empfohlen werden.

Tabelle 12. Einstellungskriterien nach GHb (Mikrosäulen-Methode)

HbA$_{1c}$ (%)	Einstellungsqualität	HbA$_1$ (%)
3,5–6,1	Normbereich	5,5–7,6
< 7,0	sehr gut[a]	< 8,0
7,0– 8,0	gut	8,0– 9,0
8,0– 9,5	mäßig	9,0–10,5
9,5–12,0	schlecht	10,5–13,0
>12,0	stark dekompensiert	>13,0

[a] „Nahezu-Normoglykämie"

Tabelle 13. Glykohämoglobin als Langzeitparameter für die Einstellungsqualität (*SK* Selbstkontrolle)

	Stoffwechselsituation	Kontrollintervall
Typ-I-Diabetes	Stabil	(2–) 3 Monate
	Labil Interpretationsprobleme hinsichtl. SK-Protokoll	u. U. 4–8 Wochen
	Normoglykämie dringlich, v. a. in Gravidität	4 Wochen
Typ-II-Diabetes	Unübersichtliche Befunde (unzureichende SK)	Je nach individueller Situation 3-6-12 Monate
	Verdacht auf Diätunregelmäßigkeiten	
	Notwendigkeit einer guten Einstellung	

Die GHb-Bestimmung erlaubt Rückschlüsse auf die durchschnittliche BZ-Konzentration während der vorangegangenen 6–12 Wochen.

Bei behandeltem, nicht dekompensiertem Typ-I-Diabetes besteht eine eindeutige Korrelation zum Blutzucker nüchtern und nachmittags. Sind beide Werte niedrig, ist ein günstiger HbA$_{1c}$-Wert zu erwarten, so daß sich eine Bestimmung meistens erübrigt.

Ob sich bei stabilem Stoffwechsel (konstante BZ-Profile) einem bestimmten HbA_1 ein konkreter durchschnittlicher BZ-Wert zuordnen läßt, wird nicht einheitlich beurteilt.

Hyperglykämien, die kurz vor der HbA_1-Bestimmung (nach Elimination der labilen Komponente) etwa als Folge eines Infekts oder nach Fortlassen von Insulin aufgetreten sind, werden nicht erfaßt. Ein normaler Wert schließt daher eine unmittelbar vorangegangene Stoffwechseldekompensation, selbst eine beginnende Ketoazidose, nicht aus.

Aufschlußreich ist die HbA_1-Bestimmung bei Typ-II-Diabetikern, die einige Tage vor der Kontrolle in der Praxis knapp essen, um den Arzt und auch sich selbst mit niedrigen BZ-Werten zu erfreuen. Die scheinbare Diskrepanz zwischen hohem HbA_{1c} und günstigen BZ- und HZ-Werten läßt den wahren Sachverhalt erkennen.

Auch kurzdauernde Hyperglykämien, die oft postprandial auftreten, führen, selbst wenn sie etwa 250 mg/dl erreichen, zu keiner Erhöhung des HbA_{1c}-Werts.

Wie verschiedene Studien gezeigt haben, ist das Glykohämoglobin kein zuverlässiges Diagnostikum für eine pathologische Glukosetoleranz (subklinischer Diabetes).

Ein normales GHb trotz Instabilität des Diabetes mit passageren Hyperglykämien ist stark verdächtig auf häufigere, u. U. länger dauernde und oft nicht erkannte Hypoglykämien!

Die zukünftige Bedeutung des Fructosamins (glykolysiertes Albumin) als relativ kurzfristige Kontrollmöglichkeit für etwa 2 Wochen läßt sich z. Zt. noch nicht endgültig beurteilen.

Prinzipiell kann das GHb keine Hinweise auf den BZ-Verlauf im einzelnen geben, auch nicht auf eine etwa vorliegende Instabilität und selbstverständlich auch nicht auf ein für den Patienten geeignetes Insulinregime.

Mit Störfaktoren muß nur relativ selten gerechnet werden. Falschniedrige Werte finden sich z. B. bei hämolytischer Anämie, Proteinmangel, erhöhte Werte bei Hyperlipoproteinämie (VLDL-Vermehrung), Niereninsuffizienz (Kreatinin über 2 bis 2,5 mg/dl), während bei einem HbA_{1c} bzw. HbA_1 über 18–20% eine Hämoglobinopathie ausgeschlossen werden muß.

3.5 Selbstkontrolle

In den letzten Jahren hat sich die Auffassung durchgesetzt, daß eine erfolgreiche Behandlung besonders des insulinbedürftigen Diabetikers vom juvenilen Typ, aber auch vieler Tabletten- und Diätpatienten ohne Selbstkontrolle, d. h. ohne aktive Mitwirkung des Patienten bei der Ermittlung von Blut- bzw. Harnzucker nicht möglich ist.

Die bereits seit langem praktizierte HZ-Selbstkontrolle ist inzwischen durch die BZ-Selbstkontrolle ergänzt worden, wodurch die Effektivität der Stoffwechselführung verbessert werden konnte, oft allerdings in weniger spektakulärer Weise, als häufig angenommen oder erwartet wird. Die Kombination von BZ- und HZ-Tests ist heute eine der entscheidenden Voraussetzungen für eine möglichst günstige Einstellung. Im Gegensatz zur Selbstkontrolle vermitteln weder BZ- noch HZ-Kontrollen des Praxislabors eine ausreichende Orientierung über die Stoffwechselsituation. Sie gestatten lediglich eine Art Momentaufnahme und können zu Fehlbeurteilungen und Fehlentscheidungen führen.

Harnzuckerselbstkontrolle

Es stehen semiquantitative und qualitative Schnelltests zur Verfügung. Die semiquantitativen Tests (früher Clinitest, z. Z. Diabur 5000, auch Diastix) werden entsprechend der Übersicht in Tabelle 14 in erster Linie von Insulinpatienten, jedoch im höheren Alter mit Einschränkung benutzt, die qualitativen Streifentests dagegen

Tabelle 14. Anwendung semiquantitativer und qualitativer HZ-Tests

	Typ-I-Diabetiker und insulinbehandelte Typ-II-Diabetiker	Typ-II-Diabetiker bei Diät, oralen Antidiabetika
Teststreifen	Semiquantitativ	Qualitativ
Harnprobe	2. Probe bzw. Spontanurin[a]	Spontanurin
Tageszeit	Vor Hauptmahlzeit und „bedtime"	Postprandial, besonders 10 und 20 Uhr
Wie oft am Tag	3- bis 4mal tgl.	2- bis 3mal tgl.
An wieviel Tagen der Woche	2- bis 7mal	1- bis 2mal (evtl. häufiger)

[a] Häufigere Tests inkl. Ketonkörpertest bei Dekompensation mit Polyurie, Durst, bei Infekten, Trauma, interkurrenten Erkrankungen sowie intensivierter Insulintherapie (z. B. Gravidität)

überwiegend von Diabetikern, die mit Diät oder Tabletten behandelt werden.

HZ-Selbstkontrolle bei Insulintherapie: Entsprechend den BZ-Zeiten (s. Tabelle 11) ergeben sich für die Harntests, evtl. im frisch gelassenen Urin (sog. 2. Portion), die folgenden Kontrollzeiten:
- vor dem 1. Frühstück zur Orientierung über den NBZ,
- nach dem 1. Frühstück zur Erfassung postprandialer Hyperglykämien, oft nur sporadische Tests notwendig,
- vor dem Mittagessen zur Beurteilung der morgendlichen Insulindosis,
- vor dem Abendessen wiederum zur Orientierung über die morgendliche Dosis von Verzögerungsinsulin, ggf. über die Mittagsdosis von Normalinsulin,
- vor dem Zubettgehen.
- Zusätzlich muß beispielsweise in der Gravidität oder in anderen Situationen unter intensivierter Insulinbehandlung evtl. jede Harnprobe untersucht werden.

Die Harntests lassen sich bei stabilem und gut eingestelltem Diabetes vereinfachen, indem lediglich qualitative Teststreifen wie Clinistix oder Glukotest benutzt werden, außerdem statt der 2. Portion der Spontanurin untersucht wird. Dies ist unter folgenden Voraussetzungen möglich:
- alle Harnproben sind auch nach längerer regelmäßiger Kontrolle zuckerfrei,
- der Nüchternurin (Nachturin) ist regelmäßig aglukosurisch. In diesem Fall wird i. allg. auch die anschließende 2. Portion keine Glukose enthalten. Zeigt sich im Nachtharn erneut Zucker, wird wieder die 2. Portion (Einzelportion) getestet.
- In gleicher Weise lassen sich, falls die Tests vor dem Mittagessen oder vor dem Abendessen negativ sind, die jeweiligen Harnproben mit einem qualitativen Streifentest untersuchen.

Der Patient ist jedoch darauf hinzuweisen, daß bei Stoffwechselverschlechterung oder während besonderer Ereignisse wie eines Infekts auf das Standardverfahren übergegangen werden muß.

Ketonkörpertests erfassen Acetessigsäure und Aceton, nicht dagegen β-Hydroxybuttersäure. Die Streifentests, wie Ketostix, Ketur oder die Acetesttablette, werden zur rechtzeitigen Erkennung einer Stoffwechseldekompensation benutzt. Sie sind erforderlich bei anhaltender Glukosurie (mehrfach 2% und höher), interkurrenten Erkrankungen wie Infekten, schlechtem Befinden und klinischen Diabetessymptomen wie Durst, Polyurie.

Tabelle 15. (nach W. Berger, persönliche Mitteilung).
Stoffwechselkontrolle und Schema für Anpassung der Insulindosis durch den Patienten bei Ausnahmezuständen, wie fieberhafte Erkrankungen, ggf. auch gestörte Nahrungszufuhr.
Kontrolle des Urins auf Zucker, Ketonkörper und, wenn immer möglich, des Blutzuckers alle 3 Stunden. Injektion von Normalinsulin aufgrund des folgenden Nachspritzschemas:

Urinzucker	Blutzucker (mg/dl)	Urinazeton negativ	positiv
0%	unter 180	0	0
0,1–0,75%	180–250	4	6
1%	250–320	6	8
2% und mehr	über 320	8	12

Außer Harnzucker- und Blutzucker-Schnelltests (Teststreifen) auch Ketonkörpertest im Urin. Falls dieser stark positiv und BZ z. B. etwa über 250 mg/dl bzw. Glukosurie über 1%, ist bedrohlicher Insulinmangel anzunehmen, so daß höhere Dosen benötigt werden.
Dieses Schema soll aufgrund der 3stündlich durchgeführten Urin- respektive Blutzuckertests so lange Anwendung finden, bis der Ausnahmezustand behoben ist oder der Arzt konsultiert werden kann.
Bei gestörter Nahrungszufuhr (Brechreiz, Erbrechen) ist bei BZ unter 130 bis 140 mg/dl mit geringerem Insulinbedarf zu rechnen, so daß entsprechende Dosisreduzierungen (u. U. um die Hälfte) vorzunehmen sind (s. Kap. 16.2 und 16.3).

Tabelle 15 zeigt, welche Konsequenzen Berger aufgrund der BZ-, HZ- und Ketontests für die Insulindosierung anläßlich einer beispielsweise infektbedingten Stoffwechselverschlechterung ziehen.
Vielen Patienten ist nicht bekannt, daß auch bei protrahierter Hypoglykämie geringe bis mäßige Ketonurien auftreten können.
Gelegentlich findet sich bei insulinbedürftigen Diabetikern anläßlich von Routinekontrollen ein schwach positiver Ketontest, durch den die Patienten jedoch unnötig beunruhigt werden.
Selbstverständlich ist unter restriktiven Diäten mit weniger als 1000 kcal wegen des meist niedrigen KH-Gehalts mit einer Ketonurie zu rechnen und der Patient darauf aufmerksam zu machen.

Blutzuckerselbstkontrolle (BZ-SK)

Die BZ-Bestimmung mittels Teststreifen hat sich zu einem wesentlichen Bestandteil, in vielen Fällen sogar zur entscheidenden Voraussetzung für die Stoffwechselführung entwickelt – und sich ferner sowohl in Notsituationen wie auch für die laufende Stoffwechselüberprüfung in Praxis und Klinik bewährt.

Nachdem der Blutstropfen mittels Lanzette, Kanüle oder der speziellen „Punktionshilfen" Autoclix und Autolet aus der Fingerbeere entnommen und auf die Reaktionszone des Streifens verbracht worden ist, wird nach Abschluß der Farbentwicklung entweder direkt visuell durch Vergleiche mit einer Farbskala oder indirekt mit Hilfe eines Reflektometers abgelesen.

Nicht wenige Patienten haben Schwierigkeiten mit dem Farbvergleich. Zu erheblichen Fehlern kommt es verständlicherweise bei stark eingeschränktem Visus. Die wichtigste Ursache sind jedoch Schwierigkeiten beim Vergleich der Farbqualitäten, mit denen bei etwa 20% aller Probanden und demnach auch beim medizinischen Personal gerechnet werden muß. Dieses verminderte Farbdifferenzierungsvermögen kann durch Training nicht verbessert werden. Vor Benutzung der Teststreifen sollen daher etwa 15 Bestimmungen probeweise durchgeführt werden, um etwaige Probleme beim Farbvergleich zu erfassen. Ergeben sich Fehler von mehr als ± 15–20% zu einer Laborreferenzmethode, ist ein Reflektometer erforderlich.

Neuentwicklungen betreffen außer den Teststreifen (im übrigen auch für HZ) die Geräte selbst, v.a. aber als Zusatzeinrichtungen Datenspeicher und Kleincomputer. Maximal können z.Z. in einen dieser Speicher bis über 400 BZ-Werte sowie weitere relevante Daten (körperliche Aktivität, KH-Zufuhr) eingegeben werden. Der Computer berechnet daraus die individuellen und für bestimmte Situationen charakteristischen BZ-Trends. Auf der Basis derartiger Algorithmen erhält der Patient Hinweise für die Insulindosis, KH-Gehalt der einzelnen Mahlzeit usw.

Die Indikationen für die BZ-SK ergeben sich unter Berücksichtigung der folgenden Umstände:

- Der HZ-Test erlaubt keine Differenzierung zwischen 0 und der Nierenschwelle für Glukose, d.h. normalerweise 160–180 mg/dl BZ. Hypoglykämien werden daher nicht erfaßt, ebensowenig wie eindeutig hyperglykämische, jedoch noch unterhalb der Nierenschwelle liegende Werte (z.B. NBZ 150 mg/dl).
- Im Falle stark positiver Harntests ist die Korrelation mit dem BZ i. allg. unbefriedigend, zumal es sich bei den Teststreifen ohnehin nur um eine semiquantitative Methode handelt.
- Nur BZ-Kontrollen – allerdings in geeignetem Intervall – geben den BZ-Verlauf korrekt wieder, was für den schwer einstellbaren besonders labilen Diabetes von entscheidender Bedeutung ist.

HZ-Tests gestatten keine dementsprechende korrekte zeitliche Zuordnung der Resultate.
- HZ-Tests sind bei abnormer Nierenschwelle für Glukose und unvollständiger Blasenentleerung nicht oder nur begrenzt verwertbar (s. Abb. 8 e).

Indikationen für die BZ-SK
- Nahezu-Normoglykämie als Einstellungsziel bei Insulinpatienten.
- Gravidität.
- Intensivierte Insulintherapie (s. 6.7) mit mehrfachen täglichen Injektionen, besonders mit Insulinpumpen.
- Typ-I-Diabetes, meistens in Kombination mit der HZ-SK. Die BZ-Kontrollen werden präprandial vorgenommen (nüchtern, vor dem Mittagessen, vor dem Abendessen, ferner vor dem Zubettgehen), mit dem HZ-Test wird der Spontanurin zur Erfassung postprandialer Hyperglykämien getestet. Liegt der BZ im therapeutisch erwünschten Bereich von 90–120 mg/dl, so kann eine postprandiale Vormittagshyperglykämie etwa zwischen 9 und 10 Uhr durch Glukosenachweis in dem spontan gelassenen Harn zwischen 10 und 12 Uhr erfaßt werden. In gleicher Weise erfolgt die Orientierung über die Situation nach dem Abendessen.
- Insulinbehandelte Typ-II-Patienten, und zwar nicht nur bei „scharfer" Einstellung oder unter intensivierter Therapie, sondern auch dann, wenn der BZ vom Hausarzt zu selten und zu nicht geeigneten Zeiten bestimmt wird.
  Grundsätzlich können die bei intensivierter Therapie besonders wichtigen BZ-Kontrollen nüchtern sowie abends vor dem Zubettgehen und auch nachts nur durch den Patienten selbst erfolgen.
  Auch Typ-II-Diabetiker unter Tablettentherapie können sehr wohl den Blutzucker, meistens allerdings in größeren Abständen, selbst kontrollieren.
- Symptomarme, atypische und daher schwer erkennbare Hypoglykämien, die oft nur durch BZ-SK verifizierbar sind.
- Erfassung von BZ-Konzentrationen, die tendenziell Hypoglykämien zur Folge haben oder die Hinweise auf eine evtl. durchgemachte, unbemerkte, z. B. nächtliche Hypoglykämie sind, wie NBZ von unter 60–70 mg/dl.
  Zu berücksichtigen ist jedoch, daß die visuelle Ablesung während einer Hypoglykämie oft unzuverlässig ist, wie wir in einer kontrollierten Studie bei Diabetikern mit BZ-Werten unter 50 mg/dl nachweisen konnten.
- Schließlich muß die BZ-SK die HZ-Tests ersetzen, wenn diese nicht oder nicht ausreichend verwertbare Resultate liefert.

Wann ist die BZ-SK problematisch bzw. überflüssig?
- Nur vereinzelte und ungezielte Tests, die wenig oder keine Aussagekraft haben.

- BZ-Kontrollen nur anläßlich von Hypoglykämien, obgleich diese an typischen Symptomen gut erkennbar sind.
- Wenn die BZ-SK ohne therapeutische Konsequenzen bleibt. Dies gilt besonders für häufige, oft tägliche Bestimmungen und für Patienten, bei denen Dosisanpassungen notwendig und möglich waren, aber trotzdem nicht erfolgten (s. Abb. 8 f).
- Bei alten Diabetikern, die häufig nicht zuverlässig testen und durch die Prozedur oft unnötig belästigt werden, ohne daß sich Vorteile für die Stoffwechselführung ergeben. In diesem Fall ist die BZ-Kontrolle durch den Arzt vorzuziehen.

Diese Zusammenstellung zeigt, daß die Indikationen für die BZ-SK trotz ihrer unzweifelbaren Vorteile kritisch und individuell gestellt und die Modalitäten z. T. bis ins Detail festgelegt werden sollten. Der Patient benötigt konkrete Empfehlungen, die v. a. im Falle häufiger Kontrollen schriftlich fixiert werden müssen. Dafür hat sich uns ein Testplan wie in Abb. 7 bewährt.

Diabetesklinik Bad Oeynhausen
Plan für Blutzucker-Selbstkontrolle

Frau/Fräulein/Herr . . . .   Datum . . . .

Stationäre Behandlung/Diabetesklinik B. O. vom . . .bis . . . .

Ambulante Behandlung/Diabetesklinik B. O. am . . . .

	Nüchtern	1½ h nach 1. Frühst.	vor Mittagessen	vor Abendessen	1½ h nach Abendessen	vor Zubettgehen	Nachts		außerdem
							Uhr	Uhr	
Mo.	×	×	×	×		×		×	
Di.	×		×			×			
Mi.	×								
Do.	×	×	×	×	×	×			
Fr.	×					×			
Sa.	×		×	×		×			
So.						×			

Abb. 7. Testplan für BZ-Selbstkontrolle

Datum 198 5	Insulin (bei Mischung zuerst Normalinsulin)				BZ bzw. HZ ($\%$)					Bemerkungen*
	nü.	mi. 13 00	abds.	spät	nü. 6 30	vorm.	mi. a c 12 30	abds. a c 18 00	spät	Gewicht 7.2...kg
Aug.	NI NPH	NI	NI NPH							
3.	8 20		10		110		0	90		
4.	8 20		10		0	Spur	0	0		
5.	12 22	6	4 12		260		240	230	1%	Schnupfen, Husten Kitouk. neg.
6.	10 22	4	2 12		190		1%	200		
7.	8 22		12		140		0	120		besser
8.	8 20		10		0		0	0		

Abb. 8.a Infektbedingte Stoffwechselverschlechterung, die Steigerung der Insulindosis und Extrainjektionen erforderlich macht.

Datum 198..	Insulin (bei Mischung zuerst Normalinsulin)				BZ bzw. HZ ($\%$)					Bemerkungen*
	nü.	mi.	abds.	spät	nü.	vorm.	mi. a c	abds. a c	spät	Gewicht 7.6...kg
Aug.	NPH NI		NPH							
10.	7 00 / 20		18 40 / 14		0		0	0		
11.					0	0	0	0		
12.	20		14		0		0	1/4		
13.	5 00 / 20		19 00 / 14		0		0	2		9 00 Hypo
14.	18		14		0		0	5	5	11 00 Hypo
15.	16		14		0		0	2		
16.	16	4	12		1/2	Spur	0	1		3 00 Hypo
17.	16	6	12		0	0		0	1/2	
18.	16	6	12		0		0	0		

Abb. 8.b Unter Klinik-Essenszeiten günstige Einstellung. Unter simulierter Berufssituation mit 14 Stunden-Intervall zwischen Morgeninjektion um 5 Uhr und Abendinjektion um 19 Uhr Hypoglykämien vormittags sowie Glukosurie (bzw. Hyperglykämie) nachmittags. Besserung durch Reduzierung der Morgendosis und zusätzlicher NI-Injektion mittags (Orientierung überwiegend anhand des HZ)

Datum 198..	Insulin (bei Mischung zuerst Normalinsulin)				BZ bzw. HZ (%)					Bemerkungen*
Jani	nü. 7 00 NPH	mi.	abds. 16 30 NPH	spät	nü.	vorm.	mi. a c	abds. a c	spät	Gewicht.......kg
14.	8 (900)		6		240		5	5		
15.	10		6		220		5	260		
16.	12		8		180		2	220		
17.	12		8		1/2		1	2		
18.	14		8		140	2	0	1/2		
19.	14		10		150		1/2	140		
20.	16		10		0	0	0	0	1/4	
21.	16		10		90	130	120	100		23 00 4 u/no 1 BE
22.	16		8		110		0			

Abb. 8. c Ersteinstellung auf Insulin bei mäßiger Dekompensation des Diabetes (50jähriger normgewichtiger Patient)

Es muß gewährleistet sein, daß systematisch getestet wird und aus den Resultaten entsprechende Konsequenzen gezogen werden. Entweder ist der Patient in der Lage, die erforderlichen Änderungen der Insulindosis und der Diät nach den ihm vom Arzt gegebenen Richtlinien selbst vorzunehmen, oder aber der Arzt muß evtl. telefonisch über die Resultate informiert werden und dem Patienten die notwendigen Ratschläge erteilen. Andernfalls ist die BZ-Selbstkontrolle ein kostspieliges, zugleich nutzloses und frustrierendes Unternehmen.

Protokollheft

Die Ergebnisse der HZ- und auch der BZ-Tests werden in ein geeignetes Heft (z. B. Clinilog der Fa. Ames; Diabetestagebuch Fa. Böhringer) oder eine Kladde eingetragen, die als Kontrollheft oder auch als „Diabetestagebuch" deklariert werden kann (Abb. 8 a–f und S. 168 u. 169: 11 a, 11 b).
Die Durchsicht des Protokolls erlaubt dem Patienten und dem Arzt eine ausreichende Beurteilung der Stoffwechsellage. Es sollen nicht nur die Testbefunde, sondern auch besondere Ereignisse wie unge-

Datum	Insulin (E) bez. Tabletten		BZ-, HZ-Einzelbestimmung					Bemerkungen*
			früh	vor mittags	mittags	abends a.c.	spät	
Okt. 198_	Sulfonylharnstoff							Gewicht 76 kg
6	2	1	O	1	Spur	O		172 cm
	-"-	-"-	130	220		160		
8.			O	½			1	
10.	2	1	O	1	O	O		
13.			140	230		O	Spur	
15	4	4		2	O	O		
16.			O			O	1	

Abb. 8.d Gering übergewichtiger 52jähriger Patient mit nicht ausreichender Diabeteseinstellung unter Therapie mit Sulfonylharnstoffen (SH) in Maximaldosierung und üblicher Dosisverteilung (morgens 2, abends 1 Tablette): Hyperglykämie bzw. Glukosurie vormittags pp. sowie abends pp. Für Typ II-Diabetes unter der SH-Therapie charakteristischer BZ-Verlauf mit Maxima nach dem 1. Frühstück sowie nach dem Abendessen und niedrigem BZ nachmittags. HZ-Kontrolle (etwa an 3 Tagen der Woche) daher vorwiegend um 10 Uhr und 20 Uhr. Therapeutische Maßnahmen s. Kap. 5

Datum	Insulin bez. Tabletten		BZ-, HZ-Einzelbestimmung					Bemerkungen*
			früh	vor mittags	mittags	abends a.c.	spät	
April 198_	Sulfonylharnstoff							Gewicht 64 kg
18.	2	1	O	½	Spur	O		162 cm
20.			O	1		O	½	
20.	4	4	186	262		172		
23.	2	1	O					
25.			O	1		O	Spur	
26.	4	4	162	248		O		
29.			O	½		O	1	
30			O		O	O		

Abb. 8.e 65jährige Patientin, Diabetesdauer 7 Jahre, Neuropathie, retinale Mikroaneurysmen. Sulfonalharnstoff-Therapie in Maximaldosis. Beachte: Wegen hoher Nierenschwelle für Glukose trotz erheblicher Hyperglykämie nur geringe Glukosurie z. Zt. der BZ-Maxima Insulin indiziert

Datum	Insulin (E) bzw. Tabletten		BZ-HZ-Einzelbestimmung					Bemerkungen*
			früh	vor mittags	mittags	abends a.c.	spät	
Juni '98	NPH-Kombin. Ins. (30% Normal-Ins.)							Gewicht 68 kg 172 cm
	7³⁰	18³⁶						
3.	24	14	0		Sauer	5		7⁴⁰ Hypo Ø
	"	"	58	243	182	266		
4.	"	"	294		5	2		7ºº Ketotest Ø
5.	"	"	2		1	2	1/2	
6.	"	"	0		0	1		vormittags Spaziergang
7.	24	14	5	302	2	0	175	
8.	"	"	5		0	2		
			270		163	0		21ºº Hypo
			1		5	5	——	

Abb. 8. f Protokoll bei labilem Diabetes (s. auch Kap. 7, v. a. mit Abb. 17 und Tabelle 55). Unbefriedigende Einstellung unter 2 Injektionen eines NPH-Kombinationsinsulins mit 30% Normalinsulinanteil; keine Adaptation (s. Kap. 6.7.2) und nur unzureichende BZ-Kontrolle. Wichtiger Hinweis auf Labilität sind die irregulären HZ-Befunde, bes. aufschlußreich im Nüchtern-Test. Beachte: HZ-Test nicht im Spontanurin, sondern in der sog. 2. Portion durchführen, da anderenfalls wie in der Nacht vom 03.06. zum 04.06. ein positiver Nachturin (Spättest bereits 5%!) zu falscher Interpretation des nüchterntests führen würde, da der BZ-Abfall gegen Morgen (Nüchtern-BZ 62 mg/dl) nicht erkennbar wäre

wöhnliche körperliche Aktivität, interkurrente Erkrankungen, Urlaub und evtl. Menstruationsdaten mit entsprechenden Vermerken eingetragen werden. Der Einfluß auf HZ und BZ kann retrospektiv nur geklärt werden, wenn der zeitliche Zusammenhang mit den Resultaten aus dem Protokoll eindeutig zu erkennen ist. Patienten, die kein Protokollheft führen, können sich nicht im Detail an Testergebnisse der vorhergehenden Wochen und Monate erinnern, was ein Unsicherheitsfaktor ist, der zu Fehlbeurteilungen führen kann.

Die Übersichtlichkeit wird durch eine farbige Dokumentation erleichtert. Sie sollte v. a. im Wachstumsalter bevorzugt werden. Erwachsene Diabetiker können selbst entscheiden, ob sie die Farbdokumentation oder Prozentangaben vorziehen. Eine Eintragung mit + bis + + + + sollte wegen fehlender Standardisierung und Vieldeutigkeit unterbleiben.

Empfehlungen für die Selbstkontrolle

- Frühzeitiger Beginn, sowohl während der stationären wie auch der ambulanten Behandlung.
- Der Aufwand muß in einem vernünftigen Verhältnis zu dem zu erwartenden Nutzen stehen. Bei stabilem, v. a. nicht insulinbedürftigem Diabetes, besonders in höherem Lebensalter, genügen oft die HZ-Kontrollen.
- Der Patient, besonders auch Kinder und ihre Eltern, sollten nicht auf permanent negative Ergebnisse fixiert werden, wenn auch eine möglichst weitgehende Kompensation des Diabetes erwünscht ist. Dies gilt v. a. bei Vorliegen einer Instabilität. Zuviel Belobigung und gar Belohnung oder auch Tadel sind tunlichst zu vermeiden.
- Der Diabetiker soll wissen, wie ein Protokoll in seinem speziellen Fall und auch im allgemeinen zu bewerten ist. Die Bedeutung einzelner positiver Testergebnisse darf nicht überschätzt werden. Bei Instabilität sollen die Erwartungen nicht zu hoch gespannt, also keine weitgehende Aglukosurie erwartet werden, die umgekehrt bei stabilem Diabetes als durchaus realistisches Ziel anzusehen ist.
- Anläßlich der Sprechstundenbesuche ist darauf zu achten, ob die Selbstkontrolle regelmäßig durchgeführt wird. Gelegentlich ist die Richtigkeit der Durchführung zu überprüfen.
  Bei sorgfältiger Beobachtung wird sich bald herausstellen, ob eine erhöhte oder erniedrigte Nierenschwelle für Glukose den Wert der HZ-Selbstkontrolle beeinträchtigt.
- Das Testprotokoll muß regelmäßig besprochen und dabei überlegt werden, welche Konsequenzen zu ziehen sind. Der Patient soll auch von sich aus den Arzt aufsuchen, wenn er auffällige Resultate festgestellt hat, so daß die Therapie bei etwa auftretenden Änderungen der Stoffwechselsituation rechtzeitig modifiziert werden kann.
- Viele insulinbedürftige Patienten, besonders im jugendlichen Alter, können und sollen auf der Basis der Selbstkontrolle die KH-Zufuhr und die Insulindosis in Grenzen variieren.

Vorteile der – regelmäßigen – Selbstkontrolle

- Rechtzeitige Erkennung einer akuten oder allmählich einsetzenden Stoffwechselverschlechterung und rechtzeitige Arztkonsultation.
- Zuverlässigere Basis als einzelne BZ-Bestimmungen, sowohl für den Arzt wie für den Patienten.

- Zusammenhänge zwischen körperlicher Aktivität, Insulin- und KH-Bedarf werden erfaßt und kontrollierbare Erfahrungen hinsichtlich der Anpassungsmaßnahmen gesammelt.
- Häufigkeit und Dauer der Klinikaufenthalte werden geringer, mit entsprechend niedrigeren Kosten, seltenerem Fernbleiben vom Arbeitsplatz, geringerem Beschäftigungsrisiko.
- Der Patient wird unabhängiger, fühlt sich sicherer, besonders auf Reisen, im Urlaub, bei interkurrenten Erkrankungen und gewinnt an Selbstvertrauen.

Voraussetzungen für effektive Selbstkontrolle, wenn sie durchgehalten werden soll:
- Aufklärung über die Notwendigkeit und die Vorteile,
- Illustration der Situation anhand typischer Protokolle,
- regelmäßige Diskussion des Protokolls bzw. des Diabetikertagebuchs,
- Bestätigung, daß der Patient sich richtig verhalten hat,
- verständige und geduldige Korrektur von Fehlern.

Nachteile der Selbstkontrolle?

Immer noch taucht gelegentlich das Schlagwort „Neurotisierung" auf. Zweifellos gibt es Diabetiker, die unnötigerweise jede Harnprobe untersuchen, ängstlich auf negative Ergebnisse fixiert sind, oder andere mit labilem Stoffwechsel, die ständig eine Hypoglykämie befürchten, wenn der Harn zuckerfrei ist. Mit der gesamten Testprozedur hält der Patient nicht nur sich selbst, sondern oft auch seine Familie in Atem. Die gleiche Situation ist auch bei Müttern diabetischer Kinder anzutreffen.

Der Arzt muß sich fragen, ob er nicht selbst eine solche Entwicklung begünstigt hat. Dazu gehören eine ungeeignete Aufklärung, Überinterpretation von einzelnen Tests, aber auch ein unzureichender Kontakt, insbesondere das Fehlen von beruhigenden Gesprächen und von seiten des Patienten das Gefühl, allein gelassen und allein verantwortlich zu sein.

In eine frustrierende Situation können engagierte Patienten geraten, bei denen eine befriedigende Einstellung nicht gelingt oder bei denen sich trotz unermüdlicher Selbstkontrolle und korrektem Verhalten Komplikationen entwickelt haben.

Trotzdem muß aufgrund vielfältiger Erfahrungen und auch psychologischer Untersuchungen festgestellt werden, daß eine frühzeitige und regelmäßige Selbstkontrolle in Zusammenarbeit mit dem behandelnden Arzt ein Gefühl der Sicherheit vermittelt, die Selbständigkeit fördert, und zwar auch bei den Patienten, die primär ängstlich gewesen sind. Darüber hinaus kommt es zu einer gewissen Disziplinierung, die durchaus erwünscht ist, da sie dem Patienten die Stoffwechsel- und Lebensführung erleichtern kann.

Mit der „Fälschung" von Testergebnissen muß nicht nur bei Kindern, sondern auch bei Erwachsenen gerechnet werden. Kinder wollen ihre Eltern oder den Arzt, Erwachsene den Arzt zufriedenstellen, um ein freundliches Wort und Lob zu hören. Ein solches Verhalten ist besonders dann verständlich, wenn der Patient das Gefühl hat, auf Aglukosurie gedrillt zu werden, obgleich eine zuckerfreie Einstellung unrealistisch ist oder im Grunde von ihm selbst nicht akzeptiert wurde, z. B. aus Furcht vor Hypoglykämien oder Abneigung gegen die unvermeidlichen Reglementierungen. Das Vorkommen von „Täuschungsmanövern" ist einer der Gründe, weshalb bei Besprechungen des Testprotokolls Tadel oder Drohung fehl am Platze sind, ebenso wie eine Belohnung oder eine mehr als zurückhaltende Belobigung. Die von uns verwendeten Bezeichnungen „Fälschung" und „Täuschung" sind daher in Parenthese gesetzt worden. Sie würden in des Wortes eigentlicher Bedeutung eine moralische Disqualifizierung beinhalten, die besonders im Kinder- und Jugendlichenalter, aber auch bei vielen Erwachsenen unangebracht ist.

Schließlich darf die Selbstkontrolle nicht zum Ritual werden, obgleich eine gewisse Schematisierung hinsichtlich Testhäufigkeit und -zeiten nicht zu vermeiden ist. Verständnis und häufige Erläuterung der Befunde tragen dazu bei, zwanghafte Bestrebungen und Fixierungen auf bestimmte therapeutische Ziele zu vermeiden. Empfehlungen für das Vorgehen bei der Selbstkontrolle im einzelnen müssen dem Vermögen des Patienten, seinen Lebensverhältnissen und dem Diabetestyp angepaßt sein. Bei anfänglicher Ablehnung der Selbstkontrolle soll der Arzt nicht zu rasch resignieren und zu einem späteren Zeitpunkt versuchen, den Patienten von ihrer Zweckmäßigkeit zu überzeugen.

3.6 Stationäre Diabeteseinstellung

Grundsätzlich liegt der Schwerpunkt der Diabetestherapie im ambulanten Bereich. Dies gilt fast ausnahmslos für den Typ-II-Diabetes mit nur geringer oder mäßiger Stoffwechseldekompensation und Aussicht auf alleinige Diät- oder zusätzliche Tablettenbehandlung, sofern keine gravierenden Komplikationen vorliegen. Insbesondere sind bei adipösen Patienten eine kalorienarme Diät und die dafür erforderliche Instruktion kein Grund für eine Klinikaufnahme. Wirksamer sind, besonders auf lange Sicht, meist ambulante Beratungen, zunächst noch in kürzeren, später in längeren Abständen. Vielfältige Erfahrungen haben bestätigt, daß die unkomplizierte und nicht allzu aufwendige Diätinstruktion nicht nur bei Behandlungsbeginn, sondern auch im späteren Verlauf bei Typ-II-Diabetikern immer wieder zu einer eindrucksvollen Besserung der Stoffwechsellage führten und eine zunächst scheinbar indizierte Einweisung überflüssig macht.

Eine stationäre Behandlung ist jedoch auch heute noch unter folgenden Umständen notwendig:
- Hyperglykämisches Koma bzw. Vorstadien, schlechter Allgemeinzustand;
- grundsätzlich bei Typ-I-Diabetes zur Einleitung der Insulintherapie, besonders im Wachstums- und jugendlichen Alter; unerwünscht sind längere Klinikaufenthalte;
- insulinbedürftiger Typ-II-Diabetes in höherem Lebensalter, v.a. wegen der Hypoglykämiegefährdung während der Ersteinstellung;
- „präkonzeptionell" und unmittelbar nach Feststellung einer Gravidität sowie später in bestimmten Abständen;
- labiler bzw. Brittle-Diabetes, wenn sich die Situation ambulant nicht klären läßt;
- schwere Hypoglykämien durch Sulfonylharnstoffe;
- ambulant nicht abzuklärende und zu beseitigende nächtliche Hypoglykämien;
- allergische Sofortreaktionen auf Insulin, besonders in generalisierter Form, Anaphylaxieverdacht;
- Insulinresistenz;
- progrediente Nephropathie, massive Retinopathie bei Stoffwechselentgleisung, therapieresistente Hypertonie;
- akute periphere Verschlüsse, Nekrose, Gangrän, therapieresistente Ulzera, große subkoriale Blasen;
- Traumata mit Schock;
- schwere Infektionen, v.a. mit Erbrechen, Schwierigkeiten bei der Nahrungsaufnahme, Diarrhöen bzw. kardiovaskulärer Gefährdung.

Wenn der Patient hospitalisiert wird, so muß gewährleistet sein, daß er während des Aufenthalts die notwendigen Instruktionen erhält und seine Kenntnisse und Techniken (Selbstkontrolle, Insulininjektion) überprüft werden. Die in der Klinik eingeleitete und nach der Entlassung fortgeführte Selbstkontrolle hilft, den Übergang in den Alltag möglichst reibungslos zu gestalten (s. Kap. 17).

Literatur (zu 3)

Bachmann W, Haslbeck M, Zaune U, Mehnert H (1978) Harnzuckerselbstkontrolle bei Diabetikern. Dtsch Med Wochenschr 103: 1395-1400

Berger W, Sonnenberg GE (1980) Blutzuckertagesprofile und Hämoglobin A_1 bzw. A_{1c} zur Überwachung der Diabetesbehandlung. Schweiz Med Wochenschr 110: 485-491

Bottermann P, Gain TH (1982) Glykosylierte Hämoglobine und Diabeteskontrolle. Med Welt 33: 329-333

Farquar IW, Campell ML (1980) Care of the diabetic child in the community. Br Med J 281: 1534

Flückiger R, Berger W (1986): Monitoring of Metabolic Control in Diabetes mellitus. Methodological and Clinical Aspects. Progress in Clinical Biochemistry and Medicine, Vol. 3. Springer-Verlag Berlin, Heidelberg, pp 1-27

Henrichs HR, Sötemann W, Lemke C, Setiakusuma I (1981) HbA_1-Bestimmung verbessert Diagnostik und Verlaufskontrolle des Diabetes mellitus. Med Klin 76/17: 71-475

Molnar GD, Marien GJ, Hunter AN, Harnley CH (1979) Methods of assessing diabetic control. Diabetologia 17: 5-16

Schernthaner G (1982) Glykohämoglobin (HbA_1): Ein wertvoller Parameter zur Beurteilung der Diabetes-Langzeitkontrolle. Dtsch Med Wochenschr 107: 1099-1101

Schöffling K, Bachmann W, Drost H et al. (1982) Wie zuverlässig sind ambulante Blutzucker-Kontrollmethoden in der Hand des Patienten? Dtsch Med Wochenschr 107: 605-609

Tattersall RB (1985) Self-monitoring of blood glucose - 1978-1984. In: Alberti KGMM, Krall LP (eds) The diabetes annual 1. Elsevier, Amsterdam New York Oxford, pp 162-177

Weber B (1982) Kriterien guter Diabeteseinstellung bei Kindern und Jugendlichen. Monatsschr Kinderheilkd 130: 193-199

4 Diät

Trotz erheblicher Fortschritte auf dem Gebiet der blutzuckersenkenden Pharmaka ist die Diät die Grundlage der Diabetestherapie geblieben. Im Vordergrund stehen die Vermeidung konzentrierter Kohlenhydrate (KH), die Einschränkung von Nahrungsmitteln mit rasch resorbierbaren KH, eine der individuellen Stoffwechselsituation angepaßte Verteilung der KH, ferner der Versuch, das Gewicht zu reduzieren und eine Gewichtszunahme bei bisher schlanken Patienten zu verhindern. Die Schwerpunkte der Diättherapie sind entsprechend dem Diabetestyp unterschiedlich:
- Bei Typ I Verteilung der KH auf mehrere Mahlzeiten, generell eine gewisse Konstanz der Nahrungszufuhr, jedoch gleichzeitig Anpassung an das Insulinregime und unterschiedliche Lebensbedingungen;
- Gewichtsreduktion bei übergewichtigen Typ-II-Patienten.

Abgesehen von einigen Einschränkungen kann die Diabetesdiät als modifizierte Normalkost gelten, wenn man von den heutigen Empfehlungen für eine vernünftige Ernährungsweise der Allgemeinbevölkerung ausgeht.

Bis zur Einführung des Insulins konnte der Diabetes nur diätisch behandelt werden. Mit Extremdiäten wie der von Allen inaugurierten Hungerkur ließ sich in der Vor-Insulinära oft ein bescheidener Erfolg erzielen, häufig aber um den Preis einer Hungerkachexie. Die durch das tödliche diabetische Koma bedrohte Lebenserwartung insulinabhängiger, vor allem jugendlicher Patienten konnte jedoch kaum beeinflußt werden.

Frühere Diätempfehlungen lassen den Kontrast zur heutigen Situation deutlich werden:

1796 verordnete Rollo für Kapitän Meredith eine Diät, die prinzipiell aus tierischen Nahrungsmitteln bestand:

Frühstück: ¾ l Milch, dazu Brot und etwas Butter.

Vormittags:	Puddings, die ausschließlich aus Blut und Talg hergestellt wurden.
Mittagessen:	Wild oder altes Fleisch, das lange aufbewahrt worden war, und, soweit der Magen es vertragen konnte, ranziges und fettes Fleisch, wie Schweinefleisch.
Abendessen:	Das gleiche wie vormittags.

4.1 Ziele der Diätbehandlung

– Reduzierung oder Normalisierung der Hyperglykämie.
– Vermeidung von Hypoglykämien bei insulin- oder sulfonylharnstoffbehandelten Diabetikern.
– Beseitigung oder Reduzierung eines etwa vorhandenen Übergewichts.
– Normalisierung pathologischer Blutfettwerte.
– Vorbeugung der vaskulären und neuralen Komplikationen.
– Normales Wachstum.

Blutzuckersenkung, Normalisierung des Gewichts und der Blutfette sind die entscheidenden Faktoren zur Verbesserung der Diabetesprognose.

Für die Diätverordnung bedeutet dies im einzelnen:
– Vermeidung von Zucker.
– Restriktion und zweckmäßige Verteilung der KH, um ein annähernd „normales" und gleichmäßiges BZ-Profil zu erzielen.
– Energiearme Kost und Gewichtsabnahme bei Übergewicht und damit Besserung der häufigen Insulinunempfindlichkeit.
– Verhinderung einer unerwünschten Gewichtszunahme besonders nach Beseitigung einer längeren Diabetesdekompensation, vor allem nach Erstbehandlung (s. unten).
– Höhere Energie- und Eiweißzufuhr im Wachstumsalter und während der Gravidität.
– Wenig Fette mit gesättigten Fettsäuren wegen des Risikos der arteriellen, besonders der koronaren Verschlußkrankheit.
– Orientierung über Eßgewohnheiten, Lebensumstände sowie den „sozioökonomischen Status" des Patienten und Berücksichtigung dieser Umstände für die diätische Empfehlung.

4.2 Energiebedarf und -berechnung

Die durch die Nahrung zugeführte Energie dient der Aufrechterhaltung des Grundumsatzes und der Muskeltätigkeit. Der Energiebedarf ist bei Diabetikern grundsätzlich der gleiche wie bei Stoffwechselgesunden, abgesehen von dem „Kalorienverlust" als Folge der Glukosurie bei dekompensiertem Diabetes.

Die Kalorienbilanz ergibt sich demnach aus der Gegenüberstellung von:

- Energiezufuhr durch Nahrung,
- Energieverbrauch in Ruhe und bei körperlicher Aktivität,
- zusätzlich evtl. Glukose- bzw. Kalorienverlust im Harn.

Der Energiebedarf wird geschätzt unter Berücksichtigung von Körpergröße und Körpergewicht, Lebensalter, Geschlecht, Intensität der Muskeltätigkeit.

Der Energiebedarf ist gesteigert während des Wachstums und in der Gravidität. Bei Frauen wird ein etwa 10% niedrigerer Bedarf zugrunde gelegt. Ab 35.–40. Lebensjahr werden mit zunehmendem Alter etwa 5% Kalorien weniger pro Dekade benötigt.

Eine „lockere" Überwachung der Energiezufuhr ist auch bei jüngeren Patienten notwendig, da Übergewicht in diesem Lebensabschnitt selbst bei Jugendlichen häufiger geworden ist. Besonders gilt dies für gut eingestellte Diabetiker ohne Glukoseverlust im Harn mit geringer körperlicher Aktivität.

In Abhängigkeit von der körperlichen Bewegung werden ggf. zusätzlich Kalorien angesetzt (Tabelle 15). Das Ausmaß der Muskeltätigkeit und damit der Extra-Energiebedarf lassen sich nur schätzen, wobei sowohl berufliche als auch Freizeitaktivitäten berücksichtigt werden müssen. Ältere Tabellen für berufliche Tätigkeiten sind wegen Änderung der Arbeitsbedingungen durch Mechanisierung und kürzere Arbeitszeit z.T. unbrauchbar.

Beispiele für die Berechnung des Energiebedarfs:

1. 30jähriger Diabetiker, 178 cm, 75 kg, Büroarbeit, geringe Freizeitaktivitäten.
   Das Idealgewicht, das als Berechnungsbasis für den Kalorienbedarf dient, beträgt 70 kg (Broca-Index minus 10%).
   Energiebedarf in Ruhe (Grundumsatzkalorien) etwa:

70×25 kcal = 1750, aufgerundet 1800 kcal.
Zusätzlich kommen in Anschlag für geringe körperliche Aktivität:
30% = 500 kcal.
Energiebedarf insgesamt etwa 2300 kcal.
2. Der gleiche Patient mit mittelschwerer Arbeit bzw. häufigeren und intensiveren Freizeitaktivitäten:
Zuschlag 50% = 900 kcal, Energiebedarf insgesamt 2700 kcal.

Da der Energiebedarf der meisten Diabetiker der Kategorie „leichte körperliche Aktivität" entspricht, läßt sich die Berechnung vereinfachen:

Idealgewicht mal 30–35 kcal = Kaloriengehalt der Kost.

Weitere Hinweise: Wegen des häufigeren Vorkommens von Übergewicht bei Jugendlichen und jüngeren Erwachsenen müssen sich die meisten Patienten knapp ernähren. Eindeutig Untergewichtige sollen bis zur Erreichung des Idealgewichts zunehmen.
Bei normalgewichtigen Typ-II-Diabetikern wird zunächst eine „Basisdiät" mit etwa 1800–2000 kcal, bei älteren Patienten mit etwa 1200–1600 kcal verabfolgt. Auch bei jüngeren Typ-I-Diabetikern wird die Behandlung oft zunächst mit einer Kost eingeleitet, deren Kaloriengehalt noch nicht dem Energiebedarf entspricht. Auf diese Weise gelingt es, die Kompensation des Diabetes zu beschleunigen.

Zusammensetzung der Kost (sog. KH:Eiweiß:Fett-Relation). Dem Kaloriengehalt entsprechend müssen die Anteile an KH, Eiweiß und Fett festgelegt werden. Das entsprechende prozentuale Verhältnis der 3 Grundnährstoffe an der Gesamtenergiezufuhr wird als Nährstoffrelation bezeichnet.
Eine Relation von 40:20:40 bzw. 50:15:35 bedeutet, daß der Energiegehalt einer Kost mit 2000 kcal folgendermaßen gedeckt wird (abgerundet):

40 : 20 : 40		50 : 15 : 35	
40% aus KH	= 200 g	50% aus KH	= 250 g
20% aus Eiweiß	= 100 g	15% aus Eiweiß	= 70 g
40% aus Fett	= 90 g	35% aus Fett	= 70 g

Die Auffassungen darüber, welche Relationen für die Diabetesdiät besonders geeignet sind, haben seit etwa 50 Jahren zu unterschiedlichen und z.T. obsoleten Diätvarianten geführt. Die heutigen Empfehlungen liegen auf einer mittleren Linie, haben jedoch in den letzten Jahren zu einer Erhöhung des KH-Anteils geführt, so daß sich folgende, für die meisten Patient praktikablen Relationen ergeben:

KH : Eiweiß : Fett = 45–55 : um 15 : 35, allenfalls bis 40

Aufgrund dieser Verhältniszahlen ergibt sich ein ausreichender Spielraum zur Anpassung an individuelle Eßgewohnheiten.

4.3 Grundnährstoffe, Alkohol

In den folgenden Ausführungen wird auf die Wiedergabe von Nährstoff- und KH-Austauschtabellen verzichtet und auf die zahlreichen Bücher für die Diabetikerberatung und die von der Deutschen Diabetes-Gesellschaft herausgegebene KH-Austauschtabelle verwiesen.

4.3.1 Kohlenhydrate (einschließlich Zuckerersatzstoffe)

Kohlenhydrate sind als diverse Zuckersorten und Stärke in zahlreichen Nahrungsmitteln von vornherein enthalten. Häufig werden sie Speisen und Getränken erst bei der Herstellung oder Zubereitung zugesetzt und schließlich als Reinsubstanz, z.B. Rohrzucker, konsumiert. 1 g KH hat einen Brennwert von 4,1 kcal.
Monosaccharide werden direkt, Di- und Polysaccharide nach hydrolytischer Spaltung resorbiert. Hinsichtlich der Resorptionsgeschwindigkeit der verschiedenen Zuckersorten und Zuckeralkohole ergibt sich folgende Reihenfolge. Am langsamsten wird Xylit resorbiert, gefolgt von Sorbit, Fruktose, Galaktose und Glukose. Der BZ-Anstieg nach der Nahrungsaufnahme wird jedoch nicht durch Menge und Art der KH, sondern auch durch Zubereitung oder

Tabelle 16. Beeinflussung der Glukoseresorption beim Diabetiker durch die Nahrungsaufnahme

Einflußfaktor	Wirkung (Beispiele)
– KH-Art	Unterschiedliches Resorptionstempo, unterschiedliche BZ-steigernde Potenz bei Glukose > Saccharose, > Stärke, > Lactose, > Fruktose
– Zusammensetzung des KH-haltigen Nahrungsmittels	Eiweiß- und Fettgehalt, unterschiedlicher Ballaststoffgehalt der einzelnen Mahlzeiten bzw. der Kost insgesamt
– Andere gleichzeitig verzehrte Nahrungsmittel	Insbesondere Verlangsamung der Glukoseresorption durch Fettzusatz (Brotaufstrich)
– Tempo der Magenentleerung	Verzögerung bei diabetischer Gastroparese, Beschleunigung nach operiertem Magen
– Intestinale (Dünndarm-) Transitzeit	Verzögerung durch bestimmte Ballaststoffe, bei diabetischer Enteropathie

„Verpackung" beeinflußt. Ballaststoffreiche Kost und reichlicher Fettverzehr verlangsamen die Resorption, Zuckerlösungen werden rascher resorbiert als Zucker in Substanz (s. im übrigen Tabelle 16).

Nahrungsmittel, die größere Mengen Zucker enthalten und Zucker selbst führen dagegen beim Diabetiker, besonders bei ausgeprägtem Insulindefizit, zu raschem BZ-Anstieg und haben deshalb i. allg. in der Diättherapie keinen Platz.

Ein weiterer Faktor ist die unterschiedliche Metabolisierung der verschiedenen Monosaccharide. Fruktose und auch die unten angeführten Zuckeralkohole werden nicht sogleich in Glukose umgewandelt und führen deshalb nur zu geringem Anstieg der Blutglukose. Unabhängig davon beeinflussen auch die Eigeninsulinproduktion sowie bei einigen Patienten die Glukagonsekretion das Ausmaß der postprandialen Hyperglykämie.

Im Rahmen der Diabeteskost werden meist 150–200, selten über 300 g KH verzehrt, bei kalorienarmer Kost 50–150 g nicht überschritten. Der Anteil an den Gesamtkalorien beläuft sich durchschnittlich auf 40–50%, kann jedoch bis 55%, bei Reduktionsdiäten evtl. nur 35–40% betragen (s. 4.4).

Kohlenhydrataustausch. Um die Diabetesdiät abwechslungsreicher zu gestalten, ist ein Austausch der verschiedenen KH-haltigen Nahrungsmittel erwünscht; so können z. B. abends statt Brot Kartoffeln verzehrt werden. Zur Vereinfachung der mit dem Austausch verbundenen Berechnungen wurden die „Broteinheit" bzw. der „Wert" (Schweiz) oder „portion" (USA, England) konzipiert. Eine Broteinheit (BE) entspricht der Menge eines Nahrungsmittels, die 12 g KH enthält. Besser wäre die Bezeichnung „Berechnungseinheit".
Den Empfehlungen für den KH-Austausch lag bisher eine Einteilung der entsprechenden Nahrungsmittel in die folgenden 5 Gruppen zugrunde:
- Brot, Getreideprodukte,
- Obst,
- Milch,
- Gemüse mit über 8–10% KH,
- Zuckeraustauschstoffe.

Der Austausch sollte möglichst nur innerhalb *einer* Gruppe erfolgen, um den Kaloriengehalt der einzelnen Mahlzeit, besonders aber den postprandialen BZ-Anstieg, einigermaßen konstant zu halten und damit berechenbar zu machen. So war der Austausch von einem Apfel gegen eine Orange gestattet, nicht dagegen von einem Apfel gegen 1 BE in Brot (mit dem unvermeidbaren Belag bzw. Aufstrich).
Derartige Empfehlungen lassen sich z. T. nicht mehr aufrecht erhalten, da inzwischen hinsichtlich des postprandialen BZ-Verhaltens erhebliche Unterschiede zwischen den Nahrungsmitteln einer Gruppe gefunden wurden. Bereits 1973 stellten Otto et al. fest, daß nach Verzehr verschiedener Nahrungsmittel trotz gleichen KH-Gehalts die Flächenareale unter der postprandialen BZ-Kurve z. T. deutlich voneinander abwichen. Die Autoren verwendeten den Begriff „biologische Äquivalenz", der der BZ-steigernden Potenz entsprach und nicht nur dem KH-Gehalt (bzw. der BE) des einzelnen Nahrungsmittels.

Jenkins et al. (1982) bestätigten diese Befunde und zeigten aufgrund umfangreicher Studien, daß der sog. glykämische Index, der ebenfalls nach der Fläche unter der postprandialen BZ-Kurve berechnet wurde, tatsächlich erhebli-

Tabelle 17. Süßungsmittel (Reihenfolge entsprechend der Süßkraft, Saccharose: 0,1)

„Kalorienhaltig"	Süßkraft	Kalorienfrei	Süßkraft
Fruktose	1,2	Saccharin[a]	300
Zuckeralkohole		Aspartame (Acesulfam-k)	200
Xylit	1,0	Cyclamat[b]	30
Mannit	0,7		
Sorbit	0,5		
Palatinit	0,5		

Folgende Dosen (pro kg KG) sollten möglichst nicht überschritten werden: [a] 2,5 mg, [b] 12,0 mg

che unter der postprandialen BZ-Kurve berechnet wurde, tatsächlich erhebliche Abweichungen aufwies. Zum Teil ergaben sich überraschende Befunde, die eine Korrektur einiger der bisherigen Empfehlungen, auch im Hinblick auf die oben genannte Gruppeneinteilung, erforderlich machen. So war die postprandiale Hyperglykämie beispielsweise am niedrigsten nach Linsen, bestimmten Bohnensorten, Kicherersen, ebenfalls gering nach Spaghetti und Reis, am höchsten nach Weißbrot, Vollkornbrot, Haferflocken, Kartoffeln und Cornflakes. Käse als Brotbelag (12 g Eiweiß) führte zu keiner Verminderung des BZ-Anstiegs, wohl aber fetthaltiger Aufstrich. – Zweifellos werden diese Befunde auch einen Einfluß auf die zukünftige Praxis der Diätverordnung haben.

Zuckeraustauschstoffe und Süßstoffe

Nachdem 1975 die Broteinheit (BE) wie folgt definiert wurde: „eine Menge von insgesamt 12 g Monosacchariden, verdaulichen Oligosacchariden sowie Sorbit und Xylit" wurden auch diese Zuckeraustauschstoffe sowie Mannit und Palatinit in die Berechnung einbezogen. Dadurch wird verhindert, daß Extrakalorien unkontrolliert zugeführt werden, was besonders bei übergewichtigen Diabetikern wichtig ist. Früher blieben diese Substanzen (s. Tabelle 17) wegen ihrer geringen BZ-steigernden Wirkung bei der Festsetzung des KH-Gehalts unberücksichtigt.

Als einzige und wichtige Nebenwirkung – bei empfindlichen Personen bereits nach geringen Mengen von etwa 5 g – sind abdominelle Beschwerden, insbesondere Diarrhöen und Blähungen zu nennen, die als Folge der langsamen Resorption auftreten. Nicht wenige Diabetiker mußten sich einer z.T. umfangreichen gastroenterologischen Diagnostik zum Ausschluß eines Neoplasmas oder einer entzündlichen Darmerkrankung unterziehen, weil die Frage nach der Verwendung beispielsweise sorbithaltiger Marmelade nicht gestellt wurde.

In praxi hat es sich bewährt, die übliche Portion von 25 g Diabetikermarmelade mit einem Sorbit- oder Fruktosegehalt von ca. 12 g (1 BE) den übrigen Nahrungs-KH, z. B. zum 1. Frühstück oder zur Vesper, hinzuzurechnen.

Süßstoffe wie Cyclamat und Saccharin können in den üblichen Mengen von Diabetikern eingenommen werden, nachdem sich frühere Befürchtungen über Toxizität nicht als begründet erwiesen haben. Es empfiehlt sich jedoch ein sparsamer Gebrauch, um die Patienten nicht an „süßen Geschmack" zu gewöhnen. Bei Aspartame handelt es sich um einen „natürlichen" Süßstoff (s. im übrigen Tabelle 17).

Die *KH-Verteilung* wird unter Berücksichtigung der folgenden Umstände vorgenommen:

- Wirkungsweise des Insulinpräparats,
- spezielle Stoffwechselsituation (Tendenz zu postprandialer Hyperglykämie, zu Hypoglykämien),
- körperliche Aktivität,
- Eßgewohnheiten, soweit dies aus medizinischen Gründen vertretbar ist.

Tabelle 18. Übersicht über KH-(BE-), Eiweiß- und Fettgehalt der einzelnen Mahlzeiten bei der bisherigen Standarddiät (*1*) und einer KH-reicheren, fettarmen Kost *(2)* sowie Energiezufuhr zwischen 1000 und 3000 kcal (*F* Frühstück, *ME* Mittagessen, *K* Kaffee, *AE* Abendesen, *SM* Spätmahlzeit)

kcal	KH [g]	KH-Verteilung [g (BE)]						Eiweiß [g]	Fett [g]
1. Nährstoffrelation 40:20:40									
		1.F.	*2.F*	*ME*	*K*	*AE*	*SM*		
1000	100	24 (2)	12 (1)	24 (2)	12 (1)	12 (1)	12 (1)	50	45
1500	150	24 (2)	24 (2)	36 (3)	24 (2)	24 (2)	12 (1)	75	65
1800	180	36 (3)	24 (2)	36 (3)	24 (2)	36 (3)	24 (2)	85	80
2000	200	36 (3)	24 (2)	48 (4)	24 (2)	36 (3)	24 (2)	95	85
2500	250	48 (4)	36 (3)	60 (5)	36 (3)	48 (4)	24 (2)	120	110
3000	300	48 (4)	48 + 24 (4 + 2)	60 (5)	36 (3)	48 (4)	36 (3)	145	130
2. Nährstoffrelation 50:15:35									
		1.F	*2.F*	*ME*	*K*	*AE*	*SM*		
1000	120	24 (2)	24 (2)	24 (2)	12 (1)	24 (2)	12 (1)	40	40
1500	180	36 (3)	24 (2)	36 (3)	24 (2)	36 (3)	24 (2)	60	60
1800	220	48 (4)	36 (3)	36 (3)	24 (2)	48 (4)	24 (2)	70	70
2000	240	48 (4)	36 (3)	48 (4)	36 (3)	48 (4)	24 (2)	70	75
2500	300	60 (5)	48 (4)	60 (5)	48 (4)	60 (5)	24 (2)	90	90
3000	360	60 (5)	60 (5)	72 (6)	60 (5)	72 (6)	36 (3)	110	110

Kohlenhydratgehalt der einzelnen Mahlzeiten (s. Tabelle 18)

Durch die Aufteilung der KH auf 5-7 Mahlzeiten (3 Haupt- und 2-4 Zwischenmahlzeiten) soll das BZ-Profil so weit wie möglich nivelliert werden, wozu auch die Vermeidung von Hypoglykämien gehört. Die Differenz des KH-Gehalts der Hauptmahlzeiten (1. Frühstück, Mittagessen, Abendessen) im Vergleich zu den Zwischenmahlzeiten ist i. allg. nicht größer als 12-25 g (1-2 BE). Andere Verteilungsmodi kommen aus folgenden Gründen in Betracht:

- Der Patient kann sich mit der KH-Verteilung „nach Schema" nicht anfreunden. So ist ihm vielleicht das 1. Frühstück zu KH-arm, die Nachmittagsmahlzeit zu knapp oder ein 2. Frühstück von z. B. 3 BE zu reichlich.
- Es wird kein Wert auf Zwischenmahlzeiten gelegt. Wenn der Patient älter oder übergewichtig und nicht insulinbedürftig ist, können besonders bei kalorienarmer Kost eine oder mehrer Zwischenmahlzeiten wegfallen.
- Das KH-Verteilungsschema paßt nicht zur Stoffwechsellage. Trotz gleicher Tabletten- oder Insulindosis und trotz der gleichen KH-Zufuhr kann die postprandiale Hyperglykämie individuell unterschiedlich ausgeprägt sein, so daß die Verteilung der jeweiligen Situation angepaßt werden muß.

Häufig findet sich ein Zirkadianrhythmus des BZ-Profils, der sich durch folgende Tendenzen auszeichnet:
Maximale postprandiale Hyperglykämie nach dem 1. Frühstück, 2. Gipfel nach dem Abendessen, jedoch nur geringer BZ-Anstieg nach dem Mittagessen. Die KH des 1. Frühstücks und des Abendessens werden demnach offensichtlich weniger gut, die KH des Mittagessens besser toleriert.

Die Mahlzeiten und ihr KH-Gehalt im einzelnen

1. Frühstück. Der KH-Gehalt soll niedrig sein, wenn eine erhebliche postprandiale Hyperglykämie besteht, weiterhin bei Verwendung von Insulinsorten mit geringem Initialeffekt. Nicht selten bleibt jedoch trotzdem der postprandiale Blutzuckeranstieg praktisch unbeeinflußt. Besonders von jüngeren Patienten wird im übrigen ein KH-armes bzw. ballaststoffreiches Frühstück oft nicht akzeptiert. Bei ihnen kann durch Zusatz von Normalinsulin eine höhere KH-Zufuhr kompensiert werden.
Ein höherer KH-Anteil ist bei anschließender intensiver Muskeltätigkeit angezeigt, sofern nicht die Notwendigkeit einer Reduktionskost besteht.

2. Frühstück. Wegen der ausgeprägten Wirkung vieler Insuline in der 2. Vormittagshälfte und im Falle körperlicher Bewegung ist oft eine höhere KH-Menge notwendig. Im eigenen Krankengut enthielt das 2. Frühstück der Insulinpatienten häufig mehr KH als das 1. Frühstück.

Ein weiterer Imbiß, das sog. „*3. Frühstück*" mit 12–25 g KH (= 1–2 BE) wird für die Zeit zwischen 11^h und 11^{h}30 besonders für Kinder mit langer Schulzeit, Sport in der letzten Schulstunde, aber auch für Erwachsene mit längerem Intervall z. B. zwischen Morgeninjektion und Mittagessen empfohlen. Insbesondere gilt dies, wenn gegen Mittag eine Tendenz zu niedrigen Blutzuckerwerten festgestellt wird.

Mittagessen. Die Glukosetoleranz ist um die Mittagszeit häufig günstig, die Wirkung der meisten Insuline oder Sulfonylharnstoffe (SH) ausgeprägt, so daß größere KH-Mengen toleriert und gestattet werden können, sofern es der Energiebedarf zuläßt.

„Kaffee". Der KH-Gehalt soll nicht zu knapp sein, wenn der Blutzucker nachmittag etwa unter protrahierten Verzögerungsinsulinen und potenten SH niedrig liegt. Einen Blutzuckeranstieg im Laufe des Nachmittags kann mit einer Reduzierung bzw. mit Fortlassen der Nachmittags-KH begegnet werden (s. Kap. 6). Der Verzicht fällt jedoch vielen Patienten schwer und ist nur bei einem Teil erfolgversprechend.

Abendessen. Die postprandiale Hyperglykämie ist nicht selten ausgeprägt, so daß eine KH-Beschränkung zweckmäßig ist, vor allem bei Diabetikern mit Einmalinjektion. Unter Umständen empfiehlt es sich deshalb, die KH gleichmäßig auf Abendessen und Spätmahlzeit zu verteilen.

Spätmahlzeit. Sie ermöglicht nicht nur die Aufteilung der Abend-KH auf 2 Mahlzeiten, sondern hilft bei Patienten mit Abendinjektion, Hypoglykämien in der ersten Nachthälfte zu verhindern. Wegen des 4–7 h nach der Injektion einsetzenden Wirkungsmaximums der meisten Insuline treten Hypoglykämien bei Zweimalinjektion häufig um Mitternacht auf. Die Spätmahlzeit mit 25–35 g KH (2–3 BE) sollte daher erst vor dem Zubettgehen eingenommen werden. Die meisten in der *zweiten* Nachthälfte auftretenden Hypoglykämien sind dagegen durch Spätmahlzeiten im allgemeinen nicht zu beeinflussen. Im Rahmen einer Reduktionskost kann die Spätmahlzeit, sofern dies der Wunsch des Patienten ist, dann fortfallen, wenn abends kein Insulin injiziert wird.

Kohlenhydrat- und ballaststoff(faser)-reiche Kost

In den letzten Jahren wird erneut eine relativ *KH-reiche und fettarme Diät* mit hohem Ballaststoffgehalt propagiert, wobei „KH-reich" ein relativer Begriff ist und sich auf den prozentualen Anteil der KH am Energiegehalt der Kost bezieht. Eine sog. KH-reiche Reduktionskost von beispielsweise 1200–1500 kcal enthält trotzdem absolut gesehen nur eine geringe KH-Menge.

Sogenannte KH-reiche Diät

Verschiedene Studien, z. T. bereits aus den 30er Jahren, haben gezeigt, daß eine KH-reiche Diabetesdiät nicht zu einer Verschlechterung der Stoffwechsellage führt, sofern der Kaloriengehalt unverändert blieb, und daß einige Patienten sogar weniger Insulin benötigten. Diese Diäten waren z. T. sehr fettarm, da bei einigermaßen konstanten Eiweißkalorien (von damals 12–15%) Fett und KH in einem reziproken Verhältnis zueinander stehen. Eindrucksvoller noch als auf das BZ-Profil war daher die günstige Wirkung dieser Diät auf den Lipidstatus. Wie sich der relativ hohe KH-Gehalt (in den damaligen Diäten bis 60% der Kalorien) *ohne* gleichzeitige reichliche Zufuhr von Ballaststoffen auf die Diabeteseinstellung auswirkt, ist bis heute umstritten. Zum Teil wurden günstige Einflüsse beobachtet, von anderer Seite auch höhere postprandiale Hpyerglykämien und insbesondere eine durchschnittlich höhere BZ-Konzentration beim labilen Diabetes. Ferner ist unklar, wie eine derartige Kostform akzeptiert wird und ob nicht der reichlichere Verzehr v. a. von Brot bei vielen Patienten zu höherer Fett- und damit auch unerwünschter Kalorienzufuhr führt (s. Tab. 19).

Ein relativ hohes KH-Angebot erfolgt heute meistens im Rahmen einer ballaststoffreichen Kost, nicht zuletzt deswegen, weil diese sich damit als Diabetesdiät besser realisieren läßt.

Ballaststoffreiche Kost

Eine ballaststoff- bzw. schlackenreiche Diabetesdiät wird seit Jahrzehnten empfohlen; insbesondere sollte ein reichlicher Gemüseverzehr durch Volumenvermehrung des Speisebreis die KH-Resorption verzögern und für besseres Sättigungsgefühl sorgen. Für den KH-Gehalt der verschiedenen Gemüsesorten und wie weit dieser anzurechnen ist, wird auf die einschlägigen Tabellen verwiesen.

Da früher über die Auswirkung der verschiedenen ballaststoffhaltigen Nahrungsmittel auf den Blutzucker keine konkreten Kenntnisse vorlagen, waren die damaligen Empfehlungen ziemlich diffus. Heute wird geraten, solche Nahrungsmittel zu bevorzugen, die reich an BZ-wirksamen *quellfähigen* Ballaststoffen bzw. Faserstoffen sind. Es handelt sich dabei v. a. um das in Obst und Gemüse vorhandene Pektin und die Fasersubstanzen in bestimmten Leguminosen, wie z. B. Feuerbohnen, weiße Bohnen, Kichererbsen, bestimmte Linsensorten, ferner die das Polysaccharid Galactamannan, das sog. Guar, liefernde indische Büschelbohne (Cyanopsis tetraganaleba).

Hinweise für die praktische Durchführung
Möglichkeiten der Darreichung:
- Natürliche, ballaststoffreiche Nahrungsmittel wie Vollkornbrot, andere dementsprechende Brotsorten, rohes Obst, Gemüse, insbesondere Hülsenfrüchte (bestimmte Bohnensorten und deren Produkte).
- Schrot, Kleie, ferner Guar, Pektin, die einer KH-reichen Mahlzeit zugesetzt werden. Insbesondere bei Guar ist reichlich Flüssigkeit zu trinken, wenn ein günstiger Effekt auf die postprandiale Hyperglykämie erreicht werden und eine Bolusbildung (Bezoar) mit Passagebehinderung im Bereich der Speiseröhre durch Verklumpung der Guarsubstanz verhindert werden soll. Das Handelspräparat Glucotard führte sowohl bei Insulin- wie Nicht-Insulinpatienten zu einer begrenzten BZ-Senkung, hat aber insgesamt die hohen Erwartungen, die zunächst an die Wirkung dieser Substanz geknüpft wurden, nicht erfüllt.

Welche Gründe gibt es, bei Diabetes generell eine ballaststoffreiche und fettarme Kost zu empfehlen? (s. Tab. 19)
Nicht nur der Typ-II-, sondern auch der Typ-I-Patient ist mit einem erhöhten Arterioskleroserisiko belastet, weshalb eine Restriktion der gesättigten Fette und des Cholesterins und damit eine Bevorzugung pflanzlicher Nahrungsmittel angezeigt ist.
Da eine ballaststoffreiche Kost außerdem die Stoffwechsellage, v. a. den BZ-Anstieg nach den Mahlzeiten günstig beeinflußt, ist diese Diät auch bei postprandialen Hyperglykämien zweckmäßig, besonders dann, wenn diese durch eine anderweitige Änderung des therapeutischen Regimes schwer zu beeinflussen sind.
Ungeklärt ist bis heute, in welchem Umfang diese Kostform von den Patienten auf Dauer akzeptiert wird. Die Aufstellung eines Diätplans soll daher so wirklichkeitsnah wie möglich erfolgen. Diabetiker sind heute gegenüber Diäten überwiegend pflanzlicher Herkunft

Tabelle 19. Stoffwechselwirkungen der KH- und faserreichen Diät ($\downarrow$ Senkung, $\uparrow$ Anstieg, = unverändert)

Parameter	„Nur" KH-reich, fettarm	Schlackenreich (meist KH-reich und fettarm)
Postprandiale Hyperglykämie	$\downarrow$ auch $\uparrow$	$\downarrow\downarrow$
Durchschnittl. BZ-Konzentration	$\downarrow$ auch = bzw. $\uparrow$	$\downarrow$
Insulinbedarf	$\downarrow$ auch =	$\downarrow$ auch =
Diabeteseinstellung	meist besser	besser
LDL-Cholesterin	$\downarrow$	$\downarrow$
HDL-Cholesterin	$\uparrow$?	$\uparrow$
Triglyzeride	$\downarrow\downarrow$	$\downarrow\downarrow$
Wirkung insgesamt	Beim BZ uneinheitlich bzw. umstritten. Lipidsenkung	Meist eindeutig positiv für BZ und besonders für Lipidstatus

häufig aufgeschlossener als früher. Nach eigenen Erfahrungen hat es sich bewährt, einen zeitlich begrenzten Versuch zu verabreden, wenn der Patient im Hinblick auf eine prinzipielle Umstellung seiner Ernährung zunächst noch unentschlossen ist.

Ursache der blutzuckersenkenden Wirkung ist die verlangsamte KH-Absorption, und zwar als Folge einer verzögerten Magenentleerung, verlängerter intestinaler Transitzeit, insbesondere aber der Fähigkeit der Ballaststoffe zur Wasserabsorption und Quellfähigkeit. Zum Teil verwandeln sich die Fasersubstanzen wie bei den Leguminosen erst durch den Kochprozeß in einen gelartigen, entsprechend wirksamen Zustand. Außerdem wurden systemische Effekte registriert, möglicherweise als Folge einer Verkürzung der Dünndarmzotten, die zu einer Verlangsamung der Glukoseresorption führt, und einer günstigen Wirkung auf die Insulinrezeptoren.

Beim Diabetiker lassen sich deshalb **Kurzzeit-** und **Langzeit**effekte unterscheiden: **akut** wird die oft beträchtliche postprandiale Hyperglykämie, u. U. bis zur weitgehenden Nivellierung, vermindert. Die stärkste Wirkung zeigen, wie vor allem Mann (1984) gezeigt hat, die erwähnten Leguminosen. Tews et al. (1985) untersuchten bei Typ-II-Diabetikern den postprandialen BZ-Anstieg nach verschiedenen ballaststoffreichen Nahrungsmitteln und fanden im Vergleich zu Glukose (100%) folgende Werte: Kartoffelpüree 72%, Salzkartoffeln 63%, Weißbrot 60%, Vollkornbrot 30%, Nudeln 23%, Mais 14%, Erbsen 13% und *Bohnen 1%*.

Mann (1980) konnte bereits vorher bei Typ-I- und Typ-II-Diabetikern zeigen, daß sich die BZ-Senkung unter einer relativ KH-reichen Diät mit hohem Ballaststoffgehalt (insbesondere Leguminosen) im Vergleich zu einer isokalorischen ballaststoff- und KH-ärmeren Diät nicht auf die postprandiale Phase beschränkte, sondern auch die Werte nüchtern und vor den Hauptmahlzeiten betraf.

Langzeiteffekte können sich demnach in einer generellen BZ-Senkung sowie bei vielen Patienten in einer Verminderung des Insulinbedarfs, ferner in einem Rückgang der Triglyzeride und des Cholesterins zeigen (s. Tabelle 19).

Nicht nur der Arzt und der Patient, sondern auch die Diätberaterin sollen sich vergewissern, ob die Diätumstellung tatsächlich zu einer Besserung der Diabeteseinstellung geführt hat, weshalb entsprechende BZ- und HZ-Kontrollen notwendig sind.

Zu warnen ist vor kritiklosen Empfehlungen und vor einer Überbewertung dieser Kostform. Möglicherweise wird dadurch eine sinnvolle Diät diskriminiert, die vielen Patienten von Nutzen sein kann. Erst die Beobachtungen der nächsten Jahre an einer größeren Zahl von Patienten werden zeigen, in welchem Umfang eine ballaststoffreiche und fettarme Kost akzeptiert wird. Nicht zu unterschätzen sind die bei einigen Patienten auftretende Nebenwirkungen.

Nebenwirkungen

Sie treten als Blähungen, Völlegefühl, seltener als Diarrhöen auf. Häufig bessern sich diese Beschwerden nach wenigen Wochen, so daß sie auf Dauer nur relativ wenige Patienten von der Durchführung einer derartigen Diät abhalten. Ein wichtiges Hindernis sind jedoch Fragen des Geschmacks sowie der Verzicht auf bisherige liebgewonnene Ernährungsgewohnheiten. Daß bei längerer Verabfolgung von Ballaststoffen mit einer nennenswerten Verminderung der Resorption von Mineralien, Vitaminen oder einer beeinträchtigten Bioverfügbarkeit von Arzneimitteln gerechnet werden muß, ist unwahrscheinlich.

Verschiedene Autoren sind der Ansicht, daß eine faserreiche Kost am besten toleriert wird, wenn sie sich aus geeigneten natürlichen Nahrungsmitteln zusammensetzt. Dazu scheinen v. a. Hülsenfrüchte, insbesondere Bohnensorten, zu gehören, die auch den Vorteil eines höheren KH-Gehalts haben, aber andererseits nicht von allen Patienten in großen Mengen vertragen werden.

Hinsichtlich der Zugehörigkeit der verschiedenen Gemüsearten zu den einzelnen Gruppen und der Notwendigkeit, bestimmte Sorten auf den KH-Gehalt der Kost anzurechnen, wird auf die einschlägigen Nahrungsmitteltabellen verwiesen.

4.3.2 Eiweiß

Der Eiweißgehalt der Kost entspricht den für Stoffwechselgesunde geltenden Regeln:

0,8–1 g/kg Normalkörpergewicht (1 g Eiweiß liefert 4,1 kcal)

Diese Grenze sollte v. a. dann nicht überschritten werden, wenn auf eine fettarme Kost (30–35% der Kalorien) besonderer Wert gelegt wird – außer eine eiweißreichere Diät erweist sich im individuellen Fall trotz der Fettrestriktion als praktikabel.

Der Anteil an tierischem Eiweiß liegt bei etwa 60–65%, bei KH- und meist ballaststoffreichen Diäten stammen jedoch 50% aus pflanzlichen Nahrungsmitteln.

Eine höhere Eiweißzufuhr von 1,2–1,5 (bis 2,0) g/kg KG ist erforderlich im Wachstumsalter, in der Gravidität, nach anhaltender schwerer Diabetesdekompensation, die zu Untergewicht geführt hat, nach konsumierenden Erkrankungen und Eiweißmangelzuständen entsprechend dem Vorgehen bei Nicht-Diabetikern.

Die Indikationen für eine Eiweißrestriktion sind die gleichen wie bei Nicht-Diabetikern, auch hinsichtlich der durch eine diabetische Nephropathie bedingten Niereninsuffizienz (s. 11.3) und neuerdings auch in den Frühstadien der Nephropathie (s. 11.3).

4.3.3 Fett

Fettgehalt und Fettarten Fett hat unter allen Nährstoffen den höchsten Brennwert: 1 g = 9,3 kcal.

Die Empfehlungen für die tägliche Zufuhr haben sich im Laufe der letzten Jahrzehnte erheblich gewandelt. Früher wurden vielerorts fettreiche Diäten mit über 60% des Kalorienanteils empfohlen, bereits in den 30er Jahren jedoch fettärmere und KH-reichere Diäten von einigen Autoren bevorzugt.

Im allgemeinen stehen hinsichtlich der Nährstoffrelationen die Fett- und KH-Anteile (in % der Energiezufuhr) in einem reziproken Verhältnis, da die Eiweißzufuhr in praxi relativ konstant ist:

	KH	:	Eiweiß	:	Fett
Relativ hoher KH- und geringer Fettanteil	55	:	15	:	30
Mittlerer Fett- und KH-Anteil	40	:	20	:	40
Geringer KH- und relativ hoher Fettanteil	35	:	15	:	50

Die Vorteile einer Fettbeschränkung betreffen die Stoffwechselstörung selbst und auch die arterielle Verschlußkrankheit: Eine fettarme Kost ist i. allg. energiearm, verhindert Übergewicht, begünstigt die Gewichtsabnahme, bessert die Stoffwechsellage, die Insulinempfindlichkeit und damit die „Einstellbarkeit".

Eine Restriktion der gesättigten Fette und des Cholesterins führt außerdem zu einer Senkung der Serumtriglyzeride und des LDL-Cholesterins (Tabelle 20). Andererseits steigt das HDL-Cholesterin an,

Tabelle 20. Auswirkungen der Fettzusammensetzung der Nahrung. (*TG* Triglyzeride)

Fettzufuhr	Biochemische und klinische Effekte
Reduzierung der Energiezufuhr	Gewichtsabnahme, Diabetesbesserung, TG- und Cholesterinsenkung, Blutdrucksenkung
Fettarme, relativ KH-reiche Kost	Zunahme der Insulinempfindlichkeit, evtl. niedriger -bedarf, BZ-Senkung
Reduzierung der gesättigten Fette und des Cholesterins	Senkung des LDL-Cholesterins, der TG, Anstieg des HDL-Cholesterins
Zusätzlich ungesättigte Fette	LDL-Cholesterinsenkung HDL-Anstieg In erster Linie als Substitution für gesättigte Fette, Deckung des Energiebedarfs

das als Schutzfaktor im Hinblick auf das Arterioskleroserisiko angesehen wird. Eine sog. antiatherogene Kost ist wahrscheinlich auch für Diabetiker mit einer frühzeitigen Manifestation zwischen dem 10. und 20. Lebensjahr nützlich, da diese Patienten, wenn sie das 35.–40. Lebensjahr überschritten haben, in erster Linie an den Folgen der arteriellen Verschlußkrankheit und nicht der Mikroangiopathie sterben. Ein günstiger Anti-Arterioskleroseeffekt der Polyenfette ist nach wie vor unbewiesen. Vielen Diabetikern fällt es jedoch aus geschmacklichen und auch aus finanziellen Gründen schwer, eine Kost mit einem geringen Gehalt an tierischen Fetten einzuhalten. Polyenfette können besonders bei kalorienreicher Kost, sozusagen als Substitution für tierische Fette verwendet werden.

Zusammensetzung des täglich verzehrten Fettes

Streichfett. Der Fettgehalt von Butter und Margarine liegt bei 80–83%, d. h. 7–8 kcal/g. Lediglich sog. Halbfettmargarinen mit 40% Fett (etwa 4 kcal/g) haben einen geringeren Brennwert und bestehen außerdem überwiegend aus polyensäurereichen Fetten. Sie sind allerdings nur als Streichfett zu verwenden.

Fett zur Zubereitung der Speisen (v. a. Koch- und Bratfett). Als Ersatz für tierische Fette (Butter, Schmalz) können pflanzliche Öle, die jedoch den gleichen Kaloriengehalt haben, benutzt werden.

„Versteckte" Fette. Es handelt sich um die in den tierischen und pflanzlichen Nahrungsmitteln bzw. Produkten enthaltenen, nicht immer „sichtbaren" Fette. Der Ausdruck „versteckt" ist für viele der betroffenen Nahrungsmittel irreführend, da ihr Fettanteil wie in vielen Fleisch- und Wurstsorten für jeden Diabetiker, der sehen will, gut erkennbar ist. Eine hohe Eiweißzufuhr ist oft mit reichlichem Fettverzehr verbunden, wenn der Patient nicht entsprechend informiert wurde.

Die Einhaltung einer fettarmen Diät bereitet oft Schwierigkeiten aus echter – oder aus vorgegebener – Unkenntnis über die Zusammensetzung der Nahrungsmittel und auch aufgrund bewußter Nichtbeachtung der Verordnung, zumal Fett den Wohlgeschmack und das Sättigungsgefühl erhöht.

Um die tägliche Aufnahme an gesättigten Fetten niedrig zu halten, ist folgendes zu empfehlen:
Keine Streichfette tierischer Herkunft, Streichfett in Form von speziellen Margarinesorten (mit hohem Polyensäuregehalt), evtl. Halbfettmargarinen, außerdem nur **fettarme,** eiweißhaltige Nahrungsmittel tierischer Herkunft

4.3.4 Alkohol

Der Abbau des Äthylalkohols erfolgt primär in der Leber zu den Endprodukten Wasser und Kohlendioxyd. Die Verbrennung von 1 g Alkohol setzt 7 kcal frei, was dem Energiegehalt von 1 g Butter oder 1 g Margarine entspricht. Der Gehalt an Alkohol wird in Vol.-% und nicht in g/dl angegeben. Für eine Weinsorte von 12 Vol.-% ergibt sich demnach 12% · 0,85 (spezifisches Gewicht) = etwa 10 g Alkohol/ dl = 70 kcal in 100 ml.
In praxi ergeben sich folgende Zahlen:

1 Glas Rotwein oder Weißwein (⅛ l): ca. 80 kcal,
1 Glas Apfelwein (¼ l): ca. 125 kcal,
1 Glas klarer Schnaps, Weinbrand, Cognac, Rum (2 cl): ca. 40–50 kcal,
1 Glas Whisky (4 cl): ca. 100 kcal.

Alkohol bei Diabetikern. Obgleich die Metabolisierung ohne Insulin abläuft, können unter Alkohol Störungen besonders des KH-Stoffwechsels auftreten:
- Reichlicher Konsum zu den Mahlzeiten soll gelegentlich zu erheblichen postprandialen Hyperglykämien, ein exzessiver Genuß gelegentlich bis zur Ketoazidose führen.
- In der postabsorptiven Phase, d.h. nach längerer Nahrungskarenz (einige Stunden), können bei insulin- und sulfonylharnstoffbehandelten Patienten Hypoglykämien ausgelöst oder intensiviert werden, und zwar als Folge einer Hemmung der Glukoneogenese. Adipöse Diabetiker sind weniger anfällig.
- Bei entsprechend disponierten Personen kommt es, wie bei Nichtdiabetikern gezeigt wurde, zu einer Induzierung oder Verstärkung einer VLDL-Hyperlipoproteinämie (Triglyzeridanstieg).
- Mäßiger Alkoholgenuß von etwa 30 g täglich bewirkt, was bisher jedoch nicht bei Diabetikern untersucht wurde, einen Abfall des LDL- und einen Anstieg des HDL-Cholesterins, woraus möglicherweise ein gewisser Arterioskleroseschutz resultiert.
- Antabusreaktionen kommen bei gleichzeitiger Einnahme eines SH vor, und zwar von Chlorpropamid und Carbutamid, kaum dagegen bei Tol-

butamid und den Milligrammpräparaten (s. Kap. 9). Ein Alkoholflush kann ferner bei chlorpropamidbehandelten Diabetikern auftreten.

Ratschläge für den Patienten
- Die Resorption ist grundsätzlich rascher bei leerem Magen.
- Generell werden konzentrierte Alkoholika schneller resorbiert.
- Zurückhaltung bei Übergewicht wegen zusätzlicher Energiezufuhr.
- Eventuell Stoffwechselverschlechterung bei größeren Alkoholquantitäten zu den Mahlzeiten (?)
- Möglichkeit einer alkoholinduzierten Hypoglykämie bei SH- und Insulinpatienten (s. Kap. 8).
- Aufklärung über forensische Komplikationen:

Eine Hypoglykämie kann als Alkoholintoxikation gedeutet werden (und umgekehrt), vor allem wenn der Patient keinen Diabetikerausweis bei sich trägt.
Besondere Probleme ergeben sich, wenn alkoholisierte Diabetiker zusätzlich hypoglykämisch werden (v. a. am Steuer eines Kraftfahrzeugs. Führerscheinentzug!).
Unangenehme Folgen können sich auch bei Insulinpatienten zeigen, die mit Psychopharmaka behandelt werden und zusätzlich alkoholisiert sind.

Alkohol ist bei Diabetikern kontraindiziert bei:
- Lebererkrankungen wie Zirrhose, Hepatitis,
- Pankreatitis,
- alkoholinduzierten Hyperlipoproteinämien.
- Bei biguanidbehandelten Diabetikern kann auch mäßiger Alkoholkonsum wegen des synergistischen Effekts auf den Blutlaktatspiegel die seltene, prognostisch ungünstige Laktazidose provozieren (s. Kap. 5.2.3).

4.4 Reduktionsdiät

Bei übergewichtigen Typ-II-Diabetikern ist die Gewichtsabnahme das zentrale therapeutische Anliegen. Sie führt zu:
- Besserung des Diabetes, u. U. Remission vom manifesten Stadium bis zu pathologischer oder sogar normaler Glukosetoleranz;

- rückläufigem Bedarf an oralen Antidiabetika oder Insulin. Unter Umständen ist Absetzen der Präparate erforderlich, seltener Übergang von Insulin auf SH oder Biguanide möglich;
- Rückbildung von Hyperlipoproteinämien, dadurch Arterioskleroseprophylaxe;
- Blutdrucksenkung bei Hpyertonikern.

Diese Effekte treten oft erst nach Wochen oder Monaten ein, so daß eine Anpassung der Pharmakotherapie an die veränderte Stoffwechselsituation noch nach längerer Zeit notwendig sein kann. Derartige „Langzeitwirkungen" lassen sich z. T. mit der Zunahme der Insulinrezeptorenzahl und damit der Insulinempfindlichkeit erklären.

Eine knappe Kost konsequent für lange Zeit einzuhalten, bereitet auch Diabetikern Schwierigkeiten. Die Erfolgsquoten sind bescheiden (nach 5 Jahren etwa 20-30%).

Die generelle Forderung nach dem sog. Idealgewicht als therapeutisches Ziel war von jeher für die meisten übergewichtigen Patienten und auch für den kritischen Therapeuten unrealistisch. Viele Diabetiker akzeptieren offenbar eher ein „bescheideneres" Zielgewicht, über das man sich mit ihnen nach Möglichkeit einigen sollte. Abgelehnt wird häufig eine rigorose Gewichtsabnahme von Frauen im mittleren und höheren Lebensalter aus ästhetischen Gründen und aufgrund von Befürchtungen, wie die mit dem niedrigeren Gewicht einhergehenden Veränderungen vom Ehemann toleriert werden. Auch Männer fürchten älteres Aussehen und Nachlassen der Vitalität.

Der Arzt soll sich daher über folgende Punkte klar werden:

- Welches Zielgewicht hält er selbst für wünschenswert (Idealgewicht?)?
- Will der Patient überhaupt abnehmen?
- Welche Vorstellungen hat der Patient über das Zielgewicht?
- In welchem Tempo soll die Gewichtsabnahme erfolgen?
- Wie soll die Kost hinsichtlich des KH-, Fett- und Eiweißanteils zusammengesetzt sein?
- Welche medizinischen Gründe sprechen gegen eine Gewichtsabnahme (andere Krankheiten wie Depressionen usw.)?
- Welche Probleme gibt es aufgrund der beruflichen Tätigkeit, besonders der Arbeitszeitdauer, z. B. frühzeitiger Beginn, „langer Tag", bei Frauen Art und Ausmaß der Hausarbeit (Versorgung einer großen Familie, weitere Verpflichtungen wie in der Landwirtschaft).

Kaloriengehalt. Meistens liegt die Energiezufuhr der Reduktionsdiät in folgendem Bereich:

- 800–1500 kcal, im Mittel besonders bei Erwachsenen 1000–1200 kcal,
- bei jüngeren Patienten mit intensiver Muskeltätigkeit bis 1800 kcal.

Alternative Berechnung: 18–20 kcal/kg Idealgewicht.

Beispiel: 30jähriger Diabetiker, 85 kg, 170 cm. Idealgewicht etwa 65 kg. Verordnung 65·20 kcal, d. h. etwa 1200–1300 kcal.

Eine weniger restriktive Kost von beispielsweise 1500 kcal empfiehlt sich, wenn bereits früher unter stärkerer Restriktion Schwierigkeiten aufgetreten oder nunmehr zu erwarten sind.

Eine stark reduzierte Kost von 600–800 kcal kommt allenfalls für einige Wochen bis Monate in Betracht, sofern sie von dem Patienten akzeptiert wird. Die Spätergebnisse sind jedoch, von Ausnahmen abgesehen, nicht besser als unter einer Diät mit 1000–1200 kcal.

Wie bei der Diabetesdiät überhaupt gibt es auch bei der Verordnung einer Reduktionskost einen nicht zu unterschätzenden Spielraum, so daß die individuelle Situation und Wünsche des Patienten berücksichtigt werden können. Das gilt für den Kaloriengehalt wie auch für die Zusammensetzung der Kost. Die Diät kann bei Frauen zwischen 800 und 1200, maximal 1500 kcal enthalten, bei jüngeren Männern mit ausreichender körperlicher Aktivität maximal 1500–2000 kcal. Bei geringer Körpergröße und bei alten Patienten muß der Kaloriengehalt niedrig angesetzt werden (meist 1000–1200 kcal), wenn eine Gewichtsabnahme erreicht werden soll. Sie befinden sich u. U. mit 1500 kcal bereits im Energiegleichgewicht.

Nach längerdauernder knapper Ernährung und Gewichtsabnahme sinkt der Energiebedarf, so daß das anfangs hohe Kaloriendefizit geringer und das Tempo der Gewichtsreduktion langsamer wird.

KH-Eiweiß-Fett-Relation. Unterschiedliche Nährstoffrelationen wirken sich nur wenig auf den absoluten Gehalt der Reduktionskost an KH, Fetten und Eiweiß aus. So enthält eine 1200-kcal-Kost bei einem KH-Anteil von 50% 150 g, bei 35% 100 g KH. Für Fett ergeben sich bei 30% bzw. 45% Kalorienanteil 40 g bzw. 55 g. Die Wünsche und Gewohnheiten des Patienten sind für die Zusammensetzung mit maßgebend. Es ist bisher unbewiesen, daß das Tempo der Gewichtsabnahme und die Einstellung des Diabetes durch spezielle Nährstoffrelationen, beispielsweise durch KH-arme und relativ fett- und eiweißreiche Kost, auf die Dauer günstig beeinflußt werden können.

Ob bei übergewichtigen Patienten zusätzlich zu einer vernünftigen Diätverordnung und regelmäßiger Konsultation *verhaltenstherapeutische Empfehlungen* wie etwa die folgenden *auf die Dauer* die Chancen für eine Gewichtsabnahme verbessern, kann erst durch weitere Studien geklärt werden:

Die Mahlzeiten, v. a. die Hauptmahlzeiten, möglichst vorher planen und anrichten, damit das Essen „Spaß macht".
Nahrungsaufnahme nur zu bestimmten Tageszeiten, was beim Diabetiker ohnehin erwünscht ist
– und nur an einem bestimmten „Eßplatz", in Ruhe, sitzend – nicht irgendwo in der Wohnung, zwischendurch, hastig und stehend.
Keine Lektüre oder Fernsehen während des Essens.
Auf dem Essenstisch keine „Konfrontation" mit großen Portionen wie Aufschnittplatten etc.
Nach dem Essen baldiges Aufstehen und Verlassen des Eßraums.

Nulldiät oder modifiziertes Fasten. Eine modifizierte Nulldiät ist gänzlich oder weitgehend KH-frei, enthält etwa 20–50 g Eiweiß und i. allg. weniger als 20 g Fett. Sie wird besonders von Frauen besser vertragen als absolutes Fasten, da Orthostasereaktionen, Übelkeit und Unwohlsein seltener auftreten.

Die Erfahrungen der letzten Jahre mit derartigen rigorosen Diäten haben jedoch folgendes gezeigt:

1. Der Langzeiteffekt ist nicht besser als unter der üblichen Reduktionskost.
2. Bisher wurde mehrfach über Todesfälle als Folge nicht vorhersehbarer Herzrhythmusstörungen, besonders therapierefraktären Kammerflimmerns, berichtet. Die „Dunkelziffer" ist wahrscheinlich größer. Die Zwischenfälle wurden vor allem auf die KH-Restriktion zurückgeführt. Eine offizielle Warnung haben inzwischen auch das Bundesgesundheitsamt und die FDA in USA herausgegeben. Für Diabetiker liegen entsprechende Publikationen kaum vor.

Wenn trotzdem eine modifizierte Nulldiät verordnet werden soll, muß folgendes beachtet werden:

Gründliche Voruntersuchung. Stufenweise Reduktion des Kaloriengehalts und auch der Insulin- oder SH-Dosis, Absetzen der Biguanide. Flüssigkeitszufuhr von wenigstens 2,5–3 l täglich. Besondere Beachtung etwa auftretender Orthostasereaktionen mit Gefährdung v. a. älterer und gefäßgeschädigter Diabetiker durch Minderdurchblutung.

Als Kontraindikation für diese mittlerweile sowieso fast „kontraindizierte" Diät gelten: Herzinsuffizienz; Myokardinfarkt oder zerebraler Insult in der Anamnese; eingeschränkte Nierenfunktion; Leberschädigung; Alter unter 15–17 Jahren, über 60–65 Jahren; Gravidität.

Eine Ketose, die sich während einer rigerosen KH-Restriktion entwickelt, ist als „Hungerketose" aufzufassen und kann als Hinweis dafür dienen, daß der Patient den vorgeschriebenen Kohlenhydratanteil der Kost einhält. Ketosen bei ausgeprägteren Hyperglykämien erfordern jedoch sorgfältige Beachtung, damit nicht die Entwicklung zu einer diabetischen Keto*azidose* übersehen wird. Verstärkt wird die Ketoseneigung, wenn gleichzeitig eine erhebliche Glukosurie besteht und damit die KH-Bilanz negativ wird.

4.5 Hinweise für die Diätverordnung

Die Nahrungsaufnahme konzentriert sich in vielen Krankenhäusern auf den Zeitraum zwischen 8 Uhr (1. Frühstück) und 17.30 Uhr (Abendessen), im Alltag dagegen oft auf die Zeit zwischen 6–7 Uhr und 18–19 Uhr. Daher sollen vor allem bei insulinbedürftigen Diabetikern die Essenszeiten während der stationären Einstellung der späteren Situation nach der Entlassung so weit wie möglich angepaßt werden. Andernfalls muß die Einstellung nach der Entlassung korrigiert und mittels Selbstkontrolle überprüft werden.

Für Patienten, die im Beruf körperlich schwer arbeiten, ist an Werktagen eine reichlichere Kost angezeigt, und,falls sie insulinbedürftig sind, eine geringere Insulindosis. Entweder werden 2 Diätverordnungen ausgestellt, oder es werden konkrete Empfehlungen über den Extraverzehr an den Arbeitstagen oder auch über eine geringere Nahrungszufuhr am Wochenende gegeben.

Umgekehrt ist es für Diabetiker mit „sitzender" Tätigkeit meist nicht notwendig, für Aktivitäten am Wochende einen entsprechenden 2. Plan anzufertigen.In diesem Fall genügen einige Ratschläge, zumal der Patient lernen soll, eigenverantwortlich und ohne schriftliche Anweisung zu handeln.

Was ist nach einer Erst- oder Neueinstellung zu beachten, wenn sich die Stoffwechsellage wieder verschlechtert oder das Gewicht ansteigt?

1. Es werden offensichtlich Diätfehler begangen. In diesem Fall muß die Diätsituation, ggf. mit der Ehefrau oder bei Jugendlichen mit der Mutter, überprüft, eine kurze Ernährungsanamnese erhoben und geklärt werden, warum der Patient die Kost nicht einhalten kann oder will oder ob seine Diätkenntnisse nicht ausreichen.

2. Die Diätverordnung wird zwar korrekt befolgt, war jedoch zu reichlich bemessen. Hiermit ist vor allem bei älteren Patienten zu rechnen. Aber auch jüngeren und untergewichtigen Diabetikern wird öfter anläßlich einer Erst- oder Neueinstellung nach einer vorausgegangenen Diabetesdekompensation eine Diät mit zu hohem Kaloriengehalt verschrieben. Anlaß sind der schlechte Allgemeinzustand, das niedrige Körpergewicht und vor allem starkes Hungergefühl, das sich infolge der massiven Glukosurie und der negativen Energiebilanz entwickelt hat und noch wochenlang nach Besserung der Stoffwechsellage anhalten kann. Nach Besserung des Diabetes ändert sich die Situation in wenigen Wochen, und der Patient registriert oft bereits in den letzten Tagen des Klinikaufenthaltes, daß die Kost zu reichlich geworden ist. In der Folgezeit kann es im Laufe von $\frac{1}{2}$–2 Jahren zu unerwünschtem Gewichtsanstieg kommen. Wenn eine derartige Situation evident ist, muß die Diätverordnung vor der Entlassung aus der Klinik, spätestens aber bald danach, überprüft und korrigiert werden.

3. Unzulänglichkeiten der Diät sind *nicht* für die Stoffwechselverschlechterung verantwortlich, wenn diese Folge einer Progredienz des Diabetes ist, so daß beispielsweise Insulinbedürftigkeit eintritt oder sich der Insulinbedarf erhöht.

Hinsichtlich der Diätverordnung ist folgendes zu beachten (s. auch S. 103, 398 und Kurow 1981):

1. Vor der Festlegung der Diät soll möglichst eine – evtl. nur orientierende – Ernährungs- bzw. Diätanamnese stehen, ggf. auch vor späteren Beratungen.

2. Mehrere kurze Einzelberatungen von 10–15 Minuten sind besser als längerdauernde Instruktionen, besonders bei älteren Patienten.

Tabelle 21. „Einer-Regel" als vereinfachte Diätverordnung, besonders für älltere Patienten (nach Kurow 1981). Etwa 1200–1400 kcal

Morgens und abends:	Je 1 Scheibe Brot, je 1 Messerspitze Streichfett, je 1 Teelöffel Diabetikermarmelade oder 1 Scheibe Wurst oder 1 Scheibe Käse
Mittags:	1 Stück Fleisch, gekocht oder gebraten, 1 Kartoffel, 1 Portion Gemüse, 1–2 Teelöffel Fett, 1 Stück Obst
Vormittags und/oder nachmittags:	1 Scheibe Knäckebrot, 1 Messerspitze Streichfett, 1 großer Eßlöffel Quark oder 1 Glas Milch bzw. Joghurt

3. Gruppenunterricht mit 10–15 Personen spart Zeit und Personal und ist genauso „effektiv" – soll aber durch Einzelgespräche ergänzt werden (s. Kap. 17).

4. Zu berücksichtigen ist der Diabetestyp (s. Tabelle 24), das Lebensalter sowie die Art der medikamentösen Behandlung.

5. Komplizierte und zu umfangreiche Diätpläne und unnötige Reglementierungen sind zu vermeiden (s. S. 98 ff. und Kap. 17).

6. Für viele alte, besonders für übergewichtige Patienten eignet sich statt Gewichtsangaben für Nahrungsmittel und Austauschtabellen die von Kurow vorgeschlagene Einer-Regel (s. Tabelle 21). Diese zeichnet sich durch Einprägsamkeit aus und stellt keine großen Anforderungen an das Gedächtnis.

7. Beratungen, Gespräche sowie eine Orientierung über die vorhandenen Kenntnisse und über das Eßverhalten sind nicht nur zu Beginn der Behandlung, sondern auch im weiteren Verlauf anläßlich des Praxisbesuchs oder zumindest im Abstand von 2–3 Monaten wünschenswert.

8. In gewissen Abständen sollte ferner, besonders bei Insulinpatienten, das Verhalten bei Verzögerung oder Änderung der Nahrungsaufnahme anläßlich gesellschaftlicher Verpflichtungen oder im beruflichen Alltag, während des Urlaubs und in besonderen Situationen erörtert werden.

9. Der Arzt soll möglichst versuchen, die innere Einstellung des Patienten zum Diabetes und besonders zu den Diätvorschriften kennenzulernen. Neigt er dazu, die Vorschriften korrekt und ohne

Widerstreben zu befolgen, oder lehnt er sich gegen Reglementierungen auf und sieht seine Freiheit eingeengt?

Eine Beschränkung auf Formulare und Verordnungen wird der Situation des Diabetikers daher nicht gerecht. Alle Empfehlungen sollen seine Persönlichkeit, seinen Lebensstil sowie seine körperliche Verfassung und auch die soziale und ökonomische Situation berücksichtigen.

Tabelle 22. Ernährungsbefragung. (Auszug aus Kurow 1981)

Datum:_____

Sehr geehrte/r/s Frau/Fräulein/Herr_____

Ihre Diabeteskost wollen wir der bisherigen Ernährung möglichst anpassen. Hierzu möchten wir wissen, was und wieviel Sie gewöhnlich im Alltag essen und trinken. Bitte unterstreichen Sie, was im einzelnen zutrifft und tragen Sie gegebenenfalls Ergänzungen ein. Vielen Dank für Ihre Mühe!

Wann frühstücken Sie? – Um_____ Uhr

Was essen		Wieviel?	Küchenmaße
Sie zum	Brötchen/Toast	1–2–3	Stück
Frühstück?	Brot/Knäcke/Zwieback	1–2–3–	Scheiben
	Haferflocken/Gries	2–3–4–	Eßlöffel
	Streichfett	10–20–30	Gramm oder Teelöffel
	Marmelade/Honig	1–2–3	Teelöffel
	Aufschnitt/Käse	50–75–100	Gramm
	Milch/Joghurt/Quark	1–2–3	Glas/Becher
	Ei	1–2–3–	Stück tägl./ wöchentl.
	Obstsaft/Obst	1–2	Glas/Stück

Nehmen Sie regelmäßig ein zweites Frühstück ein? Ja/nein/gelegentlich
Wann? – Um_____ Uhr.
Was essen oder trinken Sie?_____

Wann essen Sie zu Mittag? – Um_____ Uhr.

Was essen			
Sie zu	Fleisch/Fisch/Wurst	100–200–	Gramm
Mittag?	Kartoffeln/Nudeln/Reis	1–2–3–	Stück/Eßlöffel
	Brot/Brötchen/Toast	1–2–3–	Scheiben/Stück
	Kochfett/Streichfett	1–2–3	Teelöffel
	Obst/Pudding	1–2	Stück/Schalen
	Gemüse	1–2–300	Gramm

Tabelle 22 (Fortsetzung)

Nehmen Sie eine Vesper- oder Kaffeemahlzeit ein? Ja/nein/gelegentlich
Wann essen oder trinken Sie? – Um ———————— Uhr.
Was essen oder trinken Sie? ————————————————————

Wann essen Sie abends? – Um ———————— Uhr.

Was essen	Brot/Kartoffeln/Reis	1–2–3–	Scheiben/
sie zum			Stück/Eßl.
Abendbrot?	Suppe/Brühe mit Einl.	1–2	Teller/Tasse
	Streichfett/Kochfett	1–2–3	Teelöffel
	Wurst/Fleisch/Käse	100–150–200	Gramm
	Würstchen/Eier	1–2–3–4	Stück
	Obst	1–2	Stück
	Salat/Gemüse	50–100–200	Gramm
	Bier/Wein/Klarer/Cognac	1–2–3	Gläser/
			Flaschen

Nehmen Sie vor dem Schlafengehen noch einen Spätimbiß ein? Ja/nein.
Was wird gegessen oder getrunken? ————————————————————

Naschen Sie gern, z. B. Bonbons/Schokolade/Nüsse/Chips/Kekse)
Ja/nein. Meiden Sie prinzipiell bestimmte Speisen oder Getränke? Ja/nein.
Zum Beispiel: ————————————————————————————

Nehmen Sie gelegentlich ein Gläschen Bier/Wein/Sekt/Wermut/
Schäpse? ————————————————————————————————

Vordrucke, wie in Tabelle 22 wiedergegeben, haben sich als Grundlage für die Ernährungsanamnese oder bei Zeitmangel als orientierender Hinweis auf die bisherigen Eßgewohnheiten als nützlich erwiesen.

Die Diätverordnung soll weder irritieren noch abschrecken, sie soll übersichtlich sein und nur Angaben und Zahlen enthalten, die der betreffende Patient tatsächlich benötigt. Durch Zahlenvielfalt imponierende Pläne lassen vermuten, daß der „Instrukteur" nicht über seinen Schatten springen und den Mut zur Vereinfachung aufbringen konnte. Zahlen werden deshalb grundsätzlich auf- bzw. abgerundet, Stellen nach dem Komma vermieden (Tabelle 23).
Für die Zubereitung der Diät gelten entsprechende Überlegungen.
Die Angabe von 50 g Brot im Diätplan erlaubt ohne weiteres einen

Tabelle 23. Beispiele für vereinfachte Zahlenangaben innerhalb einer Diätverordnung

Nicht so:	– sondern so:	Mit Auf- bzw. Abrundung auf:
2450 kcal	2500 kcal	100 kcal
7150 kJ	7200 kJ	100 kJ
4,2 g Fett	5 g Fett	5 g Fett
18 g Eiweiß	20 g Eiweiß	5 bez. 10 g Eiweiß
48 g KH	50 g KH	5 bez. 10 g KH

Spielraum beispielsweise zwischen 48 und 54 g. Äpfel werden nicht auf ein Gewicht von 100 g zurechtgeschnitten, außer bei Stückgewichten über 150 g.

Auf regelmäßiges Wiegen der Nahrungsmittel kann verzichtet werden. Nur zu Beginn sowie zur gelegentlichen Überprüfung und bei Aufnahme bisher nicht verwendeter Nahrungsmittel in den Speiseplan ist die Waage notwendig. – Soweit wie möglich sollen vor allen Dingen von älteren Patienten „Meßgrößen" benutzt werden, über deren Kapazität man sich vorher orientieren muß: Teelöffel – Eßlöffel – Tasse. Im Alter ist bei übergewichtigen und erst recht bei normalgewichtigen Typ-II-Diabetikern eine ins einzelne gehende Berechnung der Fettzufuhr nicht notwendig. Es genügen pauschale Instruktionen wie: kein Streichfett, magere Fleisch-, Wurst- und Käsesorten, Magermilch usw. Entsprechendes gilt bei älteren Patienten für die KH-Verordnung, jedoch nicht für den Hinweis auf die Notwendigkeit, Zucker und zuckerhaltige Nahrungsmittel wegzulassen. Das wichtigste Kontrollinstrument für die richtige Ernährung ist vor allem in diesen Lebenssituationen weniger die Küchen- als vielmehr die Personenwaage.

Der Diabetiker, der exakt berechnet und abwiegt, ist frustriert, wenn andere Faktoren wie Instabilität oder unregelmäßige Muskeltätigkeit einen stärkeren Einfluß auf den Blutzuckerverlauf haben als geringe Ungenauigkeiten, die sich bei der Berechnung und Zusammenstellung der Diät ergeben. Geradezu grotesk kann die Situation sein, wenn der Diabetes trotz Mühe und Sorgfalt schlecht eingestellt bleibt, nur weil etwa eine notwendige Umstellung von Tabletten auf Insulin oder von 1 auf 2 Injektionen versäumt wird.

Enttäuschend ist die Situation ferner, wenn von ärztlicher Seite wiederholt und beinahe reflektorisch in vorwurfsvollem Ton Diätfehler als Erklärung für eine unbefriedigende Stoffwechsellage herangezogen werden, obgleich die Ursachen in ungenügender Instruktion, unzweckmäßiger oder realitätsferner Diätverordnung, falscher Auswahl der Insulinpräparate oder insuffizienter oraler Therapie zu suchen sind. Der Arzt soll sich nicht dazu verleiten lassen, den Patienten aufgrund einer einmaligen „Diätverfehlung" als „Sünder" abzustempeln und sich selbst damit gewissermaßen ein Alibi für therapeutisches Unvermögen zu schaffen.

Die mit der Diät und Stoffwechselführung verbundenen Reglementierungen werden von einem Teil der Diabetiker ohne Schwierigkeiten akzeptiert, von einigen wenigen sogar bereitwillig mit Neigung zum Perfektionismus. Andere, besonders jugendliche Patienten, lassen Aggressionen bis zur offenen Auflehnung erkennen. Dies Verhalten ist jedoch selten. Wesentlich häufiger ist eine eher versteckte Ablehnung. Es wird „unter Druck" mitgemacht. Die Auswirkung der Diätrestriktionen auf die psychische Situation sollte jedoch nicht unterschätzt werden. Besonders Jugendliche empfinden die Reglementierungen als „Freiheitsbeeinträchtigung" und als Versuch zur Disziplinierung, vor allem etwa wegen des notwendigen Verzichts auf bestimmte Speisen und Getränke sowie wegen der Notwendigkeit, regelmäßig zu essen und die einzelnen Mahlzeiten mengenmäßig konstant zu halten.

Die Diätunterweisung und -verordnung soll keinen unnötigen Aufwand an Zeit und Personal verursachen. Vor allem für Typ-II-Patienten sind einfache Instruktionsmethoden anzuwenden. Die Vermittlung von theoretischem Wissen, komplizierte Kalorienberechnungen, umfangreiche Austauschlisten oder Empfehlungen für umständliche, wenn auch attraktive Diätzusammenstellungen sind zu vermeiden. Gut gemeinte Bemühungen, die jedoch über das notwendige Maß hinausgehen, können sich sogar ungünstig im Sinne einer Abschreckung oder „Blockade" auswirken und es damit bestimmten Patienten erschweren, die Diät zu akzeptieren. Verständliche Verordnungen für eine schmackhafte Kost, die die Eßgewohnheiten des Patienten berücksichtigen, werden grundsätzlich besser befolgt als zwar überaus präzise, aber lediglich aus theoretischer Sicht befriedigende Instruktionen (s. Kap. 17).

Für eine konsequente Unterrichtung in regelmäßigen Abständen fehlt den meisten Ärzten das notwendige Hilfspersonal. Diese Aufgabe wird am besten an Diätassistentinnen delegiert, die jedoch dem niedergelassenen Kollegen nur ausnahmsweise zur Verfügung stehen.

Die entscheidende Forderung an die Diätverordnung bleibt trotz immer wiederkehrender neuer Anregungen und Empfehlungen, daß der Patient sie akzeptiert. Dies gilt für den Kalorienbedarf, für die Nährstoffrelation und insbesondere für das KH-Fett-Verhältnis sowie den Fasergehalt. Eine Fixierung auf bestimmte Prozentzahlen v. a. hinsichtlich der KH-Fett-Relation sollte vermieden werden, wenn auch eine fettarme und relativ KH- und ballaststoffreiche Kost erwünscht ist. Von der Gesamtenergiezufuhr wird der KH-Anteil etwa zwischen 40 und 55%, vorzugsweise zwischen 45 und 50% liegen, der Fettanteil zwischen 30 und 40% (allenfalls bei Reduktionskost bis 45%) und der Eiweißanteil zwischen 10 und 15%.

So flexibel jedoch die Diätverordnung unter Berücksichtigung der Eßgewohnheiten im Einzelfall sein sollte, so wenig darf eine solche an sich begrüßenswerte Einstellung zu den Problemen der Diabetesdiät dazu führen, daß neuere Kenntnisse über die Diätzusammensetzung in der Praxis nicht berücksichtigt werden. Es läßt sich durchaus ein akzeptabler Mittelweg finden, zumal viele Patienten bereit sind, ihre bisherigen Lebensgewohnheiten umzustellen.

Die erweiterten Möglichkeiten, besonders bei Insulinpatienten, die therapeutischen Maßnahmen an die Blutzuckerlage sowie an die äußeren Umstände anzupassen, haben auch zu Überlegungen geführt, ob und wie weit es möglich bzw. zweckmäßig ist, die Diätvorschriften aufzulockern. Unter *Flexibilität und „liberalisierte" Diät* wird eine in letzter Zeit viel diskutierte Lockerung der fixierten Essenszeiten, der KH-Zufuhr und sogar des „Verbotes" von Zucker, insbesondere von Saccharose, verstanden.

Unter mehrfachen täglichen Insulininjektionen, v. a. bei der Insulinpumpe, ist die zeitliche Fixierung der Essenszeiten weniger vordringlich als bisher, was sich beispielsweise vorteilhaft bei unvermeidbaren Unregelmäßigkeiten im Tagesablauf etwa im Berufsleben auswirkt. Einem anderen Ziel, nämlich der Verbesserung der Diabeteseinstellung, dienen Veränderungen der KH-Zufuhr und auch der Essenszeiten im Rahmen von Anpassungsmaßnahmen an die jeweilige Stoffwechselsituation und ferner an körperliche Aktivität: verlängerter Spritz-Eß-Abstand, d. h. verzögerte Nahrungsaufnahme nach Injektion, Reduzierung des KH-Gehalts bis zum Fortlassen von Zwischenmahlzeiten bei hohem BZ, umgekehrt zusätzlich KH, wenn mit Hypoglykämien zu rechnen ist (s. auch Kap. 6.8).

Der „Flexibilisierung" aus Gründen der Adaptation an den Tagesablauf oder an die jeweilige Blutzuckerlage liegt grundsätzlich eine andere Motivation zugrunde als der Liberalisierung. Beide verdanken jedoch ihre derzeitige Aktualität den modernen therapeutischen Regime einschließlich der Selbstkontrolle.

Liberalisierung bedeutet Lockerung der Reglementierung mit dem Ziel der größeren Freizügigkeit im persönlichen Lebensbereich. Den entsprechenden Wünschen mancher (vieler?) Patienten kann und sollte der Therapeut heute weiter entgegenkommen als bisher, sofern das Behandlungsziel, nämlich die möglichst günstige Einstellung des Diabetes, dadurch nicht beeinträchtigt wird.

Keineswegs alle Diabetiker sind jedoch auf Liberalisierung aus. Viele, möglicherweise sogar die Mehrzahl, fühlen sich unter den ihnen gewohnten geregelten Lebens- und Essensverhältnissen wohl – ganz abgesehen davon, daß auch Stoffwechselgesunde häufig feste Essenszeiten bevorzugen, ohne dies als Zwang zu empfinden. Der Arzt sollte daher nicht aus Begeisterung über die heutigen Möglichkeiten der Adaptation und aus der persönlichen Überzeugung, daß zur „Lebensqualität" Freizügigkeit gehöre, eine Liberalisierung auch da empfehlen, wo sie unangebracht und nicht erwünscht ist.

Wer aber – wie viele Typ-I-Diabetiker – unter der Reglementierung leidet, dem können selbstverständlich Möglichkeiten der Erleichterung aufgezeigt werden. Dabei ist aber zu berücksichtigen, daß auch viele jüngere Patienten sich über kurz oder lang an eine gewisse Regelmäßigkeit gewöhnen und daß Regelmäßigkeit i. allg. die Stoffwechselführung erleichtert.

Derartige Überlegungen gelten im Grunde auch für die Frage: *Zukker in der Diabetesdiät?* Trotz des heutigen Trends zu schwer resorbierbaren KH, möglichst in Form von ballaststoffreicher Kost, wird andererseits empfohlen, Saccharose in begrenzten Mengen freizugeben. Es ist zwar seit langem bekannt, daß der BZ-Anstieg nach Saccharose nicht wesentlich höher ist als nach anderen, für die Diabetesdiät seit langem zugelassenen Nahrungsmitteln. So führt beispielsweise saccharosehaltige Marmelade nicht zu höherem postprandialem BZ-Anstieg als sorbithaltige Marmelade. Auch hat, wie an sich seit langem bekannt ist, eine begrenzte Verwendung von Saccharose unter bestimmten Umständen (geringe Menge, inkorporiert in geeignete Nahrungsmittel – nicht jedoch in Lösung) keinen ungünstigen Einfluß auf die Diabeteseinstellung im Vergleich zu einer nicht allzu ballaststoffreichen Kost.

Es ist jedoch damit zu rechnen, daß auch eine begrenzte Freigabe von Zucker die Diätverordnungspraxis erschweren und daß die Devise „Zucker ist erlaubt" zu einer Verunsicherung des Patienten wie auch des Arztes führen wird, wie sie im übrigen bereits beobachtet werden konnte. Der Arzt müßte schließlich über recht detaillierte Diätkenntnisse verfügen, wenn er eine Lockerung unter diesen Aspekten empfehlen und trotzdem den Patienten richtig beraten wollte.

Abschließend werden in Anlehnung an West (1973) und in Zusammenfassung der bisherigen Ausführungen eine Reihe von Fragen zusammengestellt, die die Basis für die Diätverordnung abgeben und helfen sollen, unnötige Restriktionen zu vermeiden. (s. auch Tabelle 24).

- Wieviel würde der Patient essen, wenn er keinen Diabetes hätte?
- Wieviel Mahlzeiten würde er am Tag einnehmen?
- Ist eine Konstanz der Nahrungszufuhr von Tag zu Tag notwendig?
- Was soll der Patient tun, wenn sich die Nahrungsaufnahme verzögert oder verändert (Einladung, gesellschaftliche Verpflichtungen)? Diese Überlegung gilt vor allem für Insulinpatienten.
- Ist es notwendig, den KH-Gehalt im Vergleich zur bisherigen Ernährung nenneswert zu reduzieren? Vor allem ältere Patienten nehmen ohnehin wenig KH zu sich. Für sie genügen oft Speisepläne, die z.B. für jeweils einen Wochentag angefertigt sind.
- Braucht der Patient mehr Eiweiß, wie z.B. in der Gravidität, im Wachstumsalter, nach konsumierenden Erkrankungen?
- Sind Angaben über die Menge der Nahrungsmittel in Gramm erforderlich? Welche Nahrungsmittel sollen gewogen werden?
- Läßt sich das übliche Austauschsystem im Einzelfall vereinfachen?
- Benötigt vor allem der ältere Patient überhaupt eine Austauschtabelle?
- Sind Verordnungen angebracht, in denen der KH-, Eiweiß- und Fettgehalt der üblichen Nahrungsmittel in Gramm angegeben werden?

Nachdem im vorliegenden Kapitel die unvermeidlichen Reglementierungen und Berechnungsmodalitäten besprochen wurden, ist es

Tabelle 24. Diätprinzipien entsprechend dem Typ des Diabetes

Empfehlungen für:	Typ II (nicht insulin-behandelt)	Typ I
Kaloriengehalt der Diät	Kalorienrestriktion im Mittelpunkt	Gewichtszunahme vermeiden
Konstanz des Angebots an Kalorien, KH, Fett, Eiweiß	Geringe Abweichungen ohne Nachteil	Inzwischen weniger bedeutsam, bes. unter intens. Ins.-therapie (siehe Kap. 6.7)
Konstanter Gehalt der einzelnen Mahlzeiten an KH, Fett, Eiweiß	Lediglich geregelte KH-Zufuhr unter SH	
Aufteilung auf 5–6–7 Mahlzeiten	Im Alter nur begrenzt notwendig, flexible Entscheidung	Von entscheidender Bedeutung vor allem bei Instabilität bzw. starker Insulinempfindlichkeit
Konstanz der Essenszeiten	Geringe Abweichungen ohne Nachteile	flexibler unter intens. Ins.ther.
Extra-KH bei körperlicher Aktivität	Wegen Hypoglykämie-tendenz unter SH	Notwendig zur Hypoglykämieprophylaxe
Fettsorten	Im Alter nur Fettrestriktion	Arterioskleroseprophylaxe durch Reduktion der gesättigten Fette (hochungesättigte Fette zur Energiesubstitution)
Vorgehen bei Therapiebeginn	Besonders für übergewichtige Diabetiker sind knappe Kost und Gewichtsabnahme die entscheidenden Therapiemaßnahmen, daher vor medikamentöser Behandlung Diätvorperiode	Rasche Kompensation des Diabetes, möglichst bis zur Normoglykämie, daher sogleich Insulintherapie

vielleicht an der Zeit, den Leser an einen Aspekt der Nahrungsaufnahme zu erinnern, den auch der Diabetiker nicht ganz aus den Augen verlieren sollte. Er kommt in dem folgenden Ausspruch eins Anonymus aus dem 19. Jahrhundert zum Ausdruck:

„Von allen Materialismen ist die Vergöttlichung der eßbaren Materie noch der menschlichste."

Literatur (zu 4)

Anderson JW, Midgley WR, Wedman B (1979) Fiber and diabetes. Diabetes Care 2: 369

Daweke H, Haase J, Irmscher K (Hrsg) (1980) Diätkatalog, 2. Aufl. Springer, Berlin Heidelberg New York

Huth K, Bräuning C (Hrsg) (1983) Pflanzenfasern – Neue Wege in der Stoffwechseltherapie. Karger, Basel

Jahnke K (1977) Wege und Irrwege in der Diätetik des Diabetes mellitus. Aktuel Ernaehrungsmed 2: 128

Jahnke K, Miss D, Drost H (1973) Blutzucker-Tagesprofile und Verteilung der Kohlenhydrate über den Tag in derDiabetesdiät. In: Jahnke K, Mehnert H, Drost H (Hrsg) Metabolische und klinische Aspekte der Kohlenhydrate in der Ernährung. 207. Wiss. Arbeitstagung der Deutschen Diabetes-Gesellschaft. Bad Neuenahr. Kirchheim, Mainz

Jenkins DJA, Wolever TMS, Jenkins AL, Thorne MJ, Lee R, Kalmusky J, Reichert R, Wong GS (1983) The glycaemic index of foods in diabetic patients: A new bases for carbohydrate exchange favouring the use of legumes. Diabetologia 24: 257–264

Knick B (1973) Therapie der Adipositas. Dtsch Med Wochenschr 97: 586

Kurow G (1981) Ambulante Diabetikerversorgung. In: Robbers H, Sauer H, Willms B (Hrsg) Praktische Diabetologie. Werk-Verlag Dr Banaschewski, München-Gräfelfing, S 281

Lean MEJ, Tennison BR, Williams DRR (1985) Glycaemic effects of bread and marmelade in insulin-dependent diabetes. Diab Med 2: 117–120

Mann JI (1984) Lines to legumes: Changing concepts of diabetic diets. Diab Med 1: 191–198

Mehnert H (1971) Die Verwendung von Fruktose, Sorbit und Xylit. In: Pfeiffer EF (Hrsg) Handbuch des Diabetes mellitus II. Lehmanns, München, S 1069–1081

Sauer H, Grün R (1980) Aktuelle Aspekte der Diät-Therapie des Diabetes mellitus. Internist 21: 746–752

Tews M, Schuderer U, Huth K (1985) Die unterschiedliche Blutzuckerwirkung verschiedener Kohlenhydrate beim Typ-II-Diabetiker. Akt Ernähr 10: 110–114

Vogelberg KH, Steffen R (1983) Diabetes mellitus und Alkohol-Beziehungen zwischen Blutglukosesenkung und Fettstoffwechselstörung. Akt Endokrinol Stoffw 4: 135–139

Wadden TA, Stunkard AJ, Brownell KD (1983) Very low caloric diets: their efficacy, safety, and future. Ann Intern Med 99: 675–684

West KM (1973) Diet therapy of diabetes. An analysis of failure. Ann Intern Med 79: 424–434

Wolever TMS, Jenkins DJA: The use of the glycemic index in predicting the blood glucose response to mixed meals. Am J Clin Nutr 43 (1986); 167–172

Wood FC, EL Bierman: Is diet the cornerstone in management of diabetes? New Engl J Med 315 (1986); 1224–1227

Zusammenfassende Darstellungen

Mann JI (1980) Diet and diabetes. Diabetologia 18: 89–94

Mehnert H (1984) Die diätetische Behandlung des Diabetes mellitus. In: Mehnert H, Schöffling K (Hrsg) Diabetologie in Klinik und Praxis. Thieme, Stuttgart, S 165–218

Otto H, Spaethe R (1973) Diätetik bei Diabetes mellitus. Huber, Bern Stuttgart Wien

Skyler JS (1978) Nutritional management of diabetes mellitus. In: Katzen HM, Mahler RJ (eds) Diabetes, obesity and vascular disease. Part 2. Halsted, Hemisphere, Washington

5 Orale Antidiabetika

5.1 Sulfonylharnstoffe

Die blutzuckersenkende Wirkung der Sulfonylharnstoffe (SH), die als Sulfonamidderivate anzusehen sind, wurde zufällig entdeckt, als es 1942 zuerst in Frankreich und später in Deutschland bei der Behandlung bakterieller Infektionen zu Hypoglykämien kam. Es handelte sich seinerzeit um das von Kimmig und von Kannel entwickelte IPTD (Isopropylthiodiazol) und das Carbutamid. Erst nach 1950 wurden Carbutamid und praktisch gleichzeitig Tolbutamid als erste SH von Franke u. Fuchs therapeutisch beim Diabetes mellitus eingesetzt, später in größerem Umfang und systematisch von Bertram et al. (1955).
Frühzeitig wurde erkannt, daß diese Substanzen beim pankreatektomierten Hund sowie beim jugendlichen „Insulinmangel"-Diabetiker unwirksam waren, dagegen bei den meisten übergewichtigen älteren Erwachsenen zu einer befriedigenden Diabeteseinstellung führten. Die Annahme, daß eine erhaltene Eigeninsulinproduktion Voraussetzung für eine erfolgreiche Therapie ist, war naheliegend. Diese Theorie wurde bestätigt, nachdem es mit den Methoden der Plasmainsulinbestimmung gelang, die Stimulation der Insulinfreisetzung durch SH direkt nachzuweisen.

5.1.1 Wirkungsweise

Dem „β-zytotropen" Effekt liegen offenbar 3 verschiedene Mechanismen zugrunde:

1. Die Abgabe des in der B-Zelle gespeicherten Insulins, wie sie vor allem im akuten Versuch beobachtet wurde,
2. die Herabsetzung der Reizschwelle für die glukoseinduzierte Insulinsekretion,
3. die Steigerung der glukoseinduzierten Insulinsekretion selbst.

Durch diese Wirkungen wird die verspätet einsetzende und insgesamt reduzierte Insulinabgabe wenigstens z. T. korrigiert. Das Verhalten des Plasmainsulins unter Langzeittherapie mit SH ist jedoch uneinheitlich. Bei normalgewichtigen Diabetikern mit niedrigem Plasmainsulin wurde der zu erwartende Anstieg registriert. Übergewichtige Patienten zeigten z. T. eine Zunahme der Plasmainsulinkonzentration, die wegen der bei ihnen bereits vorliegenden relativen Hyperinsulinämie unerwünscht schien, andere dagegen trotz Normalisierung des Blutzuckers gleichbleibende oder sogar zurückgehende Plasmainsulinspiegel. Dieser Befund ließ sich nur mit einer Besserung der Insulinempfindlichkeit der Organe wie Leber, Muskulatur und Fettgewebe erklären. Sie ist in typischer Weise bei zahlreichen Typ-II-Diabetikern erheblich herabgesetzt. Sulfonylharnstoffe sind offenbar in der Lage, unabhängig von dem gleichgerichteten Effekt einer Reduktionskost zumindest bei einer bestimmten Patientenklientel die periphere „relative Insulinresistenz" in begrenztem Ausmaß zu korrigieren.

Diese Beobachtungen haben die bereits seit vielen Jahren geführte Diskussion um extrapankreatische Angriffspunkte der SH erneut belebt. Die Studien konzentrieren sich heute auf die Insulinrezeptoren. Deren Anzahl wird durch SH gesteigert, wodurch es zu einer Zunahme der Insulinempfindlichkeit und damit zu einer Besserung der Stoffwechsellage kommen kann.

Insgesamt wird die BZ-Senkung durch folgende Faktoren beeinflußt:
- Stimulierbarkeit der vorhandenen Eigeninsulinsekretion,
- Empfindlichkeit der Zielorgane gegenüber endogenem Insulin,
- Sulfonylharnstoffkonzentration im Plasma – abhängig von der Dosis, der Resorption (Bioverfügbarkeit), dem hepatischen Abbau zu Metaboliten mit abgeschwächter oder fehlender Stoffwechselwirksamkeit und von der renalen Eliminierung,
- Änderung der Pharmakokinetik und des blutzuckersenkenden Effekts durch Interaktionen (s. Kap. 8).
- Steigerung der Glukokinase-Aktivität in der Leber

Neuere Untersuchungen haben gezeigt, daß trotz gleicher Dosis und Bioverfügbarkeit individuell unterschiedliche Plasma-SH-Konzentrationen resultieren. Offenbar gibt es genetisch determinierte „slow" und „rapid inactivators". Korrelationen zwischen der individuellen Abbaurate, der Plasmakonzentration des SH und dem Blutzuckerabfall bedürfen noch weiterer Studien.

Heute stehen 10 SH zur Verfügung (s. Tabelle 25).

Die verschiedenen Präparate zeichnen sich grundsätzlich durch die gleiche Wirkungsweise aus. Substanzen wie Chlorpropamid und Glibenclamid lassen allerdings, zumindest bei einem Teil der Diabe-

Tabelle 25. Übersicht über im Handel befindliche SH-Präparate und ihre Nebenwirkungen

Chemische Kurzbezeichnung	Handelsname	Menge pro Tablette	Dosierung täglich	HWZ [h]	Potenz	Nebenwirkungen [%]	Davon hämatologisch, dermatologisch	Antabuseffekt
Tolbutamid[a]	Artosin, −1,0 Rastinon Tolbutamid-ratiopharm	0,5/1,0 g 0,5−1,0 g 0,5 g	0,5 − 2,0 g	3−7	+	1	Rarität	∅
Glymidin-Natrium	Redul, −28	0,5−1,0 g	0,5 − 2,0 g	3,1−5,6	+		Rarität	∅
Carbutamid[a]	Dia-Tablinen Invenol Nadisan	0,5 g 0,5 g 0,5 g	0,5 − 2,0 g	40	+ bis ++	3−5	+	+
Chlorpropamid[b]	Chloronase Diabetoral	250 mg	100 −500 mg	35	++	3−5	+	+
Tolazamid	Norglycin	250 mg	100 −750 mg	5	+ bis ++	2	+ bis ++	?
Glibenclamid[a]	Euglucon N, Semi-Glibenclamid Rekur Gliben Puren N, Semi-Glimidstada	3,5/1,75 mg 3,5/1,75 mg 3,5/1,75 mg 3,5 mg	1,75− 10,5 mg	7	++	1	Rarität	∅
Glibornurid	Glutril Gluborid	25 mg 25 mg	25 − 75 mg	8,2	+	1	Rarität	∅
Glisoxepid	Pro-Diaban	4 mg	2 − 16 mg	1,7	+	1	Rarität	∅
Gliquidon	Glurenorm	30 mg	30 −120 mg	1,5	+	1	Rarität	∅
Glipizid	Glibenese	5 mg	2,5 − 20 mg	4	+ bis ++	1	Rarität	∅
Gliclazid	Diamicron	80 mg	40 −320 mg		+	1	Rarität	∅

sog. 1. Generation — _sog. 2. Generation_

[a] Inzwischen sind nach Auslaufen der Patentfristen von Tolbutamid 4, von Carbutamid 2 und von Glibenclamid insgesamt 14 Nachfolgepräparate zugelassen. Es kann nicht davon ausgegangen werden, daß sämtliche z. Z. im Handel befindlichen Präparate die gleiche Bioverfügbarkeit aufweisen wie das Produkt des Erstanbieters. Außer den „Erstpräparaten" sind aus Platzgründen nur einige der Nachfolgeprodukte aufgeführt worden.
[b] seit 1987 nicht mehr im Handel.

109

tiker, eine stärkere blutzuckersenkende Potenz erkennen. Die sich daraus ergebenden Möglichkeiten, im Falle einer ungenügenden Wirkung anderer „schwächerer" SH doch noch eine befriedigende Einstellung des Diabetes zu erreichen, werden häufig überschätzt. Sie beschränken sich nicht nur auf einen Teil der Patienten, sondern sind auch zeitlich begrenzt. Eine ausgeprägte und anhaltende Diabetesdekompensation läßt sich durch Wechsel auf ein potenteres Präparat ohnehin nicht bessern.

5.1.2 Präparate

Sulfonylharnstoffe der sog. 1. Generation (Dosierung im Grammbereich)

Tolbutamid wird in der Bundesrepublik Deutschland als einziges Präparat der 1. Generation noch häufiger verwendet. Es zeichnet sich durch gute Verträglichkeit und seltenes Auftreten von Hypoglykämien aus.
Wegen des raschen Abbaus zu 2 inaktiven Metaboliten (Hydroxytolbutamid) ist auch bei eingeschränkter Nierenfunktion nicht mit einer erhöhten Plasmakonzentration des aktiven Wirkstoffs zu rechnen. Interaktionen mit Substanzen, die die hepatische Metabolisierung hemmen, haben jedoch einen Anstieg des Tolbutamids im Plasma zur Folge, was zu stärkerer Blutzuckersenkung und zur Hypoglykämie führen kann (s. Kap. 8).

Das in letzter Zeit nur noch wenig verwendete Glymidin verhält sich hinsichtlich Wirkungsstärke und Verträglichkeit wie Tolbutamid. Interaktionen mit klinisch relevantem Blutzuckerabfall sind nicht bekannt.

Tolazamid unterscheidet sich nur unwesentlich von Tolbutamid, wird jedoch nur selten verwendet.

Carbutamid wurde durch die Präparate der 2. Generation (s. unten) verdrängt. Die Nebenwirkungsquote lag zunächst bei 4%, später um 2% und betraf in erster Linie allergische kutane und hämatologische Reaktionen. Bei gleichzeitigem Alkoholgenuß kann es zu Antabusreaktionen kommen.
Die Halbwertzeit liegt bei etwa 40 h, so daß die Tagesmenge als einmalige Dosis verabfolgt werden kann. Die Substanz wird weitgehend azetyliert.

Chlorpropamid ist eine potente Substanz, die in einigen Ländern zu den Standardpräparaten gehört, hier jedoch nicht mehr im Handel ist.

Vor allem in den ersten Jahren kam es, offensichtlich unter höherer Dosierung, in etwa 4% der Fälle zu hämatologischen und kutanen allergischen Reaktionen, vereinzelt auch zu Cholestasen, meistens 2–3 Wochen nach Therapiebeginn. Eine spezielle, bei 4% der Patienten zu erwartende Nebenwirkung, ist die Wasserretention und Verdünnungshyponatriämie als Folge einer vermehrten Abgabe von antidiuretischem Hormon (ADH) bzw. einer stärkeren Ansprechbarkeit der Tubuluszellen als Erfolgsorgan. Zurückhaltung ist daher angebracht bei Diabetikern mit Ödemneigung, insbesondere bei Herzinsuffizienz und Nierenerkrankungen. Therapeutisch wird Chlorpropamid wegen der ADH-Wirkung bei Diabetes insipidus eingesetzt.

Schließlich zeigen zahlreiche Diabetiker bei gleichzeitiger Einnahme von Alkohol und Chlorpropamid einen charakteristischen Flush. Die Hoffnungen, die man hinsichtlich der Differenzierung verschiedener Diabetestypen in den sog. Chlorpropamid-Alkohol-Flush-Test (CAFT) gesetzt hatte, haben sich nicht erfüllt.

Zu beachten ist bei Chlorpropamid die lange Halbwertzeit von 36 h (weshalb eine einmalige tägliche Applikation ausreicht) und die Metabolisierungsrate von nur 20–30%, so daß der überwiegende Teil der Substanz unverändert renal eliminiert wird. Bei eingeschränkter Nierenfunktion nehmen daher die Plasmakonzentration und die Hypoglykämiegefährdung zu.

Sulfonylharnstoffpräparate der sog. 2. Generation
(Dosierung im Milligrammbereich)

Diese Präparate werden nicht einzeln abgehandelt, da sie sich alle durch gute Verträglichkeit auszeichnen mit einer Nebenwirkungsquote von etwa 1% (s. im übrigen Tabelle 25). Gravierende Zwischenfälle wurden nicht beobachtet außer schweren Hypoglykämien durch Glibenclamid, die vor allem in den ersten Therapiejahren wegen ungenügender Kenntnis der Potenz des Präparates auftraten und z. T. tödlich verliefen und mit denen auch heute noch besonders bei alten Patienten zu rechnen ist.

5.1.3 Indikationen und Kontraindikationen

Eindeutige Indikationen
- *Typ-II-Diabetes* (meistens Manifestation nach dem 35.–40. Lebensjahr).
  - Bei *Normalgewicht* nach ineffizienter alleiniger Diättherapie.
  - Bei *Übergewicht* wegen unbefriedigender Einstellung trotz Diätvorperiode und Gewichtsreduktion.

Problematische Indikationen
- *Übergewichtige Typ-II-Diabetiker,* massives Diätfehlverhalten. (SH oft wirkungslos, Tabletten „kein Diätersatz".)
- *Jüngere Erwachsene* (Manifestationsalter unter 35 Jahren). Mit Vorliegen eines *frühzeitig insulinbedürftigen Typ-I-Diabetes* ist besonders bei Normalgewicht zu rechnen. (Typendifferenzierung bisher noch unsicher. Mit jüngerem Manifestationsalter wird Typ-I-Diabetes wahrscheinlicher.)
- *Unkomplizierter leichter Diabetes im hohen Alter.* Nutzen der Blutzuckernormalisierung umstritten (s. Diabetes im Alter).

Kontraindikationen (einschließlich Verzögerung einer notwendigen Insulintherapie)
- *Ketoazidose.* Absolute Insulinindikation.
- *Typ-I-Diabetes,* besonders im Wachstumsalter: Absolute Insulinindikation, obgleich SH gelegentlich passager wirksam sind (Remissionsphase).
- *Diätisch einstellbarer Typ-II-Diabetes.* SH unnötig. Hypoglykämiegefahr.
- *Sekundärversagen (und „Primärversagen") bei Typ-II-Diabetes:* Verzögerung der notwendigen Insulintherapie.
- *Schwangerschaft:* Absolute Insulinindikation, u.U. sogar trotz Normoglykämie.
- *Gangrän:* Durch Insulin Besserung der Infektabwehr und Heilungstendenz.
- *Notfall, operative Eingriffe:* Unübersichtliche Situation, Gefährdung durch weitere Komplikationen.
- *Ausgeprägte Niereninsuffizienz:* Hypoglykämiegefahr.
- *Leberinsuffizienz:* Eventuell SH-Toxizität, Hypoglykämie.
- *Unverträglichkeit:* Allergie, toxische Nebenwirkungen.

5.1.4 Durchführung der Therapie

Regeln für den Therapiebeginn mit SH
- Sicherung der Diagnose Diabetes.
- Handelt es sich um einen Typ-II-Diabetes, oder ist er zumindest wahrscheinlich? (Bei Typ-I-Diabetes baldige Insulintherapie.)

- Zunächst Diätversuch; vor allem bei übergewichtigen Diabetikern. Nur selten ist sofortige SH-Behandlung indiziert. Falls befriedigende Einstellung, keine oralen Antidiabetika.

  Dauer der Diätperiode meistens 3–6 Wochen.
  Eher länger bei Übergewicht, geringer bis mäßiger Hyperglykämie, fehlenden subjektiven Symptomen.
  Kürzer bei Normal- oder Untergewicht, ausgeprägter und anhaltender Hyperglykämie und subjektiven Symptomen (Durst, Polyurie usw.).

- Therapieeinleitung mit niedriger Dosis, vor allem bei Unter- und Normalgewicht, geringer Dekompensation, höherem Lebensalter.
- Langsame Dosissteigerung, stufenweise nach 3, 7 bis 14 Tagen.

Die tägliche Dosis wird bei 2 Tabletten und mehr, abgesehen von Präparaten mit langer Halbwertzeit wie Chlorpropamid, auf je eine Morgen- und eine Abenddosis aufgeteilt. Falls jedoch beispielsweise trotz niedriger Dosierung von 1 Tablette täglich besonders bei potenten Substanzen eine Hypoglykämieneignung gegen Mittag besteht, bei einer Halbierung der Dosis jedoch Hyperglykämien auftreten, ist eine Aufteilung z. B. auf 2mal 1,75 mg Glibenclamid zweckmäßig. Im allgemeinen sollte jedoch in einer derartigen Situation ein weniger potentes Präparat vorgezogen werden.

Ein ungenügendes Ansprechen auf SH bereits zu Behandlungsbeginn trotz korrekter Diät wurde früher als Primärversagen bezeichnet. Wahrscheinlich liegt bei einem Teil dieser Patienten ein Typ-I-Diabetes vor.

Dekompensiert dagegen der Diabetes nach anfänglich erfolgreicher Therapie erst später, nach mindestens 6 Monaten oder nach Jahren, handelt es sich um sog. Sekundärversagen. Damit wird jedoch nur eine „echte" Diabetesprogredienz charakterisiert und nicht ein Diätfehlverhalten.

Oft entwickelt sich die Dekompensation erst nach 10–15 Jahren. Aufgrund verschiedener Langzeitstudien wird mit einer jährlichen Sekundärversagerrate von etwa 5–10% gerechnet, so daß nach 10 Jahren mehr als die Hälfte einer bestimmten Klientel insulinbedürftig geworden ist. Es ist bis heute unklar, welche Faktoren für die Abnahme der Eigeninsulinproduktion und die Progredienz des Diabetes verantwortlich sind. Entgegen früheren Auffassungen scheint das Übergewicht dabei keine entscheidende Rolle zu spielen.

Das Vorgehen richtet sich nach den BZ- und HZ-Werten, dem Gewichtsverhalten sowie dem Befinden des Patienten. Unter Hinweis auf die in Kap. 3 geschilderten Methoden werden im folgenden die Kriterien für eine befriedigende Einstellung kurz zusammengefaßt: Ein niedriger NBZ unter 110-120 mg/dl spricht für eine erhaltene Eigeninsulinproduktion und gegen Diabetesdekompensation. Er ist häufig mit niedrigem Nachmittags-BZ korreliert und außerdem mit einem günstigen HbA_1-Wert.

Die - früher häufig überschätzte - Kontrolle des postprandialen Vormittags-BZ hat an Bedeutung verloren. Er bildet zwar bei der Mehrzahl der SH- (und auch Diät-) Patienten das zirkadiane BZ-Maximum, gibt jedoch keine eindeutigen Hinweise auf den weiteren BZ-Verlauf und die durchschnittliche BZ-Höhe während der 24-h-Periode. Oft handelt es sich vormittags lediglich um kurzdauernde Hyperglykämien.

Da jedoch auch bei nur geringer Nüchternhyperglykämie von etwa 130-150 mg/dl erhebliche BZ-Anstiege im Lauf des Vormittags beobachtet werden, empfiehlt sich bei diesen Patienten ggf. eine postprandiale Kontrolle des Harnzuckers.

Falls andererseits der postprandiale BZ oder HZ niedrig, z. B. unter 160-170 mg/dl, oder negativ ist, kann auf weitere BZ-Bestimmungen häufig verzichtet und eine befriedigende Einstellung angenommen werden. Besonders bei potenten SH ist zusätzlich eine Kontrolle zwischen 15 und 17 Uhr zweckmäßig, da nachmittags tendenziell

Tabelle 26. Einstellungskriterien bei SH-Therapie. (*pp* = postprandial)

	„Gute" Einstellung	
Diabetiker in mittlerem Lebensalter	Nüchternblutzucker	< 120–130 mg/dl
	Blutzucker 2 h pp	< 160 mg/dl
	Blutzucker nachmittags	< 130 mg/dl
	Harnzucker/24 h	0–5 g
	HbA_1	< 8 %
	Noch akzeptable Einstellung	
Alte Patienten, besonders bei Schwierigkeiten der Insulintherapie (s. Kap. 15)	Nüchternblutzucker	< 150 mg/dl
	Blutzucker 2 h pp	< 220–250 mg/dl
	Blutzucker nachmittags	140–160 mg/dl
	Harnzucker/24 h	0–20 g
	(häufig hohe Nierenschwelle für Glukose)	

niedrige BZ-Werte bis zur Hypoglykämie erfaßt werden (Kriterien für die Einstellung mit SH s. Tabelle 26).

Vor Umstellung auf Insulin zu klärende Fragen. Wenn der Diabetes trotz maximaler SH-Dosis schlecht eingestellt ist, ist folgendes zu berücksichtigen:

1. Wird die Diät korrekt eingehalten? Oft sind erneute Beratungen und weitere BZ- und HZ-Kontrollen notwendig. Ist die Diätverordnung zu reichlich bemessen, so daß eine Korrektur fällig wäre? Durch einfache Diätmaßnahmen läßt sich die Stoffwechsellage, vor allem bei übergewichtigen Patienten, auch nach längerer Diabetesdauer häufig noch kompensieren. „Diätversagen" ist die häufigste exogene Ursache für Einstellungsschwierigkeiten beim Typ-II-Diabetes. Wenn der Allgemeinzustand es zuläßt, sollte besonders bei adipösen Diabetikern der erneute Versuch einer Diätrestriktion nicht zu früh, sondern erst nach einigen Wochen oder Monaten abgebrochen werden. Nicht selten zeigt sich erst dann, daß weder Insulin- noch Tablettenbedürftigkeit vorliegen.

2. Ein Behandlungsversuch mit einem stärker wirksamen SH wie mit Glibenclamid ist zwar möglich, die Chancen werden aber i. allg. überschätzt.

3. Eine SH-Biguanid-Kombination kommt in erster Linie bei übergewichtigen Patienten nach SH-Versagen in Betracht (siehe 5.2.2). Sie ist jedoch nur bei einem Teil der Patienten und darüber hinaus oft nur für einen begrenzten Zeitraum wirksam. Ferner müssen die Kontraindikationen für Biguanide beachtet werden.

4. Wenn sich nach diesen Maßnahmen herausstellt, daß die Tablettenbehandlung „ausgereizt" ist, muß Insulin verabfolgt werden. Die Umstellung kann sogleich erfolgen, wenn der Patient die Diät offensichtlich einhält und der Diabetes nach den in Tabelle 26 angeführten Kriterien nicht mehr ausreichend eingestellt ist.

5. Unter Berücksichtigung bestimmter individueller Umstände, wie sie bei alten oder anderweitig behinderten Patienten vorliegen können, wird man gelegentlich eine an sich ungenügende Einstellung belassen, solange keine exzessiven Hyperglykämien, Glukosurien und Ketose bestehen und das Befinden des Patienten nicht stärker beeinträchtigt ist. Derartige Situationen erfordern häufigere Blutzucker- und Harnzuckerkontrollen, besonders bei

Verschlechterung des Allgemeinzustands und bei etwa auftretenden Infektionen. Ein solches Vorgehen verbietet sich jedoch z. B. bei Extremitätennekrose oder anderen entzündlichen Prozessen und bei ausgeprägter Retinopathie. Eine ausgeprägte diabetische Neuropathie ist, besonders wenn sie mit Beschwerden einhergeht, eine Indikation für Insulin, da eine erhebliche Verschlechterung auch bei alten Patienten unter ungenügender Einstellung eintreten kann.

Das Vorgehen bei der Einleitung der Insulintherapie wird in Kap. 6 besprochen.

Kombination von SH und Insulin. Ein SH-Zusatz zum Insulin wurde lange Zeit von den meisten Autoren als wirkungslos erachtet, in letzter Zeit jedoch in begrenztem Umfang in der Hoffnung angewandt, evtl. unter Einsparung einer abendlichen Injektion den Insulinbedarf zu vermindern und die Einstellung des Diabetes günstig zu beeinflussen (s. 6.6).

Hypoglykämien (s. auch Kap. 8) sind zwar unter SH seltener als unter Insulin, haben jedoch eine ungünstigere Prognose, wenn der Patient bewußtlos geworden ist. In Deutschland wurden nach der Einführung des Glibenclamid und auch noch in den letzten Jahren mehrere tödliche Hypoglykämien beobachtet. Unter den nach Glibenclamid eingeführten Präparaten der 2. Generation ist u. W. bisher kein Todesfall bekannt geworden.

Ursachen für Hypoglykämien:
- Zu geringe und verzögerte Nahrungsaufnahme,
- zu hohe SH-Dosis bzw. überflüssige Therapie,
- verzögerte Metabolisierung, evtl. als Folge einer *Interaktion* (s. Kap. 8),
- verzögerte renale Eliminierung, meistens wegen Niereninsuffizienz,
- intensive körperliche Aktivität.

Um Hypoglykämien zu verhindern, müssen folgende Punkte bei SH-Therapie beachtet werden:
1. Die Diagnose Diabetes muß gesichert sein (Cave: Überbewertung von Einzel- oder Grenzbereichswerten).
2. Die SH-Behandlung muß notwendig sein (Diätvorperiode!). Therapiebeginn mit niedriger Dosis und langsamer Steigerung. Ausnahmen allenfalls bei massiver Dekompensation.

3. Rechtzeitige – probeweise – Dosisreduktion oder Absetzen, wenn spontan oder als Folge knapper Kost und Gewichtsabnahme Normoglykämie erreicht ist.
4. Geregelte Nahrungsaufnahme. Gegebenenfalls Extra-KH bei intensiver Muskeltätigkeit. Selten kommt bei intensiverer Körperbewegung eine – evtl. prophylaktische – Dosisreduktion in Betracht.

Tabelle 27. Zusammenstellung der Fehler, die bei SH-Therapie vermieden werden sollten

Zu vermeiden:	Gründe
Überschreitung der Maximaldosis (s. Tabelle 15) (im allgemeinen 3 Tabletten täglich)	Unnötige Kosten
Bei unbefriedigender Einstellung kein Übergang von einem gut verträglichen „älteren" auf ein „neueres" Präparat, obgleich dies nicht effizienter ist (Häufigstes Beispiel: Ersatz von Glibenclamid durch später eingeführte SH)	Keine Stoffwechselbesserung, Verzögerung der notwendigen Insulintherapie
Kombination verschiedener SH, evtl. in Maximaldosis	Nutzlos, teuer
Zu hohe Anfangsdosen und zu rasche Dosissteigerung, vor allem im Alter	Hypoglykämiegefahr
Gleichzeitige Diätrestriktion und Steigerung der SH-Dosis	Hypoglykämiegefahr, da Diätkorrektur evtl. allein ausreichend
Unterlassen einer Diätvorperiode Unterlassen eines Auslaßversuches bei Normoglykämie oder sogar Hypoglykämien trotz niedriger SH-Dosis	Unnötige SH-Therapie, evtl. Hypoglykämie
Zu späte Einleitung der Insulintherapie bei Primär- oder Sekundärversagen der SH	Anhaltende Stoffwechseldekompensation, reduziertes Allgemeinbefinden, Begünstigung nervaler oder vaskulärer Komplikationen

5. Adäquate Zeiten für die Blutzuckerbestimmung und damit Vermeidung von Fehlbeurteilungen. So ist der Blutzucker häufig gegen Mittag oder nachmittags niedrig, trotz ausgeprägter Hyperglykämie nach dem 1. Frühstück. Eine einzige BZ-Bestimmung, etwa um 9 oder 10 Uhr, läßt eine Hypoglykämietendenz zu anderen Tageszeiten oft unentdeckt.

6. Rechtzeitige Erkennung auch der atypischen Hypoglykämien.

Die Hypoglykämie verläuft besonders im Alter häufig ohne typische Symptomatik mit Verwirrtheit, Benommenheit, u. U. sogar mit passagerer Hemiparese, und kann deshalb eine zerebrale Ischämie vortäuschen. Trotz der Seltenheit von schweren Hypoglykämien soll der Patient über Ursachen und vorbeugende Maßnahmen unterrichtet werden. Obgleich Hypoglykämien mit Bewußtlosigkeit durch SH selten vorkommen, ist immer wieder mit derartigen Zwischenfällen zu rechnen. Die oben angeführten „vorbeugenden" Maßnahmen sind deshalb von besonderer Bedeutung. Der Arzt muß auf jeden Fall benachrichtigt werden, wenn ohne besonderen Anlaß (Muskeltätigkeit, zu geringe Nahrungsaufnahme) Hypoglykämien auftreten, damit ggf. eine rechtzeitige Dosisreduzierung erfolgen kann.

Schwere SH-Hypoglykämien erfordern grundsätzlich Klinikbehandlung und die in Tabelle 57 (Kap. 8) aufgeführten Maßnahmen.

In Tabelle 27 ist zusammengefaßt, was während einer SH-Therapie vermieden werden sollte, da es nutzlos, teuer oder sogar schädlich ist.

5.1.5 Fazit

Die heute ganz überwiegend verordneten SH-Milligrammpräparate sind sehr gut verträglich.

Hypoglykämien treten offenbar nur selten auf – mit potenten Präparaten wie Glibenclamid ist jedoch nach wie vor besondere Vorsicht geboten.

Frühere Schlußfolgerungen aufgrund der UGDP-Studie über eine erhöhte kardiovaskuläre Mortalität durch Tolbutamid (und Phenformin) ließen sich nicht aufrechterhalten, bisher aber auch nicht durch eine weitere umfangreiche Studie widerlegen.

Trotzdem ist festzuhalten daß der SH-Verbrauch in der Bundesrepublik Deutschland im Vergleich zu vielen anderen Ländern nach wie vor relativ hoch ist. Ob dafür eine nicht indizierte Tablettenbehandlung besonders in den ersten Jahren des Diabetes oder ein zu später Übergang auf die Insulintherapie bei Sekundärversagen verantwortlich zu machen ist, läßt sich nicht entscheiden. Für die erheblichen Unterschiede im Tablettenverbrauch verschiedener Länder gibt es bisher keine befriedigende Erklärung

Literatur (zu 5.1)

Asmal AC, Marble A (1984) Oral hypoglycaemic agents. An update. Drugs 28: 62–78

Asplund K, Wiholm BE, Lithner F (1983) Glibenclamid-associated hypoglycaemia. A report on 57 cases. Diabetologia 24: 412

Bachmann W (1982) Insulin plus Solfonylharnstoff – eine (un)mögliche Kombination? Dtsch Med Wochenschr 107: 163

Bachmann W, Mehnert H (1983) Kombinationstherapie Insulin/Sulfonylharnstoff. Karger, Basel

Blume H, Stenzhorn G, Syed Laik Ali (1985) Zur Bioverfügbarkeit und pharmakodynamischen Aktivität handelsüblicher Glibenclamid-Fertigarzneimittel. Pharm Zeitung 130: 1062–1078

Deutsche Diabetes-Gesellschaft (1983) Orale Diabetes-Therapie mit Medikamenten vom Typ der Sulfonylharnstoffe. Stellungnahme. Diabetologie-Informationen 2: 27

Haupt E (1977) Blutzuckersenkende Sulfonamide. Standort der modernen Substanzen im Vergleich zu älteren Antidiabetika. Verlag Chemie, Weinheim New York

Osei K, O'Dorisio TM, Falko JM (1984) Concomitant insulin and sulfonylurea therapy in patients with type II diabetes. Am J Med 77: 1002–1009

Sauer H (1985) Therapeutisches Vorgehen bei Sulfonylharnstoff-Sekundärversagen. Dtsch Med Wochenschr 109: 27–30

Schöffling K, Mehnert H, Haupt E (1984) Behandlung mit Sulfonylharnstoffen. In: Mehnert H, Schöffling K (Hrsg) Diabetologie in Klinik und Praxis, 2. Aufl. Thieme, Stuttgart, S 220–235

Standl E (1983) Indikationsbegrenzung der Sulfonylharnstoffe durch kardiovaskuläre Nebenwirkungen? Akt Endokrin Stoffw 4: 160–165

University Group Diabetes Program (1970) A study of the effects of hypoglycemic agents on vascular complications in patients with adult-onset diabetes. Part I und II. Diabetes 19 (Suppl 2): 747

University Group Diabetes Program (1976) A study of the effects of hypoglycemic agents on vascular complications in patients with adult-onset diabetes. Part VI: Supplementary report on nonfatal events in patients treated
with tolbutamide. Diabetes 25: 1129

5.2 Biguanide

Biguanide werden in der Diabetestherapie z. Z. nur noch selten verwendet, nachdem 1978 die Zulassung der Substanzen Phenformin
und Buformin wegen der Laktazidosegefährdung zurückgezogen
wurde. Als einzige Substanz ist noch das Metformin (Dimethylbigu-
anid) als Glucophage retard im Handel.

5.2.1 Wirkungsweise

Im Gegensatz zu SH stimulieren Biguanide nicht die endogene Insulinsekretion. Endogenes (oder auch exogenes?) Insulin sind jedoch Voraussetzung für den blutzuckersenkenden Effekt. Folgende
Wirkungsmechanismen werden diskutiert:
- Der wichtigste Faktor ist offensichtlich eine Steigerung der Insulinempfindlichkeit – infolge einer Zunahme der Insulinrezeptoren (?).
- Ferner kommt es zu einer Hemmung der Glukoneogenese, deren Bedeutung jedoch für den therapeutischen Dosisbereich nicht geklärt ist.
- Die Resorption der Glukose – und von Aminosäuren und Gallensäuren,
  ferner von Vitamin B_{12} – wird verlangsamt. Dieser Effekt ist allenfalls für
  die postprandiale Hyperglykämie, nicht jedoch für die Blutzuckersenkung
  insgesamt von Bedeutung. Mangelsymptome wurden bisher nicht beobachtet, abgesehen von einem gelegentlichen Vitamin-B_{12}-Defizit.
- Hinzu kommt bei vielen Patienten ein u. U. unterschwelliger anorexigener
  Effekt, der sich jedoch meistens nur für begrenzte Zeit günstig auf das Körpergewicht auswirken kann.

5.2.2 Indikationen, Präparate, Dosierung

Biguanide wurden früher unter folgenden Umständen verabfolgt:
1. Bei übergewichtigen Typ-II-Diabetikern als Monotherapie.
2. Bei Typ-II-Diabetikern mit SH-Versagen als Kombinationstherapie.
3. Als Zusatz zum Insulin – bei labilem Diabetes oder hohem Insulinbedarf.

Die Monotherapie wurde von vielen Autoren bei übergewichtigen Diabetikern der SH-Behandlung vorgezogen, da sie zu keiner Stimulation der Insulinfreisetzung führt. Es wurde bei dieser Empfehlung nicht berücksichtigt, daß auch bei den meisten Diabetikern unter Langzeit-SH-Applikation das Plasmainsulin nicht ansteigt. Die Hoffnung, durch Biguanide – im Gegensatz zu SH – die Chancen für die Gewichtsreduktion langfristig und entscheidend zu bessern, hat sich ebenfalls nicht erfüllt. Insofern kann eine Pharmakotherapie übergewichtiger Typ-II-Diabetiker, **sofern sie überhaupt indiziert ist,** auch mit SH erfolgen.

Die wichtigste Indikation für das im Handel befindliche Metformin besteht bei übergewichtigen Typ-II-Diabetikern mit SH-Versagen. Unter Biguanidzusatz ergibt sich sowohl für eine Gewichtsabnahme wie auch für eine befriedigende Diabeteseinstellung eine günstige Chance, die durch intensive diätetische Betreuung unterstützt werden muß. In dieser Kombination ist das Präparat für mehrere Monate bis einige Jahre wirksam. Verschlechtert sich die Diabeteseinstellung, ist eine Insulintherapie notwendig. Normgewichtige Patienten mit SH-Versagen werden vorzugsweise sogleich auf Insulin umgestellt, es sei denn, sie lehnen die Insulintherapie ab.

Eine Monotherapie, die andernorts, z. B. in Großbritannien, Schweden und der Schweiz, bei adipösen Diabetikern durchaus mit Erfolg betrieben wird, ist in Deutschland z. Z. weitgehend – wenn auch nicht ganz zu Recht – aus dem therapeutischen Repertoire verschwunden. Ein vorteilhafter Effekt bei übergewichtigen Typ-II-Patienten ist die Senkung der Triglyzeride und des Cholesterins durch Metformin, sofern sich nicht der Lipidstatus, wie meistens, durch knappe Diät und Beseitigung der Hyperglykämie gebessert oder normalisiert hat.

Eine Kombination mit Insulin zur Beeinflussung der Stoffwechsellabilität hat sich bereits früher als unwirksam erwiesen, kann jedoch in seltenen Fällen von *Insulinresistenz* angezeigt sein.

Dosierung: Zunächst wird für etwa 5–7 Tage 850 mg Metformin (1 Tbl. Glucophage retard) oder auch sogleich 1700 mg (2 Tbl.) gegeben. Diese von einigen Autoren bereits als Maximaldosis angegebene Menge kann allenfalls noch, sofern der Blutzucker zu hoch ist und keine Unveträglichkeitssymptome auftreten, auf 2550 mg (3 Tbl.) erhöht werden. Ein Vorgehen nach dem früheren Biguanidslogan: „Start low, go slow" ist insofern vorteilhaft, als unter allmählicher Dosissteigerung mit weniger gastrointestinalen Nebenwirkungen während der Anfangsphase zu rechnen ist. Halten sich diese Beschwerden in Grenzen, kann die Substanz unter sorgfältiger Kontrolle zunächst noch einige Tage verabfolgt oder die Dosis vorübergehend zurückgenommen werden.

5.2.3 Nebenwirkungen, Kontraindikationen

Allergische Reaktionen, vor allem im Bereich der Haut, wurden bisher nur sehr selten registriert.

Im Vordergrund stehen die folgenden gastrointestinalen Beschwerden: Metallischer Geschmack, Inappetenz, Übelkeit bis Erbrechen, Völlegefühl, Meteorismus, Diarrhöen. Diese Symptome treten v. a. in den ersten Behandlungstagen häufiger, danach jedoch seltener auf, so daß nur in etwa 5-10% der Fälle eine Dauerbehandlung nicht möglich ist.

Die wichtigste, wenn auch seltene Komplikation war besonders unter den Präparaten Phenformin und auch Buformin die Laktazidose mit einer Letalität von 50%. Metforminpatienten sind weniger gefährdet, da die Substanz keine Affinität zu den Mitochondrien der Leberzelle und eine kürzere Halbwertzeit von nur 7 h aufweist.

Entscheidender Faktor für die Entwicklung einer Laktazidose ist eine Störung des zellulären oxydativen Stoffwechsels. Eine Steigerung der anaeroben Glykolyse ist dafür verantwortlich, daß es bei erhöhter Glukoseaufnahme in die Muskelzelle zu vermehrter Laktatbildung kommt. Da außerdem infolge der Hemmung der hepatischen Glukoneogenese die Laktatverwertung eingeschränkt ist, resultiert ein Anstieg der Laktatkonzentration im Plasma.

Als Kontraindikation müssen daher alle Zustände gelten, die mit einem erhöhten Laktatanfall einhergehen (Hypoxie), die Laktatverwertung beeinträchtigen (Alkoholabusus) oder die Ausscheidung durch die Niere herabsetzen. Eine eingeschränkte renale Elimination geht außerdem mit einem Anstieg der Biguanidkonzentration im Serum einher und kann daher den Biguanideffekt verstärken. Unter Berücksichtigung dieser Faktoren ergeben sich die in Tabelle 28 angeführten Kontraindikationen.

Unter folgenden Umständen, auf die der Patient frühzeitig hinzuweisen ist, muß eine Biguanidbehandlung abgebrochen und ein Arzt konsultiert werden:

Tabelle 28. Kontraindikationen für Biguanide

Ausgeprägte Stoffwechseldekompensation, besonders mit Ketose
Hyperglykämisches Koma
Gravidität
Unter besonderer Berücksichtigung der Laktazidose-Gefährdung:
Einschränkung der Nierenfunktion
(Serumkreatinin über 1,2 mg/dl = 106,1 µmol/l)
Zustände, die mit unzureichender Sauerstoffversorgung der Gewebe
(Hypoxie) einhergehen können:
a) Neigung zu kardialer Insuffizienz
b) Neigung zu respiratorischer Insuffizienz
c) Interkurrente, fieberhafte Erkrankungen
Einschränkung der Leberfunktion (Hepatits, Leberzirrhose)
Alkoholabusus (Alkoholkranke)
Pankreatitis
Abmagerungskuren (unter 1000 kcal/tag)
Konsumierende Erkrankungen
Eine Woche vor Wahloperationen und postoperativ
Während Intensivtherapie
Undisziplinierte Patienten, insbesondere Diabetiker, die sich den ärztlichen Kontrollen entziehen
Alte Diabetiker (in der Regel über 65 Jahre) wegen der größeren Gefahr der kardiovaskulären Komplikationen, der eingeschränkten Nierenfunktion und unregelmäßiger Tabletteneinnahme

- Anhaltende Übelkeit, Brechreiz, Erbrechen, Bauchschmerz, Hinfälligkeit, Durst und damit auch laktazidoseverdächtige Symptome.
- Interkurrente, besonders fieberhafte Infekte, akute Magen-Darm-Störungen, akute Kreislaufzwischenfälle, unerklärliches schlechtes Befinden.

Literatur (zu 5.2)

Arzneimittelkommission der Deutschen Ärzteschaft (1977) Strenge Indikationsstellung bei Biguanidanwendung. Dtsch Ärztebl 709: 11
Asmal CA, Marble A (1984) Oral hypoglycaemic agents. An update. Drugs 28: 62–78

Berger W (1979) Zur Problematik der Biguanid-Behandlung. Pharmakritik 1: 9–12

Berger W, Amrein R (1978) Laktatazidosen unter der Behandlung mit den drei Biguanidpräparaten Phenformin, Buformin und Metformin. – Resultate einer gesamtschweizerischen Umfrage 1977. Schweiz Rundsch Med 67: 661

Campbell IW (1984) Metformin and Glibenclamide: comparative risks. Br Med J 289: 289

Cudworth AG (1979) Metformin: Current aspects and future developments. Res Clin Forums 1

Gries FA (1978) Indikation und Anwendung von Biguaniden bei Diabetes mellitus. Intern Welt 3: 105–110

Hermann LS (1979) Metformin: A review of its pharmacological properties and therapeutic use. Diabete Metab 5: 233–245

Knick B, Knick J (1983) Diabetesbehandlung mit Biguaniden. MMW 125: 739–742

Kühnau J (1983) Metformin in der Kombinationstherapie des Diabetes mellitus. Dtsch Med Wochenschr 108: 1113–1116

Lucis OJ (1983) The status of metformin in Canada. Can Med Assoc J 128: 24

Luft D, Müller HP (1977) Lactacidose bei biguanidbehandelten Diabetikern. Med Welt 28: 378–384

Mehnert H (1984) Behandlung mit Biguaniden. In: Mehnert H, Schöffling K (Hrsg) Diabetologie in Klinik und Praxis. 2. Aufl. Thieme, Stuttgart, S 240–249

Mehnert H, Standl E (1980) Metformintherapie 1980. Schattauer, Stuttgart New York

Oberdisse K (1977) Die klinische Anwendung der Biguanide. In: Oberdisse K (Hrsg) Diabetes mellitus, 5. Aufl. Springer, Berlin Heidelberg New York, (Handbuch der inneren Medizin, Bd 7/2 B, S 1001–1066)

Schäfer G (1983) Biguanides. A review of history, pharmacodynamics and therapy. Diabete Metab 9: 148–163

Wittmann P, Haslbeck M, Bachmann W, Mehnert H (1977) Lactatacidosen bei Diabetikern unter Biguanidbehandlung. Dtsch Med Wochenschr 102: 5–10

5.3 Glukosidase-Inhibitoren

Mit der Entwicklung dieser Substanzen wurde ein neues therapeutisches Prinzip gefunden, das zu einer Hemmung der enteralen Glukoseabsorption führt. Als Folge einer kompititiven Enzymhemmung am Bürstensaum des Dünndarms wird die Verdauung der Kohlenhydrate verzögert bzw. vermindert. Die geringere Freisetzung von Glukose im Dünndarm verhindert eine ausgeprägtere postprandiale Hyperglykämie bei Diabetikern, die noch über eine ausreichende Insulinsekretion verfügen, und einen Anstieg des Seruminsulins. Acarbose, ein Pseudosaccharid, führte sowohl beim Typ-I- wie beim Typ-II-Diabetiker zu einer Besserung der Stoffwechsellage, so daß in vielen Fällen eine Reduzierung der Insulin- bzw. Sulfonylharnstoffmedikation erforderlich war und gleichzeitig insbesondere postprandiale Hyperglykämien vermindert wurden.

Bei 50% der Patienten treten intestinale Nebenwirkungen wie Flatulenz, Meteorismus und Diarrhöen auf, die sich allerdings meist spontan zurückbilden, so daß ein Absetzen des Präparats bisher nur bei 2–3% der Patienten notwendig war. Als zweckmäßig hat sich in jedem Fall bisher eine einschleichende Dosierung erwiesen. Acarbose wird im Gegensatz zu später entwickelten Inhibitoren nur in minimalen Mengen resorbiert. Das Präparat kam seinerzeit nicht in den Handel, da die Ergebnisse von Langzeitstudien an Ratten zur Frage der Toxizität und Kanzerogenität wegen fehlender Homogenität der Vergleichsgruppen nicht interpretierbar waren. Nach Wiederholung dieser Versuche wird in absehbarer Zeit mit der Einführung zu rechnen sein.

Literatur (zu 5.3)

Caspary WF (1985) Diabetes mellitus: Verzögerung der Kohlenhydrat-Resorption als therapeutisches Prinzip, Dtsch Ärztebl 82: 1413–1423

Creutzfeldt W (ed) (1982) First international symposion on acarbose. Effects on carbohydrate and fat metabolism. Montreux Oct 1981. Excerpta Medica, Amsterdam Oxford Princeton

Creutzfeldt W, Fölsch UR (1983) Delaying absorption as a therapeutic principle in metabolic diseases. Ludwig-Heilmeyer-Symposium, Düsseldorf 1982. Thieme, Stuttgart New York

McCulloch DK, Tattersall RB (1984) „Pharmacological fibre"-alpha-glucosidase inhibition in the management of diabetes. Diab Med 1: 189–190

Schöffling K, Hillebrand I (1981) Acarbose – ein neues therapeutisches Prinzip in der Behandlung des Diabetes mellitus. Dtsch Med Wochenschr 106: 1083–1084

6 Insulin

6.1 Historische Anmerkungen

(s. im übrigen: Zahn 1983)

1912	Injektion von Pankreasextrakten, die sich jedoch als „toxisch" erwiesen (wahrscheinlich z.T. Hypoglykämien)	Zülcher
1921	„Pancréine"; aber noch keine Applikation beim Menschen	Paulesco
1921	Besserung eines Pankreatektomiediabetes durch Injektion von Pankreasextrakt bei der Hündin Majorie	Banting u. Best
11.1. 1922	Erste Injektion des Insulinextrakts von Banting und Best bei einem 14jährigen jugendlichen Diabetiker, Leonhard Thompson, mit einer Diabetesdauer von 2 Jahren	Campbell u. Fletcher
1923–1936	Area der "Alt"-(Normal-)Insulintherapie, meistens mit 2–3, gelegentlich jedoch bis zu 4 Injektionen täglich	
1935	Protamininsulin als erstes brauchbares Verzögerungspräparat mit Wirkungsdauer über 20 h	Hagedorn
1936	Durch Zinkzusatz Stabilisierung und Wirkungsverlängerung der Insulin-Protamin-Suspension: Protamin-Zink(PZ)-Insulin, Wirkungsdauer bis 48 h	Scott u. Fisher
1937–1940	Entwicklung eines Surfeninsulins als Intermediärpräparat	Dörzbach
1946–1948	Weiteres Intermediärpräparat mit geringerem Protamin- und Zinkzusatz als PZ-Insulin und infolgedessen kürzerer Wirkungsdauer, jedoch guter Mischbarkeit mit Alt-(Normal-)Insulin: NPH-Insulin	Krayenbühl und Rosenberg
1952	Insulin-Zink-Suspensionen	Hallas-Møller
1955	Aufklärung der Molekularstruktur	Sanger

1964	Extraktion von Humaninsulin aus der Bauchspeicheldrüse	
1963/1964	Chemische Synthese von biologisch akti-vem Insulin	Zahn et al., Katsoyannis et al., Du Yu-Cang
1968-1972	Monospeziesinsuline sowie Verbesserung der Reinigungsverfahren durch Gelchroma-tographie und zusätzliche Ionenaustau-scherchromatographie	
1974	Totalsynthese des Humaninsulins	Sieber et al.
1975	Entwicklung eines Closed-loop-Insulinin-fusionssystems, das glukosekontrolliert wird (Biostator)	Pfeiffer u. Albisser
1975	Einführung der tragbaren Open-loop-Gerä-te mit überwiegend subkutaner, selten intra-venöser sowie intraperitonealer Insulinap-plikation	
1976	Semisynthetisches Humaninsulin aus Schweineinsulin durch Austausch des Ala-nins an der B-30-Position gegen Threonin	Obermeier u. Geiger
1979	Biosynthetisches Humaninsulin durch E. coli mittels DNA-Rekombination	Goeddel et al.
1980	seitdem zunehmende Verbreitung der inten-sivierten Insulintherapie (konventionell und Insulinpumpe)	
etwa 1980	erste Implantationen von Insulinpumpen.	

6.2 Insulingewinnung

Insulin wird aus der Bauchspeicheldrüse von Rindern und Schwei-nen extrahiert oder biosynthetisch gewonnen. Der Insulingehalt *ei-nes* Rinderpankreas reicht aus, um einen durchschnittlichen Tages-bedarf von 40 IE für 20 Tage zu decken, der des Schweinepankreas dagegen nur für 3-4 Tage.

Die Dosierung erfolgt entsprechend der biologischen Aktivität nach internationalen Einheiten (IE oder E). Eine Einheit entspricht etwa 0,04 mg oder umgekehrt 1 mg Insulin 23,5 bis 28 IE.

Insulin ist ein Proteohormon mit einem Molekulargewicht von 5800 (Rinder-insulin 5734), das als Monomer biologisch aktiv ist. Da es bei oraler Zufuhr proteolytisch abgebaut wird, muß es injiziert werden. Früher erfolgte die Herstellung der Präparate durch Extraktion und danach durch eine - nur unvollkommene - Reinigung mittels mehrfacher Umkristallisation. Dabei blieben jedoch bestimmte Proteine zurück, die die Immunogenität der Präparate verstärkten und das Auftreten von Immunreaktionen begünstigten. Seit 1970 ist es möglich, mittels Gelchromatographie die besonders immunogenen Proteine des exokrinen Pankreas, das Proinsulin und auch Insulinderivate weitgehend zu eliminieren und die Immunogenität und die Häufigkeit von Insulinallergie, -resistenz und -lipoatrophie wesentlich zu reduzieren (s. 6.9.1). Einen besonders hohen Reinheitsgrad konnte man durch zusätzliche Ionenaustauscherchromatographie erreichen: MC-(Monocomponent) bzw. „hochgereinigte" Insuline.

Ein günstiger Einfluß auf die Immunreaktionen wurde bereits vorher dadurch erzielt, daß statt der früher meistens verwendeten Rind-Schwein-Mischpräparate reines „Monospezies"-Schweineinsulin verwendet wurde, dessen Aminosäurensequenz sich lediglich in Position 30 in der B-Kette vom Humaninsulin unterscheidet (Tabelle 29).

Seit 1980 stehen auch Humaninsulinpräparate für die Therapie zur Verfügung.

Humaninsulin konnte zunächst nur aus dem Extrakt von menschlichen Bauchspeicheldrüsen gewonnen werden. Nach Aufklärung der Molekularstruktur 1955 gelang 3 verschiedenen Arbeitsgruppen 1963 und 1964 (s. 6.1) unabhängig voneinander die aufwendige chemische Totalsynthese aus den einzelnen Aminosäuren. Hinsichtlich seines Molekulargewichts und seiner biologischen Aktivität erwies sich dieses Präparat mit dem aus menschlichem Pankreas extrahierten Insulin identisch. Die Herstellung größerer Mengen kam jedoch wegen der komplizierten Technik, der geringen Ausbeute und der hohen Kosten nicht in Betracht.

Die inzwischen entwickelten semisynthetischen und biosynthetischen Verfahren erlauben nunmehr die Produktion ausreichender

Tabelle 29. Unterschiedliche Aminosäurepositionen von Human-, Schweine- und Rinderinsulin

Insulin	A			B
	8	9	10	30
Mensch	Thr	Ser	Ile	Thr
Schwein	Thr	Ser	Ile	Ala
Rind	Ala	Ser	Val	Ala

Humaninsulinmengen zu akzeptablen Kosten, die z. Z. in etwa denen der entsprechenden hochgereinigten tierischen Präparate entsprechen.

Die *Semisynthese* geht vom Schweineinsulin aus, das sich vom menschlichen Hormon nur hinsichtlich der B-30-Position unterscheidet (s. Abb. 3 und Tabelle 29). Das dort lokalisierte Alanin wird gegen Threonin ausgetauscht, indem der B-Kettenabschnitt von Position 23–30 aus dem Schweineinsulin abgespalten und mittels enzymatischer Transpeptidierung eine threoninhaltige Sequenz eingesetzt wird.

Biosynthese. Ihr liegt das gentechnologische Verfahren der DNA-Rekombination zugrunde unter Verwendung des apathogenen E. coli-Stammes K 12. Zunächst wird das bakterielle DNA-Plasmid isoliert, dessen ringförmige Struktur aufgebrochen und in die entstandene Lücke eine neue, vorher synthetisierte Sequenz inseriert, die die Bildung der A-Kette oder der B-Kette codiert. Dieser modifizierte Plasmidkomplex wird wieder in E. coli transferiert, das dadurch in die Lage versetzt wird, in getrennten Kulturen entsprechend seinem genetischen Material die A- oder die B-Kette zu „biosynthetisieren". Nach der Isolation dieses Produkts erfolgt die Abspaltung der jeweiligen Kette aus der chimären Verbindung, danach die Kombination der A- und B-Kette zum Insulinmolekül.

Eine weitere Möglichkeit der Kombination besteht darin, das genetische Material von E. coli so zu kodieren, daß Affenproinsulin bzw. Prä-Proinsulin gebildet wird. Dieses unterscheidet sich vom Humaninsulin nur in bezug auf die Aminosäuresequenz im Verbindungsstück, dem C-Peptid, während hinsichtlich des Insulinmoleküls selbst Identität besteht. Nach enzymatischer Abtrennung des C-Peptids bleibt das Insulinmolekül zurück. Dabei wird zwar das in Position B 30 befindliche Threonin zunächst abgespalten, später aber in einem zusätzlichen Syntheseschritt hinzugefügt.

Den z. Z. im Handel befindlichen biosynthetischen Präparaten liegt noch die getrennte Synthese von A- und B-Kette zugrunde. Es kann aber damit gerechnet werden, daß in absehbarer Zeit auch Insuline auf der Basis der Proinsulinsynthese – auch unter Verwendung von gentechnologisch modifizierter Hefe – für die Therapie zur Verfügung stehen.

Sowohl die biosynthetischen als auch die semisynthetischen Humaninsuline sind hinsichtlich ihrer Molekularstruktur mit dem aus dem menschlichen Pankreas extrahierten Hormon identisch und zeigen demnach die gleiche biologische Aktivität.

Dieser molekularen Identität verdanken die Humanpräparate auch ihre minimale Immunogenität. Die Titer der IgG- und IgE-Antikörper liegen in einem sehr niedrigen und klinisch nicht relevanten Bereich. Eine Induzierung von manifesten Immunreaktionen wurde bisher, ähnlich wie bei hochgereinigten Schweineinsulinen, nicht beobachtet (s. 6.9.1), sofern keine Vorbehandlung mit heterologem Insulin erfolgt war.

Humaninsuline werden etwas rascher resorbiert als die entsprechenden heterologen Präparate und zeigten dementsprechend eine geringfügig stärkere *klinisch* jedoch *nicht relevante,* initiale Blutzuckersenkung. Ursache ist wahrscheinlich die ausgeprägtere Hydrophilie als Folge der Lokalisation des Threonins in der B-30-Position.

6.3 Insulinpräparate (Tabellen 30 und 31)

Die Kenntnis der Speziesherkunft, des Wirkungsprofils, der Mischbarkeit mit Normalinsulin (NI) trägt dazu bei, die Insulintherapie auf eine rationalere Basis zu stellen. Über wichtige Eigenschaften der Präparate sollte der Therapeut daher orientiert sein.

Speziesherkunft: Geringere Immunogenität der Schweine- und besonders der Humanpräparate im Vergleich zu Rinderinsulin.

Reinheitsgrad: Weiterer wichtiger Faktor für Immunreaktionen.

Insulinkonzentration: In den meisten europäischen Ländern 40 IE/ml (ausnahmsweise 80 IE/ml); in den USA, Kanada, Großbritannien, wahrscheinlich bald in Skandinavien 100 IE/ml.

Wirkungsprofil: Resultante aus:
Wirkungsdauer (WD), die im übrigen mit steigender Dosis zunimmt; umgekehrt wird durch Halbierung der Dosis die Wirkungsdauer um etwa ⅓ reduziert. Initialwirkung (IW): Intensität des blutzuckersenkenden Effekts 1–3 h nach Injektion;
Wirkungsmaximum: Zeit der stärksten BZ-Wirkung und Hypoglykämietendenz.

Wirkungskonstanz: Reproduzierbarkeit des Wirkungsablaufs, der nicht nur von den physikochemischen Eigenschaften des Präparats, sondern auch von den individuellen Absorptionsverhältnissen abhängig ist.

Mischungsstabilität, v.a. mit Normalinsulin, entweder in handelsüblicher Kombination oder ad hoc vom Patienten selbst hergestellt.

Entsprechend der Wirkungsdauer werden die Insulinpräparate in 2 bzw. 3 Gruppen eingeteilt:

Normalinsuline (NI), früher Altinsuline, als kurzwirkende Präparate. Wirkungsweise: Rascher Wirkungseintritt innerhalb der ersten 1–2 h, daher Spritz-Eß-Abstand 30 min, selten kürzer. Wirkungsmaximum nach etwa 2–4 h, Wirkungsdauer 5–7 h.

Die intensivierte Insulintherapie hat zu einer Renaissance der NI geführt, die heute ihren festen Platz auch in der langfristigen (Dauer-) Behandlung haben, nicht nur als Bestandteil einer individuellen Mischung mit einem VI, sondern auch in Form der 1- bis 3maligen Injektion zusätzlich zum VI oder als weitgehender Bestandteil des gesamten Insulinregimes (s. Tabelle 40, S. 160). NI wird ferner für Insulininfusionsgeräte verwendet (s. 6.7.3).

Verzögerungsinsuline (VI). Die Wirkungsverzögerung wird durch unterschiedliche physikochemische Eigenschaften der Präparate bestimmt: Suspension von Insulinkristallen oder von Insulin-Zink-Kristallen (IZS); Suspension von amorphen Partikeln; Suspension von Kristallen aus Insulin und einer Depotsubstanz; Ausfällung in Form von amorphen Partikeln erst im neutralen pH des Gewebes aus einer sauren Lösung. Es werden 2 Untergruppen unterschieden:

Intermediärinsuline (IMI)

Wirkungsweise: Klinisch relevante Wirkungsdauer nicht wesentlich länger als 20 h, bei einigen Präparaten sogar kürzer (Nr. 29, 30, 35), deshalb meist 2mal tägliche Injektion. Initialeffekt relativ gering, daher Spritz-Eß-Abstand 30–45 min bzw. Kombination mit NI. Wirkungsmaximum etwa von der 4. bis zur 10. Stunde.

IMI sind seit Jahrzehnten die Basis der Insulintherapie beim Typ-I-Diabetiker und werden, oft als 2mal tägliche Injektion, auch bei der Mehrzahl der insulinbedürftigen Typ-II-Patienten verwendet.

Langzeitinsuline (LZI)

Wirkungsweise: Wirkungsdauer 24 h und länger; wegen des geringen Initialeffekts längerer Spritz-Eß-Abstand 45–60 min oft empfohlen, häufig jedoch ohne Effekt; außerdem kein zu KH-reiches 1. Frühstück, ggf. Kombination mit NI.-Wirkungsmaximum zwischen der 10. und 20. Stunde nach Injektion.

Protrahiert wirkende Insuline werden auch heute noch angewandt, wenn, wie z. B. beim älteren Typ-II-Diabetiker, eine einmalige tägliche Injektion angestrebt wird und diese mit einem NPH-Präparat nicht zu erreichen ist. Rinder-LZI (Tabelle 30) zeichnen sich durch besonders lange Wirkungsdauer über 24 h aus und sollen, falls eine Langzeitwirkung Vorteile für die Einstellung verspricht, nicht wegen ihres Speziescharakters von vornherein abgelehnt werden. Außerdem wird Human-LZI – bisher jedoch relativ selten – als sog. Basisinsuline mit zusätzlich vor den Hauptmahlzeiten NI injiziert.

Die z. Z. wichtigen Verzögerungspräparate, bei denen es sich außer bei Nr. 24–26 um IMI handelt, lassen sich, wie Tabelle 30 zeigt, entsprechend dem Prinzip der Wirkungsverzögerung in 3 Gruppen einteilen:

NPH-Insuline (Neutrale-Protamin-Hagedorn-Insuline, aus dem Labor Hagedorn) – sämtlich IMI.
Verzögerungsprinzip: Protamin-Insulin-Kristalle (Protamingehalt 0,13–0,15 mg/ml).
Puffer: Phosphat
Konservierungsmittel: m-Cresol – 1,5–1,6 mg/ml, Phenol etwa 0,65 mg/ml.

Es handelt sich um isophane Insuline. Isophanie bedeutet ein Mischungsverhältnis, in dem beide Komponenten im Insulin-Protamin-Komplex gebunden und weder freies Insulin noch freies Protamin vorhanden sind. Dieser physikochemische Zustand ist vorteilhaft, wenn Normalinsulin zugesetzt werden muß. Da keine Bindung an freies Protamin eintreten kann, bleibt der gewünschte NI-Effekt wie bei getrennter Injektion erhalten.
NPH-Insuline zeichnen sich aus durch
– für die meisten Diabetiker geeignetes Wirkungsspektrum.
  Die geringen, klinisch i. allg. nicht relevanten Unterschiede im Wirkungsablauf zwischen Schweine-, semisynthetischen und biosynthetischen Human-NPH-Präparaten sind nicht speziesbedingt, sondern offensichtlich von dem jeweiligen Herstellungsverfahren mit den entsprechenden Auswirkungen auf die Bioverfügbarkeit abhängig.
– zwar ungleichmäßige Absorption im Subkutangewebe, jedoch gute Mischbarkeit mit NI, d. h. additiver Effekt wie bei getrennter Injektion auch nach längerem Bestehen der Mischung, so daß im Gegensatz zu den IZS die Herstellung von Kombinationspräparaten möglich ist.
Hautallergien durch die Verzögerungssubstanz Protamin sind, von Raritäten abgesehen, offenbar klinisch ohne Bedeutung.

Insulin-Zink-Suspensionen (IZS) – LZI (Nr. 23–26) oder IMI.
Verzögerungsprinzip: Insulin-Zink-Kristalle (kristallin in Nr. 23–26, amorphe Partikel in Nr. 23, 24, 33) in neutraler Suspension. Zinkgehalt etwa 0,2 mg/100 IE.

Puffer: Azetat (im Phosphatpuffer keine Kristallisation von Zink und Insulin).

Konservierungsmittel: Solbrol.

Die Wirkungsdauer hängt von der Beschaffenheit der Insulinkristalle ab: relativ kurz bei Suspensionen mit amorphem Insulin (Nr. 33), ausgesprochen protrahiert bei Kristallsuspensionen von Rinderinsulin (Nr. 24 und 25), kürzere, weniger ausgeprägte Zeitwirkung bei kristallinen Suspensionen von Humaninsulin (Nr. 23, 26).

Surfeninsuline – IMI

Verzögerungsprinzip: Im sauren Milieu gelöste Insulin-Surfen-Kristalle. Ausfällung und damit Verzögerungseffekt erst nach Injektion beim physiologischen Gewebs-pH.

Puffer: Phosphat.

Konservierungsmittel: Solbrol.

Surfenallergien als Lokalreaktionen vom Typ IV, evtl. vom Typ III (Nekrose als Rarität) kommen nur selten vor (s. Kap. 6.9).

Die umfangreiche Präparatepalette mit z. Z. 27 Verzögerungs- und Kombinationsinsulinen erscheint auf den ersten Blick verwirrend (s. Tabelle 30). Die Übersicht wird etwas erleichtert, wenn berücksichtigt wird, daß bestimmte Präparate (Nr. 25, 31–33) heute kaum noch oder zunehmend weniger verwendet werden. Die wichtigste Präparategruppe werden in den nächsten Jahren zweifellos die NPH-Insuline werden. Diese Gruppe umfaßt derzeit 5 Verzögerungspräparate von 4 Herstellern mit ähnlicher Wirkungsdauer sowie insgesamt 10 Kombinationen mit unterschiedlichem NI-Anteil zwischen 10 und 50%.

Auch heute werden noch die früher dominierenden Surfenintermediärpräparate von Rind und Schwein verwendet, die sich durch eine bemerkenswerte Wirkungsstabilität auszeichnen. Zumindest das Rindersurfeninsulin wird jedoch bei Ersteinstellungen kaum mehr, bei Vorliegen immunologischer Komplikationen überhaupt nicht eingesetzt.

Mischung von Verzögerungsinsulinen mit Normalinsulin. Der bei zahlreichen Diabetikern unzureichende Initialeffekt sowohl eines IMI als auch eines LZI kann durch Zusatz von NI verbessert werden. Mehrere Kombinationen von NPH-Insulinen mit unterschied-

Tabelle 30. Insulinpräparate (weitere Daten siehe Tabelle des Insulinausschusses der Deutschen Diabetesgesellschaft)[a]

Nr.	Handelsname	Spezies	Wirkungsdauer [h]	Hersteller
	Normal-(Alt-)Insuline			
1.	H-Insulin Hoechst	H (SHI)	5–7	Hoechst
2.	Huminsulin Normal	H (BHI)	5–7	Lilly
3.	Insulin Actrapid HM	H (SHI)	5–7	Novo
4.	Insulin Hoechst	R	5–7	Hoechst
5.	Insulin S Hoechst	S	5–7	Hoechst
6.	Insulin Velasulin Nordisk	S	5–7	Nordisk
7.	Insulin Velasulin Human	H (SHI)	5–7	Nordisk
	Verzögerungsinsuline (sämtlich IMI, außer 24–26), (bei Kombination mit Normalinsulin Anteil in %)			
	NPH-Insuline			
8.	Basal-H-Insulin Hoechst	H (SHI)	20	Hoechst
9.	Depot-H 15 Insulin (15)	H (SHI)	20	Hoechst
10.	Depot-H-Insulin Hoechst (25)	H (SHI)	16–20	Hoechst
11.	Komb-H-Insulin (50)	H (SHI)	16	Hoechst
12.	Huminsulin basal	H (BHI)	16–20	Lilly
13.	Huminsulin Profil I (10)	H (BHI)	16–18	Lilly
14.	Huminsulin Profil II (20)	H (BHI)	16	Lilly
15.	Insulin Insulatard Nordisk	S	20	Nordisk
16.	Insulin Mixtard Nordisk (30)	S	16–20	Nordisk
17.	Insulin Initard Nordisk (50)	S	16	Nordisk
18.	Insulin Insulatard human	H (SHI)	20	Nordisk
19.	Insulin Mixtard human (30)	H (SHI)	16–20	Nordisk
20.	Insulin Initard human (50)	H (SHI)	16	Nordisk
21.	Insulin Protaphan HM	H (SHI)	20	Novo
22.	Actraphane HM (30)	H (SHI)	16–20	Novo
	Insulin-Zink-Suspensionen (IZS)			
23.	Insulin Monotard HM	H (SHI)	20	Novo
24.	Insulin Novo Lente (70% Nr. 27/ 30% Nr. 35)	RS	24–28	Novo
25.	Insulin Novo Ultralente	S	30	Novo
26.	Insulin Ultratard HM	H (SHI)	24	Novo
	Surfen-Insuline			
27.	Depot Insulin Hoechst	R	12–16	Hoechst
28.	Depot Insulin S Hoechst	S	12–16	Hoechst
29.	Komb-Insulin (33)	R	12	Hoechst
30.	Komb-Insulin S (33)	S	12	Hoechst
	Nur noch selten verwendete Präparate			
31.	Depot Insulin „Horm" (Ins.-Zn-Protaminat)	R	20	Hormonchemie

Tabelle 30 (Fortsetzung)

Nr.	Handelsname	Spezies	Wirkungs-dauer [h]	Her-steller
32.	Insulin Novo Rapitard (75% I-Kristall-Suspension + 25% Nr. 3)	RS	20	Novo
33.	Insulin Novo Semilente (IZS, amorph)	S	12–14	Novo

[a] Für die Erlaubnis, die Tabelle des Insulinausschusses der Deutschen Diabetesgesellschaft als Einlage verwenden zu dürfen, ist der Autor dem Hansischen Verlagskontor Lübeck und der Deutschen Diabetesgesellschaft zu Dank verpflichtet.

Erläuterungen zu Tabelle 30

Unter den VI gehören nur die IZS Nr. 24–26 zu den LZI, alle anderen in die Gruppe der IMI.

Die Mehrzahl der VI und die dazugehörigen Kombinationsinsuline liegen als neutrale Suspensionen vor, lediglich bei den IMI Nr. 27–30 handelt es sich um sauer gepufferte „klare" Lösungen von Surfen und Insulin, die erst im neutralen Milieu der Gewebsflüssigkeit nach Ausfällung ihren Verzögerungscharakter erhalten. Entsprechendes gilt für Nr. 31.

Zink ist in geringen Mengen in allen Insulinpräparaten enthalten. Die IZI weisen jedoch einen etwa 10mal höheren Gehalt (etwa 0,2 mg/100 IE) auf.

Insulin Ultratard HM kein ausgesprochenes LZI und hat eine kürzere Wirkungsdauer als Insulin Lente und besonders Ultralente. Es handelt sich um die im Monotard HM vorliegenden 70%ige kristalline IZS ohne die 30% amorphen (Semilente) Partikel, demnach also um Monotard HM minus Semilente.

Die Bezeichnung „basal" (Nr. 8, 12) bedeutet nicht, daß mit einer gleichmäßigen, über 24 h anhaltenden Wirkung zu rechnen ist. Die Wirkungsdauer beträgt, wie bei den anderen Intermediärinsulinen, etwa 16–20 h. Der Basalsekretion des Gesunden kommt unter allen Insulinpräparaten allenfalls das Ultralente-Insulin am nächsten.

Überhaupt liegen den Herstellerangaben über die Wirkungsdauer der VI und der Kombinationsinsuline keine einheitlichen und schon gar nicht standardisierte Kriterien zugrunde. Es läßt sich zwar 24 h nach Injektion eines markierten NPH-Präparats eine Aktivität an der Injektionsstelle nachweisen; das bedeutet jedoch nicht, daß zu diesem Zeitpunkt noch ein klinisch relevanter Effekt vorhanden ist.

Eines kritischen Hinweises bedürfen die Daten, die von den Herstellern über den Wirkungsablauf angegeben werden. Ihnen liegen keineswegs einheitliche Kriterien zugrunde, was vor allem für die Wirkungsdauer und für den

Maximaleffekt der Verzögerungsinsuline gilt. Diese Angaben sind daher für die Auswahl eines Präparates, auch wenn beispielsweise ein Wechsel vorgenommen werden soll, nicht ohne weiteres verwertbar.

Depot-H-Insuline (Nr. 9, 10) sind keine reinen Verzögerungs-, sondern Kombinationspräparate mit 15% bzw. 25% Normalinsulin.

Ein Normalinsulinanteil von 50% wie in Nr. 11, 17, 20 ist für die meisten Diabetiker, die ein Mischinsulin benötigen, wegen der Hypoglykämiegefährdung gegen Mittag zu hoch.

Bei allen Verzögerungspräparaten einschließlich der Kombinationsinsuline handelt es sich um neutral gepufferte Suspensionen, außer den sauren Surfeninsulinen Nr. 27–30 sowie ferner Nr. 31.

Tabelle 31. Insulinpräparate für spezielle Indikationen

	Verzögerungs-typ	Hersteller
Höher konzentrierte Präparate für Insulin-resistenz bzw. hohen Insulinbedarf		
Huminsulin Normal U 100		Lilly
Huminsulin Basal U 100		Lilly
Huminsulin Profil I U 100		Lilly
Huminsulin Profil II U 100		Lilly
Insulin Novo Lente 80 (U 80)	IZS	Novo
Pumpeninsuline		
Velasulin U 100	–	Nordisk
H-Tronin 40/–100		Hoechst
Insuline für Injektoren (s. S. 142)		
Actrapid HM Penfill	–	Novo
Insulin Velasulin Nordisk PP		Nordisk
H-Tronin 100		Hoechst

Erläuterungen zu Tabelle 31:
Die biosynthetischen Humaninsuline (Nr. 2, 12–14) sind nicht nur als U-40-, sondern auch als U-100-Präparate im Handel, für Apotheken jedoch nur auf direkte Anforderung von der Herstellerfirma lieferbar. *Unbedingt notwendig* sind Insulinspritzen mit einer passenden Skala von 1 ml = 100 IE. Die irrtümliche Verwendung einer U-40-Spritze mit der entsprechenden Fehldosierung wird wegen der 2,5mal höheren Insulinkonzentration im U-100-Insulin zu schweren Hypoglykämien führen. Die höher konzentrierten U-100-Präparate sind indiziert bei Diabetikern mit hohem Insulinbedarf infolge Insulinresistenz, um zu große Injektionsvolumina zu vermeiden. Ferner sind in Tabelle 31 die speziellen, für die Therapie mit Insulinpumpen vorgesehenen Präparate angeführt.

136

lichem NI-Anteil zwischen 10 und 50% stehen als handelsübliche Präparate zur Verfügung (s. Tabelle 30). Der Spritz-Eß-Abstand beträgt bei diesen Kombinationsinsulinen im allgemeinen 30 min. Die sog. freie (variable) individuelle Mischung, die von den Patienten selbst hergestellt wird, hat in den letzten Jahren endlich auch in Deutschland die ihr zukommende Bedeutung für eine flexible Insulintherapie erlangt. Sie ermöglicht nicht nur längerfristig eine Anpassung des Mischungsverhältnisses an die Entwicklung des Diabetes, an die Insulinempfindlichkeit und an die jeweiligen Lebensumstände, sondern auch eine kurzfristige Adaptation an körperliche Aktivität, interkurrente Erkrankungen sowie bei labilem Diabetes Änderungen des Normalinsulinanteils entsprechend der jeweiligen BZ-Konzentration (s. im übrigen Kap. 6.7.2).

Wie Tabelle 32 zeigt, werden individuelle Mischungen v. a. von jüngeren Diabetikern, handelsübliche Kombinationspräparate von älteren Patienten bevorzugt.

Wenn im Falle einer Mischung von NPH-Insulin bzw. der Insulin-Zink-Suspension Nr. 23 mit Normalinsulin Dosisänderungen vorgenommen werden sollen, muß man sich über die Wirkungskurve der beiden Komponenten im klaren sein, v. a. hinsichtlich der Überlagerung in der 2. Vormittagshälfte, etwa 4–5 h post injectionem. Die verschiedentlich geäußerte Empfehlung, daß der BZ bis zum Mittagessen durch das Normalinsulin, im Laufe des Nachmittags durch das VI zu regulieren sei, trifft für viele Diabetiker nicht zu und kann zu Hypoglykämien führen; dies vor allem, wenn der BZ im Laufe der 2. Nachmittagshälfte ansteigt, der BZ vor dem Mittagessen jedoch in

Tabelle 32. Einsatz von Insulinmischungen

Individuelle Mischung	Handelsübliches Kombinationspräparat
Bevorzugt bei jüngeren Patienten (Typ-I-Diabetes)	Bevorzugt bei älteren Patienten, vorhandene Palette ausreichend
Flexible NI-VI-Relation	Dosisanpassung und Änderung der NI-VI-Relation von geringerer Bedeutung
Bessere Anpassung an Änderungen der Stoffwechselsituation und Alltagsverhältnisse	Prozedur des Mischens entfällt

einem niedrigen Bereich liegt. Eine Erhöhung der morgendlichen NI-Dosis ist in dieser Situation wegen Hypoglykämiegefährdung nicht möglich (s. ausführlich Kap. 6.7).

Nur bei NPH-Insulin ist ein konstanter Wirkungsablauf entsprechend der getrennten Injektion beider Komponenten gewährleistet.

Insulin-Zink-Suspensionen müssen nach Mischung mit NI injiziert werden, da andernfalls der rasche Wirkungseintritt des NI infolge Umwandlung in IZS abgeschwächt wird. Die Herstellung fertiger Kombinationspräparate ist deshalb nicht möglich. Ob die individuelle Mischung den gleichen Wirkungsablauf aufweist wie bei getrennter Injektion, selbst wenn die Injektionen unmittelbar aufeinander folgen, ist neuerdings umstritten. Für die sog. individuelle Mischung sollten daher als VI-Komponente NPH-Insuline vorgezogen werden. Bei Diabetikern, die bereits mit IZS-NI-Mischung behandelt werden, sollte im Falle einer ungenügenden Einstellung auf ein NPH-Präparat gewechselt werden.

Getrennte Injektion im Falle eines NI-Zusatzes wird neuerdings für Nr. 25 und 26 empfohlen, da sonst stärkere Abschwächung des Initialeffektes (?).

Die sauer gepufferten Surfeninsuline (Nr. 27, 28) werden vom Patienten selbst nur selten mit NI gemischt. Systematische Studien über den Wirkungsablauf derartiger Mischungen im Vergleich zu getrennter Injektion liegen unseres Wissens vor.

Individuelle Mischungen sollten grundsätzlich nur innerhalb der Präparatepalette eines Herstellers erfolgen. Mischungen von NI und VI mit unterschiedlichem Puffer bzw. unterschiedlichem Konservierungsmittel müssen vermieden werden.

Bei der Herstellung der Mischung ist zuerst NI und danach VI aufzuziehen, da der VI-Rest im Kanülenvolumen nicht bei jeder Mischung in das NI-Fläschchen gelangen soll, zumal das NI-Fläschchen bei niedriger NI-Dosis für zahlreiche Mischprozeduren benötigt wird.

Es sollen nur solche Plastikspritzen verwendet werden, die keinen oder nur einen minimalen Totraum aufweisen. Der Totraum vieler früherer Modelle konnte 2–3 IE NI (U 40) enthalten, so daß die tatsächlich aufgezogene NI-Dosis über der verordneten lag.

Es ist wahrscheinlich vergeblich, zu hoffen, daß angesichts der bereits umfangreichen Insulinpalette keine weiteren Kombinationsinsuline in den Handel kommen werden. Der heute in der Diabetologie verbreiteten Auffassung, daß die individuelle Mischung besonders bei jüngeren Patienten zu bevorzugen ist, wird dadurch eher entgegengewirkt.

6.4 Insulininjektion

Aufbewahrung. Der Verlust an biologischer Aktivität ist zwischen 4 und 10 °C sehr gering. Über 25 °C kommt es zu einem erheblichen Wirkungsabfall, der in 2 Jahren bis zu 30% betragen kann. Die übliche 5-Ampullen-Packung wird zweckmäßigerweise im Kühlschrank gelagert, jedoch nicht im Gefrierfach, da sich bei Minustemperaturen Ausfällungen bilden.

Bei Zimmertemperatur läßt sich Insulin monatelang aufbewahren, so daß die jeweils benutzte Ampulle nicht im Kühlschrank liegen muß. Längere Lichtexposition ist zu vermeiden, da sie zur Destruktion des Insulinmoleküls führen kann. Zu hohen Temperaturen ist Insulin am ehesten ausgesetzt, wenn der Patient unterwegs ist. Die Aufbewahrung soll daher besonders im Auto oder beim Camping an wenig exponierten Stellen erfolgen.

Injektionstechnik und Wahl des Injektionsareals. Die Injektion erfolgt routinemäßig – auch bei der Insulinpumpe – in das Subkutangewebe. Insgesamt kommen die in Tabelle 33 aufgeführten Applikationsarten in Betracht, außer den noch experimentellen.

Tabelle 33. Wege der Insulinapplikation – etabliert und versuchsweise (s. im übrigen Kap. 6)

	Applikation	Zugangsprobleme	Absorption bzw. Effekt	Indikation
s. c.	Injektion	Keine	Inkonstant. Relativ langsam (NI > IMI > LZI)	Routine
	Insulinpumpe	Entzündl. Reaktion (bis zu Abzessen), Blockaden	Rascher und konstanter als s. c.	
	Jet (perkutan)		Etwas rascher als s. c. Injektion	Ablehnung der Injektionstherapie

Tabelle 33 (Fortsetzung)

	Applikation	Zugangs-probleme	Absorption bzw. Effekt	Indikation
i.m.	Injektion	Nur passagere Therapie	Rascher als s.c.	Diabetisches Koma, wenn keine i.v.-Therapie, evtl. Insulinallergie
i.v.	Infusion, evtl. via Pumpe	Sehr selten als Dauertherapie. Thrombose bez. Thrombophlebitis	Sofort, gut steuerbar	Kurzfristig: diabetisches Koma, Notfall, Operation
	Injektion (als Bolus)	Keine	Sofort (aber Halbwertszeit nur 3 min)	Allenfalls zur Infusionseinleitung.
	via implant. Pumpe			keine Routine-therapie
i.p.	via Ins.-Pumpe kontin. Infusion	Entzündl. Reaktion an Katheterinsertion; i.p. Verwachsungen, Fremdkörperreaktion	Rasch. Direkte intraportale Zufuhr	Brittle-Diabetes. S.c. Probleme, jedoch dringliche Pumpenindikation
Bisher nur versuchsweise:				
Nasal	Spray		Rasch; jedoch nur 15–20% absorbiert	Zusätzlich a.c. zum VI?; z.B. Typ-II-Diabetes (?)
Enteral bzw. oral (mit Stabilisator)	Bequem		Unsicher, nur etwa 5% absorbiert	–
Rektal	„socially undesirable" (Schade)		?	–

Die Subkutaninjektion erfolgt in die Oberschenkel, die seitlichen Gesäßpartien, die Bauchhaut und die Oberarme (Einzelheiten in den Instruktionsschriften für Diabetiker). Das Insulin wird nach der Injektion durch den Blutstrom abtransportiert, die Absorptionsrate ist jedoch nicht konstant und zeigt z.T. nicht nur interindividuell, sondern auch intraindividuell, d. h. beim gleichen Individuum von Injektion zu Injektion und in Abhängigkeit vom Injektionsareal erhebliche Unterschiede (s. Tabelle 34). Die Absorption wird oft entscheidend durch die Durchblutungsverhältnisse in der Haut bestimmt, häufig durch weitere, z. T. noch unbekannte Faktoren, wobei die Degradation des Insulins durch Gewebsproteasen eine wesentlich geringere Rolle spielt als früher vermutet.

Insulinspritzen. Nach der Aera der Rekordspritzen und -kanülen, die meistens 1- bis 2mal pro Woche ausgekocht wurden, haben sich in den letzten Jahren die sog. Plastikspritzen durchgesetzt. Sie zeichnen sich gegenüber durch folgende Vorteile aus: bessere Aufbewahrungsmöglichkeit, einfachere Injektionstechnik, meist gut ablesbare Skala sowie minimaler Totraum. Für sehbehinderte Diabetiker stehen aufsetzbare Lupen zur Verfügung, um die Ablesbarkeit der Dosierungsskala zu verbessern.

Bei einmaliger Verwendung der Plastikspritzen sind die Kosten zweifellos höher als bei den früheren Glasspritzen, sie liegen jedoch in einem akzeptablen Bereich, wenn eine Spritze 5- bis 7mal benutzt wird.

Trotz der von den meisten Patienten inzwischen praktizierten Mehrfachverwendung und fast universeller Verbreitung dieses Spritzentyps sind entzündliche Komplikationen im Bereich der Injektionsstellen nach wie vor Raritäten und keinesfalls häufiger als bei den früheren Rekordspritzen. Die Seltenheit von bakteriellen Entzündungen am Injektionsort ist im übrigen nicht auf eine besonders effektive Reinigung bzw. Sterilisation zurückzuführen, sondern auf den Zusatz von konservierenden, meist bakteriziden Substanzen zum Insulinpräparat.

Für manuell unbeholfene oder stark sehbehinderte Patienten eignen sich spezielle Spritzen mit einer Arretierungsvorrichtung, wodurch ihnen die visuelle Einstellung des Stempels entsprechend der Dosisskale erspart wird. Bei Zweimalinjektion müssen 2 Arretierungsspritzen verschrieben und die Morgen- und Abenddosis jeweils entsprechend eingestellt werden. Der Druckausgleich und damit die Häufigkeit von Luftblasen bereiten hier mehr Schwierigkeiten als bei den übrigen Spritzen.

Sogenannte Automatikspritzen wurden – früher häufiger als heutzutage – besonders von Diabetikern benutzt, die offensichtlich unüberwindbare Hemmungen haben, sich selbst das Injektionstrauma zuzufügen. Bis auf wenige Ausnahmen wird jedoch auch von diesem Patientenkreis heute meist die Plastikspritze bevorzugt.

Für die Rezeptur der Plastikspritze ist folgendes zu beachten:
- gut ablesbare Skala, d.h. kräftige Markierung und ausreichende Zylinder-
  länge, da bei kurzzylindrigen Modellen die Skalenmarkierung zu eng;
- der Dosis angepaßtes Volumen (meistens 1 ml, seltener 2 ml), z.B. keine
  2-ml-Spritze für 15-20 IE Insulin;
- Spritzentyp mit minimalem Totraum, besonders bei Insulinmischung
  durch den Patienten selbst;
- falls trotz detaillierter Rezeptur (Spritzentyp, Fabrikat, Volumen) keine
  entsprechende oder sogar eine für den Patienten ungeeignete Spritze aus-
  gehändigt wird, ist auf Rückgabe zu bestehen.

Die Spritztechnik kann anhand von Illustrationen, u.U. mittels Dia
oder Video oder größerer Bildtafeln, durch den Arzt oder das Assistenzpersonal erklärt werden.

Hemmungen auf seiten des Patienten lassen sich beseitigen oder zumindest abschwächen mit Hinweisen auf die heute fast schmerzfreie
Injektion, auf die hohe Qualität der zur Verfügung stehenden Insulinpräparate, auf besseres Befinden und günstigere Lebensaussichten unter der Insulintherapie. Nach dem ersten Einstich stellt der Patient oft überrascht fest, daß der erwartete Schmerz unerheblich oder
sogar ausgeblieben ist. Im übrigen werden Ängstlichkeit und Unsicherheit bei Kindern und auch bei Erwachsenen oft durch Ratschläge „gutmeinender" Angehöriger oder Bekannter ausgelöst oder verstärkt. Dies gilt auch für falsche Vorstellungen über Hypoglykämiefolgen, die korrigiert werden müssen, ohne die zweifellos bestehende
Gefährdung zu bagatellisieren.

Injektionsgeräte (Novo Pen, Insuject Nordisk, Optipen Hoechst)
Das Injektionsgerät ähnelt einem Füllfederhalter. Es enthält unter anderem
eine Phiole mit 1,5 ml des Normalinsulins Actrapid Penfill U 100 bez. Insulin
Velasulin Nordisk PP. Durch Knopfdruck am oberen Ende werden jeweils 1
bzw. 2 IE appliziert. Nach der Injektion wird die - mehrfach verwendbare -
Nadel mit einer Kappe verschlossen bez. beim Insuject durch Rechtsdrehung
des oberen Apparateteils mit „Klick" bei jeweils 1 E.
Der Injektor vereinfacht Dosierung und Injektion, ist jedoch bisher nur für
NI verwendbar, d.h. für die konventionelle intensivierte Insulintherapie mit
Injektionen von NI vor den Hauptmahlzeiten und VI vor dem Zubettgehen
oder vor dem Abendessen konzipiert. Ein besonderer Vorteil ergibt sich für
Patienten, die aus beruflichen oder anderen Gründen die Insulininjektion
nicht zu Hause vornehmen können.

Absorption (Tabelle 34). Die durch ein bestimmtes Präparat hervorgerufene BZ-Senkung hängt jedoch nicht allein von dessen Biover-

Tabelle 34. Insulinabsorption. (Nach Berger 1980)

Einwirkungen auf Absorptionsrate	Verhalten der Absorptionsrate	Bemerkungen
Intraindividuelle Inkonstanz	Unterschiedlich im Abdomen > Oberarm > Oberschenkel, Gesäß. Ferner unterschiedlich im gleichen Injektionsareal[a]	„Etagenprinzip" statt Rotationsprinzip
Interindividuelle Inkonstanz[b]	Unterschiedlich trotz gleichen Insulintyps	Deshalb auch unterschiedlicher BZ-Verlauf
Muskeltätigkeit	Zunahme im Bereich der aktiven Muskulatur	Nur für NI untersucht
Temperatur	Beschleunigung bei Wärme, Verlangsamung bei Kälte	Ausgeprägt v. a. für NI
Massage	Zunahme	Bisher keine BZ-Studien
Nikotin	Abnahme	
Lipohypertrophie	Verzögert	
Injektion intrakutan oder in induriertes Gewebe	Unübersichtlich, wahrscheinlich verlangsamt	Keine konkreten Daten wegen fehlender Studien

[a] Variationskoeffizient um 25%, [b] – um 50% (Lauritzen et al., 1984)

fügbarkeit bzw. Pharmakokinetik und der daraus resultierenden Plasmainsulinkurve ab, sondern auch – und oft entscheidend – von BZ-wirksamen Faktoren auf seiten des Patienten:

- ausgeprägte Insulinempfindlichkeit mit Hypoglykämietendenz infolge defekter Gegenregulation,
- Instabilität, vor allem bei Typ-I-Diabetes,
- zirkadiane Tendenzen zur Hyperglykämie (z. B. Dawn-Phänomen) und zu Hypoglykämien,
- relative Insulinresistenz, besonders bei adipösen Typ-II-Diabetikern,
- exogene Einflüsse wie Nahrungsaufnahme und körperliche Aktivität.

Besonders bei Instabilität wird empfohlen, zu bestimmten Zeiten in das gleiche Areal, also z. B. morgens nur in die Bauchhaut, zu injizieren. Mit diesem Verfahren sollen die Auswirkungen der lokalen Absorptionsdifferenzen auf den BZ-Verlauf möglichst gering gehalten werden. Dieses Konzept, das als „Etagenprinzip" bezeichnet werden kann, ist experimentell zwar gut begründet. Ein günstiger Einfluß auf die Labilität ließ sich allerdings nicht eindeutig nachweisen, abgesehen von Hinweisen der Patienten auf Hypoglykämietendenzen nach Injektion v. a. in die Bauchregion.

Auch bei Applikation in das gleiche Areal, etwa nur in den Oberschenkel, ist mit unregelmäßiger Absorption zu rechnen, so daß sich über die Situation im konkreten Einzelfall bis heute nur Vermutungen anstellen lassen. Diese intraindividuellen Schwankungen sind offensichtlich eine wesentliche Ursache der Labilität. Durch kontinuierliche subkutane Infusion mittels Insulinpumpe lassen sich konstantere Raten und damit eine Stabilisierung der Stoffwechsellage erzielen.

An der Notwendigkeit, die Injektionsstellen systematisch zu wechseln, hat sich nichts geändert. Durch permanente Injektion an derselben Stelle wird die Entwicklung von Indurationen und Insulinlipohypertrophien (s. S. 196) begünstigt und damit auch die Absorptionsrate verändert, im Falle der Lipohypertrophie eindeutig verzögert; im übrigen ist sie hinsichtlich ihres Einflusses auf das BZ-Profil noch schwerer überschaubar.

Die Absorption, jedoch nur von Normalinsulin, wird auch dann beschleunigt, wenn die Muskulatur im Bereich des Injektionsareals betätigt wird. Daß entsprechende Ratschläge, etwa bei intensiver Betätigung der Beinmuskulatur die Oberschenkelinjektion zu vermeiden, der Vorbeugung von Hypoglykämien dienen, ließ sich bisher nicht nachweisen.

Die im Zusammenhang mit der Insulininjektion vorkommenden Fehler sind in Tabelle 35 zusammengestellt. Sie machen eine regelmäßige Überprüfung der Spritztechnik, auch nach längerer Dauer der Insulintherapie, erforderlich.

Der Diabetiker soll – von Ausnahmefällen abgesehen – angehalten werden, selbst zu spritzen. Für Kinder lassen sich bestimmte Altersgrenzen nicht angeben. Bei Älteren muß sorgfältig geprüft werden, ob sie in der Lage sind, richtig zu dosieren und zu injizieren. Falls sich für diesen Patientenkreis Schwierigkeiten ergeben, empfiehlt es sich, nächste Angehörige, nur im Notfall eine Gemeindeschwester, in Anspruch zu nehmen.

Tabelle 35. Fehler bei der Insulininjektion und ihre Folgen

Was wird häufig falsch gemacht?	Folgen	Konsequenzen
Injektion in dasselbe Areal (oft praktiziert und wegen zunehmender Schmerzfreiheit beliebt)	Indurationen; wahrscheinlich ungleichmäßige Resorption	Regelmäßiger Wechsel des Areals
Intrakutaninjektion infolge zu geringer Einstichtiefe und/oder schrägem Einstichwinkel (kurze Nadeln)	Fleckförmige Rötung, später bläulich-bräunliche Verfärbung, im Spätstadium unter Umständen atrophische Narben (s. Abb. 16, S. 198)	Überprüfung der Injektionstechnik und -stellen, auch und besonders nach längerer Diabetesdauer
Nichtbeachtung von lokalen Immunreaktionen	Belästigung des Patienten. *Cave* Sofortreaktionen wegen Möglichkeit der Generalisierung und anaphylaktischer Zustände	Präparatewechsel, gegebenenfalls nach Intrakutantestung
Unterlassung des Druckausgleichs in der Ampulle vor Aufziehen des Insulins	Dosierungsfehler, oft zu geringe Insulindosis, z. T. infolge verstärkter Bläschenbildung bei Entnahme	Instruktion
Verwendung von nicht adäquat dimensionierten Spritzen bzw. Skalen, z. B. bei Insulindosis von 16 IE 2-ml- bzw. 80-IE-Spritze	Ungenaue Dosierung	Detaillierte Rezeptur, evtl. Rückgabe der Spritze.
Spritz-Eß-Intervall zu kurz	Ausgeprägte postprandiale Hyperglykämie möglich	Entsprechende Instruktion

6.5 Indikationen für die Insulintherapie

- Hyperglykämisches Koma in allen Altersklassen unabhängig vom Diabetestyp als vitale Indikation.
- Typ-I-Diabetes als „lebenslängliche" Therapie; „schleichende" Manifestation spricht nicht gegen Typ-I-Diabetes.
- Typ-II-Diabetes, meist erst nach Versagen der oralen Anti-

diabetika (Sekundärversagen), dann i. allg. dauernde Insulinbedürftigkeit; selten frühzeitig Insulin notwendig (Typ-I-
Diabetes?);

- nach ausgeprägter initialer Dekompensation bei Typ II
  Diabetes evtl. nur kurzdauernde Insulintherapie.
- Kontraindikationen für SH oder Biguanide.
- Größere operative Eingriffe, Notfallsituationen, Diabetes-
  dekompensation als Folge von Infektion, Trauma, Myo-
  kardinfarkt; oft nur als „intermittierende" Therapie.
- Entzündliche oder nekrotische Läsionen im Bereich des
  Fußes (Ulzera, Gangrän, Phlegmone), ausgeprägte Neuro-
  pathie und Retinopathie (?), stärkere Einschränkung der
  Nierenfunktion; in der Gravidität grundsätzlich, falls keine
  Normoglykämie durch Diät allein.

6.6 Grundlagen der Insulintherapie

Bevor die Grundregeln der Insulintherapie und das therapeutische
Vorgehen im einzelnen besprochen werden, sind einige Hinweise
auf die besondere Situation des insulinbehandelten Diabetikers im
Vergleich zum Stoffwechselgesunden notwendig.

1. Die komplexe Regulation der Insulinsekretion läßt sich bisher nicht simu-
   lieren. Dies gilt insbesondere für die starre – und auch inkonstante – Insulinabgabe aus dem Injektionsdepot.
2. Die Insulinversorgung erfolgt vom Injektionsdepot in der Peripherie und
   nicht auf physiologischem Wege primär in den Portalkreislauf und damit
   in die Leber, wo 50% des Hormons degradiert werden. Die Leberzellen, die
   mit dem Insulin normalerweise zuerst in Berührung kommen, sind außerdem wesentlich insulinempfindlicher als die peripheren Gewebe, so daß
   die Glykogenolyse und die Glukoneogenese bereits im Bereich niedriger
   Plasmainsulinkonzentrationen gehemmt bzw. reguliert werden können.
   Welche Bedeutung die periphere Applikation im einzelnen jedoch für den
   BZ-Verlauf hat, ist unklar.
3. Die Abweichung der Plasmainsulinkurve unter physiologischen Verhältnissen im Vergleich zur Situation unter den verschiedenen Insulinregimen
   ist in Abb. 9 dargestellt. Am größten ist der Unterschied bei ausschließli-

cher Verwendung von LZI und auch von VI ohne NI-Zusatz; am ähnlichsten sind Mehrfach- bzw. NI-Applikation sowie die CSII.

Charakteristisch für die Injektionstherapie sind folgende Befunde:
- Basalversorgung mit Insulin meist zu hoch und relativ wenig anpassungsfähig;
- Überlappungseffekte, v.a. von VI und NI, beispielsweise in der 2. Vormittagshälfte mit Hypoglykämieneigung;
- mit der Nahrungsaufnahme selbst unter NI weniger prompt einsetzender Plasmainsulinanstieg.

Trotz dieser Gesamtsituation, die durch den Ausspruch „das falsche Insulin am falschen Ort zur falschen Zeit" charakterisiert wurde, lassen sich häufig annähernd normale BZ-Werte erzielen, und zwar im Zusammenwirken von noch erhaltener Eigeninsulinproduktion und exogenem Insulin mit einer an die Stoffwechselsituation angepaßten KH-Zufuhr. Die Bedeutung einer Restsekretion von endogenem Insulin zeigt sich daran, daß sich nur bei totalem Insulinmangel eine Instabilität entwickelt, dieser allerdings nicht in jedem Fall eine Labilität zur Folge hat.

6.6.1 Insulintherapie und Diabetestyp

Typ-I-Diabetes (s. auch Kap. 2)
Sobald die Diagnose festeht, ist der Patient möglichst in die Klinik einzuweisen; auf jeden Fall muß unverzüglich die Insulintherapie eingeleitet werden. Kein Versuch mit alleiniger Diätbehandlung oder oralen Antidiabetika! Der Blutzucker soll rasch normalisiert werden, am besten in den ersten 1–3 Tagen unter weitgehender Verwendung von NI mit mehrfach täglichen Injektionen. Die Tagesdosis kann während dieser Zeit über 1 IE/kg KG liegen. Insulininfusionsgeräte haben in dieser Phase im Vergleich zu Mehrfachinjektionen nicht zu einer wesentlich besseren Diabeteseinstellung und günstigeren Beeinflussung des weiteren Verlaufs geführt, der im übrigen unterschiedliche Tendenzen (Tabelle 36) aufweist.

Nach der initialen Dekompensation kommt es bei etwa 40–60% der Patienten zur postinitialen Remissionsphase, die dadurch charakterisiert ist, daß der Insulinbedarf zur Erzielung einer Normoglykämie

Tabelle 36. Typ-I-Diabetes, Verlauf und therapeutische Richtlinien

	Phasen des Typ-I-Diabetes	Therapeutische Aspekte
Progredienz des Diabetes	1. Initiale Dekompensation	Sogleich und ausgiebig Insulin, meist Mehrfachinjektion, rasche BZ-Normalisierung
	2. Postinitiale – meist partielle – Remission	Fortführung der Insulintherapie, meist mit 2 Injektionen, nicht selten nur Minimaldosis
	3. Zunehmender Insulinbedarf	Mindestens 2 Injektionen
	4. Tendenz zu postprandialer Hyperglykämie	Normalinsulinzusatz
	5. BZ-Schwankungen, Instabilität	Mindestens 2mal Insulin, meistens 3mal und mehr, evtl. Insulinpumpe
Häufige Varianten	Symptomarme, „schleichende" Manifestation, besonders in jüngerem Erwachsenenalter	Frühzeitig Insulin – trotz zunächst nur geringer Intensität der Stoffwechselstörung
	Auch nach langer Diabetesdauer keine Instabilität	Siehe oben, 3–5.
	Sogleich nach Manifestation klinisches Bild des „totalen" Diabetes mit Labilität	

weniger als 0,2–0,3 IE/kg KG beträgt. Diese „Honey-moon"-Phase dauert i. allg. einige Wochen bis Monate, nur in Ausnahmefällen ein Jahr und länger. Selten wird eine komplette Remission beobachtet, was Normoglykämie unter alleiniger Diättherapie bedeutet.

Ursache ist offensichtlich als Folge der Insulinsubstitution eine „Erholung" des noch vorhandenen B-Zellen-Rests von noch etwa 10%.

Die Frage, ob sich eine weitere Zerstörung dieses B-Zell-Rests durch therapeutische Maßnahmen verhindern und damit die Dauer und Qualität der Remissionsphase beeinflussen läßt, kann noch nicht endgültig beantwortet werden. Aufgrund der bisherigen Studien ist es eher unwahrscheinlich, daß durch eine intensive Insulintherapie und durch Normoglykämie eine später eintretende Progredienz des Diabetes verhindert werden kann. Auf ein prinzipiell andersartiges therapeutisches Verfahren, das sich z. Z. noch im Versuchsstadium befindet, nämlich durch Immunintervention den Autoimmunprozeß zu unterdrücken und damit das Fortschreiten der B-Zell-Destruktion zu verhindern, wird in Kap. 19 eingegangen.

Das Ende der Remissionsphase kündigt sich zunächst durch steigenden Insulinbedarf an, die weitere Entwicklung ist durch postprandiale Hyperglykämien und Instabilität charakterisiert (s. Tab. 36).

Diese sich im weiteren Verlauf entwickelnde Tendenz zu postprandialer Hyperglykämie erfordert einen Zusatz von NI, vorzugsweise als individuelle, variable, vom Patienten selbst herzustellende Mischung. Die gleichzeitige oder auch später auftretende Instabilität führt zu erheblichen Schwierigkeiten bei der Einstellung (s. auch Kap. 7).

Solange die Stoffwechsellage stabil bleibt, sind an die Normoglykämie angenäherte BZ-Werte und damit weitgehende Aglukosurie auch ohne Einsatz von Insulinpumpen ein realistisches Ziel, sofern 2- oder mehrmals täglich Insulin injiziert wird. Die in dieser Phase vorhandenen Einstellungschancen müssen als präventive Maßnahmen im Hinblick auf die späteren neurovaskulären Komplikationen genutzt werden. Arzt und Patient sind bedauerlicherweise oft zu spät zur konsequenten Therapie bereit, wenn bereits, wie bei klinisch-manifester Nephropathie, ausgeprägter Background- oder sogar proliferativer Retinopathie, irreversible Schäden aufgetreten sind.

Bei anderen Patienten bleibt die Remission aus, und der Insulinbedarf ist relativ hoch, u. U. entwickelt sich sogar frühzeitig eine Instabilität (s. Tabelle 36).

Eine „schleichende" Manifestation ohne initiale Dekompensation und eine auch im weiteren Verlauf nur allmählichen Progredienz ist offensichtlich häufiger als früher vermutet wurde.

Trotz nur geringer Progredienz und Intensität der Stoffwechselstörung handelt es sich in jüngerem Erwachsenenalter wahrscheinlich auch dann um einen Typ-I-Diabetes, wenn die klinischen Symptome einschließlich der fehlenden Ketose und das Ansprechen auf SH für einen Typ II zu sprechen scheinen. Inselzellantikörper und der HLA-Status lassen bei diesen Patienten eine für einen Typ I charakteristische Konstellation erkennen. Mit einer langsameren Entwicklung des Typ-I-Diabetes, die im Wachstums- und besonders im Kindesalter ausgesprochen selten ist, muß mit zunehmendem Lebensalter häufiger gerechnet werden.

Typ-II-Diabetes

Insulinbedürftigkeit ist bei den meisten Typ-II-Patienten defintionsgemäß mit Tabletten- (meist SH-)Sekundärversagen identisch. Nicht selten jedoch ist Insulin bereits zu Beginn der Therapie oder wenige Monate später erforderlich. Wenn es sich um jüngere normalgewichtige Erwachsene handelt, liegt wahrscheinlich ein Typ-I-Diabetes vor. Mit der Insulintherapie sollte daher v. a. bei unter 40jährigen, normalgewichtigen Patienten nicht gezögert werden, selbst wenn zunächst noch SH wirksam sind. Bei Älteren muß eine unzureichende Einstellung unter Tabletten frühzeitig korrigiert werden.

Hinsichtlich der Durchführung der Insulintherapie ergibt sich folgende Situation:

Normalgewichtige Patienten

Bei nicht übergewichtigen Patienten wird zunächst in ähnlicher Weise vorgegangen wie beim stabilen Typ-I-Diabetes. Trotz geringen Insulinbedarfs von oft unter 30 IE sind oft 2 Injektionen erforderlich, da höhere Einzeldosen zu Hypoglykämien, v. a. während des Wirkungsmaximums des Präparats, insbesondere in der Zeit vor dem Mittagessen, führen. Falls Kombinationen mit NI wegen postprandialer Hyperglykämien notwendig sind, wird man handelsübliche Präparate vorziehen und nach Möglichkeit, besonders bei alten Patienten, auf eine individuelle Mischung verzichten.

Überhaupt sind in höherem Alter die Anforderungen an die Diabeteseinstellung weniger rigoros (s. Kap. 15), sofern keine Komplikationen wie Nekrose, Neuropathie oder Infekte vorliegen. Eine einmalige Injektion, evtl. eines LZI reicht häufig aus, außerdem kommt eine Kombination mit SH in Betracht. Postprandiale Hyperglykämien bis über 200 mg/dl können toleriert werden, solange der Blutzucker nüchtern, gegen Mittag bzw. am Nachmittag in einem akzeptablen Bereich liegt. Andererseits ist nicht selten trotz nur mäßiger Hyperglykämie unter SH nach Umstellung auf Insulin eine wesentliche Besserung des Allgemeinbefindens festzustellen und schon dadurch eine Indikation für Insulin gegeben.

Bei Umstellung auf alleinige Insulintherapie werden, besonders bei alten und normalgewichtigen Diabetikern, zunächst niedrige Dosen, beispielsweise 10-16, höchstens 20 IE eines IMI oder LZI gegeben, bei höheren BZ-Werten in 2 Injektionen; später nach Besserung der Stoffwechsellage ggf. Versuch mit einer einmal täglichen Insulinapplikation. In der Folgezeit soll eine etwa notwendige Dosiserhöhung nicht abrupt, sondern allmählich um etwa jeweils 4-6 IE im Abstand von 3-6 Tagen erfolgen. Bewährt hat es sich, bei ambulanter Einstellung mit beispielsweise morgens 8 E und abends 6 E eines IMI zu beginnen und die Dosen entsprechend der Blutzuckerwerte nüchtern und nachmittags allmählich zu steigern.

Besonders im mittleren Lebensalter ist es häufig zweckmäßig, bei 2mal täglicher Injektion zu bleiben, da sie auf Dauer ohnehin nicht zu umgehen ist.

Adipöse Diabetiker mit geringer Insulinempfindlichkeit

Die Insulinbehandlung wird zwar meist erst nach längerer Krankheitsdauer notwendig, ist jedoch oft wegen der relativen „Insulinresistenz" problematisch und die Ausgangsposition besonders bei ausgeprägter Fettsucht ungünstig. Unter Umständen kann mit der Insulintherapie auch einige Wochen oder mehrere Monate gewartet und zunächst die SH-Behandlung weitergeführt evtl. auch mit dem Biguanid Metformin kombiniert (s. 5.2) werden, wenn gleichzeitig versucht wird, die Insulinempfindlichkeit durch knappe Diät und Gewichtsabnahme zu bessern. Ein solches Vorgehen kommt nicht in Betracht, wenn eine dringliche Indikation zur BZ-Senkung, z. B. bei entzündlichen und anderweitigen Komplikationen, gegeben ist.

Unter Insulintherapie besteht für übergewichtige Patienten im Falle zu reichlicher Nahrungszufuhr die Gefahr eines Circulus vitiosus, der durch Gewichtsanstieg, Zunahme der Insulinresistenz und höhere Insulindosis mit einem im weiteren Verlauf ungünstigen Einfluß auf das Körpergewicht und die Rezeptorsituation charakterisiert ist. Die Diät muß daher nach Einleitung der Insulinbehandlung besonders sorgfältig überwacht und der Patient entsprechend oft beraten werden. Günstiger ist die Situation, wenn vorher als Folge des unter Tabletten dekompensierten Diabetes eine erhebliche Gewichtsabnahme eingetreten ist. Auch diese Patienten sind jedoch nach Beseitigung der Dekompensation durch erhöhten Gewichtsanstieg gefährdet.

Wenn eine Gewichtsabnahme nicht zu erreichen ist, muß man sich nicht selten bei der Einstellung des Diabetes mit einem Kompromiß begnügen. Eine Normalisierung des Blutzuckers läßt sich gelegentlich nur durch hohe Insulindosen bis über 60–80 IE täglich erzielen, jedoch mit der Gefahr, den erwähnten Circulus vitiosus in Gang zu setzen.

Allerdings ist die Korrelation zwischen der Insulinempfindlichkeit bez. dem Insulinbedarf einerseits sowie dem Körpergewicht andererseits durchaus nicht so eng, wie häufig vermutet wird. Nicht selten genügen trotz eines Übergewichts von mehr als 20% (nach Broca) Insulindosen bis zu 30–35 IE.

Eine nicht durch Rezeptordefekt bedingte Insulinresistenz liegt bei einer länger anhaltenden Dekompensation vor. Sie geht oft mit einer ausgeprägten Insulinunempfindlichkeit einher, die auf einem sog. Postrezeptordefekt beruht, dessen Ursache im einzelnen nicht geklärt ist. Durch genügend hohe Insulindosen kann sie beseitigt werden, so daß auf diese Weise die Insulinempfindlichkeit wiederhergestellt wird.

Nicht selten findet sich auch trotz Normalgewicht ein höherer Insulinbedarf bis über 50–60 IE, und zwar auch in höherem Alter, ohne daß Insulinantikörper oder andere bekannte Faktoren eine Erklärung bieten können.

Insulin-SH-Kombination

Ein Teil der insulinbedürftigen Typ-II-Diabetiker benötigt weniger Insulin, wenn gleichzeitig SH verabfolgt werden. Bis vor wenigen Jahren entschieden abgelehnt, wird diese Therapie heute von einigen Autoren mit Nachdruck, von anderen eher reserviert für insulinbedürftige Typ-II-Diabetiker empfohlen. Der Vorteil besteht u. U. nicht nur im geringeren Insulinbedarf, der Einsparung der Abendinjektion, sondern auch in einer günstigeren Diabeteseinstellung. Unter niedrigerer Dosierung wird die (exogene) Hyperinsulinämie der hochdosierten Insulintherapie vermieden, die wie jede Hyperinsulinämie möglicherweise einen Risikofaktor für die Arteriosklerose darstellt.

In erster Linie beruht der SH-Effekt auf einer Stimulierung der Eigeninsulinsekretion, die zu einer direkten Insulinisierung der Leber und verminderter Glykogenolyse führt. Von geringerer Bedeutung als zunächst vermutet ist anscheinend eine SH-induzierte Vermehrung der Insulinrezeptoren und damit eine Besserung der Insulinempfindlichkeit, wenn auch ein solcher Effekt, zumindest für einen Teil der auf die Kombination reagierenden Patienten, nicht auszuschließen ist.

Unterschiedliche Auffassungen bestehen auch darüber, wieviele Patienten auf diese Therapie ansprechen. Offensichtlich ist bisher auch keine Vorhersage möglich, bei welchen Patienten eine Kombinationsbehandlung Erfolg verspricht.

Wie lange der SH-Zusatz in etwa wirksam bleibt, ist gleichfalls noch ungeklärt. Der dafür entscheidende Faktor ist wahrscheinlich die allmähliche Verminderung der B-Zell-Masse und damit der endogenen Insulinsekretion. Sie bestimmen das Progredienztempo des Typ-II-Diabetes, das aber bekanntlich im Einzelfall nicht vorhersehbar ist.

Eine SH-Insulin-Kombination kommt in erster Linie für Patienten in Betracht, die bisher auf SH allein eingestellt waren und nunmehr insulinbedürftig geworden sind. Hier dient die Insulintherapie (neuerdings auch mit 2mal NI) sozusagen als Zusatz zur Tablettentherapie. Außerdem kann die Kombination bei bereits mit Insulin behandelten Diabetikern vorgenommen werden, wenn diese trotz korrekten Insulinregimes und evtl. hoher Dosis unbefriedigend eingestellt sind oder im Alter eine 2. Injektion eingespart werden soll.

Für den Übergang von der SH-Monotherapie auf die Kombination bieten sich grundsätzlich 2 Möglichkeiten an:

1. SH wird mit Einleitung der Insulintherapie abgesetzt. Sobald sich, oft bereits nach 5–6 Tagen, ein höherer Insulinbedarf und Einstellungsschwierigkeiten zeigen, wird SH erneut, und zwar als Zusatz zum Insulin verabfolgt. Ein solches Vorgehen kommt bei anhaltender oder sogar noch zunehmender Hyperglykämie trotz einer Steigerung der Insulindosis auf 40–50 IE in Betracht.
2. SH wird grundsätzlich nach Beginn der Insulintherapie in mittlerer bzw. Maximaldosis weitergegeben. Da nicht alle Diabetiker auf diese Kombination ansprechen, werden mit dieser Methode unnötigerweise „Non-Responder" mit SH weiterbehandelt, was angesichts des hohen Medikamentenkonsums besonders älterer Patienten nicht wünschenswert sein kann. Ein Auslaßversuch nach mehreren Wochen oder einigen Monaten sollte daher vorgenommen werden, wird aber in praxi häufig auf Schwierigkeiten stoßen. Um eine derartige *routinemäßige* Weiterführung der SH-Therapie zu empfehlen, fehlen bisher ausreichend kontrollierte Studien.

Empfehlungen für die Insulintherapie entsprechend dem Diabetestyp finden sich zusammengefaßt in Tabelle 37.

Tabelle 37. Regeln für die Insulintherapie

Diabetestyp	Insulinregime	Einstellungsziel	HbA$_{1c}$ [%]	Problem
Typ I, stabil (besonders in den ersten Jahren)	Routine: 2 Injektionen IMI, meist mit NI in individueller Mischung, evtl. 3, selten 4 Injektionen	Nü und a.c. 80–120, 90 min pp bis 150–170 akzeptabel (nur Einzelwerte höher)	<6,5–7,5	Ungeeignetes Regime, keine adäquate Dosisadaptation, oft keine ausreichende Orientierung wegen ungenügender SK-Daten
Typ I, labil	2–4 Injektionen, weitgehende Verwendung von NI, variable Dosis, evtl. Insulinpumpe	Reduzierung der BZ-Schwankungen und der Dauer der hyperglykämischen Phasen ohne schwere und häufige Hypoglykämien. Werte über 200 mg/dl oft nicht vermeidbar, ebenso wenig geringe bis mäßige Glukosurie	<8,5	Hypoglykämiegefährdung. Überbewertung einzelner BZ-Werte, fehlende Adaptation und Kooperation zwischen Arzt und Patient, ungeregelte Lebensführung
Typ II	Versuch mit 1 Injektion IMI oder LZI. Besonders im mittleren, auch im höheren Alter oft 2 Injektionen erforderlich. Wenn NI-Zusatz notwendig, genügt meistens Kombinationsinsulin	BZ möglichst unter 180 mg/dl, Einzelwerte bis 200 mg/dl. Im Alter Glukosurie 0–10 g (evtl. 20 g)/24 h	<7,0–8,5	Gewichtszunahme unter Insulin, relative Insulinresistenz. Im Alter Schwierigkeiten hinsichtlich Injektionstechnik und Hypoglykämiegefährdung

6.6.2 Dekompensierter Diabetes, Einstellungskorrekturen

Dekompensation. Wenn, besonders bei bisher unbekanntem Diabetes mit klassischen Symptomen und ausgeprägter Nüchternhyperglykämie über 250–300 mg/dl (hyperglykämisches Koma, s. Kap.10), eine rasche Blutzuckersenkung erwünscht oder dringlich ist, gelingt dies am besten mit multiplen NI-Injektionen während der ersten 3 Tage mit dem in Tabelle 38 angeführten Insulinregime.

Eine 3malige Injektion von ausschließlich NI ist wegen der kurzen Wirkungsdauer der Abendinjektion nicht zu empfehlen, da es besonders bei Typ-I-Diabetikern mit ausgeprägtem Insulinmangel zu starkem BZ-Anstieg in der 2. Nachthälfte kommt.

Wenn eine weniger massive Dekompensation vorliegt, läßt sich eine Besserung der Situation auch mit 2maliger Applikation eines IMI, evtl. zusätzlich mit NI erreichen, obgleich besonders bei Typ-I-Diabetes die in Tabelle 38 angeführte Therapie rascher zum Ziel führt.

Da die BZ-Senkung nüchtern und vor den Hauptmahlzeiten das erste Ziel darstellt, werden Bestimmungen entsprechend nüchtern, vor dem Mittag- und vor dem Abendessen, d.h. vor den 3 Hauptmahlzeiten, vorgenommen sowie außerdem vor dem Zubettgehen und ggf. zwischen 2 und 3 Uhr.

Nach Beseitigung der Dekompensation besteht der 2. Schritt in der Reduzierung etwaiger postprandialer Hyperglykämien. Zu diesem zweck wird am besten 60–90 min nach den Mahlzeiten, insbesondere aber nach dem 1. Frühstück und dem Abendessen, kontrolliert. Im Anschluß an das Mittagessen hält sich der BZ-Anstieg meist in Grenzen, so daß außer bei intensivierter Therapie (s. S. 157) und spe-

Tabelle 38. Insulinregime bei Dekompensation

Nüchtern	Mittags a.c.	Abends a.c.	Spät	Nachts
NI	NI	IMI		(NI[a])
NI	NI	NI	IMI	(NI[a])
NI	NI	NI		NI

[a] Nachtinjektion von NI sollte nur nach BZ-Kontrolle (Schnelltest zwischen 23 und 4 Uhr) erfolgen. Sie ist meistens notwendig, wenn ausschließlich NI verabfolgt wird, andernfalls nur bei nachgewiesener nächtlicher Hyperglykämie zwischen 3 und 4 Uhr.

Tabelle 39. Korrektur der Insulineinstellung

A. Nüchternhyperglykämie und Hypoglykämietendenz nachmittags bei einer Injektion tgl. in höherer Dosis. Nivellierung bei 2 Injektionen mit niedrigerer Tagesdosis

NPH-Insulin mo. [IE]	ab.	BZ [mg/dl] nü.	10 Uhr pp	mi. a.c.	ab. a.c.	pp	24 Uhr	Harnzucker ([%], 2. Portion) nü.	10 Uhr pp	mi. a.c.	ab. a.c.	spät
52	–	275	220	178	40	63	140	5	3	1	0	0
52	–	238	168	85				2	0		0	
44	–	270		148	130	158	155	5	0	0		0,1
44	6	270						5				
28	6	143	190	122	83	128	128	0	1	0	0	0
28	6	103	135	88	128			0	0	0	0	

B. Insgesamt zu wenig Insulin. Daher Erhöhung der Morgen- und Abenddosis

mo.	ab.	nü.	10 Uhr pp	mi. a.c.	ab. a.c.	pp		nü.	10 Uhr pp	mi. a.c.	ab. a.c.	spät
20	10	220	260	200	250	170		2	5	2	5	0
stufenweise Erhöhung												
25	12	120	160	90	140	100		0	0,1	0	0	0

C. Zu geringe Morgendosis

mo.	ab.	nü.	10 Uhr pp	mi. a.c.	ab. a.c.	pp		nü.	10 Uhr pp	mi. a.c.	ab. a.c.	spät
22	12	115	255	200	180	270		0	5	2	1	5

Trotz höherer NPH-Dosis noch pp Hyperglykämie vormittags

| 26 | 12 | 125 | 240 | 150 | 123 | | | 0 | 3 | 0 | 0 | |

Durch NI-Zusatz oder geeignetes Kombinationsinsulin gebessert

| 25 | 12 | 110 | 130 | 85 | 130 | 230 | | 0 | 0 | 0 | 0 | 3 |
| 5 NI | | | | | | | | | | | | |

Entsprechendes Vorgehen nun auch abends wegen pp Hyperglykämie

| 25 | 12 | 95 | 140 | 110 | 120 | 145 | | 0 | 0 | 0 | 0 | 0 |
| 5 NI | 3 NI | | | | | | | | | | | |

ab. = abends; *mi.* = mittags; *mo.* = morgens; *nü.* = nüchtern

ziellen Einstellungsproblemen auf eine Kontrolle verzichtet werden kann.

Korrektur des Insulinregimes. Bei stabilem Stoffwechsel können ohne großen Aufwand, u. U. auch ambulant, die notwendigen Änderungen der Therapie vorgenommen werden (Tabelle 39 und Protokolle in Abb. 8 a, b).

6.7. Intensivierte Insulintherapie (IIT)

Vorbemerkungen: Trotz geeigneter Insulinpräparate, trotz Selbstkontrolle und Adaptation, d. h. Anpassung an bereits eingetretene oder vorhersehbare Änderungen des Blutzuckerverlaufs bleibt die Stoffwechsellage häufig unbefriedigend. Die Aussichten für eine dem normoglykämischen Bereich möglichst angenäherte Einstellung sind um so ungünstiger, je ausgeprägter das endogene Insulindefizit ist, wie v. a. beim Typ-I-Diabetes. Die Situation ist besser geworden, seitdem sich die Zweimal-Injektion eines IMI, oft in Kombination mit NI, durchgesetzt hat. Trotzdem bleiben die meisten Patienten von dem Ziel einer Nahezu-Normoglykämie mehr oder weniger weit entfernt. Verantwortliche Faktoren sind in erster Linie:

- die unphysiologische Plasmainsulinkonzentration aufgrund der unphysiologischen Wirkungskinetik, v. a. der Verzögerungsinsuline,
- die unregelmäßige Insulinabsorption,
- die zirkadianen, d. h. in der 24-Stunden-Periodik auftretenden Tendenzen zu Hyperglykämie und Hypoglykämie,
- ein Defekt der Hypoglykämie-Gegenregulation,
- eine Veränderung der Hypo-Symptomatik mit Verlust der „Warnsymptome".

Diese Phänomene manifestieren sich klinisch als BZ-Schwankungen bis zum Extrem der Labilität, als verstärkte Neigung zu schweren Hypoglykämien und als Schwierigkeit, eine Unterzuckerung rechtzeitig zu erkennen.

Abzugrenzen gegen die „echte" *Labilität,* die in Kap. 7 abgehandelt wird, sind innerhalb der Tagesperioden zu typischen Zeiten auftretende BZ-Trends, beispielsweise das sog. Dawn-(Morgendämmerungs-)Phänomen mit einer Tendenz zum BZ-Anstieg am frühen Morgen, meistens ab 4 bis 9 Uhr (Abb. 10, S. 164).

Besonders eindrucksvoll zeigt es sich häufig beim Typ-I-Diabetes, weniger ausgeprägt beim Typ II und nur angedeutet beim Stoffwechselgesunden. Zugrunde liegt, was sich auch mittels Glukose-Clamp am Biostator nachweisen läßt, ein erhöhter Insulinbedarf in der 2. Nachthälfte. Verantwortlich scheint eine vermehrte Sekretion von Wachstumshormon zu sein, da sich der Blutzuckeranstieg durch eine Sekretionshemmung des Wachstumshormons mittels Somatostatin verhindern läßt. Eine weitere Ursache für einen BZ-Anstieg früh morgens ist die nachlassende Wirkung des vor dem Abendessen injizierten IMI, besonders wenn dieses wegen Hypoglykämieneignung um Mitternacht niedrig dosiert werden muß.

Defekte Hypoglykämie-Gegenregulation: Normalerweise induziert der Blutzuckerabfall eine Mehrsekretion der katabolen Hormone Glukagon, Adrenalin und auch Cortisol sowie von Wachstumshormon. Für die Überwindung der akuten Phase sind allein Glukagon und Adrenalin entscheidend.

Die hypoglykämiebedingte Glukagonausschüttung ist bei vielen Typ-I-Patienten (nach ca. 5 Jahren) und bei nur wenigen Typ-II-Diabetikern aus unbekannten Gründen defekt, wobei es sich um eine selektive, offensichtlich funktionelle Störung handelt, da die A-Zelle auf andere Stimulantien, z. B. Arginin, gut reagiert. Bleibt die vermehrte Glukagonabgabe während der Hypoglykämie aus, wird Glukose durch die adrenalininduzierte Glykogenolyse zur Verfügung gestellt. Ist auch dieser Mechanismus wie bei nicht wenigen Diabetikern nach langer Krankheitsdauer defekt, ist der Patient erheblich hypoglykämiegefährdet, auch durch einen verzögerten Wiederanstieg des Blutzuckers. Dieser Umstand ist einer der entscheidenden Gründe für die im Laufe eines Typ-I-Diabetes auftretenden Einstellungsschwierigkeiten.

Atypische und spät einsetzende Symptome der Hypoglykämie („hypoglycemia unawareness"). Infolge Ausbleibens der „Warnsymptome", die auch durch Interaktionen mit Betablockern hervorgerufen werden kann, ist der Patient nicht in der Lage, die Situation rechtzeitig zu erfassen, so daß sich bald Handlungsunfähigkeit und sogar Bewußtlosigkeit einstellen kann.

Insbesondere angesichts der durch diese Umstände verursachten Einstellungsprobleme hat sich die Intensivierung der Insulintherapie bewährt, die jedoch ohne die Fortschritte auf dem Gebiet der Selbstkontrolle und damit der Adaptation nicht möglich gewesen wäre. Die IIT wird in Form der konventionellen, d. h. der Injektionstherapie, häufiger mit 3 oder mehr Injektionen täglich und weitgehender Verwendung von NI praktiziert oder mit Hilfe einer Insulinpumpe und kontinuierlicher, meistens s. c. Insulinabgabe (CSII, s. S. 176).

6.7.1 Konventionelle intensivierte Insulintherape (CIT)

Eine CIT ist nicht dadurch bereits gewährleistet, daß möglichst oft injiziert wird. Größte Effektivität wird nur durch gleichzeitige konsequente SK und überall wo sinnvoll durch Adaptation erzielt. Ein dementsprechendes Regime mit Zweimalinjektion verdient deshalb eher die Bezeichnung „intensiviert" als eine Therapie, die sich auf dreimalige Insulinapplikation beschränkt, jedoch auf weitere Aktivitäten verzichtet. Andererseits muß zugegeben werden, daß die Einstellung auch allein durch den Umstand der Mehrfachinjektion entscheidend gebessert werden kann. – Den Insulinregime, besonders denen mit multiplen Injektionen, ist es zu verdanken, daß eine Nahezu-Normoglykämie, zumindest aber eine wesentlich bessere Einstellung für einen größeren Patientenkreis als bisher zu einem realistischen Ziel geworden ist. Das Adjektiv „intensiviert" bedeutet im übrigen nicht, daß die weitgehende Normalisierung des BZ tatsächlich erreicht werden kann und unter allen Umständen erstrebenswert ist.

Die gebräuchlisten Regime der CIT sind in Tabelle 40 zusammengefaßt. Mehrfache Normalinsulininjektionen, wie in Regime III und V, haben den Vorteil, daß das Plasmainsulin rascher ansteigt und frühzeitiger abfällt und sich damit die Kurve, wenn auch nur begrenzt, an die Verhältnisse des Stoffwechselgesunden annähert (Abb. 9). Infolgedessen ist auch mit einer geringeren Überlappung der Einzeldosen zu rechnen und dadurch eine flexiblere Stoffwechselführung mit besseren Möglichkeiten der Adaptation gegeben.

Tabelle 40. Konventionelle intensivierte Insulintherapie mit den wichtigsten Insulinregime (Numerierung für Text). Dosisrelationen ausgehend von niedrigster Dosis und in Prozent der Tagesdosis.

	früh	mittags	abends	spät	Tagesdosis E (E/kg)
I	{ NI { IMI		{ NI { IMI		
II	{ NI { IMI 4,5 (55) :	NI 1 (10) :	{ NI { IMI 3 (35)		50 (0,76)
III	NI 2 (35) :	NI 1 (15) :	{ NI { IMI 3 (50)		51,4 (0,79)
IV	{ NI { IMI 5 (60)			NI 1 (10) :	IMI 2,5 (30)	50,3 (0,79)
V	NI 2 (35) :	NI 1 (15) :	NI 1 (15) :	IMI bzw. LZI 2 (35)	54 (0,77)

Hinweise zu Tabelle 40 und zur Durchführung der CIT.

Die durchschnittliche Tagesdosis der insgesamt 308 Patienten betrug etwa 50 E, d. h. 0,77 E/kg Körpergewicht.

Die Relationen der Einzeldosen sind ausgehend von der niedrigsten Dosis (= 1) angegeben, wie auch in Prozent (in Klammern) der Tagesdosis. (Beobachtungen an 381 Patienten Diabetesklinik, Bad Oeynhausen)

Bei Tagesdosen über 0,9 bis 1 E/kg muß grundsätzlich eine „Überinsulinisierung" ausgeschlossen, andererseits aber berücksichtigt werden, daß der tatsächliche Insulinbedarf zur Erzielung einer akzeptablen Einstellung nicht selten doch über 1 E/kg liegt.

Oft wird besonders das Regime V als sog. „Basis-Bolus-Konzept" interpretiert, eine zweifellos anspruchsvolle, jedoch angesichts der nach wie vor unphysiologischen Verhältnisse nicht zutreffende Bezeichnung. Dieses Konzept sollte im übrigen nicht unter der Devise propagiert werden, daß eine Realisierung nur mit einem bestimmten Typ von Verzögerungsinsulin, im allg. als Spätinjektion, möglich wäre. Geeignet sind dafür sowohl NPH-Präparate und bestimmte Insulin-Zink-Suspensionen (Nr. 23, 26), selten ausgesprochene Rinder-Langzeitinsuline (Nr. 24, 25).

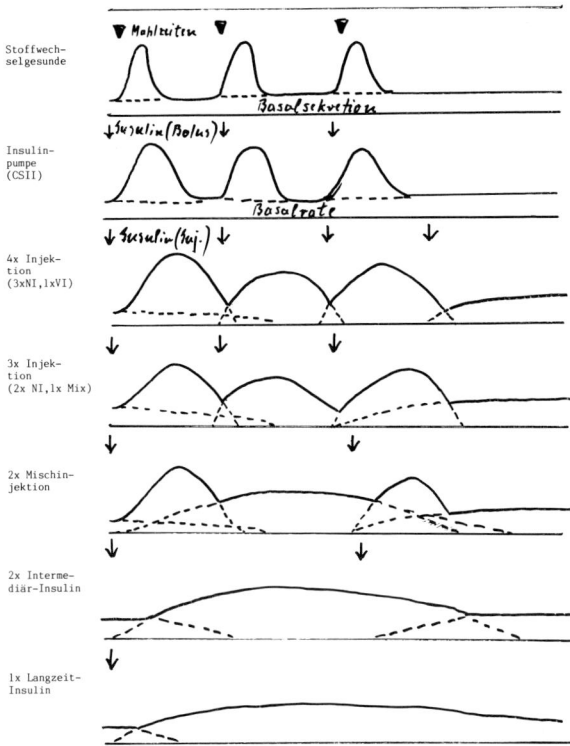

Abb. 9. Schematische Darstellung der Plasmainsulinkonzentration: Vergleich zwischen Gesunden und mit Insulin behandelten Diabetikern. *Pfeil:* Nahrungsaufnahme

Varianten in besonderen Situationen, vor allem bei ausgeprägter Insulinempfindlichkeit, während der Schwangerschaft oder aus anderen Gründen dringend erforderlicher Normoglykämie:

- statt NI vor dem Mittagessen eine NI-NPH-Mischung, wenn unter alleiniger NI-Injektion die Kombination einer Hypoglykämieneignung 2–3 Stunden nach der Injektion mit einem BZ-Anstieg in der 2. Nachmittagshälfte beobachtet wird.
- Aus dem gleichen Grund evtl. zusätzlich eine NI-Injektion vor der Vesper.
- Sehr selten zusätzlich NI gegen 11 Uhr, falls der BZ mittags a. c. nur mit ei-

ner höheren NI-Morgendosis ausreichend reduziert werden kann, diese aber im Laufe des Vormittags zu Hypoglykämien führt.

Die Akzeptanz der multiplen NI-Injektion konnte entscheidend verbessert werden, seitdem spezielle Injektoren wie der Insujekt (Nordisk), Novo Pen oder Optipen (Hoechst) zur Verfügung stehen – bisher jedoch nur für NI.

Hinweise zur Einleitung der Therapie: Ist der Diabetes, wie besonders beim Typ-I-Patienten, unter zweimaliger Injektion ungenügend eingestellt, sollte ohne große Verzögerung die konventionelle IIT, z.B. nach Regime III oder IV (Tabelle 40), evtl. auch die CSII eingeleitet werden, besonders bei dringender Indikation für Normoglykämie wie in der Gravidität.

Der häufig begangene Weg, die zweimalige Injektion beizubehalten und mehrfach Modifikationen vorzunehmen (Wechsel der Insulinsorte, verschiedene Mischpräparate bzw. Änderungen des Mischungsverhältnisses), erweist sich oft als langwierig, frustrierend und wegen der hohen Krankenhauskosten und des Arbeitsausfalls als kostspielig. Am Ende fehlen es dem Patienten und dem Arzt an Zeit und auch Geduld, um ein weiteres erfolgversprechendes Regime wie die IIT auszuprobieren.

Dem Patienten gegenüber wird der Vorschlag, frühzeitig ein CIT-Regime zu versuchen, mit den günstigeren Aussichten für eine raschere Stabilisierung des Stoffwechsels begründet. Unter dem Eindruck der besseren Einstellung stimmt der Diabetiker der Fortführung meistens ohne weitere Diskussionen zu.

Indikationen für die CIT: Im Vordergrund stehen ebenso wie für die CSII die oben angeführten Einstellungsschwierigkeiten, das Vorhandensein von neurovasculären Komplikationen in einem noch rückbildungsfähigen Stadium, also vor dem sog. „point of no return" (s. Kapitel 11, 1–3) sowie die Notwendigkeit oder der Wunsch nach flexiblerer Stoffwechsel- und Lebensführung (Einzelheiten s. Tabelle 41).

Dank der besseren Anpassungsmöglichkeiten durch die CIT und auch durch die Pumpentherapie fühlt sich der Diabetiker weniger eingeengt. Er hat weniger Schwierigkeiten, besonders bei unregelmäßiger Arbeitszeit, wechselnder körperlicher Aktivität, bei Instabilität. Darüber wird oft über besseres Allgemeinbefinden berichtet, v.a., wenn eine erfolgreiche Regulation des Nacht-BZ gelungen ist und Hypoglykämien beseitigt werden konnten.

Tabelle 41. Indikationen für IIT. Wenn mit CIT keine Nahezu-Normoglykämie zu erreichen: CSII

	Indikationen	Therapeutischer Effekt – außer günstigerer Stoffwechsellage	Präventivwirkungen auf
I Langfristig bzw. auf Dauer (?)	Typ-I-Diabetes, selten Typ-II, falls 2 Injektionen nicht ausreichend		Mikroangiopathie, Neuropathie, arterielle Verschlußkrankheit
	Erschwerung der Einstellung durch unregelmäßigen Tagesablauf „erratic life-style"	Oft besseres Befinden, mehr „Beweglichkeit" und Adaptationsmöglichkeit	
II Mittelfristig, meist 3–6–12 Monate (bei gleichzeitiger Indikation nach I auch langfristig)	Gravidität, möglichst präkonzeptionell		Fetopathie, Mißbildungen, perinatale Mortalität
	Neuropathie, v.a. sensible, schmerzhafte Form	Beschwerden und Nervenfunktion (u.U. auch im autonomen System) gebessert	Neuentstehung bzw. Progredienz der Nervenschädigungen
	Background-Retinopathie	Wahrscheinlich, jedoch nur in nicht fortgeschrittenen Stadien	Entwicklung weiterer Läsionen
	Proliferative Retinopathie	Keiner, evtl. sogar Verschlechterung	
	Frühes Nephropathie-Stadium	Rückbildung Mikroalbuminurie	Nur in frühen Stadien
III kurzfristig (bis 6 Monate), meist 1–8 Wochen	Perioperativ (schwierige Eingriffe, bei kompliziertem Diabetes)	Rasche und anhaltende BZ-Senkung, v.a. bei Stoffwechseldekompensation, besondere Vorteile bei schwer einstellbarem Diabetes	
	Einleitung einer Dialysebehandlung oder vor und kurz nach Transplantation (evtl. auch mittelfristig) Diabetischer Fuß		

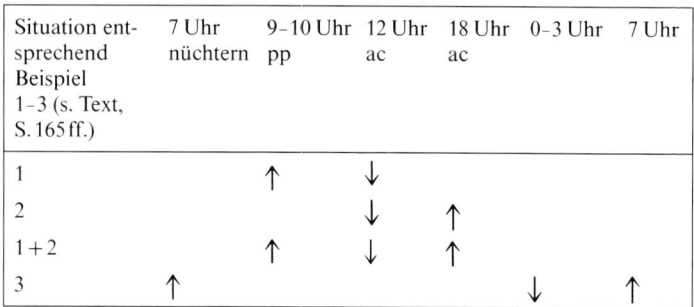

Situation ent-sprechend Beispiel 1–3 (s. Text, S. 165 ff.)	7 Uhr nüchtern	9–10 Uhr pp	12 Uhr ac	18 Uhr ac	0–3 Uhr	7 Uhr
1		↑	↓			
2			↓	↑		
1 + 2		↑	↓	↑		
3	↑				↓	↑

Abb. 10. Blutzuckertendenzen, die zu Einstellungsschwierigkeiten führen, unter Umständen Kombination Situation 3 mit 1 bzw. 2.
↑ = Hyperglykämie, ↓ = Hypoglykämie, pp = postprandial, ac = vor dem Essen

Die Praxis der CIT. Dieser Therapieform wird im folgenden am Beispiel einiger typischer und häufiger vorkommender Situationen erläutert, die in erster Linie durch BZ-Schwankungen und verstärkte Hypoglykämieneigung, zumindest zu bestimmten Tageszeiten, charakterisiert sind (s. auch Abb. 10).

BZ-Schwankungen werden öfter voreilig, ohne sorgfältige Analyse der BZ-Profile, im Sinne einer Labilität fehlinterpretiert. Damit wird eine Diagnose gestellt, die eher zur Resignation als zu therapeutischem Optimismus verleiten kann.

Zunächst ist allerdings auszuschließen, ob nicht die Irregularitäten des BZ überwiegend oder ausschließlich durch ein unpassendes Insulin- und Diätregime, durch unzureichende Mitarbeit des Patienten, ungeregelte Lebensverhältnisse, und auch durch emotionale Probleme verursacht werden. Unter diesen Umständen würde die fehlende Diagnose einer echten Labilität den Verzicht auf die Suche nach korrigierbaren Instabilitätsfaktoren bedeuten (s. Kap. 7).

Ist diese Frage einigermaßen geklärt, stellt sich die nächste nach der „Qualität" der BZ-Schwankungen:

– handelt es sich um einen echten labilen Diabetes mit von Tag zu Tag variablen und nicht vorhersehbaren BZ-Schwankungen und häufigen Hypoglykämien, im Extremfall sogar einen Brittle-Diabetes?

- oder zeigt der BZ-Verlauf zwar ebenfalls erhebliche Unterschiede, jedoch nur innerhalb eines für den betreffenden Patienten und unter dem jeweiligen therapeutischen Regime relativ konstanten Tagesrhythmus mit charakteristischen BZ-Trends zu bestimmten Tageszeiten, wie beispielsweise das Dawn-Phänomen (s. Abb. 10). Der Vergleich der Tagesprofile an mehreren aufeinanderfolgenden Tagen zeigt, daß von Tag zu Tag nur geringe Abweichungen hinsichtlich des Blutzuckerverlaufs auftreten. In diesem Falle ist der BZ-Verlauf in etwa vorhersehbar und bietet daher bessere Ansatzpunkte für therapeutische Maßnahmen als bei labilem Diabetes.

Im folgenden wird auf einige dieser Stoffwechselsituationen mit bestimmten Tendenzen des BZ-Verlaufs näher eingegangen, wie sie häufig beim Typ-I-, selten beim Typ-II-Diabetes vorkommen. In der Regel resultieren die Einstellungsschwierigkeiten daraus, daß der Versuch, hyperglykämische Phasen vormittags oder auch frühmorgens durch Steigerung der Insulindosis zu reduzieren, Hypoglykämien zu anderen Tageszeiten wie gegen Mittag oder um Mitternacht zur Folge haben. Häufig ist eine Nivellierung des BZ nur mit dreimaliger oder viermaliger täglicher Insulininjektion zu erzielen. Ausgehend von unbefriedigenden Situationen unter zweimaliger variabler NI-IMI-Mischung werden im folgenden verschiedene Möglichkeiten der Korrektur angeführt:

Beispiel 1:
Postprandiale Vormittags-Hyperglykämie trotz günstigem NBZ (80–130 mg/dl), mittags a. c. dagegen Hypoglykämietendenz, so daß keine höhere morgendliche NI-Dosis möglich.
Konsequenzen: (u. U. Kombination mehrerer Maßnahmen):
- weniger KH, faserreiche Kost,
- Verlängerung des Spritz-Eß-Abstandes und damit geringerer pp BZ-Anstieg innerhalb 2 h post inj. Vorsicht bei NBZ im unteren Normalbereich wegen Hypo vor dem Frühstück.
- Versuchsweise höhere NI-Dosis nach Einführung eines Extra-Imbisses etwa um 11 Uhr – falls dieser akzeptiert wird.
- Körperliche Aktivität vor oder nach Frühstück, oft jedoch nicht realisierbar.
- *Oft wirksam:* morgens statt Insulinmischung ausschließlich NI sowie erneut NI mittags a. c.

Beispiel 2:

Anstieg des BZ in der 2. Nachmittagshälfte, mittags a.c. eher niedrig, weshalb eine Steigerung der IMI-Dosis morgens meist nicht möglich.

Konsequenzen:

- Reduzierung oder Fortlassen der Vesper-KH, außer bei intensiverer Muskeltätigkeit
- körperliche Betätigung zwischen 16 und 17 Uhr, falls realisierbar,
- *effektivste Maßnahme:* NI mittags a.c., evtl. nur notwendig im Falle geringerer körperlicher Aktivität nachmittags, soweit diese vorhersehbar (s. Regime II und III in Tabelle 40).
- Wenn nach NI-Injektion mittags Hypotendenz 14–15 Uhr, trotzdem BZ-Anstieg in der 2. Nachmittagshälfte, Versuch mit variabler Mischung von NI + IMI vor dem Mittagessen.
- Nur in besonderen Situationen weitere Extra-NI-Injektion etwa 15 Uhr.

Beispiel 3:

Nüchternhyperglykämie kombiniert mit niedrigem BZ nachts zwischen 24 und 3 Uhr. Für die Schwierigkeiten, auch mit zweimaliger Injektion einen akzeptablen Nüchtern-BZ ohne nächtliche Hypo zu erzielen, ist folgende Konstellation verantwortlich (s. auch Tabelle 42):

- Nahrungskarenz,
- relativ gute Insulinempfindlichkeit zwischen 23 und etwa 3–4 Uhr,
- gleichzeitig zu dieser Zeit häufig Wirkungsmaximum des IMI,
- Nachlassen der Insulinwirkung gegen Morgen,
- als ein wichtiger Faktor Dawn-Phänomen (s. S. 158).

Therapeutisch ergibt sich das Dilemma, daß bei niedriger Abenddosis der Patient zwar hypoglykämiefrei, der NBZ aber zu hoch ist und daß andererseits eine höhere Abenddosis vielleicht die Nüchternhyperglykämie beseitigt, jedoch oft zu - unter Umständen sogar unerkannten - Hypoglykämien zwischen 24 und 4 Uhr führt.

Sicherste Maßnahme: Aufteilung („Splitting") der Abenddosis: vor dem Abendessen NI, vor der Spätmahlzeit IMI, evtl. auch LZI. Der Tag wird überbrückt entweder mit einer Mischinjektion (Regime IV) oder mit multiplen NI-Applikationen (s. Regime V).

Tabelle 42. Nüchternhyperglykämien

Ursachen	Konsequenzen
Zu wenig Insulin am Vortag, bei zwei Injektionen meist zu niedrige Abenddosis	Dosiserhöhung
Wegen nächtlicher Hypoglykämie zu reichlich KH	Weniger Insulin, Patienteninstruktion über Extra-KH
Nach nächtlicher Hypo reaktive Hyperglykämie (Somogyi-Phänomen) – selten	Verifizierung durch BZ-Kontrolle, evtl. mehrfach nachts; außerdem – nach Dosisreduktion – Diagnose „ex juvantibus" möglich
Wirkungsdauer des Abendinsulins zu kurz	Steigerung der Dosis führt jedoch oft zu nächtlicher Hypo
Dawn-Phänomen als häufige Ursache	Effektive Maßnahme: Aufteilung der Abenddosis (s. Text). LZI *vor* dem Abendessen ist meist weniger wirksam.

Die Hypotendenz zwischen 2 und 4 Uhr nachts und auch der NBZ lassen sich im allgemeinen durch den KH-Gehalt des Abendessens und auch der Spätmahlzeit außer bei massiver Zufuhr offenbar als Folge des langen zeitlichen Intervalls wenig oder nicht beeinflussen.

6.7.2 Adaptation

Nachdem im Zusammenhang mit der CIT bereits einige „Anpassungs"-Maßnahmen am Beispiel bestimmter Stoffwechselsituationen besprochen wurden, wird nun auf die Modalitäten der Adaptation näher eingegangen.

Adaptation heißt Anpassung der Insulindosis, der KH-Zufuhr, des Spritz-Eß-Abstandes, u. U. auch der körperlichen Aktivität an den aktuellen Blutzucker, an die zu erwartenden BZ-Trends bzw. an den Insulinbedarf. Mit den entsprechenden Änderungen der Stoffwechselsituation ist unter folgenden, z. T. prinzipiell unterschiedlichen Umständen zu rechnen:

Längerfristig (innerhalb von Tagen bis Monaten):

- zunehmender Insulinbedarf während der Wachstumsperiode, während der Schwangerschaft, der prämenstruellen Phase, infolge Progredienz des Diabetes, evtl. längerdauernder Infektionen,
- rückläufig infolge Kalorienrestriktion, Gewichtsabnahme, während einer Remission,
- unterschiedlicher Bedarf unter längerfristig veränderten Lebensverhältnissen (Berufswechsel, Urlaub u. ä.),

„ad hoc", d. h. meistens im Tagesablauf:

- ungeregelte Lebensweise (Essenszeiten, körperliche Aktivität u. a.),
- in erster Linie jedoch Schwankungen des Blutzuckers:

entscheidend für die Möglichkeiten der Adaptation ist, abgesehen von der Mitarbeit des Patienten, die individuelle Stoffwechselsituation. Es muß deshalb der Versuch gemacht werden, die BZ-Schwankungen nach Intensität und Qualität, d. h. Ausmaß der Irregularität, zu differenzieren. Anpassungsmaßnahmen sind um so

Datum 198..	Insulin (bei Mischung zuerst Normalinsulin)				BZ bzw. HZ (Reflektometer)					Bemerkungen* Hypo, Krankheit usw.
März	nü. NI NPH	mi.	abds. NPH	spät	nü.	vorm.	mi. a c	abds. a c	spät	Gewicht.74..kg
Do 3.	5 18		12		0		0	Spur	0	
Fr. 4.	5 18		12		110		130	80		
Sa 5.	5 18		12		130	3%	210	220		
So 6.	5 18		12		180	2%	2%	3%		} wenig Bewegung
Mo 7	5 18		12		160	Spur	100			
Sa 12.	8 20		16		140	1%	150	120	0	wenig
So 13.	8 22		14		90		110	0	1%	Bewegung
Mo 14	5 18		12		120		80	0	Spur	

Abb. 11. a Beruflich von Mo bis Fr körperliche Betätigung, am Wochenende weniger Bewegung: zunächst Stoffwechselverschlechterung am Sa und So bei unveränderter Insulindosis; günstige *BZ* und *HZ* – Tests nach Dosissteigerung am nächsten Wochenende

Datum 198..	Insulin (bei Mischung zuerst Normalinsulin)				BZ bzw. HZ						Bemerkungen*
	nü.	mi.	abds.	spät	nü.	vorm.	mi. a c	abds. a c	spät	300	Gewicht 76 kg
Nov.	NI NPH	NI	NI	NPH							
12.	8 22		5	12	276	126	228			102	
13.	6 22		7	12	222	105	252	2%			
14.	8 22		8	12	285	132	5%	2%	78		
15.	6 22		6	10	238		90	208	140		
16.	5 22		6	10	135	154	0	3%			
17.	5 20		6	10	112	0	55		95	55	
18.	4 20	5	6	8	95		91	67			
19.	4 20	4	5	8	0	0		108	128		
20.	4 20	4	5	8	110		0	0	120		

Abb. 11. b Einstellungsschwierigkeiten unter zweimaliger Injektion einer NI-NPH-Mischung Ursache: Nüchternhyperglykämie kombiniert mit nächtlicher Hypo-Tendenz (s. S. 166); ferner *BZ* - Anstieg nachmittags, mittags a. c. jedoch niedriger *BZ* (s. S. 166/167). - - - Vorgehen: Zunächst Aufteilung der Abenddosis („Splitting"), später zusätzlich *NI* mittags

aussichtsreicher, je besser sich die BZ-Trends vorhersehen lassen. Dies soll anhand der schematischen Profile in Tabelle 45 (S. 174) gezeigt werden. In vielen Situationen müssen der BZ und auch der HZ zunächst über einen längeren Zeitraum hin kontrolliert und dann analysiert werden, um die Chancen für die Adaptation beurteilen zu können.

Häufigkeit und Zeitpunkt der BZ-Kontrollen:

„Ideal"-Profil (nach Raskin):

nüchtern /90 min. pp /mittags a. c. /90 min. pp /abends a. c. /90 min. pp/spät 22 Uhr/2-4 Uhr.

Ein für die meisten Pateinten „realistisches" Profil kann sich auf folgende Werte beschränken:

nüchtern/(90 min. pp)/mittags a. c./abends a. c./22 Uhr.

Tägliche engmaschine Profile, auch nicht in der „realistischen", meist üblichen Form sind keineswegs für die CIT und auch für die

CSII obligat. Mehrheitlich wird allerdings in der Schwangerschaft, unter der Insulinpumpe und bei ausgeprägter Labilität zu täglichen Profilen mit 4–5 Testen geraten, von anderer Seite jedoch die Auffassung vertreten, daß selbst in der Gravidität und auch bei Pumpenpatienten 3 oder 5 Profile pro Woche und Einzelteste an den übrigen Tagen ausreichen, wenn nicht zusätzlich eine Labilität besteht.

Einzel-BZ-Tests neben den Tagesprofilen sollten gezielt angesetzt werden, besonders wenn noch zusätzliche, gut verwertbare Informationen wie Harnzucker-Tests zur Verfügung stehen.

Für die HZ-SK, die auch unter der IIT und trotz BZ-SK nicht vernachlässigt werden soll, wird die sog. 2. Portion verwendet, ferner der Spontanurin (s. Kap. 3), und zwar besonders an den Tagen, an denen keine oder nur vereinzelte BZ-Kontrollen stattfinden. Die Tests im Spontanurin dienen – im Gegensatz zur 2. Portion – nicht primär der Orientierung über den aktuellen BZ, sondern der Erfassung der Maxima während einer längeren Zeitperiode, z. B. einer postprandialen Hyperglykämie vormittags.

Die *Modalitäten der Dosisanpassung* werden in Tabelle 43 am Beispiel eines Regimes mit zweimaliger täglicher Injektion einer variablen Mischung von NI und VI (NPH-Insulin) und in Tabelle 44 erläutert. Die Adaptation bei multiplen NI-Injektionen (s. Regime III und V, Tabelle 40) erfolgt prinzipiell nach den gleichen Regeln, erweist sich jedoch vor allem bei Einstellungsschwierigkeiten häufig als effektiver und außerdem für viele Patienten und auch für weniger erfahrene Therapeuten als einfacher zu praktizieren.

Den Richtlinien, die in Anlehnung an Skyler (1982) zusammengestellt wurden, liegt das Ziel einer Nahezu-Normoglykämie zugrunde, demnach ein Blutzuckerbereich nüchtern bzw. präprandial von 80–120 mg/dl und postprandial von 140–160 mg/dl, in Einzelwerten gering höher. Zum Verständnis für die Dosierungsempfehlungen im Falle einer Mischinjektion sei an dieser Stelle an den Wirkungsablauf der beiden Komponenten NI und NPH-Insulin erinnert:

| Morgen-injektion | NI: | Hauptwirkung zwischen Frühstück und Mittag, kontrolliert durch BZ 90 min. pp und mittags a. c. |
| | NPH: | Maximalwirkung zwischen Mittag und Abendessen, jedoch auch bereits mittags a. c., kontrolliert durch BZ abends u. auch mittags a. c. |

Tabelle 43. Adaptationsregeln

Zeit	zu korrig. BZ	Insulin	und/oder		Probleme, Hinweise
nü	< 80–90	↓ NPH ab.			
	> 120	↑ NPH ab.			Hypo nachts? AK
90′ pp	< 110	↓ NI mo.	↑ Frühst. KH?		
	> 150–160		↓ KH, evtl. ballast-		
	und	↑ NI	stoffreich?		
	mi ac > 130		↑ SEA	KA?	
	> 150–160			KA?	nach ↑ NI mo
	und		11 Uhr-Imbiß		Hypo mi ac
	mi ac < 100				
mi, ac	< 80	↓ NI mo			
	> 120	↑ NI mo			Hypo vormitt.? Evtl. auch ↓ NPH
ab, ac	< 80	↓ NPH mo			
	> 130		↑ Vesper		falls Hypo
		↑ NPH mo	KH;	KA?	mi ac, AK
ab, pp	< 100	↓ NI ab	↑ KH?		
	> 160	↑ NI ab			
	< 80–100	↓ NI ab	↑ KH spät		cave: Hypo nachts?
spät	100–140				
	> 140–150	↑ NI ab	↓ KH spät?		

AK = Arztkonsultation; *mo.* = morgens; *mi.* = mittags; *ab.* = abends; *pp* = postprandial; *ac* = vor dem Essen; *NI* = Normalinsulin; *KH* = Kohlenhydrate

Abend- injektion	NI:	Haupteffekt zwischen Abendessen und Zubettgehen, kontrolliert durch BZ abends pp und spät („Bettzeit"),
	NPH:	Maximalwirkung während der Nachtzeit, meist 23–5 Uhr, kontrolliert durch BZ nüchtern und nachts um 2–3 Uhr.

Tabelle 44. Adaptation bei 30jähriger Typ-I-Diabetikerin. Beachte außer den Dosisänderungen den unterschiedlichen NI-Anteil bzw. -Zusatz oder die Extra-NI-Injektion mittags, jeweils entsprechend dem aktuellen BZ-Wert ante inj. (in Anlehnung an handschriftliches Protokoll)

Tag	Zeit	BZ [mg/dl]	NPH [IE]	BE	Bemerkungen
17.1.	6.45	151	⎰26 ⎱ 4NI	2	
	10.00	172		1	
	13.00	93		2	
	15.00	57		1,5	
	18.15	72	20	2	
	22.30			22	Hypo
18.1.	6.15	199	⎰26 ⎱ 4 NI	2	
	10.00			1	
	13.00	206	NI 4	2	
	16.00			1	Hypo (KA!)
	18.00	110	⎰20 ⎱NI 2	2	
	21.30			1	
19.1	7.00	198	⎰26 ⎱ 6 NI	2	
	10.00			1	Schwimmen
	13.00	128		2	
	16.00	57		1	
					nach Fußmarsch
	18.30	52	18	2	
	22.00			1	
20.1.	8.00	101	24	2	
	11.00			2	
	12.30			1	
	18.15	130	⎰20 ⎱ 2 NI	2	
	22.00			1	
	23.45			1	Hypo

Eine wichtige Aufgabe ist die Ermittlung einer für den einzelnen Patienten adäquaten Dosis (u. U. auch KH-Menge), und zwar mit Hilfe bestimmter (Rechen-)Regeln, den sog. Algorithmen. Die meisten laufen, zumindest für das Erwachsenenalter, auf Änderungen je nach Insulinempfindlichkeit, meist von 1–2 E bzw. etwa 10% der Ausgangsdosis für die Einzelinjektion wie auch für die einzelnen Komponenten in einer Insulinmischung hinaus.

Alle Formeln für die Steuerung der Dosierung können eine nur begrenzte Allgemeingültigkeit beanspruchen und müssen im Einzelfall oft erheblich modifiziert werden. Als Variable gehen ein:
- die für den einzelnen Patienten charakteristischen BZ-Trends,
- die BZ-Konzentration ante inj. und ihr Einfluß auf den weiteren Verlauf, die Menge und die Art der KH, die Intensität und Dauer der zu erwartenden oder bereits absolvierten Muskeltätigkeit.

Algorithmen wurden – als mathematische Formeln – zuerst für die Dosierung von Insulin und Glukose im Biostator (s. S. 177) angewandt mit dem Ziel, eine bestimmte BZ-Konzentration auch konstant zu halten. Im Rahmen der Adaptation wird ihnen in Zukunft wahrscheinlich eine größere Bedeutung zukommen, wenn mittels eines Mini-Computers aufgrund der in einem Datenspeicher angesammelten BZ-Werte häufiger als bisher Trends ermittelt und dementsprechende Dosierungsempfehlungen gegeben werden. Oft werden allerdings simple Anpassungsregeln bereits als Algorithmen bezeichnet, ohne daß die notwendigen Trendanalysen aufgrund der Stoffwechselsituation einschl. der sie beeinflussenden exogenen Faktoren vorgenommen wurden. Dosisänderungen sollen grundsätzlich nicht voreilig erfolgen, solange sich das BZ-Verhalten noch nicht eindeutig beurteilen läßt, wofür auch bei einigermaßen stabiler Stoffwechsellage im allg. 3–4, bei labilem Diabetes auch 5–7 und mehr Tage benötigt werden. Ausnahmen sind selbstverständlich dringliche Situationen, wie etwa anläßlich eines Infektes.

Die in Tabelle 45 gegenübergestellten unterschiedlichen BZ-Verläufe – in diesem Falle ausgehend von Konstanz bzw. Labilität des Nüchtern-BZ – lassen erkennen, unter welchen Umständen bessere und wann schlechtere Chancen bestehen, den weiteren Verlauf günstig zu beeinflussen.

In Tabelle 45 ist unter c) eine dementsprechende Situation mit labilem Nüchtern-BZ und voraussehbarem BZ-Verlauf dargestellt. Es

Tabelle 45. NBZ als Ausgangspunkt und anschließende BZ-Trends (schematisch) (= unverändert, ↑ erhöht bzw. verlängert, ↓ verringert)

Situation	nü.	9.00	mi. a.c.	abds. a.c.	Adaptations-möglichkeiten
a) NBZ labil, mi.	260	250	95	140	nur bei hohem
konstant niedrig	100	130	80	160	NBZ: SEA ↑
	220	240	110	90	und oder
					Frühst.-KH ↓
und fortlaufend					
b) NBZ und weitere BZ	230	260	80	90	schwierig, da
labil	200	230	210	120	BZ-Trend
	90	160	220	150	irregulär
	130	220	80		
c) NBZ zwar labil,	250	270	190		NI ↑
jedoch in etwa	120	140	130		=
determinierend für	210	230	180		NI ↑
weiterer BZ-Verlauf	90	130	100		=
und entsprechend fortlaufend					

wird bei der folgenden Aufzählung der in Betracht kommenden Maßnahmen davon ausgegangen, daß die Schwankungen des Nüchtern-BZ selbst durch eine CIT nicht korrigierbar sind. Hier könnte allenfalls eine Insulinpumpe zu einer Besserung der Stoffwechsellage führen.

Folgende Möglichkeiten sind gegeben, im Falle eines hohen Nüchtern-BZ längerdauernde anschließende Hyperglykämien zu verhindern:

- Steigerung der NI-Dosis, jedoch nur, wenn der weitere Verlauf nicht zu „erratisch" (wie z. B. Tabelle 45 unter b), da andernfalls Hypo-Gefährdung zwischen 10 Uhr und mittags a. c.
- Verlängerung des Spritz-Eß-Abstandes mit rascherem BZ-Abfall in den nachfolgenden 2 Stunden, auch bei Irregularität des Nüchtern-BZ nützlich; das gleiche gilt für:
  - weniger KH zum 1. Frühstück und evtl. auch
  - körperliche Aktivität vor oder nach dem 1. Frühstück.

Stoffwechselführung unter diesen Umständen erfordert nicht nur Zeit und Engagement und bedeutet v. a. durch die Selbstkontrolle eine Belästigung für den Patienten, sondern ist außerdem mit höheren Kosten verbunden, weshalb vermieden werden sollte:

Tabelle 46. Neueinstellung

Einstellungs-korrektur		relativ frühzeitige Festlegung des Therapieziels, Training und Adaptation			
	stabil →				
	labil →	zunächst Analyse des BZ-Trends, Hypotendenzen? →	Adaptation, Training →	Umsetzung in die Praxis	erst danach endgültige Festlegung des Therapieziels
5-10 Tage		5-8 Tage		6-10 Wochen	

- zu starke Schematisierung der Adaptationsregeln,
- Dosisvariationen in einem praktisch unwirksamen Minibereich, z. B. 1 E bei einer Einzeldosis von 20 E,
- unpassende, u. U. sogar bedenkliche (Hypo!) Empfehlungen für Dosisänderungen,
- überflüssige bzw. sogar schädliche Dosisvariationen im Falle nicht vorhersehbaren BZ-Verlaufs (s. Tabelle 45 unter b), insbesondere unerwartet rascher Abfall trotz hohem Ausgangs-BZ,
- fortlaufende tägliche engmaschige Profile – ohne Nachweis der Notwendigkeit, insbesondere in Kombination mit insuffizienten Adaptationsversuchen,
- Fehlen eines brauchbaren Konzeptes für die Adaptationsmodalitäten, einschl. der Selbstkontrolle.

Die Orientierung über die Stoffwechsellage, die Ermittlung der individuellen BZ-Trends, der Adaptationsmodalitäten sowie des geeigneten therapeutischen Regimes und schließlich die Festlegung des Behandlungszieles (s. 6.8) benötigen vor allem beim labilen Diabetes Geduld. Die Fähigkeit, dementsprechende brauchbare Konzepte zu finden, setzen Erfahrung und intensive Beschäftigung mit der Materie voraus (Tabelle 46).

Das Verhältnis zwischen Nutzen und Aufwand muß sich in einem akzeptablen Rahmen halten, was bedeutet, daß Arzt und Patient sich bemühen, alle heute zur Verfügung stehenden Möglichkeiten zur Besserung der Diabeteseinstellung auszunutzen. Es muß vermieden werden, daß die Selbstkontrolle und Dosisanpassung zur l'art pour l'art werden oder lediglich als Alibi für eine moderne Insulintherapie fungieren.

6.7.3 Insulininfuionsgeräte

Im Vergleich zur Injektion von Insulin beruht der Vorteil der Insulininfusion mit Hilfe entsprechender Geräte, selbst wenn sie s. c. erfolgt, auf der gleichmäßigen Absorption des verwendeten NI und der Möglichkeit, die Zufuhr so zu regulieren, daß sie in etwa den physiologischen Verhältnissen entspricht und etwa auftretenden Änderungen des Bedarfs angepaßt werden kann.

Das Idealziel, ein geschlossenes System („closed loop"), d. h. BZ-gesteuerter Insulinabgabe, konnte bisher nur in Form des Biostators, eines externen Großgeräts mit den Dimensionen $46 \cdot 46 \cdot 42$ cm sowie einem Gewicht von 59 kg, realisiert werden. Die Insulinzufuhr bzw. die Glukoseabgabe bei BZ-Abfall erfolgen i. v. auf der Basis bestimmter Algorithmen. Der Blutzucker wird über einen doppelläufigen Katheter mit einer Enzymelektrode extrakorporal fortlaufend bestimmt.

Der Biostator hat zur Klärung klinischer und wissenschaftlicher Fragen beigetragen, so zur Analyse der Wirkungsprofile verschiedener Insulinpräparate, des Insulinbedarfs bei Insulinresistenz sowie bei labilem Diabetes. Die Hoffnung, sozusagen im Schnellverfahren aufgrund der Insulinabgabe während einer 24- oder 48-h-Periode konkrete Hinweise auf ein geeignetes Insulinregime und die entsprechenden Dosierungen zu erhalten, hat sich nicht erfüllt. Im klinischen Einsatz hat sich das Gerät an einzelnen Stellen in ähnlicher Weise wie die Insulinpumpe bewährt, etwa intra- und postoperativ sowie peripartal bei schwierigen Stoffwechselsituationen zur ra-

Tabelle 47. Zur Zeit häufiger verwendete Insulinpumpen

Modelle	Gewicht Größe	Basalrate variabel	Besonderheiten (u.a. Sicherheits-Alarmsystem)
Nordisk Infusor	150 g 100·22·60 mm	–	Alarm bei Batterieversagen, leerer Spritze, Verstopfung, Elektronikdefekt
Betatron I	163 g 99·66·20 mm	–	„time-limit" (12 h)
Betatron II	163 g 99·66·20 mm	+	„dose limit" (1–999) IE „time limit" (1–16 h)
AS 8 MP	161 g 102·64·19 mm	+	Bolus: 0,1–30 IE
H-Tron	95 g 75·33·18 mm	+	„time limit" (12 h) sog. Basalratenprofil
Minimed	106 g 86·21·51 mm	+	3 ml Spritze U 40 und U 100 Insulin

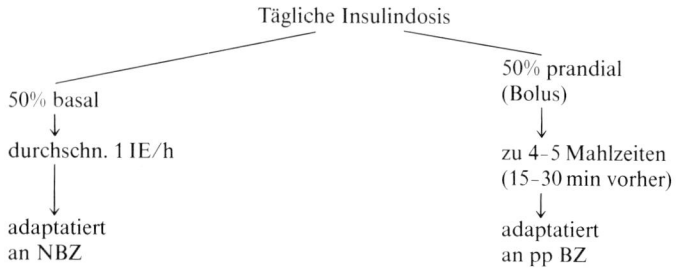

Abb. 12. Basis-Bolus-Prinzip bei CSII. (Nach Bending 1985)

schen BZ-Normalisierung und Aufrechterhaltung der Normoglykämie.

Tragbare externe Minipumpen: Bei den z.Z. verwendeten Geräten (s.Tab.47) wird die kontinuierliche, i.allg. subkutane Insulinabgabe in diesen offenen Systemen („open loop") durch BZ-Bestimmung im Rahmen der Selbstkontrolle reguliert. Seit dem ersten Einsatz eines solchen Gerätes 1978 durch Pickup (s.1984) hat die weitere Entwicklung zu einer Verkleinerung der Apparate, zu sicherer Bedienung, differenzierter und programmierbarer Insulinabgabe und dem Einbau von Sicherheits- und Alarmeinrichtungen geführt.

In Anlehnung an die physiologischen Verhältnisse (s. Abb. 12) werden etwa 40–50% der Tagesdosis als Basalrate, der Rest als sog. Abrufdosis (Bolus) zu den Mahlzeiten infundiert. Die Zufuhr erfolgt mittels Butterfly-Kanüle, die etwa alle 1–3 Tage (bei unseren Patienten durchschnittlich alle 2,8 Tage) gewechselt werden muß. Unter besonderen Umständen (s.u.) wird ein intraperitonealer oder ein i.v.-Zugang gewählt.

Die *Basalrate* liegt i.allg. bei 0,7–1,2 IE/h und entspricht damit einer Insulindosis von etwa 15–28 IE/24 h. Im allg. bleibt die Basalrate über lange Zeit, oft über Jahre konstant. Aus folgenden Gründen und unter Verwendung der dafür geeigneten Pumpen (s. Tabelle 48) muß sie jedoch geändert werden:

Längerfristig:
Steigerung bei   zunehmendem Insulinbedarf,
                   Progredienz des Diabetes,
                   während der Gravidität.

Verringerung bei Remission,
anhaltender körperlicher Betätigung.
Anpassung an Zirkadianrhythmus bei konstant höherem Insulinbedarf zu
bestimmten Tageszeiten, u. a. Dawn-Phänomen.

Ad hoc:
Steigerung bei Infekten,
Verringerung bei körperlicher Aktivität (evtl. Abschalten für 30–60 min, u. U.
sogar länger).

Die *Abrufdosen* werden täglich 3 bis 4 mal, selten häufiger appliziert,
und zwar regelmäßig, 15–30 min vor den Hauptmahlzeiten, oft vor
dem 2. Frühstück, seltener vor der Vespermahlzeit oder spätabends.
Änderungen werden entsprechend den Regeln für die Adaptation (s.
6.7) vorgenommen und kommen in Betracht bei:

- allgemein höherem Insulinbedarf, v. a. stärkerer postprandialer Hyperglykämie,
- Reduzierung zur Vermeidung von Hypoglykämien, z. B. vor körperlicher
  Aktivität, im Falle geringerer Nahrungs- bzw. KH-Zufuhr,
- ad hoc und variabel zur Anpassung an den aktuellen BZ-Wert, v. a. bei labilem Diabetes.

Adaptation entsprechend Ausgangs-BZ, d. h. aktueller BZ ante inj. sowie den
BZ-Trends, ermittelt auf der Basis der BZ an den vorhergehenden Tagen.

Die Relation der Abrufdosen zu der KH-Menge der betreffenden
Mahlzeiten (in BE) muß für den einzelnen Patienten entsprechend
seiner Insulinempfindlichkeit bzw. seiner BZ-Verlaufstendenzen ermittelt werden. Bei den meisten Patienten ist die höchste Dosis
morgens erforderlich. In unserem Krankengut verhielten sich die
Abrufdosen von 1. Frühstück, Mittagessen und Abendessen wie
1,6 : 1,0 : 1,3 mit u. U. erheblichen Abweichungen beim einzelnen Patienten entsprechend seinen Essenszeiten, der Nahrungszusammen-
setzung, der körperlichen Aktivität und schließlich der individuellen
Tendenzen des BZ-Verlaufs.

Eine intraperitoneale Insulinzufuhr über einen Katheter (CIPII) ist
bei Brittle-Diabetes angezeigt, wenn durch CSII keine ausreichende
Stabilisierung zu erreichen ist, oder bei anderweitiger dringlicher
CSII-Indikation, wenn diese wegen rezidivierender entzündlicher
Lokalreaktionen nicht weitergeführt werden kann.
Die CIPII gehört bisher jedoch nicht zur etablierten Pumpenthera-
pie. Es muß im übrigen mit Bindegewebsvermehrung, Katheterum-

wachsungen und lokalem Amyloid (?) gerechnet werden. – Diese externen tragbaren Insulinpumpen zur i.p. Insulininfusion stellen heute noch ein Übergangsstadium zu den in nächster Zeit verfügbaren implantierbaren Pumpen mit externer telemetrischer Steuerung, möglicherweise später in Kombination mit einem Biosensor, dar.

Der Einsatz von implantierbaren Pumpen befindet sich jedoch noch im Versuchsstadium. Im allgemeinen ist bisher lediglich eine basale Insulinabgabe möglich. Eine Änderung läßt sich nur durch Erhöhung oder Verminderung der Insulinkonzentration im Tank erreichen, der transkutan punktiert werden kann. Postprandiale Hyperglykämien erfordern Injektionen von NI. Mit telemetrischen Steuereinrichtungen sind bisher nur einzelne Exemplare ausgerüstet.

Zur Zeit wird eine nadelförmige Enzymelektrode zur fortlaufenden BZ-Bestimmung entwickelt. Sie gehört zusammen mit einer digitalen Anzeige und einem Minicomputer zu einem Extragerät mit BZ-Anzeige. Die Werte können gespeichert und aufgrund bestimmter Algorithmen Dosisanweisungen gegeben werden, die mittels Telemetrie an die implantierte Pumpe übertragen werden.

Komplikationen der Pumpenbehandlung

Lokale Probleme. Während die korrekt durchgeführte Insulininjektion, von Insulinallergien abgesehen, fast nie zu entzündlichen Reaktionen führt, kommen unter der CSII trotz sorgfältiger Hautpflege lokale Irritationen vor (im Krankengut der Diabetesklinik Bad Oeynhausen bei jedem 3. Patienten). Nur selten zwingen sie zum Abbruch der CSII. Falls eine dringliche Pumpenindikation vorliegt, kann über einen intraperitonealen Zugang u.U. mit dem gleichen Gerät weiterbehandelt werden. Abszedierungen haben wir bei 100 Patienten insgesamt 13mal beobachtet (0,13/Patientenjahr). 8 davon konzentrierten sich auf nur 3 Patienten. Deshalb ist eine besonders sorgfältige Hautpflege notwendig, wenn ein Abszeß erstmalig auftritt; im übrigen muß der Arzt frühzeitig konsultiert werden.

Störungen der Insulinversorgung treten v.a. als Folge von Verstopfungen im Zugangsweg oder infolge technischer Defekte (Batterieausfall) auf und führen wegen des fehlenden Insulindepots im Gewebe zu rascher Dekompensation des Diabetes. Auch wegen dieser Komplikationen ist es notwendig, daß der Patient sich mit der Technik des Geräts auskennt und instruiert wird, wie er sich in bestimmten Situationen verhalten muß.

Eine gravierende Komplikationsmöglichkeit sind ferner schwere Hypoglykämien, die im großen und ganzen nicht häufiger auftreten als unter CIT, wohl aber symptomärmer verlaufen. Die Häufigkeit liegt etwa zwischen 0,1-0,35 pro Patientenjahr. In größeren Serien zeigte sich eine auffällige Konzentration auf relativ wenige Patienten, und zwar solche mit ausgeprägter Insulinempfindlichkeit als Folge einer defekten Hypoglykämie-Gegenregulation (s. S. 158).

Ketoazidosen. Mit akut überraschend auftretenden Ketoazidosen muß häufiger unter der CSII als unter der konventioneller IIT gerechnet werden. In insgesamt 10 verschiedenen Zentren betrug die Häufigkeit 1 Episode auf etwa 20-30 (höchstens 100) Patientenmonate. Ursache waren früher meistens technische Defekte (Pumpenfehler, Katheterblockade), selten Infektionen, die in Einzelfällen sogar von der Insertionsstelle ausgingen; heute ist es eher Fehlverhalten des Patienten.

Für die rasche Entwicklung ist das erwähnte Fehlen des subkutanen Insulindepots verantwortlich. Bei höheren BZ-Werten (über 180-200 mg/dl) und besonders dann, wenn Übelkeit und Erbrechen auftreten, müssen unverzüglich BZ- und Ketonkörperkontrollen vorgenommen werden. Dies gilt besonders während der Gravidität, da eine Ketoazidose zu raschem Absterben des Feten führen kann.

Es besteht die berechtigte Hoffnung, daß unter besonders eingehender Instruktion der Patienten und auch als Folge der Entwicklung neuerer und sicherer Geräte Pumpenkomplikationen seltener werden.

Insgesamt gibt es keine Hinweise für eine außergewöhnliche Mortalität unter der Pumpentherapie. Aus dem Bericht von Teutsch et al. (1984) über 35 Todesfälle unter CSII geht zwar hervor, daß die Mortalität etwas höher ist als unter konventioneller Therapie. Als plausible Erklärung kann jedoch das häufigere Vorkommen von Neuropathie, Nephropathie und längerer Diabetesdauer bei den CSII-Patienten herangezogen werden. Nur 2 Patienten starben „direkt" im Zusammenhang mit der Pumpenbehandlung, einer an einer Hypoglykämie, der andere an Endokarditis nach Abszeß an der Stelle der Katheterinsertion.

Tabelle 48. Voraussetzungen bei Patient und Arzt für die intensivierte Insulintherapie (IIT insbesondere CSII)

Patient	Arzt
Akzeptanz der IIT einschließl. Selbstkontrolle	Sorgfältige Indikationsstellung
Bereitschaft und Fähigkeit zur Kooperation	Interesse, Engagement, Geduld
Beherrschung der „Adaptation"	Diabetologische Erfahrung
Auch in Akutsituationen richtiges Verhalten	
Korrekte Durchführung der Selbstkontrolle	Zuverlässigkeitskontrollen, besonders hinsichtlich der BZ-Selbstkontrolle
Protokoll der Befunde bei Selbstkontrolle	Besprechungen des SK-Protokolls

Voraussetzungen für die Insulinpumpentherapie

Der Einsatz von Insulinpumpen ist für den Patienten wie für den Arzt mit einigem Aufwand verbunden. Zunächst gelten dieselben Bedingungen wie für die IIT allgemein (Tabelle 48).

Einige weitere Voraussetzungen, die sich z. T. auf technische Aspekte beziehen, müssen beim Einsatz von Insulinpumpen beim Arzt bzw. beim Patienten gegeben sein:

- Kenntnis der Pumpen, ihrer Funktionen und eventueller technischer Komplikationen,
- Training mit Simulation von Pannen und Zwischenfällen,
- möglichst auch Instruktion eines Angehörigen bzw. Lebenspartners,
- Arzt bzw. Institution (Krankenhaus, Ambulanz) erreichbar, andernfalls Telefonkontakt mit Zentren oder Krankenhäusern, in denen Pumpenpatienten behandelt werden (entsprechende Liste[1] existiert).

---

[1] Die Behandlung mit Insulinpumpen, eine Sammlung von Adressen und nützlichen Informationen für die Träger von Insulinpumpen erstellt im Auftrag der Deutschen Diabetes Gesellschaft von W. Kerner und F. A. Gries (zu beziehen durch Ely Lilly GmbH Bereich Diabetes. Saalburgstr. 153, 6380 Bad Homburg)

6.8 Grundsätzliche Überlegungen zur Stoffwechselführung

Immer wieder wurde, besonders in den letzten Jahren, ausdrücklich gefordert, daß Normoglykämie das Ziel der Diabetestherapie sein muß. Inzwischen haben die Erfahrungen auch mit der IIT gezeigt, daß eine normoglykämische oder auch nahezu normoglykämische Einstellung für nicht wenige Patienten besonders nach mehrjähriger Dauer eines Typ-I-Diabetes unrealistisch und sogar wegen der Hypoglykämieprobleme gefährlich ist. Ohne daß man die Normoglykämie als Idealziel für die weitere Entwicklung der Insulintherapie aus den Augen verliert, sind heute pragmatische Konzepte gefragt, mit Hilfe derer unter Berücksichtigung der individuellen Diabetes- und Lebenssituation eine möglichst günstige Einstellung erreicht werden soll.

Was bedeutet Normoglykämie?

BZ-Wert nüchtern   70–120 mg/dl

postprandial (90 min)   bis etwa 140 mg/dl, nur Einzelwerte
                        gelegentlich gering höher

HbA$_1$ bzw. HbA$_{1c}$ unter 6,5–7,5%

„Nahezu-Normoglykämie" bedeutet im Durchschnitt nicht viel höhere BZ-Werte, jedoch etwas häufigere und stärker erhöhte Einzelwerte.

Eine derartige Einstellung ist nur bei Patienten mit stabilem Stoffwechsel, besonders in den ersten Jahren des Typ-I-Diabetes, v. a. aber während der Remissionsphase, ein realistisches Ziel. Dies gilt auch für die meisten Typ-II-Patienten. Mit zunehmendem Lebensalter und bei Vorliegen einer koronaren oder zerebralen Mangeldurchblutung nimmt allerdings die Gefährdung durch Hypoglykämien zu, so daß geringe Hyperglykämien toleriert werden müssen. Je höher die Anforderung an die Stoffwechselführung ist, d. h. je schärfer die Einstellung, um so eingehender muß die Situation unter Berücksichtigung der in Tabelle 49 aufgeführten Faktoren analysiert werden. Instabilität, Tendenz zu schweren Hypoglykämien, atypische Symptomatik, Schwierigkeiten der Kooperation – der Patient ist nicht dazu in der Lage oder willens –, Unerfahrenheit des Arztes lassen es ratsam erscheinen, auf eine „scharfe" Einstellung bzw. ein normales

Tabelle 49

	Nahezu-Normoglykämie als Therapieziel:	
Maßgebende Faktoren	– realistisch und ohne (Hypo-)Risiko	– unrealistisch bzw. gefährlich
Stoffwechselsituation	einigermaßen stabil	labil
Hypo-Gefahr	keine besondere	ausgeprägt
komplizierende Situationen	keine	prolif. Retinopathie, koron. bzw. cerebr. Mangeldurchblutung, cerebrale Insuffizienz, höheres Alter
Patienten-Kooperation	gut	mangelhaft
diabetolog. „Kapazität"[a] des Arztes	den Anforderungen der IIT „adäquat"	unzureichend

[a] s. Text

HbA_{1c} zu verzichten. Umgekehrt verbessern konsequente Selbstkontrolle, günstige Stoffwechselverhältnisse adäquate Modalitäten der Adaptation sowie des Engagements bei Patient und Arzt die Chancen für eine dem Normbereich wenigstens angenäherte Einstellung. Zum zentralen Punkt wird die Gefährdung durch Hypoglykämien, die trotz flexibler Insulintherapie das wichtigste Hindernis für eine Annäherung an die Normoglykämie bleibt. Als deren häufigste Ursache sind, abgesehen von banalen Fehlern (zu hohe Insulindosis, ungeregelte KH-Zufuhr, unberücksichtigte körperliche Aktivität) als die wichtigsten Ursachen die Labilität und eine ausgeprägte Insulinempfindlichkeit bzw. Hypoglykämieneigung anzusehen. Je mehr der Patient durch schwere Hypoglykämien gefährdet ist, (s. auch Tabelle 49), um so sorgfältiger müssen die folgenden Vorsichtsmaßnahmen beachtet werden:

- Nüchtern-BZ nicht unter 80–90 mg/dl, in der Gravidität nicht unter 60 mg/dl.
- Spät-BZ nicht unter 90 ml/dl (bei einzelnen niedrigen Werten mehr KH zur Spätmahlzeit),
- eher höhere Grenzwerte bei Einstellungsproblemen.

- BZ-Kontrollen nachts, bevorzugt in der besonders hypoglykämiegefährdeten Zeit zwischen 2 und 4 Uhr; ggf. Kontrolle alle 2–3 Stunden zum Ausschluß länger dauernder, tiefer und symptomloser Hypoglykämie, evtl. auch tagsüber in Zeiten tendenziellen BZ-Abfalls, vor allem bei symptomarmer Hypoglykämie.
- Versuch, Patienten, die zu schweren Hypoglykämien neigen, zu identifizieren, evtl. mittels eines weiter zu entwickelnden i. v.-Insulintests zur Erkennung einer defekten Gegenregulation (White et al., 1983).

Die folgenden Punkte bedürfen noch besonderer Beachtung:
- Im Zuge der breiteren Anwendung der IIT kommt es häufiger vor, daß der Arzt und nicht selten auch im Alleingang der Patient eine Normoglykämie und ein normales HbA$_1$ anstreben, in der besten Absicht zwar, den neurovasculären Komplikationen vorzubeugen, jedoch in Verkennung der Hypoglykämiegefahr, in Überschätzung der Adaptationsmöglichkeiten und unter fehlerhafter Beurteilung weiterer Voraussetzungen, wie sie in Tabelle 49 angeführt sind. Eine derartige Situation ist selbstverständlich besonders im Hinblick auf die Insulindosierung korrekturbedürftig, was jedoch nicht zum Rückfall in die überholten Vorstellungen über die generelle Notwendigkeit einer Rest- bzw. Sicherheitsglukosurie führen darf. Manchem auf Normoglykämie fixierten Patienten und gelegentlich auch Therapeuten fällt es trotz widriger Umstände schwer, sich von dieser nicht ungefährlichen Fixierung zu lösen und höhere BZ- und HbA$_1$-Werte zu tolerieren.
- Stets sollte man sich andererseits vergegenwärtigen, was es für viele Patienten bedeutet, viele Jahre lang täglich den BZ zu testen und die im Rahmen der Adaptation notwendigen Konsequenzen zu ziehen. Viele akzeptieren diese „Forderungen" der modernen Diabetestherapie ohne große Schwierigkeiten, andere aber nur schweren Herzens wegen der günstigeren Einstellung und größerer, wenn auch weiterhin begrenzter Freiheiten in der Lebensgestaltung sowie schließlich in dem Bewußtsein, das Mögliche zur Vorbeugung von Komplikationen und zur Verlängerung der Lebenserwartung beigetragen zu haben.
- Wenn der Patient, ohne daß ein dementsprechender beruflicher Zwang besteht, mehr Freizügigkeit hinsichtlich Essens- und Injektionszeiten, Zusammensetzung der Nahrung und körperlicher Aktivitäten wünscht und dies als Indikation für die IIT akzeptiert wird, steht einer Realisierung nichts im Wege. Voraussetzung ist

allerdings, daß am Behandlungsziel kein Abstrich gemacht werden muß und daß dieser Wunsch tatsächlich in erster Linie vom Patienten ausgeht und nicht zu sehr vom Therapeuten induziert wird. Der Arzt sollte nämlich, selbst wenn er ein enthusiastischer Verfechter der intensivierten Therapie ist, vermeiden, auch solche Patienten zu freierer Lebensgestaltung bekehren zu wollen, die sich offensichtlich „reguliert" geborgener fühlen und nicht permanent und engmaschig mit BZ- und HZ-Testen und den Adaptationsproblemen konfrontiert werden möchten.

Es fehlen bisher noch, zumindest an einem unausgelesenen Krankengut, größere Langzeiterfahrungen von mehr als 5 Jahren hinsichtlich der Akzeptanz der BZ-SK. Besonders gilt dies für Patienten, die ihren BZ mehrfach täglich testen sollen. Wie sich im übrigen ein solches komplettes Langzeit-Regime angesichts der unterschiedlichen Mentalität auf die Persönlichkeit einzelner Patienten auswirken kann, läßt sich noch nicht übersehen. Nicht zu unrecht wird auf die manchmal schwierige Situation hingewiesen, die durch den Zwang zu permanenten Kontrollen, Dosisanpassungen und weiteren regulativen Maßnahmen charakterisiert ist.

Im übrigen sind viele Patienten heute von der Notwendigkeit einer guten Diabeteseinstellung überzeugt und auch bereit, aufwendigere therapeutische Maßnahmen auf sich zu nehmen. Dementsprechende Intentionen des Arztes, die auch von diesen Patienten erwartet werden, fallen daher wesentlich häufiger als früher auf fruchtbaren Boden.

6.9 Nebenwirkungen

6.9.1 Immunreaktionen

Mit antikörperbedingter Insulinresistenz, Insulinallergie, selten sogar mit Anaphylaxie und Lipoatrophien mußte früher relativ häufig gerechnet werden. So traten Reaktionen an den Injektionsstellen bei 10-30%, Lipoatrophien bei 25-30% der behandelten Patienten auf (Tabelle 50).

Tabelle 50. Immunreaktionen bei Insulintherapie

Klin. Manifestation	Immunreaktionstyp (Gells u. Coombs)	Antikörpertyp	Intervall nach Injektion, Charakteristikum der Kutanreaktion
Insulinresistenz	Insulinneutralisierend	IgG, IgM	
Soforttyp, evtl. mit Generalisierung	I	IgE (IgG)	Sofort bis 1 h, Quaddel
Anaphylaxie, anaphylaktische Reaktion	I	IgE	Sofort bis 20 min, evtl. mit generalisierter kutaner Reaktion
Intermediärreaktion (sog. verzögerter Soforttyp), evtl. Arthus-Phänomen	III	IgG (komplementvermittelt)	6–10 h, lokales Erythem, evtl. Nekrose
Spättyp	IV	Zellständig	> 12 h, Rötung, Schwellung
Lipoathrophie	Immungenese wahrscheinlich		
Surfenallergie	IV (oder III?)	?	> 12 h, u. U. derbes oder weiches Infiltrat, selten Nekrose

Die Situation hat sich seit etwa 10–15 Jahren entscheidend gebessert. Die wichtigsten Schritte auf diesem Wege waren zunächst die Herstellung von reinem Schweineinsulin im Gegensatz zu den bisherigen Mischpräparaten von Rind und Schwein, insbesondere aber die chromatographische Reinigung und schließlich die Einführung des Humaninsulins. Immunreaktionen sind unter hochgereinigten neutralen Schweineinsulinen zu Raritäten geworden, unter ausschließlicher Therapie mit Humaninsulin bisher - außer Kreuzreaktionen - nicht beobachtet worden.

Welche Faktoren waren es und sind es z.T. heute noch, die für die Immunogenität des Insulins verantwortlich sind?

Speziesherkunft. Die häufigeren Immunreaktionen durch Rinderinsulin sind auf die im Vergleich zu Humaninsulin in 3 Positionen unterschiedlichen

Aminosäurensequenzen zurückzuführen, im Gegensatz zu Schweineinsulin, das nur durch Alanin statt Threonin in der Position 30 der B-Kette vom Humaninsulin differiert (s. Tabelle 29).

Trotz der Identität in der Primär-, Sekundär-, Tertiär- und Quartärstruktur führt auch Humaninsulin zu minimaler Antikörperbildung, die aber nicht ausreicht, um klinisch manifeste Reaktionen zu produzieren. Dem widersprechen auch die Mitteilungen über Insulinallergie unter Humaninsulin nicht, da es sich um bereits durch heterologe Insuline sensibilisierte Patienten gehandelt hat.

Pankreatische Begleitproteine (und Proinsulin?). Die bei der Extraktion anfallenden „Verunreinigungen", insbesondere Proteine vom exokrinen Pankreasgewebe, möglicherweise auch das Proinsulin, offensichtlich jedoch nicht die Insulinderivate, fungieren wahrscheinlich im Sinne eines Schlepperphänomens als wichtigster Immunogenitätsfaktor der früheren Präparationen. Durch Reinigung mittels Gelchromatographie wurden die Pankreasproteine und weitgehend das Proinsulin entfernt. Eine sog. „Hochreinigung" wird durch zusätzliche Ionenaustauscherchromatographie erzielt, die fast komplett das Proinsulin (als Indikator für den Reinheitsgrad) sowie die Insulinderivate eliminiert.

Physiko-chemischer Zustand v. a. Aggregationstendenz, besonders der Verzögerungsinsuline. Welche Bedeutung diesem Faktor im einzelnen für die Neigung zu Immunreaktionen zukommt, ist nicht geklärt. Daß sauer gepufferte Präparate, insbesondere die Surfeninsuline stärker immunogen sind als neutrale, konnte bisher nicht bewiesen werden.

Subkutane Deponierung des Insulins. Außer der Mikrotraumatisierung des Gewebes durch die Injektion ist als immunverstärkender Umstand zu berücksichtigen, daß es sich bei den VI um Suspensionen handelt und das Insulinmolekül als Dimer oder Hexamer deponiert wird, während es sich in seiner biologisch aktiven Form im monomeren Zustand befindet. Durch diese Vorgänge wird es verständlich, daß auch das homologe Humaninsulin zu einer wenn auch minimalen Stimulation des Immunsystems führt.

Hilfs- bzw. Verzögerungssubstanzen. Wenn verschiedene Insuline unter Immunogenitätsaspekten verglichen werden, dürfen die Hilfs- bzw. Verzögerungssubstanzen als Hapten bzw. in der Rolle eines Freud-Adjuvans nicht unberührt bleiben. Klinische Bedeutung kommt jedoch allenfalls dem Surfen zu, zumal die Substanz selbst nicht selten zu Immunreaktionen vom Spät- oder Intermediärtyp führt (s. S. 194). Protamin dürfte kein relevanter Faktor für die Immunogenität des Verzögerungspräparats sein, obgleich in ganz vereinzelten Fällen allergische Hautreaktionen beobachtet wurden.

Indikationen für Humaninsulin (Tabelle 51)
Humaninsulin ist bei antikörperbedingter Insulinresistenz, Insulinallergie und Lipoatrophie angezeigt, außerdem in allen Situationen,
in denen damit gerechnet werden muß, daß die Insulintherapie
wahrscheinlich nur vorübergehend sein wird. Heterologe, besonders
Rinderinsuline könnten in diesem Falle zu einer Stimulation des Immunsystems führen mit der Folge, daß bei später erneut notwendiger
Insulinbehandlung – auch wenn Humaninsulin verwendet wird –
Immunreaktionen, besonders Insulinallergien, auftreten. Entsprechende anamnestische Angaben finden sich häufig bei Diabetikern
mit Insulinallergie und z. T. auch mit Insulinresistenz, so daß beson-

Tabelle 51. Vorteile von Human- im Vergleich zu hochgereinigtem Schweineinsulin

	Humaninsulin	Schweineinsulin (hochgereinigt, neutral)
Immunogenität		
Antikörper	Minimale Titer	Titer allenfalls gering höher
Klin. manifeste Immunreaktionen[a]	Keine	Raritäten
Resistenz	Bisher nicht	Bisher nicht
Kutane Allergie[a]	Rarität	Sehr selten
Kreuzreaktion (v. a. Sofortallergie)	30–50%	Höhere Inzidenz (keine konkreten Zahlen)
Lipoatrophie[a] (Lipo*hyper*trophie	Rarität Kein Speziesvorteil)	Rarität
Diabeteseinstellung	Kein Vorteil (im Vergleich zu SI vom gleichen Typ)	
Insulinbedarf nach Umstellung	(Oft 10% geringer als RI)	Nur gelegentlich geringer
Atypische Hypoglykämie bzw. ohne Warnsymptome	Vereinzelt, speziell nach Übergang von tierischem Insulin (?) (s. S. 218)	Kein Unterschied zu anderen Präparaten

[a] Bei ausschließlich mit HI behandelten Diabetikern, d. h. ohne vorherige
Applikation von RI oder SI.

ders solche Patienten bei der Erhebung der Vorgeschichte eingehend nach früheren Insulinapplikationen gefragt werden müssen.

Die zahlenmäßig größte Klientel, die Humaninsulin erhält, sind Patienten mit Ersteinstellung auf Insulin, v. a. in jüngerem Lebensalter, obgleich für diese Gruppe bisher kein eindeutiger Vorteil gegenüber hochgereinigtem neutralem Schweineinsulin nachgewiesen werden konnte (s. Tabelle 51).

Bei Diabetikern ohne Immunreaktionen besteht kein Anlaß für eine Umstellung auf Humaninsulin. Anders ist die Situation, wenn mit einem bestimmten Verzögerungstyp, beispielsweise Surfeninsulin, keine befriedigende Einstellung erzielt werden kann. In diesem Fall empfiehlt es sich, ein Präparat eines anderen Verzögerungstyps, beispielsweise ein NPH-Insulin, zu versuchen, das dann auch als Humaninsulin appliziert werden kann.

Übersicht über die Immunreaktionen

Insulinresistenz, einschließlich der nicht immunogenen Insulinunempfindlichkeit.

Die Diagnose einer chronischen Insulinresistenz setzt nach klassischer Definition einen täglichen Bedarf von mehr als 200 IE voraus. Die Maximaldosen betrugen bis etwa 50 000 IE täglich. In praxi wird häufig bereits von Insulinresistenz gesprochen, wenn mehr als 80–100 IE für die Stoffwechselkompensation benötigt werden.

Die Ursachen sind, wie Tabelle 52 zeigt, vielfältig und überwiegend nichtimmunologischer Natur. Besonders seit Einführung der hochgereinigten Schweineinsuline dürfte eine antikörperbedingte Insulinresistenz allenfalls als Rarität vorkommen, unter ausschließlicher Humaninsulintherapie wurde sie bisher nicht beobachtet.

Diagnostische Maßnahmen
- Zunächst zur Orientierung einige Tage unveränderte Therapie.
- Sorgfältige Anamnese im Hinblick auf frühere Rinderinsulintherapie (besonders intermittierende) sowie allergische Hautreaktionen.
- i. v.-Insulintest, zunächst 0,2 IE/kg KG.
- Insulinantikörper, evtl. mit Bestimmung der Avidität (Bindung in-

Tabelle 52. Ursachen für verminderte Insulinempfindlichkeit

Ursachen	Hinweise
Insulinneutralisierende Antikörper	Zunehmend seltener
Verminderte Rezeptorzahl infolge Adipositas	Häufigste Ursache, keine extreme Insulinresistenz
Verminderte Rezeptorzahl, z. B. bei Acanthosis nigricans	Selten (s. Anhang A, S. 444)
Postrezeptordefekte bei dekompensiertem Diabetes infolge Insulinmangels	Auch bei Typ-II-Diabetes, häufig bei Sekundärversagen in Kombination mit adipositasbedingtem Rezeptordefekt
Primäre Hyperlipoproteinämie (Typ IV bzw. Typ V)	
Massive Diätfehler („verwilderter Diabetes")	
Chronische Lebererkrankungen, besonders Zirrhose und Hämochromatose	Gleichzeitig Tendenz zu verstärkter Antikörperbildung?
Akute und chronische Infektionen,	ausgesprochene Insulinresistenz kommt kaum vor
Diabetogene Pharmaka	Meist nur geringe bis mäßige Steigerung des Insulinbedarfs
Überangebot insulinantagonistischer Hormone (Morbus Cushing, Akromegalie, Glukokortikoidtherapie)	Insulinresistenz i. allg. nur mäßig ausgeprägt

nerhalb 15 min) mit Speziesdifferenzierung als Hinweis auf Affinität zu Antikörpern.
- Ausschluß bzw. Erfassung nichtimmunogener Resistenz.

Therapeutische Maßnahmen
- Humaninsulin als Präparat der Wahl.
- Reduktionskost sollte als zusätzliche therapeutische Maßnahme auf jeden Fall versucht werden, zumal dadurch auch bei nicht übergewichtigen Diabetikern eine BZ-Senkung erreicht werden kann.
- SH-Versuch und knappe Kost für 2–3 Wochen bei adipösen Typ-II-Diabetikern mit dem Effekt einer Stimulation der Eigeninsulinproduktion und

Zunahme der Insulinrezeptoren (?). Praktisch läuft eine solche Maßnahme darauf hinaus, daß die nichtimmunologische Resistenzkomponente günstig beeinflußt wird.

- Glukokortikoide (40–50 mg täglich) sind indiziert, wenn sich die Insulinresistenz durch Humaninsulin nicht durchbrechen läßt.
- Insulin i. v. in hohen Dosen (z. B. 3mal 80 IE tgl.) zur Erzielung einer Immuntoleranz wird offensichtlich nur noch selten angewandt.
- Immunsuppressiva wurden früher in anderweitig nicht beeinflußbaren Fällen vereinzelt mit Erfolg verabreicht.

Weitere therapeutische Hinweise:

Unter Humaninsulin – wie auch bisher bei einigen Patienten unter Schweineinsulin – kommt es u. U. zu einem dramatischen Rückgang des Insulinbedarfs, v. a. bei stark erhöhter Bindungskapazität gegenüber Rinder- bez. Schweineinsulin. War die Einstellung des Diabetes unter hochdosiertem RI einigermaßen befriedigend (BZ etwa 150–250 mg/dl), so empfiehlt es sich, Humaninsulin zur Vermeidung von Hypoglykämien um etwa 20–30% niedriger zu dosieren. Bei *dekompensiertem* Diabetes wird die Dosis zunächst unverändert beibehalten, muß aber rechtzeitig, u. U. bereits nach einigen Tagen, herabgesetzt werden, falls der Blutzucker rasch zurückgeht.

Nach eigener Erfahrung hat sich bei vielen Patienten NI bewährt. Trotz hoher Dosis treten *zunächst* keine Hypoglykämien auf, da die Insulinempfindlichkeit *noch* gering ist. Der BZ-Verlauf ist wegen des raschen Wirkungseintritts günstiger. Unter Umständen genügen 2 Injektionen pro Tag, da die insulinneutralisierenden Antikörper quasi als Puffer die Wirkungsdauer des NI verlängern.

Hautreaktionen (Reaktionstypen s. Tabelle 50)

Sofortreaktionen entwickeln sich unmittelbar oder bis zu 60 min post injectionem als typische Quaddel evtl. mit Pseudopodien und flammender Rötung. Ein rein lokales Erythem spricht gegen eine Sofortreaktion. Mit einer Generalisierung und ausnahmsweise auch mit einem anaphylaktischen Schock muß bei Weiterführung der Therapie gerechnet, die Insulinbehandlung daher abgebrochen werden. Hat sich die Allergie unter Rinderinsulin entwickelt, so kann bei der Mehrzahl der Patienten eine bessere Verträglichkeit von hochgereinigtem Schweine- und besonders von Humaninsulin erwartet werden.

Therapie. Bei eindeutigen, v. a. bei schweren Reaktionen ist eine stationäre Aufnahme notwendig, damit die Hauttests und die therapeutischen Maßnahmen unter sorgfältiger Beobachtung des Patienten durchgeführt werden können. Insbesondere bei ausgeprägterer Sofortallergie sind Intrakutantests erforderlich, bei leichten Reaktionen mit 1/10 bis 1/100 IE, bei schwereren Reaktionen mit 1/1000 bis 1/10000 IE. Der Ausfall des Tests selbst zeigt oft keine wesentlichen quantitativen Unterschiede zwischen Insulinen der verschiedenen Spezies. Unerläßlich für die Auswertung ist der Vergleich mit der Histaminquaddel. Eine sorgfältige Anamnese wird u. U. eine Sensibilisierung durch frühere Applikation tierischen Insulins, oft durch intermittierende Insulintherapie mit Rinderpräparaten aufdecken.

Das Insulin der Wahl ist das Humaninsulin, das meistens besser vertragen wird, ohne daß sich dies bei der Intrakutantestung immer eindeutig erkennen läßt. In 30-50% der Fälle kommt es jedoch unter Humaninsulin zu Kreuzreaktionen, u. U. sogar mit bedrohlicher Anaphylaxie.

In jedem Fall muß daher bei ausgeprägter Reaktion eine Desensibilisierung vorgenommen werden, beginnend mit 1/1000 bis 1/10000 IE und Steigerung im 3-h-Abstand, beispielsweise von 1/1000 auf 1/500 und weiter auf 1/250 IE usw. Zeigt sich nach Steigerung der Dosis, z. B. bei 1/250, eine eindeutige Reaktion, muß wieder auf die Stufe 1:500 zurückgegangen werden. Die Desensibilisierung kann sich demnach über 4-6 Tage erstrecken[2].
Wenn eine bedrohliche Dekompensation oder ein Notfall vorliegen, können kürzere Abstände als 3 h gewählt werden.
Gelingt eine Desensibilisierung trotz vorsichtiger Dosiserhöhung nicht, ist es zweckmäßig, die Prozedur unter systemischer Glukokortikoidgabe vorzunehmen, wobei mit einer Stoffwechselverschlechterung zu rechnen ist.
Der früher praktizierte Zusatz von Glukokortikoiden oder Antihistaminika zum Insulinpräparat wird in letzter Zeit kaum mehr vorgenommen.
In früheren Jahren, als die Desensibilisierung skeptischer beurteilt wurde und Humaninsulin noch nicht zur Verfügung stand, haben wir Patienten mit ausgeprägten Sofortreaktionen (z. T. generalisierter Urtikaria) mit hohen intravenösen Glukokortikoiddosen behandelt, was erwartungsgemäß zu vorübergehender Verschlechterung der Stoffwechsellage führte und heute nicht mehr als ausreichender Schutz vor einer Anaphylaxie angesehen wird. Die Medikation wurde einige Stunden vor der Weiterführung der Insulintherapie begonnen, konnte meist nach 2-3 Tagen reduziert und nach etwa 10-14 Tagen beendet werden.

---

[2] Von der Firma LILLY kann ein Kit für Intrakutantestung bezogen werden.

Bei nur gering ausgepräger Sofortreaktion ohne Generalisierung wird i. m. appliziertes Humaninsulin gut vertragen, da auf diese Weise offensichtlich der Kontakt des Insulins mit den Mastzellen im subkutanen Gewebe umgangen wird.

Besteht keine ausgeprägte Dekompensation des Diabetes und keine dringliche Indikation für Insulin, kann u. U. mit der Weiterführung der Insulintherapie 2–3 Monate gewartet werden. Da die Halbwertszeit der IgE-Antikörper nur 2,5 Tage beträgt und die Bindung der Antikörper an die Mastzellen nur etwa 2 Wochen anhält, ist nach 1–2 Monaten nur noch mit einem minimalen Titer zurkulierender bzw. an die Mastzellen gebundener IgE-Antikörper zu rechnen. Die Situation kann im übrigen durch Bestimmung der insulinspezifischen IgE (selten auch IgG-) Antikörper überprüft werden.

Intermediärreaktionen bzw. Reaktionen vom verzögerten Typ (Typ III) zeigen sich zwischen der 6. und 10. Stunde nach der Injektion in Form von Rötung und Infiltrationen. Diese Form der Insulinallergie mit humoralen komplementvermittelten Antikörpern (IgG) gehört seit jeher zu den selteneren Reaktionen, kann aber u. U. bis zu Nekrosen führen. Gelegentlich trat gleichzeitig eine Typ-I-Reaktion auf. Unter ausschließlicher Humaninsulintherapie wurde eine derartige Reaktion bisher nicht beobachtet.

Verzögerte Reaktion (Typ IV). Sie manifestiert sich meist 5–12 Tage nach Beginn der Insulintherapie als Rötung, Schwellung bzw. Infiltration, oft mit Juckreiz, und zwar etwa 10–24 h nach der Injektion. Diese Reaktion kann zwar, besonders wenn sie einige Tage anhält, lästig sein, ist aber insofern harmlos, als wegen des Fehlens humoraler Antikörper Allgemeinerscheinungen nicht vorkommen. Bei stärkeren und hartnäckigeren Symptomen ist ein Wechsel auf ein Humaninsulin angezeigt. Sollten die Symptome auch unter HI persistieren, kann durch vorübergehende i. m. Injektion Symptomfreiheit erzielt werden (Velcovsky 1983, Federlin et al. 1985).

Bleibt trotz eines Präparatewechsels die Reaktion bestehen, ist eine Intrakutantestung mit Insulinen unterschiedlicher Spezies, ggf. unter Einbeziehung der Verzögerungssubstanz Surfen (selten auch Zink, als Rarität auch Protamin) erforderlich. Die Ablesezeit muß auf 24–48 h, bei Verdacht auf Surfenallergie sogar bis auf 72 h und mehr, ausgedehnt werden.

Differentialdiagnostisch kommt das sehr seltene, mit Nekrosen einhergehende Arthus-Phänomen (s. Tabelle 50) in Betracht, besonders bei Patienten, die mit surfenhaltigen Insulinen behandelt werden. Wenn mit dem unverträglichen Präparat weiterbehandelt wird, können sich irreversible Hautschädigungen mit Narben und Pigmentationen entwickeln, z. T. mit Ulzera im Falle einer i. c.-Injektion.

Abzugrenzen sind außerdem die Rötungen und Knötchenbildungen, die als Folge einer Intrakutaninjektion auftreten und ebenfalls mit Indurationen und Narbenbildung einhergehen können. Diese Reaktionen werden sowohl aufgrund ihrer typischen Symptomatik und evtl. zusätzlich durch Demonstration der Injektionstechnik frühzeitig erkannt (s. unten).

Die bisherigen Ausführungen haben gezeigt, wie wichtig eine rechtzeitige Differenzierung einer im Laufe der Insulintherapie auftretenden Hautreaktion ist. Erforderlich sind eine sorgfältige Anamnese und Dokumentation unter Berücksichtigung der folgenden Punkte:

- Unter welchem Insulin ist die Reaktion aufgetreten?
- Wie lange hat es nach Therapiebeginn gedauert, bis die erste Reaktion auftrat?
- Kam es bereits früher zu Reaktionen und unter welchem Insulin?
- Wieviele Minuten oder Stunden liegen zwischen der Injektion und der Lokalreaktion?
- Wie sah die Reaktion aus und wie lange hielt sie an?
- Traten Allgemeinsymptome auf, die auf Anaphylaxieäquivalente verdächtig sind?

Die Art der Reaktion, der Ausfall der Intrakutantests, die therapeutischen Maßnahmen und der weitere Verlauf sollen ferner im abschließenden Bericht an andere Kollegen ausführlich fixiert werden.

Lipoatrophie. Lipoatrophische Veränderungen (Abb. 13) wurden noch 1950 bei etwa 20–30% der Diabetiker festgestellt, die länger als 1 Jahr mit Insulin behandelt worden waren. Diesem Fettgewebsschwund liegt wahrscheinlich ein Immunprozeß zugrunde. Seit Einführung der chromatographierten Insuline sind derartige Atrophien selten geworden und zählen bei hochgereinigten, besonders bei den Humanpräparaten zu den Raritäten bzw. wurden noch nicht beobachtet. Früher wurde empfohlen, häufig die Injektionsstelle zu wechseln und exponierte Areale wie den Oberarm zu vermeiden. Bereits um 1952 wurde jedoch berichtet, daß eine Wiederauffüllung der Fettdepots bei einigen Patienten erreichbar ist, wenn konsequent in die Randbezirke der atrophischen Areale injiziert wurde. Dieses Ver-

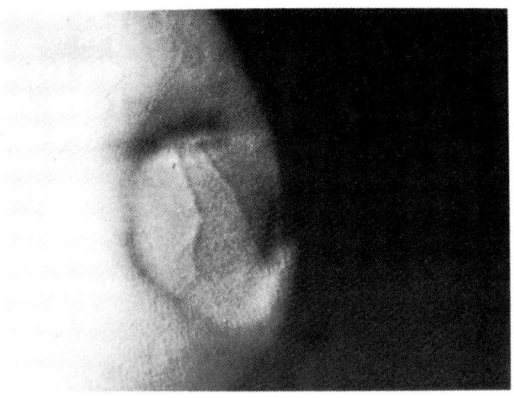

Abb. 13. Lipoatrophie im Bereich des Oberarms. (Aus Sauer 1977)

fahren wurde seit der Entwicklung der chromatographierten Insuline wieder aufgenommen und mit gutem Erfolg praktiziert. Vorzugsweise erhalten die Patienten Humaninsuline. Zu einer Wiederauffüllung der Atrophien kam es jedoch vor der Humaninsulinaera nach einem Wechsel von einfach chromatographiertem Rinder- auf entsprechendes Schweineinsulin. So konnten Wentworth et al. (1976) bei 166 Patienten in 87,9% der Fälle eine deutliche Besserung, bei 80% sogar eine völlige Rückbildung erreichen. Die Besserungsquote stieg bei konsequenter Injektion in die Randpartien des atrophischen Areals sogar auf 90,7% an. Oft ist ein deutlicher Effekt bereits nach 20–30 Tagen bemerkbar, i. allg. dauert es jedoch 3–6 Monate, bis die Atrophien wieder aufgefüllt sind. Der erneuten Bildung von Fettgewebe liegt offenbar ein lokaler metabolischer Effekt des Insulins entsprechend der Insulinlipohypertrophie zugrunde.

6.9.2 Nicht immunogene Nebenwirkungen

Die *Insulinlipohypertrophie* entwickelt sich häufiger bei jüngeren Patienten und kann in seltenen Fällen ein groteskes Ausmaß erreichen (Abb. 14). Die Zunahme des Fettgewebes geht mit einer Vermehrung der Fettzellen einher und ist auf eine lokale Stoffwechselwirkung des

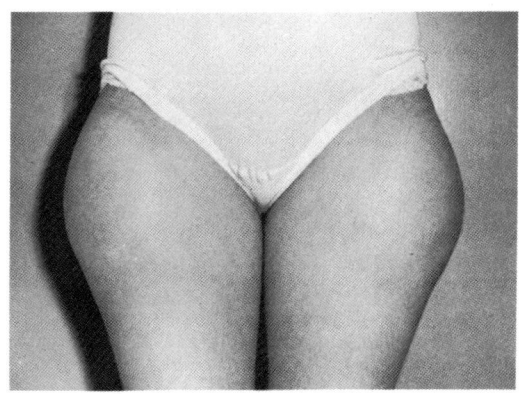

Abb. 14. Lipohypertrophie im Bereich beider Oberschenkel. (Aus Sauer 1977)

Insulins zurückzuführen. Eine Immungenese liegt im Gegensatz zur Lipoatrophie nicht vor. Spontane Rückbildungen kommen zwar vor, nehmen jedoch längere Zeit in Anspruch.

Therapeutisch ist eine Beeinflussung durch hochgereinigte Insuline nicht möglich. Die Prophylaxe steht insofern im Vordergrund, als die Injektionsstellen häufig gewechselt werden müssen.

Die Absorption des Insulins in lipohypertrophen Bezirken ist, wie Absorptionsstudien gezeigt haben, verzögert, obgleich es bisher wenig konkrete Befunde über den BZ-Verlauf im Anschluß an die Injektion gibt.

Zu häufige Injektion in das gleiche Hautareal kann zu zelliger Infiltration infolge Bindegewebsvermehrung und deutlich palpablen Indurationen führen. Unklar ist, warum viele Patienten trotz jahrelanger Injektion in nur ein Hautareal keine Veränderung erkennen lassen. Selten entwickelt sich an den Injektionsstellen eine Art Keloid oder in anderen Fällen bräunlich-hyperkeratotische Papeln.

Intrakutaninjektion. Ein charakteristisches Aussehen zeigen die nach intrakutaner Insulinapplikation v.a. als Folge eines zu flachen Einstichwinkels auftretenden Veränderungen. Es finden sich in den ersten Tagen nach der Injektion rötliche, rundliche Infiltrationen mit

197

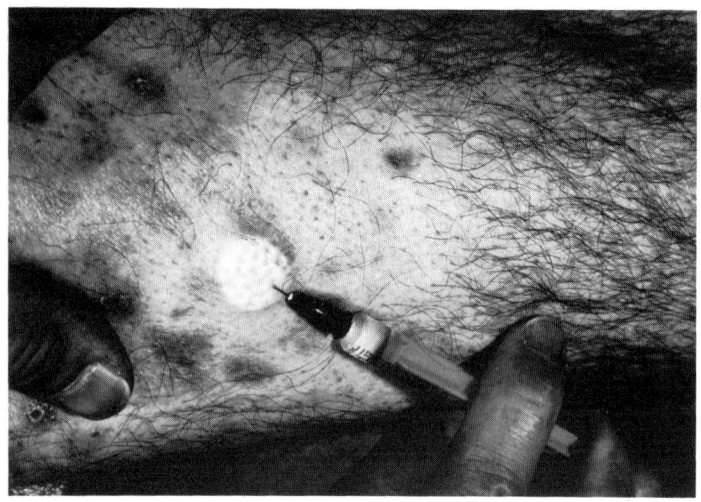

Abb. 15. Demonstration einer fehlerhaften Technik durch den Patienten: Intrakutaninjektion bei flachem Einstichwinkel mit typischer Intrakutanquaddel. In der Umgebung pigmentierte, z.T. vernarbte ältere Einstichstellen. (Aus Sauer 1977)

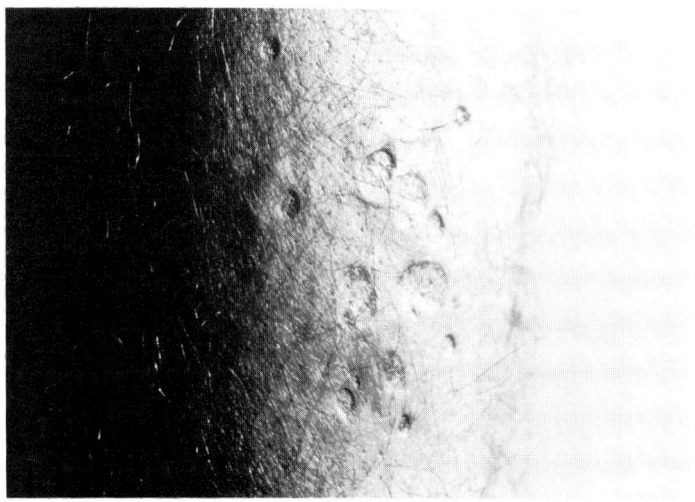

Abb. 16. Spätfolgen der Intrakutaninjektion

198

einem Durchmesser von 0,5-1 cm, später häufig bläulich-bräunliche Pigmentierungen durch Ablagerung von Hämosiderin und Melanin. Bei einem Teil der Patienten kommt es zur Ausbildung von atrophischen, wie ausgestanzt imponierenden Narben (s. Abb. 15 und 16). Mit einer verzögerten Insulinabsorption muß gerechnet werden.

Oft berichten die betroffenen Patienten nicht spontan über derartige Hautreaktionen, so daß eine regelmäßige Inspektion der Injektionsareale notwendig ist. Die Intrakutanapplikation läßt sich beweisen, wenn man den Patienten seine Injektionstechnik demonstrieren läßt. Es erscheint dabei die typische Intrakutanquaddel.

Subkutane Verkalkungen. In den letzten 12 Jahren haben wir bei 17 Patienten subkutane Kalzifikationen beobachtet, die in Einzelfällen so ausgedehnt waren, daß die Bewegung, beispielsweise des Arms, schmerzhaft behindert wurde. Eine Exstirpation ließ sich bei einigen Patienten nicht umgehen. Die Ursache dieser Komplikation ist unklar. Alle von uns beobachteten Patienten hatten surfenhaltige Insuline benutzt.

Nichtkutane Nebenwirkungen. Bei etwa der Hälfte der Patienten entwickelt sich zu Beginn eine *Hypermetropie* mit verschwommenem Sehen, die auf die Rehydratation der Linse während der Phase der Kompensation des Diabetes zurückgeführt werden muß. Auf diese nach 1-3 Wochen vorübergehende Störung sollen die Patienten hingewiesen werden. Eine Brillenkorrektur ist selbstverständlich nicht angebracht.

Insulinödeme. Sie werden häufig beobachtet, wenn ein erheblich dekompensierter Diabetes, besonders bei massiver Glukosurie, erfolgreich mit Insulin behandelt worden ist. Die Ödemeinlagerung geht mit einer erheblichen Natriumretention einher und kann zu einem Gewichtsanstieg von 3-5 kg führen. Selten sind jedoch Diuretika erforderlich.

Literatur (zu 6)

Arias P, Kerner W, Pfeiffer EF: Suppression of the dawn phenomenon by somatostatin. Diabetologia 27: 252 A (1984)

Bachmann W, Mehnert H (1983) Kombinationstherapie Insulin/Sulfonylharnstoffe. Karger, Basel

Ballegooie E van, Hooymans JMM, Timmermann Z, Reitsma WD, Sluiter WJ, Schweitzer NMJ, Doorebos H (1984) Rapid deterioration of diabetic retinopathy during treatment with continuous subcutaneous insulin infusion. Diabetes Care 7: 236–242

Bending JJ (1985) Starting pump therapy. Diabet Med 1: 35–36

Binder C, Lauritzen R, Faber O, Pramming S (1984) Insulin pharmacokinetics. Diabetes Care 7: 188–199

Bolli GB, Gerich JE (1984) The „Dawn-phenomenon" – A common occurence in both non-insulin-dependent and insulin-dependent Diabetes mellitus. N Engl J Med 310: 746–750

Brange J, Skelbaek-Pedersen B, Langkjaer L et al (1985) Galenics of insulin preparations. In: Berger M (ed) Subcutaneous insulin therapy, Springer, Berlin Heidelberg New York Tokyo

Cryer PE, Gerich JE (1985) Glucose counterregulation, hypoglycaemia, and intensive insulin therapy in diabetes mellitus. N Engl J Med 313: 232–241

Dahl-Jørgensen K, Brinchmann-Hansen O, Hanssen KF, Sandvik L, Aagenaes Ø (1985) Rapid tightening of blood glucose control leads to transient deterioration of retinopathy in insulin dependent diabetes mellitus: the Oslo study. Br Med J 290: 811–815

Duncan FJ, Amorosino CS (1985) Insulin delivery: how, when and where. N Engl J Med 312 (1985): 1120–1121

Federlin K, Laube HJ, Mäser E, Velčovsky HG (1985) Humaninsulin in der klinischen Praxis: Immunologische Aspekte. Dtsch Ärztebl 82: 647–653

Francis AJ, Home PD, Hanning I, Alberti KGMM, Tunbridge WMG (1983) Intermediate acting insulin given ad bedtime: effect on blood glucose concentrations before and after breakfast. Br Med J 286: 1173–1176

Francis AJ, Home PD, Walford S, Alberti KGMM, Mann N, Reeves WG (1985) Prevalence of morning hyperglycaemia: determinants of fasting blood glucose concentrations in insulin-treated diabetics. Diabetes Med 2: 89–94

Grüneklee D (1980) Insulinallergie. Intern Welt 12: 442–450

Hasche H, Bachmann W, Haslbeck M, Mehnert H (1985) Intrakutane Desensibilisierung von Patienten mit generalisierten Hautreaktionen bei Insulinbehandlung. Akt Endokrinol Stoffw 6: 129–132

Heine RJ, Bilo HJG, Fonk R, van der Veen EA, van der Meer J (1984) Absorption kinetics and action profiles of mixtures of short- and intermediate-acting insulins. Diabetologia 27: 558–562

Hepp KD, Renner R (1985) Continuous insulin infusion therapy. Experience from one decade. Schattauer, Stuttgart New York

Home PD, Marshall SM, Problems and Safety of Continuous Subcutaneous Insulin Infusion. Diabet Med 1: 41–44

Keen H (1984) Normoglycaemic re-entry and diabetic complications. Diabet Med 1: 85–87

Lauritzen R, Forst-Larsen K, Larsen HW, Deckert T, Steno Study Group (1983) The effect of near normal blood glucose levels upon retinopathy: two year follow-up. (Abstract) Diabetologia 25: 174

Mecklenburg RS, Guinn TS (1985) Complications of insulin pump-therapy: the effect of insulin preparation. Diabetes Care 8: 367–370

Mirouze J (1983) Insulin treatment: a non-stop revolution. Diabetologia 25: 209–222

Pickup JC (1984) Continuous subcutaneous insulin infusion as a treatment option: a perspective after seven years of research applications. Diabet Med 1: 27–32

Salzman R, Manson JE, Griffing GT (1985) Intranasal aerosolized insulin. Mixed-meal studies and long-term use in type I diabetes. N Engl J Med 17: 1078

Schmidt MI, Lin QX, Gwynne JT, Jacobs S (1984) Fasting early morning rise in peripheral insulin: evidence for the dawn phenomenon in nondiabetics. Diabetes Care 7: 32–35

Spuck W (1984) Intensivierte Diabetestherapie. Internist 25: 741–746

Teutsch ST, Herman WH, Dwyer DM, Lane JM (1984) Mortality among diabetic patients using continuous subcutaneous insulin-infusion pumps. N Engl J Med 310: 361–368

Walter H, Kemmler W, Kronski D, Franetzki M, Prestele K, Mehnert H (1982) Therapie einer Typ-I-Diabetikerin mit Hilfe eines implantierten programmierbaren Insulindosiergerätes. Akt Endokrin Stoffw 2: 48–50

Wentworth SM, Galloway JA, Davidson JA, Root MA, Chance RE, Haunz EA (1976) Verwendung von chromatographiertem (C) und Monocomponent-Insulin (MC) bei Patienten mit Komplikationen der Insulin-Therapie. Diabetes 25/Suppl 1: 21

White NH, Skor DA, Cryer PE, Levandoski LA, Bier DM, Santiago JV (1983) Identification of type I diabetic patients at increased risk for hypoglycemia during intensive therapy. New Engl J Med 308: 485–491

Zahn H (1983) Insulin: Von der Strukturaufklärung zur chemischen Synthese. MMW 125 [Suppl 1]: 3–13

Zusammenfassende Darstellungen

Berger M (1985) Insulin therapy: conventional. In: The Diabetes Annual 1: 111–128, Alberti KGMM and Krall LP (eds). Elsevier Science Publishers

Berger M, Jörgensen V (1985) Praxis der Insulintherapie. Springer, Berlin Heidelberg New York Tokyo

Beyer J, Albisser M, Schrezenmeir J, Lehmann L (eds) (1985) Computer Systems for Insulin Adjustment in Diabetes mellitus. Panscienta, Hedingen

Binder CH (1969) Absorption of injected insulin. A clinical-pharmacological study. Munksgaard, Kopenhagen

Howorka K (1987) Funktionelle normoglykämische Insulinsubstitution. Springer, Wien

Irsigler K (Hrsg) (1984) Diabetes treatment with implantable insulin infusion systems. Urban & Schwarzenberg, München Wien Baltimore

Karam JH, Etzwiler DD (1983) International Symposium on Human Insulin. Diabetes Care 6, Suppl 1: 1–68

Kühnau J (1977) Insulin-Allergie und Insulin-Resistenz. In: Oberdisse K (Hrsg) Diabetes mellitus. Springer, Berlin Heidelberg New York (Handbuch der Inneren Medizin, Bd 7/2 B, S 837–872)

Luft R (1976) Insulin. Islet pathology – islet function – insulin treatment. Nordisk Insulin-Laboratorium Gentofte, Denmark

Petersen KG, Schlüter KJ, Kerp I (1981) „Neue Insuline". I. Internationales Symposium, Freiburg

Pfeiffer EF (Hrsg) (1983) Fortschritte in der Insulin-Therapie. Münch Med Wochenschr, Suppl 1, Sondernummer

Poulsen JE, Deckert T, Insulin preparations and the clinical use of insulin. Steno Memorial Hospital, Gentofte, Denmark

Sauer H (1977) Insulintherapie. In: Oberdisse K (Hrsg) Diabetes mellitus B Springer, Berlin Heidelberg New York (Handbuch der Inneren Medizin. 5 Aufl, Bd 7/2 B, S 787–828)

Skyler JS (Ed) (1982) Symposium on Human Insulin of Recombinant DNA Origin, Diabetes Care 5, Suppl 2: 1–186

Skyler JS, Rapits S (eds) (1981) Symposium on Biosynthetic Human Insulin. Diabetes Care 4: 139–264

Schlichtkrull J, Ege H, Jørgensen KH, Markussen J, Sundby F (1975) Die Chemie der Insuline. In: Oberdisse K (Hrsg) Diabetes mellitus. Springer, Berlin Heidelberg New York (Handbuch der Inneren Medizin, Bd 7/2 A, S 77–127)

Velčovsky HG: Die Bedeutung immunologischer Reaktionen gegenüber Insulinen in der Therapie des Diabetes mellitus unter besonderer Berücksichtigung der neuen Humaninsuline. Habilitationsschrift, Gießen 1983

7 Labiler Diabetes

Der labile oder Brittle-Diabetes ist durch einen absoluten Insulin-mangel, wechselnde Insulinempfindlichkeit, erhebliche Hyperglyk-ämien mit Ketoseneigung einerseits sowie eine Tendenz zu schweren Hypoglykämien andererseits charakterisiert. Die ausgeprägten, meist nicht vorhersehbaren BZ-Schwankungen treten sowohl im Laufe eines Tages als auch von einem zum anderen Tag auf (s. Abb. 17).

Die Ursache für die Labilität ist nicht geklärt. Ein entscheidender Faktor ist außer der inkonstanten Insulinabsorption die fehlende Ei-geninsulinproduktion, die durch die Bestimmung des (stimulierten) C-Peptids nachgewiesen werden kann. Da nicht bei allen Patienten mit komplettem Insulinmangel Labilität besteht, müssen noch weite-re unbekannte Faktoren eine Rolle spielen. Frühere Vermutungen, daß hierzu die insulinantagonistischen Hormone gehören, haben sich nicht bestätigt.

Eine echte ausgeprägte Stoffwechsellabilität ist selten, wahrschein-lich betrifft sie weniger als 1–3% der Typ-I-Diabetiker; die Häufig-keit eines Brittle-Diabetes als Extrem der Labilität mit Ketoseneigung, schweren Hypoglykämien und mehrfachen Klinikaufenthalten pro Jahr liegt wahrscheinlich unter 1% (Tabelle 53). BZ-Schwan-kungen, die weniger ausgeprägt sind und einer differenzierten Therapie auch ohne CSII zugänglich sind, sollten nicht als Labilität klassifiziert werden, sondern vielleicht entsprechend dem Vorschlag von Gill et al. (1985b) als hypoglykämische oder hyperglykämische Instabilität. Wenn ein oder mehrere „banale" Faktoren für die Labi-lität verantwortlich sind, wird nicht von einem labilen Diabetes ge-sprochen.

Das Ausmaß der BZ-Labilität läßt sich zwar quantitativ mittels der

	Keine echte Labilität	Labilität
Blutzucker-tagesprofil	Erhebliche Schwankungen im Tagesverlauf, aber Konstanz von Tag zu Tag ([x]„Ausreißer")	Ausgesprochene Abweichungen von Tag zu Tag und damit auch keine Konstanz im Tagesablauf („Chaos")

Tagesprofile

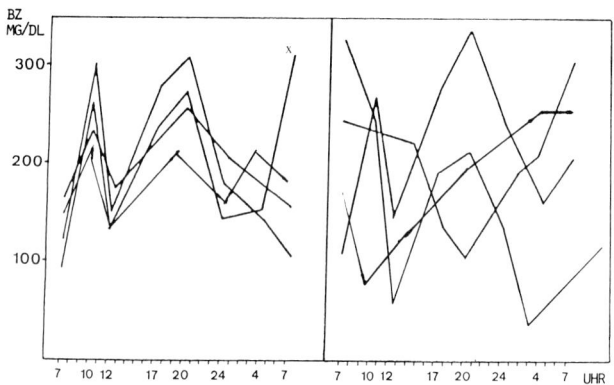

	Keine echte Labilität	Labilität
MAGE[a]	Erhöht	Erhöht
MODD[b]	Niedriger Wert	Stark erhöht
Therapiemöglichkeiten	Wechsel des Insulinpräparats, NI-Zusatz, 3, ggf. 4 Injektionen, Anpassung der KH-Verteilung an Tagesprofil	2–3 Injektionen, Adaptation durch Änderung der Dosis und KH-Verteilung möglich, jedoch begrenzt. Regulierung der körperlichen Aktivität

[a] MAGE: (Mean Amplitude of Glucose Excursion) Mittlere Amplitude der BZ-Schwankungen = mittlere Amplitudendifferenz innerhalb eines Tages
[b] MODD: (Mean of Daily Differences) Mittelwert zeitgleicher Blutzucker von Tag zu Tag

Abb. 17. Kriterien zur Diagnose des labilen Diabetes

Tabelle 53. Häufigkeit des Brittle-Diabetes unter Patienten mit Typ-I-Diabetes. (Nach Gill et al. 1985 b)

Knowles	fast 100%	
Marble	20%	} nur Kinder
Rosenbloom	<3%	
Plauchu et al.	12% (2,3%[a])	18-Jahres-Studie
Chimenies and Laurent	2,8%	
Kissel et al.	1,3%	
Gill et al.	1–5‰	Restriktive Definition

[a] Nach Ausschluß bekannter Ursachen.

in Abb. 17 angegebenen Formeln erfassen. Den Häufigkeitsangaben über den labilen Diabetes liegen jedoch keine verbindlichen Kriterien bzw. Formeln zugrunde. Es handelt sich vielmehr um Schätzwerte. Die Beurteilung der Situation und auch der Häufigkeit wird zusätzlich dadurch erschwert, daß einige Umstände, wie fehlerhafte Behandlung oder emotionale Probleme, die zu BZ-Schwankungen führen, nicht als echte, mehr oder weniger endogene Labilitätsfaktoren anerkannt werden. Übereinstimmung besteht jedoch darin, daß eine Labilität nur dann diagnostiziert werden soll, wenn trotz adäquater Insulintherapie, trotz korrekter Diät und geregelter körperlicher Betätigung sowie ausreichender Selbstkontrolle mit Adaptation erhebliche BZ-Schwankungen bestehen bleiben. Nicht ganz einheitlich wird allerdings die Frage beantwortet, wie im Hinblick auf die Definition der Labilität psychogene Faktoren zu bewerten sind. Besonders bei ausgeprägter Labilität sind die Ursachen meist nicht allein in der Stoffwechselstörung selbst zu suchen. Individuelle psychologische und psychosoziale Probleme können die Situation erheblich verschlechtern oder – selten – allein für die Labilität verantwortlich sein. Die Breite der Skala reicht, wie Tabelle 54 zeigt, von „einfacher Interaktion" bis zu enger „metabolisch-psychischer Verflechtung". Einerseits gibt es banale Manipulationen wie extra Insulininjektionen mit dem Ziel, einen angenehmen Klinikaufenthalt zu verlängern. Andererseits finden sich psychische und emotionale Probleme, die sich hinsichtlich ihrer Auswirkung auf die Stoffwechsellage oft nur schwer von der metabolischen Situation selbst abgrenzen lassen. Wegen der großen Bedeutung, die derartige Faktoren für die Stoffwechselführung erlangen können, ist der Therapeut beim labi-

Tabelle 54. Ursachen für die Instabilität

Von seiten des Diabetes selbst, z. T. „banal"	Persönlichkeits- und umweltbedingt, psychogen	Folgen
Injektionstechnik falsch, Dosierungsfehler	Häufiger emotionaler Streß	BZ-Labilität, Ketoseneigung, Hypoglykämien, häufigere Klinikaufenthalte, (s. Gill et al. 1985a, b).
Insulinregime ungeeignet	Lebensprobleme (z. B. Selbstwertprobleme)	
Insulinabsorption „erratisch"	Konfliktsituationen	
Grobe Diätfehler	Depressive Stimmungslage	
Diabetische Gastroparese	Entscheidungsschwierigkeiten im Streß	Verschlechterung der psychosozialen Situation durch „Interruptions of life" wiederholte Klinikaufenthalte, ungeregeltes Berufs- und Privatleben
SK abgelehnt bzw. unzuverlässig	Manipulationen hinsichtlich der Insulindosis	
Bewertung der SK-Resultate falsch		
Konsequenzen aus SK falsch		
Andere Krankheiten		
Unregelmäßigkeit im Tagesablauf		

len Diabetes grundsätzlich verpflichtet, diesen schwierigen Situationen Rechnung zu tragen.

Abklärung

Anamnese. Ein eingehendes Gespräch, u. U. sogar mehrere, sollte von einem in der Diabetologie erfahrenen und engagierten Berater geführt werden, und zwar ohne Voreingenommenheit im Hinblick auf bisherige Berichte und frühere Daten. Ein solches Gespräch trägt meist mehr zur Klärung der Situation bei als die selbstverständlich ebenfalls obligate Untersuchung des Patienten und die Batterie von Labortests.

Besonders wichtig ist es, die Auffassung kennenzulernen, die der Patient zur Einstellung seines Diabetes hat: Besteht eine begründete oder unbegründete Hypoglykämieangst oder werden alle BZ-Werte vermieden, die in der Nähe des Normalbereichs liegen? Oder wird trotz der Labilität eine „scharfe" Einstellung mit niedrigem Blutzucker, Aglukosurie sowie normalem HbA_1 angestrebt? In diesem Zusammenhang sollte darauf hingewiesen werden, daß das HbA_1 bez. A_{1c} für manche Patienten, besonders mit instabilem Diabetes, eine zu starke Faszination darstellt, die zu einer erheblichen Hypoglykämiegefährdung führen kann.

Ursachen für derartige Vorstellungen sind Angst vor der Mikroangiopathie, ungeeignete oder mißverstandene Äußerungen oder Empfehlungen von seiten des Arztes, der möglicherweise ein therapeutisches Ziel angegeben hat, das bei ausgesprochener Labilität problematisch oder unerreichbar ist.

Der Patient ist schließlich frustriert angesichts der eigenen Anstrengungen und der Unmöglichkeit, eine befriedigende Einstellung des Diabetes zu erzielen. Er fühlt sich vielleicht auch - berechtigt oder unberechtigt - verdächtigt, die ärztlichen Empfehlungen nicht ausreichend zu beachten oder sogar an der Einstellung zu manipulieren.

Unter diesen Umständen ist eine *Hospitalisierung* für die meisten Patienten zur Klärung der Situation notwendig. Während dieser Zeit muß der Blutzucker häufig in kurzen Abständen kontrolliert werden, nachts oft alle 2 h, insgesamt etwa dem *Idealprofil* (s. S. 169) entsprechend. Weiterhin ist eine sorgfältige Überprüfung der Selbstkontrolle, der Spritztechnik, der Injektionsareale und schließlich auch der diätetischen Gewohnheiten und Kenntnisse notwendig.

Der Ausschluß anderer zur Instabilität führenden Krankheiten beschränkt sich in erster Linie auf Infektionen (besonders Tbc, Abszesse, Harnwegsinfekte), Thyreotoxikose und gastrointestinale Störungen (z. B. diabetische Gastroparese).

Einige Erkrankungen bzw. besondere Umstände führen zwar zu einer Änderung, meist einer Zunahme des Insulinbedarfs, werden aber in ihrer Bedeutung als Instabilitätsfaktoren überschätzt oder sogar fehlgedeutet. Infektionen haben z. B. meist einen erhöhten Insulinbedarf, selten eine Labilität zur Folge. Das gleiche gilt für Lebererkrankungen, insbesondere auch für die Hämochromatose. Während der Schwangerschaft nimmt die Instabilität sogar eher ab, da die Insulinempfindlichkeit zurückgeht und der Insulinbedarf entsprechend ansteigt. Änderungen der Stoffwechsellage, wie sie in Abhängigkeit von der Menstruation periodisch auftreten, lassen sich durch Anpassung der Insulindosis beherrschen. Auch eine Hormonmedikation (z. B. Antikonzeptiva) führt in erster Linie zu einer Steigerung des Insulinbedarfs.

Sorgfältige Untersuchungen von Schade et al. (1985 a, b) haben unter Anwendung von diagnostischen „Algorithmen" gezeigt, daß psychische Schwierigkeiten und daraus resultierende ungewöhnliche Verhaltensweisen ein wesentlicher, gelegentlich der entscheidende Faktor für die Labilität bzw. für die Einstellungs- und Lebensprobleme darstellen. Die genannten Autoren konnten bei insgesamt 30 Patienten mit Brittle-Diabetes in 8 Fällen eine Hypoglycaemia factitia bzw. Extra-Glukose- und KH-Zufuhr feststellen, 8 hatten „gemogelt", 7 hatten Defizite in der Kommunikation, bei zweien lag eine Gastroparese und bei 2 weiteren eine systemische Insulinresistenz vor. Nur bei einem Diabetiker blieb die Diagnose völlig unklar. Nach Meinung der Autoren kann man unter prospektiver Verwendung eines derartigen algorithmischen Ansatzes das komplexe Phänomen der Labilität zwar nicht vollständig analysieren, aber doch bei etwa 50% der Patienten durch die Änderung einiger wichtiger Umstände eine wesentliche Besserung der „Lebensqualität" erreichen.

Therapeutische Maßnahmen

Insulin. Es empfiehlt sich zunächst die konventionelle ITT (s. Tabelle 40), falls keine ausreichende Besserung zu erzielen ist, eine Insulinpumpenbehandlung, in Ausnahmefällen mit intraperitonealer Zufuhr, wenn sich eine subkutane Infusion als unzureichend erweist.

Wenn die Pumpenbehandlung im weiteren Verlauf, aus welchen Gründen auch immer, abgebrochen wird und trotzdem eine erhebliche Besserung der Einstellung bestehen bleibt, ist dieser Effekt nicht einer grundsätzlichen Änderung der Diabetessituation zu verdanken, sondern dem „Training" des Patienten hinsichtlich Selbstkontrolle und Adaptation.

Als Verzögerungspräparate kommen in erster Linie NPH-Insuline wegen ihrer guten Mischbarkeit mit Normalinsulin in Betracht. Am besten beginnt man mit einer 3maligen Injektion von NI vor den Hauptmahlzeiten und eines IMI (meist NPH-Insulin), seltener eines LZI, vor dem Zubettgehen. Oft kann ein derartiges Regime beibehalten werden, manchmal erweist sich eine 2mal tägliche Insulinapplikation mit Mischinjektionen morgens und abends als praktisch gleichwertig.

Das Grundregime, etwa Nr. III oder Nr. IV (s. Tabelle 40), muß jedoch häufiger modifiziert werden, u. U. auch durch weitere NI-Injektionen (s. 6.7.1). Eine solche subtilere Verteilung der NI-Dosen bezieht sich meist auf eine zusätzliche Injektion um 11 Uhr oder nachmittags zwischen 15 und 16 Uhr. Der Vorschlag für ein derartiges Regime wird oft akzeptiert, wenn der Vorteil für die Einstellung und auch für die Flexibilität der Lebensführung evident ist. Hinsichtlich des Ausmaßes der Dosisänderungen im Zuge der Adaptation muß darauf geachtet werden, daß der Patient nicht in Versuchung kommt, bei hohem BZ-Wert die Insulindosis zu stark zu erhöhen. Er muß damit rechnen, daß bereits eine geringe Dosissteigerung einen raschen BZ-Abfall bis zur Hypoglykämie zur Folge haben kann.

Überinsulinisierung. Falls höhere Dosen, v.a. wesentlich mehr als 1 IE/kg KG verabreicht werden, ist zu prüfen, ob eine Überinsulinisierung vorliegt. Retrospektiv läßt sie sich nachweisen, wenn im Zuge einer allmählichen, probatorischen Dosisreduktion eine Besserung der Stoffwechsellage einschließlich der Hypoglykämiehäufigkeit eintritt. Bei einigen Patienten lassen sich zwar die Hypoglykämien durch Verminderung der Insulindosis beseitigen, jedoch nur um den Preis einer durchschnittlich höheren BZ-Konzentration mit z.T. erheblichen passageren Hyperglykämien und auch entsprechend höheren GHb-Werten.

Somogyi-Phänomen. Mit einer posthypoglykämischen reaktiven Hyperglykämie muß im Rahmen der Insulintherapie nur selten, am ehesten aber beim labilen Diabetes gerechnet werden. Bei den meisten Patienten zeigen sich jedoch niedrige bzw. sogar hypoglykämische Nüchternwerte, wenn in der Nacht oft unerkannte und z.T. ausgeprägte Hypoglykämien vorausgegangen sind. Bei einem BZ-Anstieg in den frühen Morgenstunden handelt es sich u.U. um das sog. Dawn-Phänomen (s. S. 158).

Eine posthypoglykämische Hyperglykämie läßt sich ausschließen oder verifizieren durch:
- BZ-Test während der Hypoglykämie oder der hypoglykämieverdächtigen Zeit: zu Hause mittels Teststreifen bzw. Reflektometer. Bewährt haben sich die Blutentnahme und Ablesung durch Angehörige.
- Während des Klinikaufenthalts häufige nächtliche BZ-Kontrollen, evtl. alle 2 Stunden, v.a. zwischen 2 und 4 Uhr.
- Wenn keine aktuelle BZ-Bestimmung möglich ist, empfiehlt sich unter Kontrolle des Nüchtern-BZ eine probatorische Reduzierung der abendlichen Insulindosis. Diese soll nur stufenweise in nicht zu kurzen Abständen

und in kleinen Schritten erfolgen, z. B. von 20 auf 18–16 IE, um eine Dekompensation wegen ungenügender Insulinversorgung zu vermeiden. Es ist daher nicht richtig, die Abenddosis einfach fortzulassen.
- Zunehmende Hyperglykämien und Glukosurien nach Reduzierung der Dosis sprechen gegen ein Somogyi-Phänomen. Die Entscheidung darüber benötigt jedoch v. a. im Hinblick auf den nicht zu raschen Dosisabbau und die Instabilität einige Tage bis 1–2 Wochen.

Selbstverständlich muß auch die KH-Verteilung flexibel und der Situation angepaßt sein. Gelegentlich werden bis zu 7–8 „Mahlzeiten" eingenommen, u. U. wird aber auch auf Fortlassen oder Reduktion der KH mit Hyperglykämien bzw. Tendenzen zum BZ-Anstieg reagiert.

Adaptation. Es ist unbestritten, daß der Patient mit labilem Diabetes mit den Möglichkeiten einer flexiblen Stoffwechselführung vertraut gemacht werden muß (s. 6.7.2). Oft werden diese Bemühungen jedoch durch das irreguläre BZ-Verhalten erschwert.
Welche Überlegungen im Hinblick auf die Modalitäten der Adaptation anzustellen sind, soll anhand von 2 Beispielen erläutert werden (Tabelle 55). Diese sind durch das Auftreten von Nüchternhyperglykämien charakterisiert, und die Frage lautet, unter welchen Umständen im Falle eines hohen Nüchtern-BZ die Insulindosis geändert werden soll:

1. Der BZ-Trend ist im Verlauf des Vormittags nicht vorhersehbar. Infolgedessen kann die morgendliche NI-Dosis auch dann nicht erhöht werden,

Tabelle 55. Labiler Diabetes. BZ-Tendenzen (in mg/dl) unter konstanter Insulindosis

	Nüchtern	10.00 pp	Mittags a. c.	Abends a. c.	Spät	Nachts 2–3 Uhr
A: „Echte" Labilität	110	245	271	120	233	205
mit nicht vorherseh-	268	310	118	241	80	56
barem BZ-Verlauf	286	190	55	87	197	145
	93	221	110	288	235	78
B: Ebenfalls erheb-	130	198	145	112	203	215
liche BZ-Schwan-	288	206	224	190	98	160
kungen, jedoch mit	93	203	133	78	180	131
vorhersehbaren	211	180	171	193	50	80
Tendenzen						

wenn der BZ nüchtern bei etwa 200–250 mg/dl liegt. Eine Steigerung der Dosis würde im Falle eines BZ-Abfalls zum Mittag hin zu Hypoglykämien führen.

Möglich sind allenfalls eine Reduzierung der Frühstücks-KH, ggf. eine Verlängerung des Spritz-Eß-Abstands, und, falls praktikabel, zusätzliche körperliche Aktivitäten mit dem Ziel, eine eindeutige BZ-Senkung bereits frühzeitig, d. h. in den ersten 2–3 h nach dem 1. Frühstück, zu erzielen.

2. Der BZ-Verlauf zeigt entsprechend Tabelle 55 bis zum Mittag eine gewisse Regelmäßigkeit insofern, als bei hohem Nüchternwert die Hyperglykämie bis mittags und nachmittags bestehen bleibt. Hier ist eine eindeutige Indikation für eine Steigerung der morgendlichen NI-Dosis (als Einzelinjektion oder als Zusatz zum IMI) gegeben.

Unerläßlich ist es speziell bei Stoffwechsellabilität, sich darüber klar zu werden, in welchem Umfang die Insulindosis geändert und wie häufig und wann der Blutzucker kontrolliert werden soll. Viele Patienten mit labilem Diabetes testen 4- bis 5mal täglich, ziehen jedoch aus den Resultaten keine oder nur ungenügende Konsequenzen, was nicht nur zu unnötigen Kosten, sondern auch zur Frustration führt. Andererseits muß vor zu weitgehenden Maßnahmen (zu hohe Insulindosen, zu rigorose Intervention) gewarnt werden, da sie die BZ-Schwankungen sogar verstärken und außerdem zu häufigen Hypoglykämien führen können.

Manipulationen. Den Manipulationen bzw. eigenmächtigen, den Rahmen einer vernünftigen Stoffwechselführung verlassenden Dosisänderungen oder auch Extra-Injektionen liegen unterschiedliche Motive zugrunde. Frustrierende Versuche zur BZ-Normalisierung, Fixierung auf einen niedrigen HbA_1- bez. $_{1c}$-Wert aus Furcht vor Mikroangiopathie, falsch verstandene oder ungeeignete ärztliche Empfehlungen, psychische Probleme mit sich selbst und der Umwelt sind bei Patienten mit Labilität häufig zu finden (s. auch Tabelle 54).

Es erfordert oft einigen Aufwand, dem Patienten eine Manipulation, etwa in Richtung einer Hypoglykämie, nachzuweisen. Zu seinem eigenen Schutz, v. a. wegen der Gefährdung durch die Hypoglykämie, muß die Situation jedoch so weit wie möglich geklärt werden. Oft werden Extra-Injektionen vom Patienten nicht zugegeben. Man sollte dann auch nicht auf einem solchen Eingeständnis bestehen. Meist merkt der Patient, daß ein entsprechender Verdacht vorliegt, besonders wenn eine „Überwachung" angeordnet wird. Wir hatten den Eindruck, daß ein stilles Einverständnis nach dem Motto: „Du weißt

Bescheid, ich weiß Bescheid", manchmal der beste Weg ist, dem Patienten eine Situation zu erleichtern, die von ihm oft als erniedrigend empfunden wird.

Eine Hospitalisierung ist i. allg. nicht zu umgehen. Die Maßnahmen zur Überwachung müssen sich meist über 48 h erstrecken, und zwar in einem Extra-Raum unter lückenloser Kontrolle der Insulininjektion, der Nahrungszufuhr, der Harnausscheidung bei gleichzeitigen BZ-Tests im Abstand von beispielsweise 2 h.

Daß auch durch KH-Exzesse eine Labilität vorgetäuscht werden kann, zeigt folgendes Beispiel:

Eine 19jährige Diabetikerin wurde in verschiedenen Krankenhäusern wegen eines „labilen" Diabetes behandelt, ohne daß sich eine Besserung der Situation ergab. Erst eine sorgfältige Überprüfung zeigte, daß die Patientin Insulininjektionen ausließ und gelegentlich bis zu 200 g Zucker und mehr in der Nacht zu sich nahm. Später konnte der Diabetes mit der üblichen Kost und zweimal täglicher Insulininjektion ohne Schwierigkeiten befriedigend eingestellt werden. Eine Labilität lag demnach nicht vor.

Der Patient mit labilem Diabetes braucht Verständnis und Geduld, besonders wenn er scheinbar unverständliche psychogene Reaktionen zeigt. Er muß darüber aufgeklärt werden, daß die Instabilität nicht zu den entscheidenden Mikroangiopathiefaktoren gehört. Dementsprechende Befürchtungen beunruhigen viele Diabetiker, zumal sie sich bewußt sind, daß die Labilität therapeutisch nur begrenzt beeinflußbar ist. Zurückhaltung ist bei der Verordnung von Sedativa und Psychopharmaka angebracht.

Die Möglichkeiten, den Diabetes einigermaßen akzeptabel einzustellen, hängen nicht nur von der Labilität ab, sondern auch von der Fähigkeit des Patienten zur Mitarbeit, seiner psychischen Verfassung und der Erfahrung des behandelnden Arztes im Umgang mit Patienten dieses Diabetestyps. Der Versuch einer nahezu normoglykämischen Einstellung verbietet sich wegen der Hypoglykämiegefahr, oft auch beim Einsatz von Insulinpumpen. Auch unter konventioneller IIT müssen bei ausgeprägter Labilität Hypoglykämien bis über 300 mg/dl und 24-h-Glukosurien von mehr als 30–60 g, z. T. mit Ketonurie an einigen Tagen, in Kauf genommen werden. Andererseits werden sich gelegentlich auftretende Hypoglykämien nicht vermeiden lassen. Auf keinen Fall sollte eine Beurteilung der Stoffwechselsituation aufgrund nur weniger BZ- und HZ-Resultate erfolgen.

Literatur (zu 7)

Bloom ME, Mintz DH, Field JB (1969) Insulin-induced posthypoglycaemic hyperglycaemia as a cause of „brittle" diabetes. Am J Med 47: 891–903

Bradley C (1985) Psychological aspects of diabetes. In: Alberti KGMM, Krall LP (eds) Diabetes annual. Elsevier, Amsterdam, pp 374–388

Constam GR (1962) Erfahrungen bei der Behandlung labiler Zuckerkranker. Dtsch Med Wochenschr 87: 2184–2188

Gill GV, Walford S, Alberti KGMM (1984) Brittle diabetes – all in the mind? Diabetologia 27: 279 A

Gill GV, Husband DJ, Walford S, Marshall SM, Home PD, Alberti KGMM (1985a) Clinical features of brittle diabetes, in: Pickup JC (ed) Brittle diabetes. Blackwell, Oxford, pp 29–40

Gill GV, Walford S, Alberti KGMM (1985b) Brittle diabetes – present concepts. Diabetologia 78: 579–589

Lev-Ran A (1978) Clinical observations on brittle diabetes. Arch Intern Med 138: 372–376

Molnar GD, Gastineau CF, Rosevear JW, Moxness KE (1985) Quantitative aspects of labile diabetes. Diabetes 14: 279–288

Petrides P (1966) Der labile Diabetes. Pathophysiologie, Klinik, Therapie. Dtsch Med Wochenschr 91: 689–694

Pickup JC: Brittle Diabetes. Blackwell Scientific Publications 1985.

Pickup JC, Williams G, Johns P, Keen H (1983) Clinical features of brittle diabetic patients unresponsive to optimized subcutaneous insulin therapy. Diabetes Care 6: 279–284

Plauchu M, Pousset G, Montgolfier R de, Hierle P (1970) Etude clinique et thérapeutique du diabète instable de l'adulte. J Med Lyon 1187: 1167–1197

Schade DS, Drumm DA, Duckworth WC, Eaton RP (1985a) The etiology of incapacitating, brittle diabetes. Diabetes Care 8: 12–20

Schade DS, Eaton RP, Drumm DA, Duckworth WC (1985b) A clinical algorithm to determine the etiology of brittle diabetes. Diabetes Care 8: 5–11

Service FJ, Molnar GD, Rosevear JW, Ackerman E, Gatewood LC, Taylor WF (1970) Mean amplitude of glycemic excursions, a measure of diabetic instability. Diabetes 19: 644–655

Somogyi M (1959) Exacerbation of diabetes by excess insulin action. Am J Med 26: 169–191

Talaulicar M, Willms B (1982) Behandlung des labilen Diabetes mit tragbaren Insulininfusionspumpen. Dtsch Med Wochenschr 107: 419–423

Tattersall R, Walford S (1984) Brittle diabetes, a spectrum of illness in response to life stress: the place of „cheating and manipulation". In: Pickup JC (ed) Brittle Diabetes. Blackwell, Oxford, pp 76–102

8 Hypoglykämie

Die Hypoglykämie wird als wichtigste Komplikation der Insulintherapie ausführlicher besprochen. Unter SH kommt es zwar nur selten, gelegentlich jedoch zu schweren Hypoglykämien, unter Biguaniden nicht (s. Kap. 5).

Die größere Gefährdung durch Hypoglykämien während der Insulintherapie beruht darauf, daß die Insulinabgabe aus den subkutanen Depots nach der Injektion nicht mehr reguliert und damit die Plasmainsulinkonzentration nicht dem Bedarf angepaßt werden kann. Die bekanntesten Beispiele dafür sind die körperliche Aktivität sowie die Nahrungskarenz – beides Situationen, in denen beim Stoffwechselgesunden die Insulinsekretion und das Plasmainsulin rückläufig sind, so daß der Blutzucker nicht unter den Normalbereich abfällt. Anders beim insulinbehandelten Patienten, der unter diesen Umständen häufig einen hohen Plasmainsulinwert hat und Hypoglykämien nur durch Extra-KH bzw. durch häufigere KH-Zufuhr (Zwischenmahlzeiten) begegnen kann oder, wie bei intensiverer körperlicher Bewegung, die Insulindosis bereits vorbeugend reduzieren muß. Körperliche Aktivität und ungenügende bzw. unregelmäßige KH-Zufuhr stellen daher auch, außer zu hoher Insulindosierung, die häufigsten Ursachen für eine Hypoglykämie dar.

Die Hypoglykämie ist der limitierende Faktor für eine nahezu normoglykämische Einstellung (s. Kap. 6, 7). Ob sie überbewertet, bagatellisiert oder für den konkreten Fall „richtig" eingeschätzt wird, ist einer der ausschlaggebenden Faktoren für die Stoffwechselführung. Das Problem liegt darin, die Gefährdung durch Hypoglykämien gegen die Schäden abzuwägen, die als Folge einer längerdauernden Stoffwechseldekompensation in Form von kardiovaskulären und nervalen Komplikationen auftreten.

Auf einfache Weise könnte man Hypoglykämien verhindern, indem man beträchtliche Hyperglykämien und Glukosurien sozusagen als Sicherheit bestehen ließe. Eine „scharfe" Einstellung würde dagegen die Möglichkeit einer Unterzuckerung erheblich vergrößern. Schwere Hypoglykämien müssen nach Möglichkeit vermieden, leichtere Unterzuckerungen können dagegen von Insulinpatienten toleriert werden, bes. wenn eine Nahezu-Normoglykämie angestrebt wird bzw. bestimmte Einstellungsschwierigkeiten vorliegen.

Die therapeutische Aufgabe besteht darin, zwischen diesen beiden Möglichkeiten einen akzeptablen Mittelweg zu finden, wobei ein gewisser Ermessensspielraum bleibt, der durch die Erfahrung des Arztes, ferner durch sein Temperament, seine Einschätzung der individuellen Situation des Patienten sowie durch einige Imponderabilien bestimmt wird. Diesem Ermessensspielraum sind heute jedoch wesentlich engere Grenzen gesetzt als früher, da es nicht mehr zu verantworten ist, die Bedeutung der Hyperglykämien als Voraussetzung für die Mikroangiopathie und Neuropathie zu leugnen oder ernsthaft zu bezweifeln (s. auch Kap. 11.1).

Auch dem Patienten bleibt, besonders im Falle eines schwer einstellbaren Diabetes, nichts anderes übrig, als einen Kompromiß zu finden. Er soll weder die Hypoglykämie bagatellisieren noch sie als unabänderliche Beigabe der Insulinbehandlung hinnehmen. Es darf nicht zu panischer Angst bis zur Phobie kommen, die während der stationären Behandlung durch den Anblick hypoglykämischer Mitpatienten, aber auch durch furchterregende Berichte anderer Diabetiker verursacht und wach gehalten werden kann. Tatsächlich erscheint ein hypoglykämischer Patient bedrohlich: Blässe, kalte Haut, Schweißausbruch, Benommenheit, Bewußtlosigkeit, u. U. sogar Krämpfe. Noch dramatischer und zugleich erfreulicher ist die i. allg. schlagartige Beseitigung dieses Zustandes durch Glukose.

Die zerebralen Folgeerscheinungen sind es, die die Hypoglykämie zu einem therapeutischen Risiko werden lassen. Die Symptomatik ist Folge eines unzureichenden Glukoseangebots an die Hirnzelle. Bei länger anhaltender Hypoglykämie führt der Glukosemangel zu den gleichen irreversiblen Zellschäden wie eine Anoxie. Daß die Reihenfolge, in der die typischen Symptome auftreten, der Empfindlichkeit der verschiedenen Hirnareale gegenüber einem Glukoseminderangebot entspricht, ist heute umstritten.
Der BZ-Abfall induziert außerdem eine Mehrsekretion insulinantagonistischer Hormone: Glukagon, Katecholamine, Kortisol und Wachstumshormon. Die Reihenfolge entspricht ihrer BZ-steigernden Potenz. Glukagon und Katecholamine führen über die Glukogenolyse sofort zu einer vermehrten Glukoseabgabe aus der Leber, und zum BZ-Anstieg, Kortisol und Wachstumshormon erst später, z. T. über eine Steigerung der Glukoneogenese.

Außer uncharakteristischen Allgemeinerscheinungen induziert der BZ-Abfall über eine Aktivierung des sympathischen bzw. des parasympathischen Nervensystems die sog. vegetativen Symptome, die, wenn sie frühzeitig auftreten, dem Patienten als Warnzeichen dienen.

8.1 Symptomatik

Da nur die rechtzeitige Erkennung der Hypoglykämie eine rechtzeitige Therapie ermöglicht, wird auf die vielgestaltige Symptomatik näher eingegangen.

Allgemeinerscheinungen. Die Bezeichnung „Allgemeinsymptome" ist deskriptiv, da unterschiedliche Störungen, z.T. wahrscheinlich vegetativer Genese, zugrunde liegen. Dazu gehören unbestimmtes Schwächegefühl, Parästhesien, vor allem peroral und im Bereich der Extremitäten, Übelkeit, Erbrechen, Bauchschmerzen (Kinder).

Vegetative Symptome treten sowohl infolge erhöhter parasympathischer wie auch adrenerger Aktivität auf als Schwitzen („kalter Schweiß"), Blässe, Zittern, Herzklopfen, Bradykardie, später Tachykardie, u.U. geringer Blutdruckanstieg.

Zerebrale Symptome
Neurologische Auffälligkeiten. Konzentrationsschwäche, Kopfschmerz, verschwommenes Sehen, Doppelbilder, veränderte Mimik (Starre, Grimassieren), Koordinationsstörungen, verwaschene Sprache, Wortfindungsstörungen, mangelhafte Orientierung, Bewußtseinsstörungen (Somnolenz, Stupor, Koma), Krämpfe, apoplektiforme passagere Paresen.
„Psychiatrische" Auffälligkeiten. Ungewöhnliches Verhalten, Wesensveränderung, Stimmungsstörungen (depressiv – euphorisch), Antriebsveränderungen (apathisch – unruhig), Denkstörungen (Wahn, Halluzinationen), Aggressivität bis zur Gewalttätigkeit.

Die Schwere der Symptome nimmt, wie zu erwarten, mit abnehmendem BZ-Wert zu. Bewußtlosigkeit tritt i.allg. erst bei BZ-Werten unter 30 mg/dl ein, bei höheren Werten als 40–45 mg/dl werden andererseits schwerwiegende zerebrale Erscheinungen vermißt. Die Abhängigkeit der Symptome von der BZ-Konzentration ist jedoch nicht allzu eng. Der „Schwellenwert" für die ersten Erscheinungen ist individuell unterschiedlich. Ferner kann er sich beim gleichen Patienten im Laufe der Jahre ändern, mit der Folge, daß Hypoglykämien entweder besonders frühzeitig registriert oder zu spät erkannt werden.

Besondere Probleme bereiten atypisch verlaufende Hypoglykämien. Nach 5–10 Jahren Diabetesdauer kann es zum Verlust der sog. vegetativen Erscheinungen wie Schwitzen, Blässe, Tremor, Palpitationen und Hungergefühl kommen. Da diese Warnsymptome fehlen, manifestiert sich die Hypoglykämie primär mit zerebralen Störungen. Sie werden wegen ihrer Vieldeutigkeit und wegen der hypoglykämiebedingten Einschränkung der Urteilsfähigkeit vom Patienten selbst, nicht selten aber auch von der Umgebung, fehlgedeutet. Plötzliche Handlungsunfähigkeit, überfallartig auftretende Symptome bis zum Zusammenbrechen und rasch eintretender Bewußtseinsverlust machen eine rechtzeitige KH-Einnahme unmöglich. Da der Patient und oft auch andere während eines solchen Zustandes besonders gefährdet sind, ist die Vorbeugung von noch größerer Bedeutung als bei der typischen Symptomatik. Besondere Vorsichtsmaßnahmen sind notwendig, wenn symptomarme oder rasch einsetzende Hypoglykämien mit Instabilität und ausgeprägter Insulinempfindlichkeit kombiniert sind. Bereits geringe Änderungen der Insulindosis und der Muskeltätigkeit können schwere Hypoglykämien auslösen. Die Ursache ist offenbar ein Defekt der Hypoklykämiegegenregulation, der besonders bei Typ-I-Diabetes vorkommt und eine annähernd normoglykämische Einstellung erheblich erschweren oder unmöglich machen kann (s. Kap. 6.7).

Atypische Hypoglykämien infolge einer Maskierung der vegetativen Symptomatik können unter dem Einfluß von β-Blockern zustande kommen. Wenn auch die Symptomarmut für einzelne Patienten vordergründig angenehm sein mag, so erschwert sie die rechtzeitige Erkennung der Unterzuckerung. V. a. nicht kardioselektive Blocker können die Hypoglykämie intensivieren, indem sie in erster Linie den Wiederanstieg des Blutzuckers verzögern, selten auch den Minimalwert noch weiter senken (s. Kap. 9.2).

Niedrige BZ-Werte ohne nennenswerte Symptome werden schließlich im Falle länger anhaltender Hypoglykämien wie bei Insulom und IIT besonders bei der Anwendung von Insulininfusionspumpen registriert. Offensichtlich prädestinieren auch protrahiert wirkende

Insuline und Sulfonylharnstoffe wegen der nur allmählichen BZ-Senkung zu schleichenden und symptomarmen Hypoglykämien. Unter diesen Umständen kann es anscheinend zu einer gewissen Anpassung der Hirnzellen an niedrige BZ-Werte kommen, so daß selbst bei Werten bis hinunter auf 30 mg/dl keine wesentliche Störung des Befindens bemerkt wird.

Davon abgesehen ist es jedoch noch ungeklärt, wie die Geschwindigkeit, mit der sich die Hypoglykämie entwickelt, die Art und Reihenfolge ihrer Symptome beeinflußt: Verursacht ein rascher Abfall des Blutzuckers nach ausgeprägter *Hyper*glykämie Hypoglykämiesymptome, obgleich der Normalbereich noch nicht unterschritten ist? Einige Befunde sprechen tatsächlich für eine Aktivierung des adrenergen Systems allein als Folge einer schnellen BZ-Senkung. Andererseits zeigt sich oft, besonders aufgrund von Tagesprofilen, daß die gleichen Patienten trotz raschen BZ-Abfalls, beispielsweise von 300 auf 100 mg/dl, symptomfrei bleiben.

Insbesondere vegetative oder auch die uncharakteristischen Allgemeinerscheinungen unterliegen v. a. von seiten ängstlicher Patienten und nicht selten auch, evtl. in Wechselwirkung, mit dem Arzt mannigfachen Fehldeutungen. Im Vordergrund steht die Verkennung vaskulärer Störungen als Hypoglykämie, insbesondere im Falle von zerebralen Durchblutungsstörungen, Orthostasereaktionen als Folge einer diabetischen Neuropathie, Orthostase durch Antihypertensiva oder Orthostase infolge Verminderung des Plasmavolumens, die – selten – durch Insulin selbst, besonders durch rasch wirkendes Normalinsulin, verursacht wird – ohne BZ-Abfall!

Auch die Zuordnung vegetativer bzw. uncharakteristischer Symptome zu den BZ-Werten bereitet nicht selten Schwierigkeiten, insbesondere wenn über Unruhe, Herzklopfen, Schwitzen, klimakterische Beschwerden sowie über Symptome geklagt wird, die bei Hyperventilationszuständen auftreten. Oft werden aus Anlaß der eben genannten Beschwerden KH bzw. Zucker eingenommen, wonach sich der Zustand bessert, obgleich keine Hypoglykämie vorgelegen hat. Offensichtlich handelt es sich dabei um Suggestiv- oder Placeboeffekte oder um einen spontanen Rückgang. Ein BZ-Test zum Ausschluß oder zum Beweis einer Hypoglykämie kann heute im Zeitalter der Selbstkontrolle bei vielen Patienten zur Klärung der Situation führen.

Ungeklärt ist bisher das Problem der symptomarmen Hypoglykämien infolge Fortfalls der vegetativen Erscheinungen nach Übergang von tierischem auf Humaninsulin. Bisher handelt es sich in erster Linie um kasuistische Mitteilungen aus der Bundesrepublik und der Schweiz, im allgemeinen ohne vergleichbare BZ-Profile. Fehlhandlungen von seiten des Patienten, u. a. verzögerte KH-Zufuhr, werden befürchtet. – Kontrollierte klinische Studien sind notwendig auch mit Klärung der Frage, warum aus anderen Ländern (USA, England, Skandinavien, Frankreich u. a.) trotz der sehr großen Zahl von über 200 000 Umstellungen auf Human-Insulin keine derartigen Mitteilungen vorliegen.

Die *Diagnose* einer Hypoglykämie wird erleichtert durch:
- Kenntnis der Hypoglykämiesymptome auf seiten des Patienten und rechtzeitige Diagnose.
- Kenntnis des Wirkungsablaufs des Insulins einschließlich des Zeitpunkts des Wirkungsmaximums.
- Besondere Aufmerksamkeit und (Vorsichts-) Maßnahmen bei atypischen Symptomen.
- „Probatorische" bzw. provozierte Hypoglykämien durch Fortlassen oder Reduzieren einer Mahlzeit, wenn bisher noch keine Hypoglykämie aufgetreten ist. Neuerkrankte Insulinpatienten, besonders in jüngerem und mittlerem Lebensalter, vor allem Kinder und auch deren Eltern, lernen bereits in der Klinik die Symptomatik kennen und können die Situation im einzelnen mit dem Arzt oder der Schwester besprechen.
- Klärung der jeweiligen Hypoglykämieursache, ggf. Gespräch mit dem Arzt und „Verarbeitung" der Erfahrung (s. Tabelle 56).
- Probatorische KH-Zufuhr und wenn notwendig Reduzierung der Insulindosis bei körperlicher Arbeit (s. Kap. 16.1).
- Somogyi-Phänomen (posthypoglykämische reaktive Hyperglykämie) s. S. 167, 209.

Die *Sicherung der Diagnose* ist meistens aufgrund klinischer Symptome möglich. Bei Bewußtlosigkeit, bei atypisch verlaufenden Hypoglykämien und darüber hinaus bei jeder unklaren Situation ist eine BZ-Bestimmung mit konventionellen Labormethoden notwendig. Heute stehen zwar Teststreifen zur Verfügung. Für eine exakte Diagnose, etwa die Abgrenzung gegenüber einem zerebralen Anfallsleiden, reichen sie nicht aus, besonders wenn es sich um den kritischen Bereich zwischen 40 und 80 mg/dl handelt. Die zusätzliche Verwendung eines Reflektometers erhöht die Genauigkeit u. U. wesentlich.

Differentialdiagnose. Bei erheblicher Beeinträchtigung der Bewußtseinslage bis zum Koma kommen in Betracht:
- diabetisches Koma,

Tabelle 56. Ursachen und Konsequenzen bei Hypoglykämien

Ursachen	Vorbeugung bzw. Therapie
Sporadische Hypoglykämien	
Vorausgegangene Muskeltätigkeit	Rechtzeitig (!) zusätzlich KH, weniger Insulin bei vorhersehbarer und intensiverer Muskeltätigkeit
Verspätete oder zu geringe Nahrungsaufnahme als Folge von Diätunkenntnis, mangelhafter Disziplin, Inappetenz, Vergeßlichkeit	Diätinstruktionen
Fehlerhafte Insulindosierung und -injektion	Routineüberprüfung der Technik (Aufziehen des Insulins und Injektion demonstrieren lassen)
Absichtliche Fehldosierung (Hypoglycaemia factitia)	s. auch Kap. 7
Vorzugsweise zu bestimmten Zeiten, oft mit gewisser Regelmäßigkeit auftretende Hypoglykämien	
Postinitiale Remission eines Typ-I-Diabetes, auch nach Erstinsulinisierung beim Typ II	Reduzierung der Insulin- evtl. auch der SH-Dosis. Bei Typ I notfalls Minimaldosierung, jedoch keine Unterbrechung der Insulintherapie
Diabetesbesserung durch Reduktionskost oder Gewichtsabnahme	Dosisreduzierung, besonders bei übergewichtigen Patienten
Anhaltende Muskeltätigkeit wie im Urlaub, bei Änderung der Lebensgewohnheiten, der Berufssituation	Kombination von höherem KH-Angebot und Reduzierung der Insulin- oder SH-Dosis. Bei Übergewicht steht Dosisabbau im Vordergrund. Begrenzung der Extra-KH und -Kalorien, da mit eventuellem Gewichtsstillstand oder erneuter Zunahme zu rechnen ist
Inappetenz infolge konsumierender Erkrankungen oder durch Pharmaka	Verminderung der Insulindosis, häufigere, kleine Mahlzeiten
Hypoglykämien durch Interaktionen mit anderen Pharmaka (s. Kap. 9)	

- zerebraler Insult,
- zerebrales Anfallsleiden,
- Intoxikation, vor allem durch Alkohol.

Schwerwiegend ist die *Verkennung eines zerebralen Anfallsleidens* als Hypoglykämie, was besonders bei Typ-1-Diabetikern mit Instabilität passieren kann. Eine solche Fehldiagnose kommt zustande, weil die charakteristischen Symptome des hirnorganischen Anfalls in ähnlicher Weise bei atypischen Hypoglykämien auftreten können: Absencen, plötzliches Zusammenbrechen, „Umfallen", Krampfzustände.

Zur Klärung ist eine *korrekte* BZ-Bestimmung mittels Labormethode erforderlich. Ein BZ-Schnelltest (Streifentest) ist auch bei Verwendung eines Reflektometers nicht zuverlässig genug. Oft ergeben sich bereits aufgrund einer sorgfältigen Anamnese Hinweise: die betroffenen Patienten berichten nicht nur über „Anfälle", sondern auch über Hypoglykämieepisoden mit typischer Symptomatik, so daß sich beide Zustände ohne weiteres voneinander abgrenzen lassen. Die Sicherung der Diagnose durch BZ-Bestimmung und ggf. weitere neurologische Untersuchungen ist wegen der Notwendigkeit einer antikonvulsiven Behandlung von großer Bedeutung.

Wenn den zerebralen Erscheinungen tatsächlich eine Hypoglykämie zugrunde liegt, muß die Diabeteseinstellung modifiziert und der Patient eingehend über Hypoglykämievermeidung instruiert werden. Stellt sich im weiteren Verlauf heraus, daß es – aus welchem Grunde auch immer – unmöglich ist, mit Krampfanfällen einhergehende Hypoglykämien zu vermeiden, sollten nicht – wie früher – in Einzelfällen wegen der Krampfbereitschaft Antikonvulsiva verabfolgt werden.

8.2 Therapeutische Maßnahmen

5–10 g Glukose oder auch Saccharose (Kochzucker) oral, u. U. auch – fraktioniert – höhere Dosis. Gelöster Zucker wird schneller resorbiert. Ferner rasch resorbierbare KH in anderer Form, wie Coca Cola, Obstsaft, Kekse. – Zuckerstücke (Würfelzucker, Traubenzuckerstückchen, Kandis) zwischen Wangenschleimhaut und Zahnreihe, wenn der Patient somnolent ist und wegen Aspirationsgefahr keine Flüssigkeitszufuhr möglich ist.

Falls orale Zufuhr unmöglich: 20–100 ml (etwa 5–20 g) 20- bis 40%ige Glukose intravenös. Wenn nach 10–20 min keine Reaktion erkennbar ist, erneute Glukosezufuhr, bei schwerer Hypoglykämie anschließende Infusion einer 5- bis 10%igen Glukoselösung.

Bei Somnolenz oder Unmöglichkeit der oralen KH-Zufuhr – besonders im Wachstumsalter und bei labilem Diabetes – kann auch Glukagon (meist durch Angehörige) injiziert werden. Sobald Zustand gebessert, KH-Gabe; falls nicht, i. v. Glukose.

Glukagon führt über die Leberglykogenolyse zum BZ-Anstieg. Sobald der Patient wach wird, orale KH-Zufuhr. Andernfalls kann er erneut hypoglykämisch werden. Glukagon wirkt nicht bei glykogenarmer Leber (längere Nahrungskarenz, chronische Lebererkrankungen, chronischer Alkoholismus).

Die Therapieschritte sowie besondere Maßnahmen bei Versagen der Routinetherapie und bei schwerer Sulfonylharnstoffhypoglykämie sind in Tabelle 57 zusammengestellt.

Bei Auftreten von Hypoglykämien soll der Arzt etwa entsprechend einer Checkliste die Umstände überprüfen, die als Ursache in Betracht kommen, und auf diese Weise weiteren Hypoglykämien vorbeugen:

- Besserung des Diabetes bzw. der Glukosetoleranz (spontan, kalorienarme Kost, als Folge von Gewichtsabnahme),
- Fortlassen oder unvollständige Einnahme von Mahlzeiten,
- ungewöhnliche Muskeltätigkeit,
- zuviel Insulin injiziert bzw. auf zu hohe Dosis eingestellt, „Überinsulinisierung?"
- zu niedriger BZ bereits zur Injektionszeit, besonders nüchtern und spät,
- „Hypoglycaemia factitia", absichtliche Extradosen durch Patient:

Insbesondere schwere Hypoglykämien, die sich aufgrund der Stoffwechsellage, der therapeutischen Maßnahmen sowie der bekannten, blutzuckerbeeinflussenden Faktoren wie körperliche Aktivität nicht erklären lassen, sind verdächtig auf sogenannte Hypoglycaemia factitia, d.h. auf die absichtliche Dosiserhöhung oder Extrainjektion von Insulin. Sie werden ebenso wie die entsprechende Einnahme von Sulfonylharnstoffen sowohl bei Diabetikern als auch bei Nichtdiabetikern, und zwar besonders bei Angehörigen medizinischer und verwandter Berufe, beobachtet. Ursache sind psychologische Schwierigkeiten, unter Umständen auch suizidale Absichten. Die Klärung erfordert oft eine sorgfältige Beobachtung unter Einsatz aller diagnostischer Mittel. Häufig wird die Diagnose versäumt, weil eine solche Möglichkeit nicht bedacht wird. Auf keinen Fall soll der Arzt sich von subjektiven Eindrücken leiten lassen, etwa in dem Sinne, daß dem Patienten eine absichtliche Insulininjektion nicht zuzutrauen wäre.

- Interaktionen mit anderen Pharmaka (Kap. 9),
- fortgeschrittene Nephropathie,

Tabelle 57. Therapeutische Maßnahmen bei Hypoglykämie. (Nach Gill 1985)

Hypoglykämie	
Orale Glukose	10–20 g bei leichter Hypoglykämie
↓	20–50 g bei schweren Attacken
i. v. Glukosebolus	Wenn bewußtlos oder stark benommen
↓	10–30 g, vorzugsweise in 20- bis 25%iger Lösung
i. m. Glukagon	1 mg, wenn Patient aggressiv ist oder
↓	kein venöser Zugang oder keine medizinische Hilfe vorhanden ist
KH-Imbiß	Wenn „klar", 20–50 g in Form von
↓	Keksen, Brot
Unkomplizierte Hypoglykämie:	→ „Komplizierte" Hypoglykämie durch:
d. h. insulininduzierte Hypoglykämie ↓	Insulin – in suizidaler Überdosis – zu hohe Dosis VI – zusätzlich Alkohol
Korrektur der Hypoglykämieursachen, falls möglich, Edukation, Dosisanpassung ↓	Sulfonylharnstoffe – grundsätzlich ↓ i. v. Glukoseinfusion 500 ml 5- bis 6%ige Glukose alle 4–6 h, entsprechend BZ-Kontrolle Serumkalium und evtl. KCl
Entlassung – Klinikaufnahme nicht erforderlich	↓ Bei schweren Fällen Steroide (100–200 mg Hydrokortison i. v. oder 4–8 mg Dexamethason alle 8 h) mit oder ohne Glukagon; evtl. O_2, Bikarbonat, ggf. weitere Maßnahmen ↓ Nach 12–24 h (oder in schweren Fällen erst später) Infusionsstopp, Diät, noch Überwachung

- Defizit insulinantagonistischer Hormone (Morbus Addison, Hypophysenvorderlappeninsuffizienz).
- bestimmte „Gemütsbewegungen" wie Freude, Entspannung, gelegentlich aber auch intensive geistige Tätigkeit.

Zur Überprüfung der Ursachen gehören folgende Fragen:
- Was kommt nach Meinung des Patienten als Ursache in Betracht?

- Wie bewertet der Arzt die Situation?
- Mit welchen Symptomen manifestiert sich die Hypoglykämie, in welcher Reihenfolge treten die Symptome auf?
- Verläuft die Hypoglykämie mit atypischen Symptomen: uncharakteristisch, schleichend, plötzlich einsetzend, ohne Vorboten?
- Konnten rechtzeitig die notwendigen Maßnahmen getroffen werden?
- Wieviel und in welcher Form wurden Kohlenhydrate eingenommen?

8.3 Schäden durch Hypoglykämien

Irreversible zerebrale Veränderungen werden vor allem durch tiefe (BZ unter 20 mg/dl) und langdauernde Hypoglykämien hervorgerufen. Disponiert sind Patienten mit zerebraler Vorschädigung, v. a. im Alter.

Ob allerdings Hypoglykämien häufiger als nur ausnahmsweise einen Insult auslösen, ist nicht sicher zu entscheiden. Es ist grundsätzlich ein psychologischer Fehler, wenn der Arzt durch Drohungen über zerebrale Hypoglykämieschäden einen Patienten zu vernünftiger Stoffwechselführung motivieren will. Er muß im Gegenteil mit Einfühlungsvermögen, aber entschieden aufklären und beruhigen. Besonders gilt dies für Diabetiker mit labilem Stoffwechsel, bei denen es nicht leicht ist, einen individuell geeigneten Mittelweg zwischen Hyper- und Hypoglykämie zu finden und gelegentliche schwere Hypoglykämien zu verhindern.

Auf die Auslösung von Extrasystolien und Myokardischämien wird in Abschn. 11.9 eingegangen.

Hypoglykämien sollen ferner frische *retinale Blutungen,* besonders bei proliferativer Retinopathie, auslösen können. Der kausale Zusammenhang läßt sich jedoch, von einigen Ausnahmen abgesehen, nur selten sichern. Er wird um so fraglicher, je sorgfältiger die Anamnese erhoben wird. Trotzdem sollte bei diesen Patienten die Insulintherapie vorsichtshalber so durchgeführt werden, daß Hypoglykämien vermieden werden. Es ist ohnehin nicht damit zu rechnen, daß sich eine Retinopathie mit ausgeprägten proliferativen Veränderungen durch eine scharfe Einstellung günstig beeinflussen läßt.

Bei alten Patienten kann die rechtzeitige Erkennung der Hypoglykämie besondere Schwierigkeiten bereiten: Verwirrtheit, Müdigkeit, Konzentrationsschwäche und Hinfälligkeit werden nicht selten als

Symptome einer zerebrovaskulären oder auch kardialen Insuffizienz fehlgedeutet.

Literatur (zu 8)

Auer RN (1986) Progress Review: Hypoglycemic Brain Damage. Stroke 17: 699–708

Balodimos MC, Root HF (1959) Hypoglycemic insulin reactions without warning symptoms. JAMA 171: 261–265

Berger W, Althaus B (1986) Änderungen der Hypoglykämie – Frühsymptome bei Wechsel von tierischem Insulin auf Humaninsulin. Schweizerische Ärztezeitung 67: 24

Bloom ME, Mintz DH, Field JB (1969) Insulin-induced posthypoglycaemic hyperglycaemia as a cause of „brittle"-diabetes. Am J Med 47: 891–903

Bolli G, Calabrese G, de Feo P et al. (1982) Lack of glucagon response in glucose counter-regulation in type I (insulin-dependent) diabetics: Absence of recovery after prolonged optimal insulin-therapy. Diabetologia 22: 100–105

Creutzfeldt W, Frerichs H (1969) Hypoglycaemia factitia. Dtsch Med Wochenschr 94: 813–818

Cryer PE, Gerich JE (1985) Glucose counterregulation, hypoglycaemia, and intensive insulintherapy in diabetes mellitus. New Engl J Med 313: 232–241

Drost H, Grüneklee D, Kley HK, Wiegelmann W, Krüskemper HL, Gries FA (1980) Untersuchungen zur Glukagon-, STH- und Kortisolsekretion bei insulininduzierter Hypoglykämie bei insulinabhängigen Diabetikern (JDD) ohne autonome Neuropathie. Klin Wschr 58: 1197–1205

Drost H (1978) Untersuchungen zur Glukagonsekretion und ihre metabolische Bedeutung bei Erkrankungen des Kohlenhydrat- und Fettstoffwechsels. Habilitationsschrift, Universität Düsseldorf

Gill GV, Alberti KGMM (1985) Diabetic hypoglycaemia. Pract Diabetes 2: 5–14

Mackay JD, Hayakawa H, Watkins PJ (1978) Cardiovascular Effects of Insulin: Plasma volume changes in Diabetics. Diabetologia 15: 453–457

Marks V, Rose FC (1981) Hypoglycaemia, 2nd edn. Blackwell, Oxford London Edinburgh Boston Melbourne

Schwandt P, Richter W (1980) Chronische Insulinüberbehandlung bei Diabetikern im Erwachsenenalter. Dtsch Med Wochenschr 105: 892–894

Service FJ (1983) Hypoglycemic disorders. Pathogenesis, diagnosis and treatment. Hall, Boston

Somogyi M (1959) Exacerbation of diabetes by excess insulin action. Am J Med 26: 169–191

Sussman KE, Crout JR, Marble A (1963) Failure of warning in insulin-induced hypoglycemic reactions. Diabetes 12: 38–45

Winter RJ (1981) Profiles of metabolic control in diabetic children – frequency of asymptomatic nocturnal hypoglycemia. Metabolism 30: 666–672

9 Interaktionen zwischen Insulin, Sulfonylharnstoffen und anderen Pharmaka

Verschiedene Pharmaka können die Wirkung von Antidiabetika (Insulin, SH) im Sinne einer Interaktion beeinflussen. Eine Abschwächung des BZ-Effekts bedeutet Diabetogenität bzw. Stoffwechselverschlechterung, eine Wirkungsverstärkung BZ-Abfall bis zur Hypoglykämie (Tabelle 58).

Zwei Wirkungsmechanismen kommen in Betracht:

1. Beeinflussung bestimmter Stoffwechselvorgänge durch die interferierende Substanz selbst. Die hierher gehörenden Substanzen sind entweder unmittelbar stoffwechselaktiv und verändern die Insulinsekretion, oder sie beeinflussen – meistens über die entsprechenden Rezeptoren – die Insulinempfindlichkeit. Die daraus resultierenden Effekte erklären die Diabetogenität der insulinantagonistischen Hormone (Glukokortikoide, Wachstumshormon, Katecholamine, Schilddrüsenhormon, Kontrazeptiva) sowie zahlreicher Salidiuretika, der Nikotinsäureverbindungen, des Diphenylhydantoins und Chlorpromazins. – Andere Substanzen wie Azetylsalizylsäure (ASS) und Alkohol führen dagegen zu *Hypo*glykämien.

2. Veränderung der Pharmakokinetik des Antidiabetikums durch Substanzen, die selbst nicht stoffwechselaktiv sind, oder durch andere, die zusätzlich eine Eigenwirkung auf metabolische Prozesse besitzen. Betroffen sind vor allem SH hinsichtlich ihres Metabolismus, ihrer Plasmaeiweißbindung und ihrer renalen Elimination, während der Abbau und die Ausscheidung von Insulin durch Interaktion nicht verändert wird.

Eine Hemmung des Abbaus in der Leber führt zu einem Anstieg des unveränderten „aktiven" SH im Plasma. Da die Metaboliten oft nicht oder

Tabelle 58. Blutzuckerbeeinflussende Substanzen (außer Hormone)

	Einfluß auf Blutzucker	
		b
Analgetika, Antiphlogistika		
Azetylsalizylsäure (ASS)	↓	
Phenylbutazon, Oxyphenylbutazon	↓	
Fenyramidol[a]	↓	
Antikoagulanzien[a]		
Bishydroxycumarin (Dicumarol)	↓	
Antibiotika, Chemotherapeutika		
Sulfaphenazol[a]	↓	
Co-Trimoxazol	(↓)	
Chloramphenicol[a]	↓	
Oxytetrazyklin[a]	↓	
Psychopharmaka		
MAO-Hemmer (Mebanazin)	↓	
Chlorpromazin		↑
Einige Sympathomimetika (i. allg. nur begrenzter Effekt)		
z. B. Fenoterol		↑
Diverse Substanzen		
Diuretika v. a. Thiazide – außer den kaliumretinierenden		↑
Propranolol, v. a. nicht kardioselektive Blocker	(↓)[b]	(↑)
Nikotinsäure und -derivate		↑
Diphenylhydantoin		↑
Clofibrat u. Analoga	↓	
Fenfluramin	↓	
Alkohol	↓	

[a] Nur durch Interaktion mit einzelnen Antidiabetika
[b] Nur während Hypoglykämie.

schwächer wirksam sind als die Ausgangssubstanzen, wird die BZ-senkende Wirkung verstärkt.
Eine Verdrängung des SH aus der Plasmaalbuminbindung kann durch Interferenz mit anderen Pharmaka erfolgen. Da nur die freie Substanz stoffwechselwirksam ist, ergibt sich u. U. eine BZ-Senkung. Ob diesem Mechanismus eine größere praktische Bedeutung zukommt, ist unsicher.

3. Die seltenere und klinisch weniger bedeutsame Beeinflussung der Pharmakokinetik eines anderen Pharmakons als Primärsubstanz durch ein Antidiabetikum. Hierfür kommen nur bestimmte SH in Betracht, die wie v. a. Tolbutamid zu einer Wirkungsverstärkung

des Antikoagulans Bis-Hydroxycoumarin (s. S. 232) führen oder wie Chlorpropamid einen Antabuseffekt auslösen können (s. S. 234).

9.1 Interaktionen mit Blutzuckeranstieg bzw. diabetogenem Effekt

Diabetogenität heißt sowohl Manifestation eines Diabetes bei bisher unbekannter Stoffwechselstörung wie auch Intensivierung eines bisher bekannten Diabetes. Im ersten Fall muß damit gerechnet werden, daß bereits eine Disposition zu einem Diabetes mellitus vorgelegen hat. Den Interaktionen können zwei Mechanismen zugrunde liegen:

Hemmwirkung auf die Insulinsekretion
Derartige Substanzen haben nur dann einen diabetogenen Effekt, wenn die Eigeninsulinproduktion noch erhalten ist, d. h. vor allem beim Typ-II-Diabetes. Im Falle eines Insulinmangels bei insulinabhängigem Typ-I-Diabetes braucht nicht mit einer Stoffwechselverschlechterung gerechnet zu werden.

Saluretika (besonders Thiazide und Chlorthalidon, weniger Schleifendiuretika wie Furosemid, Ethacrynsäure u. a., nicht dagegen kaliumretinierende Substanzen):

Die diabetogene Wirkung beruht nur z. T. auf einem Kaliumdefizit bzw. auf einer Hemmung der Insulinsekretion, darüber hinaus wahrscheinlich auf einer spezifischen Beeinflussung des Glykogenstoffwechsels (verstärkte Spaltung und verminderte Neubildung). Ob es sich bei der geringen Zunahme des Cholesterins und der Triglyzeride, wie sie in einigen Studien beobachtet wurden, um einen klinisch relevanten Effekt handelt, bleibt unklar.

Die meisten Patienten zeigen keinen oder nur einen geringen BZ-Anstieg, müssen jedoch entsprechend kontrolliert und behandelt werden, z. B. mit Dosissteigerung der antidiabetischen Pharmaka. Selten erweist sich ein Absetzen des Saluretikums als notwendig. Da die Nebenwirkungen dieser Substanzen dosisabhängig sind, sollen möglichst niedrige Dosierungen gewählt werden, zumal sich durch höhere Dosen, beispielsweise bei Hypertonie nur eine begrenzte oder keine zusätzliche Steigerung der blutdrucksenkenden Wirkung erzielen läßt.

Diazoxid zeigt entsprechend seiner starken Hemmung der Insulinsekretion, weshalb es auch beim Insulinom verwendet wurde, eine ausgeprägte Diabetogenität und kann eine schwere Stoffwechseldekompensation bewirken.

Chlorpromazin führt über eine Hemmung der Insulinsekretion zu einer deutlichen Verschlechterung der Stoffwechsellage. Das Präparat wird jedoch heute nur noch selten benutzt.

Den gleichen Effekt hat – offensichtlich nur hochdosiert – *Diphenylhydantoin* (DPH). Bisher wurde eine Verschlechterung des Diabetes bis zum hyperosmolaren Koma nur unter der hochdosierten antiarrhythmischen Therapie bei Patienten im schlechten Allgemeinzustand beobachtet. Typ-I-Diabetiker mit zerebralem Anfallsleiden können daher, da sie ohnehin über kein endogenes Insulin mehr verfügen, ohne weiteres mit DPH behandelt werden.

β-Blocker. Die diabetogene Wirkung als Folge der Insulinsekretionshemmung ist nur relativ gering und bei Typ-II-Diabetes zu erwarten. Ein einziger, jedoch oft zitierter Fall von hyperosmolarem Koma wurde unter Propranolol beobachtet.

Die *β*-Blocker, v.a. die nicht kardioselektiven Substanzen sind insofern bemerkenswert, als sie auch zu einer Intensivierung der Insulinhypoglykämie infolge Hemmung der Glykogenolyse führen (s.u.).

Verminderte Insulinempfindlichkeit

Glukokortikoide. Dem Blutzuckeranstieg liegen eine Affinitätsabnahme des Insulinrezeptors und eine Steigerung der Glukoneogenese zugrunde. Zunächst erhöht sich der postprandiale BZ, während der NBZ erst bei ausgeprägterer Dekompensation ansteigt. Dieser Umstand ist für den Zeitpunkt der BZ-Bestimmung wichtig.

Wenn eine eindeutige Glukokortikoidindikation, wie z.B. bei Schockzuständen, besteht, bedeutet der Diabetes keine Kontraindikation. Bei einmaliger Anwendung gibt es ohnehin meist keine besonderen Probleme. Im übrigen ist es zweckmäßig, sich in jedem Fall die Möglichkeit der Diabetesinduktion bzw. -verschlechterung zu vergegenwärtigen und die notwendigen BZ-Kontrollen vorzunehmen. Bei ausgeprägter Hyperglykämie muß Insulin verabfolgt oder die bisherige Dosis erhöht werden. Selten werden mehr als 80–100 IE benötigt. Ausnahmen sind präexistenter hoher Insulinbedarf (chronische Lebererkrankung), besonders hohe Glukokortikoiddosis oder die Auswirkungen einer gravierenden Grundkrankheit, v. a. in Kombination mit schweren Infektionen.

Östrogene und Gestagene (s. 14.2).

Schilddrüsenhormone. Ein Überangebot kann zur Verschlechterung des Diabetes, im Einzelfall bis zum diabetischen Koma führen, v. a. während einer thyreotoxischen Krise. Im Rahmen der Substitutionsbehandlung oder der Strumatherapie kommt es dagegen nicht zu einer Beeinflussung des Diabetes.
Die Verschlechterung des Diabetes nach Gabe von *Wachstumshormon* ist für die Praxis ohne Bedeutung.

Nikotinsäure und -derivate zeichnen sich durch relativ geringe Diabetogenität aus, die sich durch eine Intensivierung der Therapie mit Antidiabetika ohne Schwierigkeiten kompensieren läßt.

9.2 Interaktionen mit Blutzuckersenkung

Auch die hier zu besprechenden Interaktionen beruhen entweder auf einer Änderung der Pharmakokinetik, wofür nur die SH in Betracht kommen, oder auf einem direkten Stoffwechseleffekt der interferierenden Substanz (Tabelle 59).

Beeinflussung der Pharmakokinetik. Die meisten SH werden in Form der wenig oder nicht wirksamen Metaboliten ausgeschieden. Eine Konkurrenz bei der Eliminierung führt dann lediglich zu einem Anstieg der Metaboliten, jedoch nicht des freien SH. Anders ist die Si-

Tabelle 59. Interaktionen mit Blutzuckersenkung

Interferierende Substanz	Antidiabetikum	Mechanismus	Bemerkungen
Sulfaphenazon	Tolbutamid	Abbauhemmung	Praktische Bedeutung gering
Fenyramidol	Tolbutamid	Abbauhemmung	Praktische Bedeutung gering
Chloramphenicol	Tolbutamid, Chlorpropamid	Abbauhemmung	Chloramphenicol selten indiziert
Azetylsalizylsäure (ASS)	SH, Insulin	Steigerung der Glukoseutilisation durch ASS (Bindungskonkurrenz mit SH an Serumalbumin?)	Trotz häufiger ASS-Medikation selten Hypoglykämie
Phenylbutazon Oxyphenylbutazon	SH, Insulin (?)	Peripherer Effekt?	Gelegentlich schwere Hypoglykämie
β-Blocker, v.a. nicht-kardioselektive	Insulin (theoretisch auch für SH)	Hemmung der Glykogenolyse	Verlängerte Hypoglykämie durch Verzögerung des BZ-Wiederanstiegs
Clofibrat u. Analoga	SH, Insulin	Zunahme der Insulinempfindlichkeit	Keine wesentl. praktische Bedeutung
Monoaminooxydasehemmer (MAOH)	SH, Insulin	Glykogenolysehemmung	MAOH in der Bundesrepublik selten verwendet
Tetrazyklin	Insulin	Unbekannt	Zusammenhang unsicher
Äthylalkohol	SH, Insulin	Hemmung der Glykogenolyse	Hypoglykämie bevorzugt in der postabsorptiven Phase

tuation bei SH, die wie Chlorpropamid nur zu einem Drittel metabolisiert werden. Hier können sowohl durch eine Interaktion mit der renalen Ausscheidung wie auch durch Niereninsuffizienz ein erheblicher Anstieg der SH-Plasmakonzentration und eine Hypoglykämieneigung resultieren.

Sulfaphenazol als Sulfonamid löst sowohl bei tolbutamid- wie bei chlorpropamidbehandelten Diabetikern Hypoglykämien aus. Für Tolbutamid beruht die Interaktion auf einer Hemmung des Abbaus zu dem stoffwechselunwirksamen Metaboliten Hydroxytolbutamid, wodurch die Halbwertszeit um das 5- bis 6fache verlängert wird. Da das Sulfonamid Sulfaphenazol nur noch selten verwendet wird und die Verordnung von Tolbutamid zugunsten der Milligrammpräparate zurückgedrängt wurde, spielt diese Interaktion praktisch keine bedeutende Rolle. Eine ähnliche Hemmung des Tolbutamidabbaus wurde im übrigen für Chloramphenicol beschrieben.
Vereinzelt auftretende Hypoglykämien wurden kürzlich bei Typ-II-Patienten unter Co-Trimoxazol beobachtet.
Bishydroxycumarin (Dicumarol) – in der Bundesrepublik jedoch nicht im Handel – hemmt ebenfalls den Abbau von Tolbutamid (und auch Chlorpropamid) und kann dadurch zu Hypoglykämien führen. Phenprocoumon beeinflußt dagegen die Eliminationshalbwertszeit von Tolbutamid, von Glukodiazin sowie von Glibornurid nur innerhalb geringer Grenzen, von Glisoxepid praktisch nicht, so daß kein klinisch relevanter Effekt zu erwarten war und auch nicht beschrieben wurde.

Phenylbutazon verursachte bei Tolbutamid, Carbutamid und Chlorpropamid sowie Hydroxyphenylbutazon bei Glibenclamid schwere Hypoglykämien. Der Mechanismus der Interaktion ist zumindest für die meisten SH ungeklärt. Vereinzelt wurde auch eine BZ-Senkung bei Insulinpatienten beobachtet.

Kasuistik (Schulz 1968). Eine 66jährige Diabetikerin erhielt zunächst 8 Tage lang Tolbutamid, dann wegen Thrombophlebitis zusätzlich 600 mg Phenylbutazon i.m., nach 2 Tagen Desorientierung, rezidivierendes Koma, Blutzucker 35 mg/dl, später Exitus.

Weitere, durch andere Pharmaka hervorgerufene Interaktionen sind nur vereinzelt beschrieben und z. T. in Tabelle 59 angeführt. Der Wirkungsmechanismus läßt sich noch nicht für alle Substanzen im einzelnen überblicken.

Weitere Wechselwirkungen. Bei einer anderen Gruppe von interferierenden Pharmaka handelt es sich um Verbindungen, die auch für sich allein stoffwechselwirksam sind. Azetylsalizylsäure erhöht den peripheren Glukoseumsatz und kann bei Kindern zu schweren Hypoglykämien führen. Neben seiner Wirkung auf den Glukosestoffwechsel konkurriert ASS außerdem hinsichtlich der Plasmaeiweißbindung mit einigen SH. Die bisher beobachteten hypoglykämieauslösenden Dosen lagen meistens über 2 g täglich.

Die Interaktionen durch *ß-Blocker* manifestieren sich – außer der geringen Verschlechterung der Glukosetoleranz bei Typ-II-Diabetikern – als Intensivierung einer Insulinhypoglykämie und durch (Teil-) Maskierung der vegetativen Symptome, die als Warnzeichen vielen Patienten die rechtzeitige Erkennung der Hypoglykämie erleichtern.

Die zusätzliche BZ-Senkung in der Hypoglykämie, wie sie bisher im i.v. Insulinbelastungstest nachgewiesen wurde, kommt durch eine Verzögerung des BZ-Wiederanstiegs und u. U. auch durch eine Senkung des Minimalwerts zustande. Da derartige Interaktionen bisher besonders bei Propranolol beschrieben wurden, bei kardioselektiven Präparaten allenfalls in hoher Dosierung, soll eine Behandlung mit ß-Blockern bei Diabetikern mit kardioselektiven Substanzen durchgeführt werden. Ob diese Präparate durchweg auch im Hinblick auf die Maskierung der vegetativen Warnsymptome (Palpitationen, Zittern – nicht jedoch Schwitzen) vorteilhaft sind, wird bisher nicht einheitlich beurteilt. Zu einer Abschwächung der Warnsymptome kommt es relativ selten, sie kann jedoch im Einzelfall zu einem gravierenden Problem werden:

Bei einer 52jährigen Patientin mit einer Diabetesdauer von 12 Jahren entwickelt sich eine Tachykardie, weshalb Propranolol verabfolgt wird, das zu für die Patientin ungewohnten atypischen Hypoglykämien ohne Schwitzen, Zittern, Hungergefühl führt. Auch der Ersatz von Propranolol durch Atenolol ändert an dieser Situation nichts. Die ihr gewohnte Hypoglykämiesymptomatik trat nach Absetzen des ß-Blockers wieder auf.
Eine 35jährige Patientin mit Langzeitdiabetes und geringer Instabilität entwickelt unter Propranolol atypische Hypoglykämien mit BZ-Werten bis 30 mg/dl ohne wesentliche Symptome. Bei Verwendung von Atenolol kommt es nicht zu einer Veränderung der Hypoglykämiesymptomatik.

Auch im Hinblick auf die Möglichkeit eines Maskierungseffektes sollten Insulinpatienten vorzugsweise kardioselektive Blocker erhalten, obgleich deren Vorteil in dieser Hinsicht weniger eindeutig ist. Zurückhaltend und mit Vorsicht sollten ß-Blocker verwendet werden, wenn es sich um Diabetiker mit *ausgeprägter* Insulinempfindlichkeit oder Stoffwechsellabilität handelt.

Ferner muß als weitere Interaktion ein Anstieg des Blutdrucks erwähnt werden, der unter nichtkardioselektiven Blockern wahrscheinlich infolge einer Hemmung der $ß_2$-Adrenorezeptoren und damit einer Vasodilatation zustande kommt. Eine fatale Hochdruckkrise wurde unter Propranolol beobachtet, ferner gegenüber einer Kontrollgruppe ein Blutdruckanstieg von durchschnittlich 114/85 auf 126/96 mmHG unter 200–400 mg Alprenolol, nicht jedoch unter dem kardioselektiven Metoprolol beschrieben.

Äthylalkohol. Infolge einer Glukoneogenesehemmung treten insbesondere bei fastenden Personen Hypoglykämien auf, wie es v. a. bei unterernährten chronischen Alkoholikern, aber auch nach akuter Alkoholintoxikation im Kindesalter, z. T. mit tödlichem Ausgang, beschrieben wurde. Beim Diabetiker kann der BZ-senkende Effekt besonders von Insulin, aber auch von SH in der postabsorptiven Phase verstärkt und damit, v. a. während der nächtlichen Nahrungskarenz, eine Hypoglykämie induziert werden (s. Kap. 4).

Im Hinblick auf den Äthylalkohol fungieren bestimmte SH als interferierendes Agens, da sie den Abbau zu Azetaldehyd hemmen und damit eine Antabussymptomatik auslösen: Flush im Bereich des Gesichts und des Oberkörpers, Hitzegefühl, Tachykardie, Kopfschmerzen, Reizhusten bis zur Übelkeit und Erbrechen. Chlorpropamid führt häufiger, Carbutamid und Tolbutamid jedoch selten zu derartigen Reaktionen, wobei die Auslösbarkeit und die Symptomatik im Laufe der Zeit abzunehmen scheint. Die SH der 2. Generation haben diese Nebenwirkungen offensichtlich wegen der Milligrammdosierung nicht.

Alle Interaktionen mit BZ-Senkung können zwar im Einzelfall zu gravierenden Hypoglykämien führen, sind aber gegenüber anderen Faktoren, welche die Stoffwechsellage beeinflussen, wie beispielsweise zu hohe Insulin- oder SH-Dosis, ungeeignete Präparate, verspätete oder ungenügende Nahrungsaufnahme sowie mangelhafte Berücksichtigung der Muskeltätigkeit und schließlich spontane Besserung der Glukosetoleranz, von untergeordneter Bedeutung. Die Zahl der bisher berichteten Zwischenfälle ist relativ gering, außer bei Interaktion von Alkohol und Insulin. Andererseits muß damit gerechnet werden, daß nur ein Teil der Beobachtungen durch Publikationen bekannt wird.

Literatur (zu 9)

Barnett AH, Leslie D, Watkins PJ (1980) Can insulin-treated diabetics be given beta-adrenergic blocking drugs? Brit Med J 280: 976–978

Baron SH (1982) Salicylates as hypoglycemic agents. Diabetes Care 5: 64–71

Berger W, Spring P (1970) Beeinflussung der blutzuckersenkenden Wirkung oraler Antidiabetika durch andere Medikamente und Niereninsuffizienz. Internist 11: 436–441

Blohmé G, Lager I, Lönnroth P, Smith U (1981) Hypoglycemic symptoms in insulindependent diabetics. Diabéte Metab 4: 235–238

Büttner H (1961) Äthanolunverträglichkeit beim Menschen nach Sulfonylharnstoffen. Dtsch Arch Klin Med 207: 1–18

Christensen LK, Hansen JM, Kristensen M (1963) Sulphaphenazole-induced hypoglycemic attacks in tolbutamide-treated diabetics. Lancet 2: 1298–1301

Freinkel N, Singer DL, Arky RA, Bleicher SJ, Anderson JB, Silbert CK (1963) Alcohol hypoglycemia. I. Carbohydrate metabolism of patients with clinical alcohol hypoglycemia and the experimental reproduction of the syndrome with pure alcohol. J Clin Invest 42: 1112–1133

Hansen JM, Christensen LK (1977) Drug interactions with oral sulfonylurea hypoglycemic drugs. ADIS Press. Drugs 13: 24–34

Knick B, Thomas L, Vollmar J, Bauer G (1979) Der Einfluß von Metipranolol auf den Kohlenhydratstoffwechsel. Med Klin 74: 313–317

Kristensen M, Christensen LK (1969) Drug induced changes of the blood glucose lowering effect of oral hypoglycemic agents. Acta Diab Lat, Suppl I: 116–136

Schulz E (1968) Schwere hypoglykämische Reaktionen nach Sulfonylharnstoffen. Tolbutamid, Carbutamid und Chlorpropamid. Arch Klin Med 214: 135–162

Seltzer HS (1972) Drug-induced hypoglycemia. Diabetes 21: 955–966

Walsh CH, O'Sullivan DJ (1974) Effect of moderate alcohol intake on control of diabetes. Diabetes 23: 440

Willms B, Deuticke U (1973) Alkoholunverträglichkeit durch Pro-Diaban und andere Sulfonylharnstoffe. Pro-Diaban-Symposium, Berlin, Schattauer, Stuttgart

10 Hyperglykämisches Koma

Mit Koma wird in der Medizin ein Zustand tiefer Bewußtlosigkeit ohne Reaktion auf äußere Reize beschrieben. Patienten mit diabetischem bzw. hyperglykämischem Koma sind nicht immer in diesem Sinne komatös, sondern u. U. nur benommen, gelegentlich sogar ansprechbar. Entscheidende Kriterien sind weniger die Bewußtseinslage als in erster Linie die gravierende, krisenhafte Stoffwechseldekompensation mit massiver Hyperglykämie, zellulärer und im weiteren Verlauf allgemeiner Dehydratation. Der Volumenmangel mit Hämokonzentration hat eine vital bedrohliche Minderdurchblutung lebenswichtiger Organe zur Folge. Bei etwa ⅔ aller Diabetiker geht das hyperglykämische Koma mit einer Ketoazidose einher.

10.1 Pathogenese

Im Zentrum steht ein ausgeprägter Insulinmangel, der wegen Fehlens der antikatabolen Insulinwirkung zu einer Umstellung des Stoffwechsels in Richtung Katabolismus führt. Die Wirkung der insulinantagonistischen katabolen Hormone (Katecholamine, Kortisol, Glukagon) bleibt ungebremst, ihre Sekretion ist außerdem stark gesteigert, z. T. verursacht durch die das Koma auslösende Ursache, wie beispielsweise Infekte. Außer der Überproduktion von Glukose besteht wegen des Insulinmangels eine periphere „Minderverwertung" (Tabelle 60).
Als Folge der Hyperglykämie und der massiven Glukosurie kommt es zu einem ausgeprägten Flüssigkeitsdefizit. Die Hyperglykämie

Tabelle 60. Pathogenese des hyperglykämischen Komas

Ursachen	Folgen		
Insulinmangel	Verminderte Glukoseverwertung,		Glukosurie mit osmotischer Diurese,
Vermehrte Sekretion von katabolen Hormonen durch Stoffwechseldekompensation, zusätzlich durch	Exzessive hepatische Glukoseproduktion (gesteigerte Glykogenolyse und Glukoneogenese	→ *Hyperglykämie*	Wasser- und Elektrolytverlust
Streß und Infekt als komaauslösende Faktoren	Gesteigerte Lipolyse, erhöhte Ketogenese	→ *Ketoazidose*	zusätzlicher Elektrolyt- und Wasserverlust
		Nur bei ketoazidotischem Koma	

führt zum Anstieg der Serumosmolarität und damit zur Wasserverschiebung vom Intrazellular- in den Extrazellularraum und somit zur zellulären Dehydratation, die hohe Harnzuckerkonzentration zur osmotischen Diurese und zum Wasser- (und Elektrolyt-) Verlust. Im weiteren Verlauf geht auch die Flüssigkeitsaufnahme wegen Benommenheit, Nausea oder sogar Erbrechen zurück.

Die gesteigerte Lipolyse mit massivem Anfall an freien Fettsäuren, die in der Leber rasch in Ketonkörper, Acetessigsäure und β-Hydroxybuttersäure umgewandelt werden, ist somit wichtigste Ursache für die Ketose. Die neutrale Verbindung Azeton, die zu dem typischen Geruch der Ausatmungsluft führt, ist ein Decarboxylierungsprodukt der Acetessigsäure.

Nicht jedes hyperglykämische Koma geht mit einer Ketoazidose einher. Es werden deshalb die beiden folgenden Formen unterschieden:
- ketoazidotisches Koma (KAK),
- nichtketoazidotisches Koma (NKAK).

10.2 Symptome und diagnostische Maßnahmen

Ketoazidotisches Koma. Es tritt überwiegend – jedoch keineswegs ausschließlich – im jüngeren Lebensalter auf. Nicht selten entwickelt es sich als sog. Initial- oder Manifestationskoma bei vorher nicht bekanntem Diabetes. Auslösende Ursache sind in erster Linie Infekte (etwa 35%), falsches Verhalten, v. a. Fortlassen des Insulins, sowohl als Folge schwerer Begleiterkrankungen mit Inappetenz und Nausea wie auch absichtlich.

Führende Symptome:
- Exsikkose (trockene Haut und Schleimhäute),
- selten extreme Hyperglykämie und Glukosurie,
- Benommenheit, Stupor, Koma,
- Ketoazidose: Blutketon im Plasma zweifach und mehr positiv (Ketostix-Streifen),
- schwere Azidose mit pH bis unter 7,0,
- große Atmung (Kußmaul-Atmung),
- Volumenmangel, Hypotonie
- abdominelle Symptome mit Gastrektasie, selten Pseudoperitonitis.

Nichtketoazidotisches Koma. Im Vordergrund stehen eine hochgradige Exsikkose, exzessive Hyperglykämie (maximal bis 2000 mg/dl) sowie häufiger als beim KAK eine Hypernatriämie und infolgedessen eine ausgeprägte Hyperosmolarität.

Das Ausbleiben der Ketoazidose ist nicht restlos geklärt. Wahrscheinlich ist eine Restsekretion von Insulin ein wichtiger Faktor. Dafür spricht, daß viele Patienten nach Überwindung des Komas nicht insulinbedürftig sind. Vermutet wurde außerdem eine Hemmung der Lipolyse und damit der Ketonkörperbildung durch die Hyperosmolarität.

Betroffen sind v. a. ältere Diabetiker. Initialkomata sind häufiger als beim KAK und zeichnen sich durch eine besonders ungünstige Prognose mit hoher Letalität aus, was in erster Linie auf das höhere Lebensalter und die das Koma auslösenden Umstände zurückzuführen ist:

schwere Infektionen, postoperative Komplikationen,
Schockzustände, Verbrennungen, massive KH-Zufuhr (Verkennung der Diabetessituation),
Glukokortikoidtherapie, Thiazidmedikation.

Eine frühzeitige Diagnose wurde besonders unter folgenden Umständen versäumt:

- Symptome der das Koma auslösenden Erkrankungen, wie schwere Infektionen, Schockzustände, Verbrennung, standen im Vordergrund.
- Die zerebrale Symptomatik, z.T. mit Konvulsionen, wurde als „Schlaganfall" bzw. Grand mal verkannt.
- Indolenz vor allem zerebral geschädigter Patienten.
- Zerebrale Erkrankungen wie Apoplexie oder Meningitis, die zur Manifestation des NKAK führen, verschleiern die Diagnose.
- Fehlen wichtiger Komasymptome (Bewußtlosigkeit, Durst), besonders bei älteren Patienten.

KAK und NKAK lassen sich nicht immer scharf voneinander abgrenzen. Auch bei KAK können Blutzucker und/oder Natrium und damit die Serumosmolarität stark erhöht sein. Andererseits findet sich nicht selten eine ausgeprägte Hyperosmolarität, jedoch gleichzeitig eine – allerdings nur geringe bis mäßige Ketose.

Diagnostische Maßnahmen (s. auch Tabelle 61)

- Sofortige klinische Untersuchung, Sicherung der Diagnose und soweit wie möglich Klärung der Komaursache.
- Blutzuckertest mit Schnellstreifen bzw. Reflektometer und Bestimmung des Plasmaketons mittels Ketostix.

Tabelle 61. Therapie des ketoazidotischen Coma diabeticum in der Klinik (Tabellen 61 und 62 mit freundlicher Genehmigung von Dr. R. Renner, KH München Oberföhring und Nordisk)

Flüssigkeit	Zufuhr entsprechend dem ZVD: <3 cm H$_2$O: 1-1,5 l/h; 3-8 cm H$_2$O: 0,5-1 l/h; 8-12 cm H$_2$O: 0,25-0,5 l/h	
insgesamt bis 10% des Körpergewichts i.v. in den ersten 12 h	Bei initialem NA >155 mmol/l 0,45% NaCl oder ggf. „Drittellösung": ⅓ physiologische NaCl, ⅓ physiologische NaHCO$_3$, ⅓ Wasser Bei Na <155 mmol/l 0,9% NaCl Beim Kind nach Möglichkeit nur isotone Lösungen verwenden	Später je nach Situation Fortsetzung mit 0,9% NaCl
Kalium	Beginn mit 10-20 mmol/h Bei Werten >5,5 mmol/l und bei Oligo- bzw. Anurie abwarten Grobe Orientierung für die Kaliumzufuhr bei ungestörter Nierenfunktion: pro 1 IE Insulin 1,5 mmol KCl	Bei hypokaliämischen Ausgangswerten und/oder Bikarbonattherapie sind zumeist ca. 200 mmol erforderlich.
Phosphat	10 mmol/h. Bei gleichzeitiger Kaliumzufuhr Verabreichung als KH$_2$PO$_4$ (2,7%)-K$_2$HPO$_4$ (7%) - Lösung (1 ml enthält 0,6 mmol Phosphat-Ionen und 1 mmol K$^+$) Beginn der Phosphatsubstitution bei Abfall auf 1 mg/dl	Insgesamt 50-100 mmol
Natriumbikarbonat	Bei pH <7,1 Zufuhr unerläßlich Initial 50-100 mmol, jedoch zunächst nicht mehr als ⅓ des errechneten Bikarbonatdefizits innerhalb der ersten 3 h	
Kurzzeitinsulin (NI)	**Angepaßte Insulininfusion:** Beginn mit 20 IE i.v., stündliche Wiederholung der Bolusinjektion bis zum Abfall des Blutzuckers, gleichzeitig 6 IE/h als Dauerinfusion Modifizierung der Insulinzufuhr nach Tabelle 62	
Sonstige Maßnahmen	Stets: Intensivmedizinische Versorgung, Seitenlagerung, Dekubitusprophylaxe, Warmhalten, Blasenkatheter, Breitbandantibiotikum, engmaschige Laborkontrollen, zentralvenöser Zugang Gegebenenfalls: Schockbekämpfung, O$_2$-Zufuhr, Digitalisierung, Magensonde, Heparin in niedriger Dosierung	

- Blutproben ans Labor: Blutzucker, Harnzucker, Natrium, Kalium, Chlor, Harnstoff, Hämatokrit, Hb, Blutgase arteriell.
- Schätzung der Osmolarität:

$$\frac{\text{Blutzucker (mg/dl)}}{18} + 2 \times (\text{Na} + \text{K(mmol/l)})$$

- Harnstatus, Harnkultur.
- Unter bestimmten Umständen: Blutkultur (Verdacht auf Infekt), Amylase, GPT, GOT, CK, Laktat (Ausschluß einer Laktatazidose).

Für spezielle Bestimmungen werden etwa 20 ml Blut im Kühlschrank aufbewahrt.

Diagnostische Maßnahmen zur Therapiekontrolle
- Puls, Blutdruck, Atmung, Urinausscheidung stündlich, ggf. laufende Kontrolle des zentralen Venendrucks.
- Blutzucker stündlich, Kalium zunächst etwa 4 h lang stündlich, später alle 2 h, nach 8 h im Abstand von 6–8 h während der ersten 24–48 h.
- Natrium- und Blutgasanalyse 2., 4. und 8. Stunde, später entsprechend dem Verlauf.
- Elektrokardiogramm, evtl. Monitor.

In der Vorinsulinaera starben über 80–90% aller jugendlichen Diabetiker im hyperglykämischen Koma. Die Lebenserwartung betrug bei einem 10jährigen Kind durchschnittlich 1 Jahr. Heute rangiert die Komamortalität mit 1–2% unter den seltenen Todesursachen. Die Letalität ist jedoch noch beträchtlich, und zwar für unter 20jährige 5–10%, bei älteren Diabetikern noch über 30%, besonders bei Vorliegen eines NKAK bis über 40%. Ausgeprägte Hyperosmolarität, Azotämie, höheres Alter und exzessive Hyperglykämie gelten als prognostisch ungünstige Faktoren.

10.3 Therapie (s. Tabelle 61)

Insulin

Die frühere Therapie mit hohen Dosen von bis zu 200 IE in der ersten Stunde ist zugunsten einer Niedrigdosisbehandlung verlassen worden, da eine Insulinresistenz, wie sie früher beim hyperglykämischen Koma vermutet wurde, i. allg. nicht besteht. Eine niedrige Plasmainsulinkonzentration von etwa 5 µE/ml reicht bereits aus, um die überschießende Lipolyse und Glukoseproduktion zu hemmen.

Hohe Insulindosen sind sogar ungünstig, weil die Neigung zur Hypokaliämie verstärkt und möglicherweise auch die Entwicklung eines Hirnödems begünstigt wird. Bei der i.m.-Applikation höherer Dosen muß außerdem wegen der Absorption aus den multiplen Injektionsdepots mit Hypoglykämien im weiteren Verlauf gerechnet werden.

Die Insulindosen liegen heute meistens bei 6–10 IE/h. Allenfalls kann die Therapie mit einem i.v.-Bolus von 10–20 IE eingeleitet werden. Abgesehen davon muß Insulin i.v. infundiert und nicht injiziert werden, da die Halbwertszeit nur 3–5 min beträgt (Tabelle 62).

Tabelle 62. Angepaßte Insulininfusion (Renner, s. Tabelle 61)

Klinische Formen der diabetischen Entgleisung	Initialer Bolus[a] (NI) [IE]	Infusionrate zu Beginn (NI) [IE/h]	Reduktion der Infusionsrate auf		
			6 bzw.	3 bzw.	1–2 IE/h
			bei Blutglukose [mg/dl] von		
Regelfälle	20	6	–	300	250
Hoher Insulinbedarf anamnestisch bekannt (> 80 IE/Tag) Hochfebrile Infektionen Tiefe Bewußtlosigkeit Schwere Azidose (pH <7,0)	20 (50)	12	600	300	250
Grenzwertige Ketoazidose (Standard Bikarbonat ca. 10 mVal/l) Ketoazidose beim Kind	10	3	–	–	250
Nichtazidotisches hyperosmolares Koma	10	3	–	–	250
Bei BZ-Werten > 100 mg/dl	10	6	–	600	250

Der Blutzuckerspiegel von ca. 250 mg/dl soll (evtl. unter 5%iger Glucoseinfusion) zunächst für 24 h beibehalten werden!

[a] s. auch Text

Zweckmäßig ist die Anfertigung einer Infusionslösung mit 1 IE/ml (6-10 ml/h). Vor Therapiebeginn wird das Infusionsbesteck mit 20-30 ml dieser Lösung durchspült, wodurch während der späteren Infusion die Insulinabsorption am Plastikschlauch verhindert wird. Für die Infusion selbst wird ein Perfusor verwendet.

Es empfiehlt sich wenig immunogenes, d. h. hochgereinigtes Schweine- oder v. a. bei Erstinsulinisierung oder Unklarheit über die bisherige Insulintherapie Humaninsulin.

Fällt der Blutzucker nach 1-2 h nicht ab, so muß die Dosis verdoppelt oder vervierfacht werden. Zu beachten ist jedoch, daß eine ungenügende Insulinempfindlichkeit meistens Folge unzureichender Flüssigkeitssubstitution ist. Auch aus diesem Grunde ist nach Diagnosestellung die sofortige Infusionstherapie vordringlich.

Wünschenswert ist ein BZ-Abfall von 80-100 mg/dl stündlich. Ist der Bereich von etwa 200-250 mg/dl erreicht, wird die Insulininfusion auf 2-3 IE/h reduziert unter gleichzeitiger Applikation von 5%iger Glukoselösung bzw. Glukose-NaCl-Lösung (s. u.).

Die Behandlung v. a. des ketoazidotischen Komas hat sich mit der Einführung der niedrigdosierten Insulintherapie und des Volumenersatzes durch isotonische NaCl-Lösung zumindest für die ersten Stunden vereinfacht. Spekulationen, wie sie früher über die Höhe des Insulinbedarfs und der -dosis angestellt wurden, sind hinfällig.

Die i. m. Therapie wird in Deutschland nicht praktiziert. Vergleichende Studien haben gezeigt, daß sie bei den untersuchten Patienten genauso wirksam war wie die Infusion. Eine ausreichende Plasmainsulinkonzentration wird nach 30-60 min erreicht. Da jedoch wegen der Flüssigkeits- und Elektrolytsubstitution ohnehin eine Infusion angelegt werden muß, sollte selbstverständlich auch die Insulinapplikation auf diesem zweifellos sichereren Weg erfolgen.

Flüssigkeit

Wenn die klinische Symptomatik und der BZ-Schnelltest eindeutig sind, muß sogleich, oft vor Beginn der Insulintherapie, mit der Flüssigkeitszufuhr begonnen werden, die wegen der allgemeinen Dehydratation zunächst in raschem Tempo erfolgen soll. Erwünscht ist eine fortlaufende Kontrolle des zentralen Venendrucks. Obligat ist sie in kritischen Situationen, um einerseits eine ausreichende Flüssigkeitszufuhr zu garantieren, andererseits v. a. im Alter und bei Verdacht auf kardiale Erkrankungen eine Überwässerung zu vermeiden.

Nachdem früher hypotone Lösungen propagiert wurden, wird in den letzten Jahren eine isotone 0,9%ige NaCl-Lösung bevorzugt. Vorteile sind eine effektivere Volumensubstitution sowie eine weniger drastische Senkung der Serumosmolarität, die mit der Gefahr eines Hirnödems einhergeht.

Besteht jedoch eine Hypernatriämie über 150 mmol/l, ist eine 0,45–0,6%ige NaCl-Lösung angezeigt, bei ausgeprägter Hypernatriämie, wie beispielsweise beim NKAK und ausgeprägter Hyperosmolarität sogar zunächst eine 2,5%ige Glukoselösung. Neuerdings wird diskutiert, ob nicht im Falle eines ausgeprägten Volumenmangels trotz einer Hypernatriämie wegen der besseren Möglichkeit der Volumensubstitution eine 0,9%ige NaCl-Lösung vorzuziehen ist.

Nach BZ-Abfall auf 250 mg/dl wird eine 5%ige Glukoselösung infundiert, bei fortbestehender Hyponatriämie jedoch weiterhin gleichzeitig 0,9%ige NaCl-Lösung.

Elektrolyte

Außer der Wasserverarmung kommt es zu massiven Elektrolytverlusten als Folge der osmotischen Diurese und der Notwendigkeit, die mit dem Harn ausgeschiedenen Ketonkörper, Acetessigsäure und β-Oxybuttersäure zu neutralisieren. Der Flüssigkeitsmangel läßt sich unter Berücksichtigung der Exsikkose, des Hämatokrits und der Kreislaufsituation abschätzen. Das Ausmaß des Elektrolyt-, Natrium- und Kaliumdefizits ist dagegen aufgrund der Serumkonzentration nicht ohne weiteres erkennbar. Die Na-Konzentration ist oft normal, da eine Kontraktion des Interzellularraums und damit auch des Plasmavolumens besteht. Der Gesamtnatriumbestand im Extrazellularraum ist dementsprechend erniedrigt.

Auch das Kaliumdefizit - im Intrazellularraum - wird bei den meisten noch unbehandelten Komapatienten durch normale oder leicht erhöhte Serumwerte maskiert. Nach Einsetzen der Therapie kommt es zu einem u. U. raschen Abfall. Insulin führt zum Kaliumrückstrom in die Zelle, die Expansion des Interzellularraums durch die Flüssigkeitszufuhr zu einem Verdünnungseffekt und ebenfalls zum Absinken der Serumkonzentration, so daß das wahre Ausmaß des Defizits meistens im Laufe der 2.–4. Stunde deutlich wird. Wird bereits vor Einleitung der Therapie eine Hypokaliämie festgestellt, muß sie als Hinweis auf einen besonders schweren Kaliummangel gewertet werden.

Dosierung. Es wird ein Serumkalium von 4–5 mmol/l angestrebt. Solange die Konzentration in diesem Bereich liegt, beträgt die Dosierung 20 mmol/h. Das Kalium wird der isotonen NaCl-Lösung zugesetzt. Eine initiale Hypokaliämie ($<3,5$) erfordert eine höhere Zufuhr bis 40 mmol/h unter stündlicher Kontrolle.

Eine Unterbrechung der Kaliumzufuhr erfolgt bei ausbleibender Diurese und einem Serumkalium >5–$5,5$ mmol/l. Zur Überwachung ist ein EKG-Monitor zweckmäßig, bei mehr als 30–40 mmol/h obligat. Der Monitor kann jedoch nicht die Serumkaliumbestimmung ersetzen.

Alkali

Die Zufuhr von Natriumbicarbonat ist meistens nicht notwendig, da Insulin die Lipolyse und Ketogenese hemmt und dadurch die Azidose gebessert wird. Eine unnötige Alkalizufuhr muß vermieden werden, da sie die Tendenz zur Hypoglykämie begünstigt. Darüber hinaus kommt es infolge eines rascheren Anstiegs des Plasma-pH zu einer ausgeprägten Dissoziation mit dem Liquor-pH, die möglicherweise mit der Gefahr eines Hirnödems verbunden ist.

Die Alkalizufuhr erfolgt nur bei einem pH unter 7,0–7,1, und zwar als getrennte Infusion von 200 ml Lösung mit 50–100 mmol NaHCO$_3$, mit Kaliumchloridzusatz. Die Infusionszeit beträgt 30–60 min. Die Alkaliapplikation kann wiederholt werden, wenn innerhalb von 1–2 h der Zustand und die Blutgasverhältnisse unverändert schlecht bleiben. – Berechnet wird das Defizit nach folgender Formel: NaHCO (mVal) = Basendefizit × kg KG × 0,2.

Phosphatzufuhr

Beim KAK – dagegen nur ausnahmsweise beim NKAK – muß mit einem Phosphatmangel im Extrazellularraum gerechnet werden, wenn als Folge der Insulintherapie eine Verschiebung in den Intrazellularraum eintritt. Das Phosphatdefizit kann zu Bewußtseinsstörungen und zu einer Verzögerung der Regeneration von 2, 3-Diphosphoglycerat (DPG) führen. Die daraus resultierende erhöhte O$_2$-Affinität des Hämoglobins hat eine verschlechterte Sauerstoffversorgung der Gewebe zur Folge (s. Berger 1972, 1981).

Eine Phosphattherapie (10 mmol/h) kommt daher nur beim ketoazidotischen Koma in Betracht, und zwar 6–8 h nach Einleitung der Insulintherapie nach einem Phosphatabfall auf 1 mg/dl, allerdings nur unter Voraussetzung einer ausreichenden Diurese.

Maßnahmen im weiteren Verlauf
- Überprüfung und Kontrolle der Allgemeinsituation.
- Puls, Blutdruck in stündlichen Abständen.
  Liegt der systolische Blutdruck unter 80 mm Hg, Volumenersatz, z. B. durch 1–2 l Blut oder Plasma.
- Temperaturmessung zunächst in 2- bis 3stündlichem Abstand.

  Eine Hypothermie ist als Symptom schlechter Kreislaufverhältnisse prognostisch ein ungünstiges Zeichen. Die Körpertemperatur kann trotz eines Infekts niedrig sein, so daß dessen rechtzeitige Erkennung erschwert wird, zumal eine Leukozytose als charakteristisches Infektsymptom durch das Koma allein verursacht sein kann.

- Für unruhige Patienten Diazepam in geringer Dosierung.
- Fortlaufende Magenabsaugung bei bewußtseinsgestörten Patienten, wobei die Durchgängigkeit des Tubus im 2-h-Abstand zu kontrollieren ist. Katheterisieren, falls nicht innerhalb von 3–4 h Wasser gelassen wird.
- Frühzeitig Antibiotika, wenn Hinweise auf Infekt bestehen oder invasive Eingriffe durchgeführt werden müssen.
- Bei Raumluftatmung Sauerstoff, sobald der pO_2 unter 80 mmHg (10,7 kPa) abgefallen ist.
- Eine Low-dose-Heparinisierung evtl. bei älteren, bewußtlosen Patienten oder Diabetikern mit hyperosmolarem Koma (über 380 osmol/l).

10.4 Komplikationen

Komplikationen können zum einen durch Therapiefehler (s. Tabelle 63) hervorgerufen werden, zum anderen jedoch auch von seiten des Komas selbst.

Etwa jeder zweite Patient zeigt eine *Magenatonie,* die ein hochgradiges Ausmaß erreichen kann. Sie führt oft zum Erbrechen und zur Aspirationsgefahr. Kaffeesatzartiger Mageninhalt spricht für eine erosive Gastritis; massive Blutungen sind jedoch selten.

Thromboembolische Komplikationen entwickeln sich bei etwa jedem viertem Komapatienten. Sie werden wahrscheinlich durch die er-

Tabelle 63. Therapiefehler beim diabetischem Koma

Therapiefehler	Folgen
Hohe Alkalidosen	Hypokaliämietendenz verstärkt, Alkalose
Ungenügender Volumenersatz	Volumenmangel mit Minderdurchblutung lebenswichtiger Organe, Kreislaufschock
Fruktose, Xylit oder Sorbit in der ersten Therapiephase	Gefahr einer zusätzlichen Laktazidose
Hohe Insulindosen	Intensivierung der Hypokaliämie. Später auftretende Hypoglykämien bei i. m.-Applikation. Hirnödem wegen zu raschen Abfalls des Blutzuckers
„Überwässerung" durch unkontrollierte Flüssigkeitszufuhr (Kontrolle des ZVD, Lungenauskultation!)	Linksherzversagen bis zum Lungenödem, v. a. im Alter bzw. bei vorgeschädigtem Herzmuskel
Hypotone Lösungen trotz Fehlens einer ausgeprägten Hyperosmolarität	Hirnödem?

höhte Blutviskosität und die vermehrte Thrombozytenaggregation ausgelöst. Anhaltendes Koma trotz Besserung des Stoffwechsels, neurologische Symptome, Fieber, Thrombozytopenie und Fibrinogenopenie sprechen für die selten auftretende disseminierte intravasale Gerinnungsstörung. In diesem Falle ist Heparin das Therapeutikum der Wahl, ferner kommen Frischbluttransfusionen bei intravasalen Gerinnungsstörungen in Betracht.

Ob v. a. bei hyperosmolarem Koma grundsätzlich und prophylaktisch wegen der Thrombosetendenz eine Heparinisierung mit Niedrigdosen durchgeführt werden soll, ist umstritten. Das Vorkommen einer erosiven Gastritis spricht eher dagegen.

Pseudoperitonitis diabetica mit Bauchschmerz und Abwehrspannung. Die Ursache der abdominellen Symptomatik ist unklar. Auf keinen Fall darf in der Annahme eines perforierten Ulkus oder einer Appendizitis operiert werden. Falls tatsächlich die weitere Beobachtung für einen entzündlichen intraabdominellen Prozeß mit Operationsindikation spricht, muß die Komasituation möglichst rasch gebessert werden, so daß ein dringlicher operativer Eingriff nach 4–6 h vorgenommen werden kann. Handelt es sich dagegen um eine typische Pseudoperitonitis, verschwinden die Schmerzen und die Abwehrspannung unter der Therapie innerhalb weniger Stunden.

Umstritten ist die Häufigkeit einer *Pankreatitis* – auch als Ursache für die abdominelle Symptomatik bei unbehandelten Komapatienten. Offensichtlich kommt es auch ohne Pankreatitis zu erhöhter Konzentration von Amylase in Serum und Harn.

Ein *Hirnödem* entwickelt sich – wahrscheinlich durch die aufgeführten Therapiefehler begünstigt – relativ selten, kann jedoch trotz korrekten therapeutischen Regimes eintreten. Das Fortbestehen der zerebralen Symptomatik trotz Besserung des Stoffwechsels oder das Wiedereinsetzen der Bewußtseinsstörung nach bereits eingetretener Aufhellung sprechen für ein Hirnödem. Der Liquordruck ist bei diesen Patienten meist erhöht.

Tödliche *kardiovaskuläre Schockzustände,* die sich weder durch die Azidose noch durch eine Hypokaliämie, Herzinsuffizienz oder Myokardinfarkt erklären lassen, werden immer wieder beobachtet.

Verschiedene Umstände, die auch beim Stoffwechselgesunden als auslösende Faktoren bekannt sind, können beim Diabetiker ebenfalls zur *Laktazidose* führen, wie Blutverlust, Anoxie, akute Pankreatitis, Alkoholexzeß, Leukämie, so daß es – auch im Verlauf einer NKAK – zusätzlich zu einer Laktazidose kommen kann.
Für eine Laktazidose sprechen: Azidose ohne Ketose, uncharakteristisches BZ-Verhalten, u. U. sogar Hypoglykämien, i. allg. keine ausgeprägten Hyperglykämien.

Die durch Biguanidmedikation ausgelöste Laktazidose kommt heute bei Diabetikern kaum noch häufiger als bei Stoffwechselgesunden vor, seitdem die Präparate Phenformin und Buformin aus dem Handel gezogen wurden. Metformin führt nur unter ungünstigen Umständen, z. B. bei Niereninsuffizienz, zur Laktazidose (s. 5.2). Für die Biguanidlaktazidose sind besonders gastrointestinale Beschwerden charakteristisch, die oft bereits mehrere Tage vorher auftreten: Inappetenz, später Erbrechen, diffuse, krampfhafte Bauch-

Tabelle 64. Differentialdiagnose häufiger komatöser Zustände. (*n* Normalbefund)

	Ketoazidotisches Koma	Nichtketotisches, hyperosmolares Koma	Laktazidose	Hypoglykämie	Zerebraler Insult
Blutzucker	+ + (durchschn. 600 mg/dl)	+ + + (durchschn. 850 mg/dl)	n bis +[a]	Niedrig	n bis +[a]
Harnzucker	+ + +	+ + +	Ø bis +[a]	Ø, selten (+)	Ø bis +[a]
Harnketon	+ + +	Ø bis (+)	Ø bis +	Ø, selten +	Ø bis +
Plasmaketon	+ +	Ø	Ø	Ø	Ø
pH	$\downarrow\downarrow$	n	$\downarrow\downarrow$	n	n
Osmolalität	+ bis + +	+ + bis + + +	Ø	Ø	Ø
Spezielle Befunde		Exzessive Hyperglykämie, öfter Hypernatriämie	Exzeßlaktat (über 7–10 mg/dl)		
Exsikkose	+ +	+ + +	Ø bis +	Ø (Haut feucht!)	Ø
Atmung	Große Atmung	n	Große Atmung		Evtl. pathologischer Atemtyp
Häufige neurologische Symptome	Arreflexie	Gelegentlich Konvulsionen		Lebhafte Reflexe, zerebrale Symptomatik	Meist Herdsymptome, Paresen

[a] Keine verbindlichen Angaben, da Blutzucker uncharakteristisch

schmerzen ohne Lokalbefund. Weiter imponieren starke Hinfälligkeit, große Atmung, niedriger Blutdruck, Tachykardie, zeitweise Exsikkose.

Die wichtigsten differentialdiagnostischen Überlegungen sollten aufgrund der in Tabelle 64 zusammengestellten Befunde angestellt werden.

Vorbeugung und Therapie vor Klinikaufnahme

Frühzeitige Behandlung senkt die Komamortalität entscheidend. Dazu gehört die Aufklärung des Patienten, besonders über folgende Punkte:

- Auch unter Diät- oder Tablettentherapie kann sich unter bestimmten Umständen, z. B. einem Infekt, ein diabetisches Koma entwickeln.
- HZ- und ggf. BZ-Selbstkontrolle sind auch deshalb bei nichtinsulinbedürftigen Diabetikern notwendig.
- Insulinpatienten dürfen bei interkurrenten Erkrankungen trotz Nahrungskarenz, Nausea oder Erbrechen *nicht die Insulintherapie stoppen*. Meistens ist der Insulinbedarf, v. a. bei Infekten, trotz geringerer Nahrungszufuhr erhöht.
- KH-haltige Flüssigkeiten bzw. auch Tee mit Zucker sind vorzuziehen, falls die übliche Ernährung Schwierigkeiten bereitet.
- Anhaltendes Erbrechen oder auch anderweitige Schwierigkeiten hinsichtlich der Flüssigkeitszufuhr erfordern die Konsultation des Arztes, der eine Infusionstherapie bzw. die Krankenhauseinweisung veranlaßt.
- Der Patient gehört bei schlechtem Befinden ins Bett, reichliche Flüssigkeitsaufnahme ist unumgänglich.

Aufgaben des einweisenden Arztes

- Versuch, die Diagnose aufgrund der klinischen Befunde und mittels Schnelltest zu sichern.
- Infusion einer 0,9%igen (physiologischen) NaCl-Lösung – auch wenn die Diagnose noch nicht absolut sicher ist. Flüssigkeitssubstitution ist ohnehin die dringlichste Maßnahme der ersten Stunden. Sie ist besonders dann notwendig, wenn mit Verzögerungen bis zum Behandlungsbeginn in der Klinik gerechnet werden muß (Transportprobleme).
- 15-20 IE Normalinsulin i. m. – jedoch nur, wenn *kein Zweifel* an der Diagnose des hyperglykämischen Komas besteht. Die irrtümliche Insulininjektion bei einem hypoglykämischen Patienten hat zu tödlichen Hypoglykämien geführt.
- Verschiedene Autoren empfehlen zwar, daß bei Hypoglykämieverdacht 10-20 g Glukose i. v. injiziert werden kann, wenn tatsächlich keine Klärung möglich ist. Das Ausbleiben einer Besserung der Symptome ist jedoch kein Beweis gegen eine Hypoglykämie und darf auf keinen Fall Anlaß sein, nunmehr in der Annahme eines hyperglykämischen Komata Insulin zu injizieren. Für *schwere* hypoglykämische Komata werden u. U. höhere

Glukosedosen benötigt, ferner kann die Erholung stark verzögert einsetzen.
- Sorgfältige Aufzeichnung aller getroffenen Maßnahmen.

Literatur (zu 10)

Alberti KGMM, Hockaday TDR, Turner RC (1973) Small doses of intramuscular insulin in the treatment of diabetic coma. Lancet II: 515

Arieff AI, Caroll HJ (1974) Cerebral edema and depression of sensorium in nonketotic hyperosmolar coma. Diabetes 23: 525

Berger W (1972) Diagnose und Behandlung diabetischer Notfallsituationen in der Praxis und im Spital. Schweiz Med Wochenschr 102: 1008

Berger W (1981) Diabetische Notfallsituationen. In: Robbers H, Sauer H, Willms B (Hrsg) Praktische Diabetologie. Werk-Verlag, München-Gräfelfing, S. 150–163

Hayduk K, Dürr F, Schollmeyer P (1968) Coma diabeticum and Pancreatitis. Dtsch Med Wochenschr 93: 913–917

Keller U: Diabetic Ketoacidosis: Current views on pathogenesis and treatment. Diabetologia 29 (1986); 71–77

Kitabchi AE, Matteri R, Murphy MB (1982) Optimal insulin delivery in diabetic ketoacidosis (DKA) and hyperglycemic, hyperosmolar nonketotic coma (HHNC). Diabetes Care 5, Suppl. 1: 78–87

Neubauer M, Althoff PH (1980) Pathophysiologie und Therapie des Coma diabeticum. Med Welt 31: 93–95

Panzram G (1973) Epidemiologie des Coma diabeticum. Schweiz Med Wochenschr 103: 203

Standl E (1979) Notfallsituation diabetisches Koma bzw. Präkoma. I. Diagnostische und therapeutische Maßnahmen in der Praxis. Intern Welt 9: 315–317

Standl E (1979) Notfallsituation diabetisches Koma bzw. Präkoma. II. Diagnostik und Therapie in der Klinik. Intern Welt 10: 344–348

Studer PP (1982) Die moderne Therapie des Coma diabeticum. Klinikarzt 11: 15

Zusammenfassende Darstellung:

Althoff PH, Schöffling K, Mehnert H (1984) Akute Komplikationen (Schock, Koma, Laktazidose). In: Mehnert H, Schöffling K (Hrsg) Diabetologie in Klinik und Praxis, 2. Aufl. Thieme, Stuttgart

Schade DS, Eaton RP, Alberti KGMM, Johnston DG (1981) Diabetic coma, ketoacidotic and hyperosmolar. Univ. of New Mexico Press, Albuquerque

11 Komplikationen

11.1 Mikroangiopathie

Es handelt sich um eine für den Diabetes spezifische Erkrankung der kleinen Blutgefäße, der Arteriolen, der Venolen, in erster Linie jedoch der Kapillaren (Kapillaropathie). Die Veränderungen sind zwar ubiquitär, zeigen jedoch je nach Lokalisation morphologische Unterschiede:

- als Basalmembranverdickung im Glomerulum, in der Muskulatur, in der Haut, in den Vasa nervorum,
- als Vermehrung des Mesangiums ebenfalls im Glomerulum und
- als Mikroaneurysma, Gefäßverschluß, Shunt, Venektasie und Exsudat im Bereich der Retina.

Die Mikroangiopathie führt nur im Bereich einiger Organe zu klinischer Manifestation wie der diabetischen Retinopathie und Nephropathie, und zwar als diabetesspezifische Komplikation. Auch für bestimmte Formen der Neuropathie, für die Kardiopathie beim Diabetes und für den diabetischen Fuß ist die Mikroangiopathie mitverantwortlich (Tabelle 65).

Der ungünstige Einfluß auf die Prognose des Diabetikers zeigt sich besonders darin, daß die Retinopathie bis zum 65. Lebensjahr die häufigste Ursache für legale (rechtlich anerkannte) Blindheit ist und etwa die Hälfte aller Todesfälle bei unter 40jährigen Diabetikern auf die Nephropathie entfallen. Die letzten Jahrzehnte brachten neue Erkenntnisse über den günstigen bzw. präventiven Einfluß einer sorgfältigen Diabeteseinstellung. Trotzdem sind einige in diesem Zusammenhang wichtige Fragen noch zumindest teilweise ungeklärt.

Tabelle 65. Lokalisation und klinische Manifestation von Mikroangiopathien

Lokalisation	Klinische Manifestation
Niere	Noduläre und diffuse Glomerulosklerose
Auge	Retinopathia diabetica, Rubeosis iridis
Herz	Komponente der diabetischen Kardiopathie
Skelettmuskulatur	
Nervengewebe	Bestimmte ⎫ Teilkomponente für
(Vasa nervorum)	Neuropathieformen ⎬ akrale Läsionen bzw. den
Haut	⎭ diabetischen Fuß

Tabelle 66. Bisher vermutete Pathomechanismen und ihre Bewertung

Folgen der metabolischen Störung (nach Standl, 1981)	Bewertung
Vermehrter Glukoseeinbau in Strukturproteine der Gefäßwand (Basalmembran)	Gängige Theorie aufgrund experimenteller Studien
Vermehrte intrazelluläre Sorbitbildung (Gefäßwand, Augenlinse, Schwann-Zellen des peripheren Nervensystems)	Im Hinblick auf Mikroangiopathie und Neuropathie bisher noch fraglich, für Katarakt wahrscheinlich
Verminderte O_2-Versorgung der Gefäßwand infolge verminderter O_2-Transportfunktion der Erythrozyten	Theoretisch plausibel, de facto nicht bewiesen
Verminderte Fließeigenschaften des Bluts, vermehrte Thrombozytenaggregation	
Exzeß von Hormonen, z. B. Wachstumshormon oder Katecholamine	Unwahrscheinlich, für STH offensichtlich permissive Funktion
Genetischer Defekt	Allenfalls für unterschiedliche „Anfälligkeit" von Bedeutung
Immunologische Prozesse	Bisher kein Anhalt

Wie kommt die Gefäßläsion zustande? Im Mittelpunkt aller Überlegungen (s. Tabelle 66) steht die sog. metabolische Theorie, nach der die Mikroangiopathie Folge der Stoffwechselstörung ist. Als am besten durch experimentelle und klinische Befunde belegt und als richtungsweisend für die Therapie hat sich die Konzeption der „aggressiven Glukose" herauskristallisiert. Eine erhöhte Blutglukosekonzentration schädigt direkt die Gefäßwand. Möglicherweise kommen als weitere Faktoren die durch die Diabetesdekompensation bedingten Veränderungen der Fließeigenschaften des Blutes hinzu. Das Hauptziel der Diabetestherapie ist daher präventiver Art, nämlich der Versuch einer normoglykämischen Einstellung.

Ob - in Analogie zur Neuropathie (s. S. 274) - als weiterer pathogenetischer Faktor eine gesteigerte Aktivität im Polyolpathway mit daraus resultierender intrazellulärer Zunahme der Sorbitolkonzentration, der Osmolalität und des Wassergehalts ernsthaft in Betracht gezogen werden muß, wird derzeit näher untersucht.

Für eine metabolische Genese der Mikroangiopathie sprechen folgende Befunde:

- Zunahme der Gefäßkomplikationen mit der Diabetesdauer,
- Ergebnisse mehrerer retrospektiver Studien,
- Entwicklung von Mikroangiopathie bei „sekundärem" Diabetes,
- glomeruläre und retinale Läsionen bei tierexperimentellem Diabetes,
- ebenfalls im Tierexperiment Rückbildung von glomerulären Veränderungen nach Inseltransplantation,
- Arteriolenhyalinose und glomeruläre Läsionen nach Transplantation einer gesunden Niere bei einem Diabetiker.

Die Korrelation mit der Diabetesdauer ist unumstritten und zeigt sich vor allem bei jugendlichen Patienten, bei denen der Zeitpunkt des Diabetesbeginns und der -diagnose in etwa übereinstimmen. Im mittleren und höheren Erwachsenenalter dagegen ist eine Retinopathie, die anläßlich der Diabetesdiagnose festgestellt wird, nur scheinbar „frühzeitig", da sich der Zeitpunkt des Diabetesbeginns nicht fixieren läßt und häufig mit längerem Bestehen einer unerkannten Störung gerechnet werden muß.

Patienten mit pathologischer Glukosetoleranz (früher subklinischer Diabetes) bleiben auch nach einer Beobachtungszeit von 10 Jahren, solange die Stoffwechselstörung nicht progredient ist, von klinisch relevanter Retinopathie verschont. Nur wenige entwickeln einige Mikroaneurysmen. Die Retinopathie wird erst dann häufiger und ausgeprägt, wenn der 2-h-Blutzucker im oralen Glukosetoleranztest über 200 mg/dl ansteigt und damit nach den jetzt geltenden Kriterien ein manifester Diabetes vorliegt (s. Kap. 1.4).

Zahlreiche retrospektive und einige prospektive Studien lassen einen deutlichen Zusammenhang von Diabeteseinstellung, Retinopathie und Nephropathie erkennen. Prognostisch ungünstige und fortgeschrittene Läsionen wurden gehäuft bei anhaltend insuffizienter Stoffwechselführung gefunden. Der letzte und unanfechtbare Beweis für die Abhängigkeit der Mikroangiopathie von der Diabeteseinstellung konnte jedoch für den Diabetes beim Menschen nicht erbracht werden, da praktisch alle Studien bestimmte Mängel aufweisen: retrospektiver Charakter, ungenügende Randomisierung, Schwierigkeiten bei der Auswertung und der Beurteilung der Stoffwechsellage.

Eine Diabetikergruppe „studienhalber" absichtlich schlecht eingestellt zu lassen, verbietet sich aus ethischen Prinzipien. Ein ärztlicherseits zu verantwortendes und z.Z. auch praktiziertes Vorgehen besteht darin, 2 Gruppen in prospektiven, randomisierten Verfahren zu vergleichen, die zwar beide gut eingestellt sind, sich aber durch folgende Kriterien unterscheiden:

a) konventionelles Insulinregime, i. allg. 2 Injektionen täglich, sorgfältige Diät, Selbstkontrolle, Adaptation;

b) Intensivierte Therapie, evtl. mit Insulininfusionsgeräten, fortlaufende Selbstkontrolle. Therapeutisches Ziel möglichst Normoglykämie.

Risikofaktoren ließen sich bisher nicht eindeutig identifizieren. Heredität ist allenfalls eine Teilursache, möglicherweise für die proliferative Retinopathie. Die Hypertonie beeinflußt offenbar den Verlauf der diabetischen Nephropathie ungünstig, wahrscheinlich auch der Retinopathie. Da die Hypertonie besonders beim Diabetiker als Risikofaktor erster Ordnung gilt, ist eine frühzeitige und konsequente antihypertensive Therapie dringlich (s. 11.8 und 11.3). Nikotinabusus fördert wahrscheinlich die proliferative Retinopathie, möglicherweise die diabetische Nephropathie und ganz eindeutig die arterielle Verschlußkrankheit (s. 11.5).

Die unterschiedliche Anfälligkeit gegenüber der Mikroangiopathie ist bisher nicht geklärt. Etwa 30–40% der Patienten bleiben trotz einer Diabetesdauer von mehr als 25–30 Jahren und unzureichender Einstellung frei von Verdickungen der Basalmembran und klinisch relevanter Retinopathie und Nephropathie. Andere zeigen dagegen bereits nach kurzer Diabetesdauer und trotz unbefriedigender Stoffwechselführung schwerwiegende Veränderungen.

In der Diabetesklinik Bad Oeynhausen wurden bisher über 300 Patienten mit einer Diabetesdauer von mehr als 30 Jahren beobachtet, bei denen sich bis dato keine Nephropathie oder ausgeprägte Retinopathie nachweisen ließ. Eine bestimmte Gruppe von Diabetikern ist offenbar aus bisher unbekannten Gründen resistent gegenüber der Mikroangiopathie und zeigt auch nach langer Krankheitsdauer keine Neuentstehung von retinalen oder renalen Läsionen.

Bisher ist die für die diabetologische Praxis wichtige Frage noch ungeklärt, bis zu welchem Stadium und unter welchen Umständen (komplette Normoglykämie?) bereits eingetretene Veränderungen im Bereich der Retina und der Niere rückbildungsfähig sind.

Die Möglichkeit einer Rückbildung von mikroangiopathischen Veränderungen durch BZ-Normalisierung ist im Tierexperiment gesichert und beim Menschen im Bereich der Nierenglomerula aufgrund von Serienbiopsien wahrscheinlich gemacht. Für die Retinopathie konnte ein entsprechender Nachweis trotz eindrucksvoller Einzelbeobachtungen noch nicht erbracht, jedoch neuerdings wahrscheinlich gemacht werden (s. 11.2).

Besonderes Interesse haben seit jeher die Gegenargumente gefunden, die in Tabelle 67 zusammengestellt sind. Sie gelten aus den angeführten Gründen als weitgehend widerlegt.

Konsequenzen für die Therapie. Im Vordergrund stehen präventive Maßnahmen, v. a. eine sorgfältige Stoffwechselführung und, soweit sie bekannt sind, die Vermeidung von Risikofaktoren. Die Prävention setzt mit der Diagnose des Diabetes ein. Relativ günstige Chancen für eine weitgehend normoglykämische Einstellung bestehen, solange keine Instabilität auftritt. Eine stabile Phase hält jedoch bei zahlreichen Typ-I-Diabetikern nur für einige Jahre an. Sie bietet eine reale Chance, Manifestationspunkt und Schwere eventueller späterer Komplikationen günstig zu beeinflussen. Leider wird auf eine sorgfältige Einstellung des Diabetes häufig erst dann Wert gelegt, wenn es offensichtlich zu spät ist, wie bei fortgeschrittener Nephropathie und Retinopathie oder bestimmten Formen der Neuropathie.

Tabelle 67. Argumente gegen die metabolische Genese der Mikroangiopathien

Argument	Bewertung
Bereits in den Vorstadien des Diabetes und ohne nachweisbare Hyperglykämie mikroskopische Veränderungen im Kapillarbereich	In den letzten Jahren mehrfach widerlegt
Diabetische Retinopathie und Nephropathie ohne Diabetes	Bisher nur vereinzelt retinale Mikroaneurysmen, lediglich zwei Fälle von typischer Glomerulosklerose. Retinale und renale Läsionen nicht absolut diabetesspezifisch
Individuell unterschiedliche „Anfälligkeit"	
Trotz jahrzehntelanger insuffizienter Diabeteseinstellung keine signifikante Retinopathie oder Nephropathie	Kein Gegenargument, da für „Anfälligkeit" noch weitere – bisher unbekannte – Faktoren verantwortlich

Trotz zahlreicher Unklarheiten stehen die Hyperglykämie, die sog. aggressive Glukose, als Conditio sine qua non und wahrscheinlich weitere funktionelle, von ihr abhängige Veränderungen im Mittelpunkt der metabolischen Theorie. Fortgeschrittene Mikroangiopathieveränderungen sind offensichtlich durch eine Besserung der Diabeteseinstellung nicht mehr rückgängig zu machen. Um so mehr steht die frühzeitige, mit Beginn des Diabetes einsetzende und konsequente Behandlung im Vordergrund.

Literatur (zu 11.1)

Andersen AR, Christiansen JS, Andersen JK, Kreiner S, Deckert T (1983) Diabetic nephropathy in Type 1 (insulin-dependent) diabetes: an epidemiological study. Diabetologia 25: 496–501

Barbosa J, Saner B (1984) Do genetic factors play a role in the pathogenesis of diabetic microangiopathy? Diabetologia 27: 487–492

Berger M (ed) (1985) Prevalence of small vessel and large vessel disease in diabetic patients from 14 centres. Diabetologia 28 [Suppl]

Borch-Johnson K, Andersen PK, Deckert T (1985) The effect of proteinuria on relative mortality in type 1 (insulin-dependent) diabetes mellitus. Diabetologia 28: 590–596

Constam GR (1977) Sind die diabetische Angio- und Neuropathie vermeidbar? Med Klin 72: 695–702

Deckert T, Poulsen JE, Larsen M (1978) Prognosis of diabetes with diabetes onset before the age of thirty-one. I. Survival, causes of death and complications. II. Factors influencing the prognosis. Diabetologia 14: 363–370, 371–377

Elstermann von Elster FW, Sauer H (1973) Observations chez 225 diabétiques malades depuis plus de trente ans. Med Hyg 31: 1382–1384

Hanssen KF, K Dahl-Jørgensen, T Lauritzen, B Feldt-Rasmussen, O Brinchmann-Hansen, T Deckert: Diabetic control and microvascular complications: the near-normoglycaemic experience. Diabetologia 29 (1986); 677–684

Johnsson S (1960) Retinopathy and nephropathy in diabetes mellitus. Comparison of the effect of two forms of treatment. Diabetes 9: 1–8

Keiding NR, Root HF, Marble A (1952) Importance of control of diabetes in prevention of vascular complications. JAMA 150: 964

Marble A (1971) Long-term diabetes and the effect of treatment. In: Rodriguez RR, Vallance-Owen J (eds) Diabetes. Exerpta Medica, Amsterdam p 25–35

Mehnert H (1974) Zur Pathogenese und Prophylaxe der diabetischen Mikroangiopathie. Dtsch Med Wochenschr 99: 2418–2421

Panzram G, Schmechel H, Zabel-Langhennig R, Adolph W, Pißarek D, Pense G (1976) Der Langzeitdiabetes – eine besondere Verlaufsform der Zukkerkrankheit. Endokrinologie 68: 104–111

Pirart J (1978) Diabetes mellitus and its degenerative complications: A prospective study of 4400 patients observed between 1947 and 1973. Diabetes Care 1: 168–188

Pissarek D, Panzram G (1984) 50 Jahre Diabetes-Bericht über 23 Fälle. Dt Gesundheitswesen 39: 1539–1543

Pyke DA, Tattersall RB (1973) Diabetic retinopathy in identical twins. Diabetes 22: 613

Rimoin DL, Rotter JI (1981) Genetic heterogeneity in diabetes mellitus and diabetic microangiopathy. In: Standl E, Mehnert H (eds) Pathogenetic concepts of diabetic microangiopathy. Internat. Workshop, Garmisch-Grainau, Thieme, Stuttgart, pp 63–72

Spiro RG (1976) Search for a biochemical basis of diabetic microangiopathy. Diabetologia 12: 1–14

Standl E, Janka HU, Lander T, Stiegler H (1985) Diabetische Mikroangiopathie: Risikofaktoren und Möglichkeiten der Prävention durch gute Diabeteseinstellung. Akt Endokrin Stoffw 6: 121–128

Takazakura E, Nakamoto Y, Hayakawa H et al (1975) Onset and progression of diabetic glomerulosclerosis. Diabetes 24: 1–9

257

Wieland OH (1981) Zur Rolle der Hyperglykämie in der Pathobiochemie des Diabetes mellitus. In: Verhandlungen der Deutschen Gesellschaft für innere Medizin, Bd 87 Bergmann-Verlag, München, S 1–12

Zusammenfassende Darstellungen

Alexander K, Cachovan M (Hrsg) (1977) Diabetische Angiopathien. Witzstock, Baden-Baden Brüssel Köln New York, S 137–149

Skyler JS (1979) Complications of diabetes mellitus: Relationship of metabolic dysfunction. Diabetes Care 2: 499–509

Standl E, Mehnert H (eds) (1981) Pathogenetic concepts of diabetic microangiopathy. International Workshop, Garmisch-Grainau. Thieme, Stuttgart

Tchobroutsky G (1978) Relation of diabetic control to development of microvascular complications. Diabetologia 15: 143–152

11.2 Retinopathie

Die diabetische Retinopathie ist inzwischen eine der wichtigsten Ursachen für die Erblindung. In den USA gelten 20000 Diabetiker (8,5 unter 100000) als „legally blind" (korrigierter Visus weniger als 20/200 im besseren Auge oder Einschränkung des Gesichtsfeldes auf unter 20%). Die Zahl der Patienten mit erheblicher Beeinträchtigung des Visus ist mehrfach höher. 20% aller zwischen dem 45. und 75. Lebensjahr neu auftretenden Erblindungen sind auf eine diabetische Netzhauterkrankung zurückzuführen. Nach Caird et al. (1968) liegt das Erblindungsrisiko für jugendliche Diabetiker mit einem Manifestationsalter von 20 Jahren nach 10 Jahren Diabetesdauer bei 0,1%, nach 20 Jahren bei 1,6%, nach 30 Jahren bei 3,5%. Für die Manifestation im 40. Lebensjahr lauten die entsprechenden Zahlen 0,8, 3,8 und 7,1%.

Therapie. Als lokale und wirksame Maßnahme bei bereits eingetretenen Netzhautveränderungen steht die rechtzeitige und ausreichende Photokoagulation mit Laser- oder Xenonlicht im Vordergrund. In späteren Stadien kommen die Diathermie, die Kryokoagulation sowie die Vitrektomie in Betracht (s. einschlägige ophthalmologische Literatur, u.a. Wessing et al. 1984). Die Photokoagulation hat ganz eindeutig zu einer Stabilisierung des Netzhautprozesses und damit für viele Jahre auch des Visus geführt, und zwar sowohl bei Background – und bei proliferativer Retinopathie wie auch beim Makulaödem.

Die Photokoagulation hat auch die früher an einigen Kliniken durchgeführte Hypophysektomie abgelöst, die etwa bei je ⅓ der Patienten zur Rückbildung bzw. zum Stillstand des Prozesses führte, während beim restlichen Drittel die Progredienz nicht beeinflußt werden konnte. Trotz Teilsubstitution mit Glukokortikoiden und Schilddrüsenhormon waren die Patienten in ihrem Allgemeinbefinden stark beeinträchtigt und besonders durch schwere, z. T. tödliche Hypoglykämien gefährdet.

Unter den internistischen bzw. systemischen therapeutischen Möglichkeiten nimmt heute mehr denn je die Diabeteseinstellung als die einzige wirksame Prävention den ersten Platz ein.

Wenn auch unsere Kenntnisse im Detail noch lückenhaft sind, so gilt es heute unter Berücksichtigung der Ergebnisse verschiedener Studien als wahrscheinlich, daß bei noch nicht zu weit fortgeschrittener Background-Retinopathie durch eine Nahezu-Normoglykämie eine Progredienz verhindert werden kann.

Frühere Hoffnungen, die proliferative Retinopathie günstig beeinflussen zu können, haben sich nicht erfüllt. In den letzten Jahren wurden sogar bei Background-Veränderungen unter annähernd normoglykämischer Einstellung, besonders unter CSII, nach wenigen Monaten Exsudationen oder sogar floride Proliferationen beobachtet. Verantwortlich ist wahrscheinlich ein rascher Übergang aus der Dekompensation in die Normoglykämie, der zu einer relativ plötzlichen Normalisierung der vorher bestehenden retinalen Hyperperfusion, der BZ-Konzentration und damit des Nährstoffangebots führt.

Auch in den bisher vorliegenden vergleichenden Studien wurde während des ersten Jahres unter scharfer Einstellung, meist mit CSII, eine geringe Zunahme der Läsionen bei Diabetikern mit Background-Retinopathie im Vergleich zu einer Kontrollgruppe beobachtet. Nach 3 Jahren zeigten sich jedoch in der CSII-Gruppe, wahrscheinlich als Folge der präventiven Wirkung der Nahezu-Normoglykämie, eher günstigere Befunde als in den Kontrollgruppen (Literatur s. Hanssen et al. unter 11.1).

Unter Berücksichtigung dieser Situation sollte eine zu rasche Normalisierung des Blutzuckers insbesondere dann vermieden werden, wenn eine länger bestehende ausgeprägte Diabetesdekompensation vorangegangen ist.

Hypoglykämien können „frische" retinale Blutungen, besonders bei proliferativer Retinopathie, auslösen. Ein kausaler Zusammenhang läßt sich jedoch oft nicht sichern und wird gelegentlich um so fraglicher, je sorgfältiger die Anamnese erhoben wird. Trotzdem sollte bei diesen Patienten die Insulintherapie so durchgeführt werden, daß Hypoglykämien möglichst vermieden werden, zumal proliferative Veränderungen durch eine scharfe Einstellung ohnehin nicht mehr zu beeinflussen sind.

Zu einer sorgfältigen internistischen Behandlung gehört die Vermeidung weiterer Risikofaktoren, insbesondere, falls erforderlich, eine wirksame antihypertensive Therapie. Der zunächst von Paetkau et al. (1977) beobachtete ungünstige Einfluß des Nikotins auf den proliferativen Prozeß konnte zwar noch nicht gesichert werden, sollte aber auch unter Berücksichtigung der allgemeinen kardiovaskulären Gefährdung Anlaß zur Nikotinabstinenz sein. Auf die Beeinflussung der Retinopathie durch die Schwangerschaft wird in Kap. 13 eingegangen.

Pharmaka (Tabelle 68). Die wenigsten der zahlreichen Präparate sind systematisch auf ihre Wirksamkeit geprüft worden. Ein eindeutig günstiger Effekt auf den Verlauf der Retinopathie ließ sich bisher bei keiner Substanz nachweisen, obgleich positive Berichte über die Besserung einzelner Läsionen vorliegen. Eine Medikation läßt sich jedoch aus psychologischen Gründen nicht immer vermeiden, be-

Tabelle 68. Wirkung von Pharmakotherapie auf die Retinopathie

Pharmakotherapie	Einfluß auf Retinopathie
Vitamine (A, B_{12}, C, E, K)	Ø
Fruktose	Ø
Sexualhormone	Ø
Anabolika	Ø
Clofibrat	Ø (harte Exsudate↓)
Vasodilatanzien	Ø
Substanzen mit „gefäßabdichtendem" und/oder viskositätssenkendem Effekt	Nicht bewiesen

sonders wenn der Patient durch vorangehende Empfehlungen auf bestimmte Pharmaka fixiert worden ist.

Unter den Manifestationen der diabetischen Mikroangiopathie beansprucht die Retinopathie insofern einen besonderen Platz, als die kleinen Gefäße im Bereich der Netzhaut frühzeitig, wiederholt und mit relativ einfacher Methode untersucht werden können. Der augenärztliche Befund erlaubt nicht nur orientierende prognostische Aussagen, sondern gibt auch *Hinweise auf weitere vaskuläre und nervale Komplikationen.*

Besonders das Vorliegen einer proliferativen Retinopathie spricht für eine ungünstige Prognose. Diese beruht auf der Assoziation mit weiteren Komplikationen des Diabetes, wie diabetischer Nephropathie, peripherer, sensibler und autonomer Neuropathie mit kardiovaskulären Funktionsstörungen, diabetischem Fuß sowie arterieller Verschlußkrankheit bzw. diabetischer Kardiopathie.

Dem Augenarzt kommt daher nicht nur für die lokale ophthalmologische Therapie, sondern auch im Rahmen der gesamten Diabetesbetreuung eine wichtige Rolle zu. Er kann anläßlich seiner Kontrollen dem Patienten gegenüber auf eine sorgfältige Stoffwechselführung dringen und darauf hinweisen, daß die Prävention wirksamer ist als die Behandlung bereits vorhandener Komplikationen. Ferner ist der Ophthalmologe in der Lage, dem Internisten aufgrund des Fundusbefundes diagnostische Hinweise und Anregungen zu eingehender Diagnostik auf dem Gebiet der Angioneuropathie zu geben.

Umgekehrt soll der den Diabetiker behandelnde Arzt regelmäßige ophthalmologische Untersuchungen, i. allg. alle 6 Monate, bei bereits bestehender Retinopathie alle 3 Monate, in bestimmten Situationen wie Gravidität und nach Einleitung einer intensivierten Insulintherapie sogar häufiger, veranlassen, damit rechtzeitig eine Photokoagulation durchgeführt werden kann.

Literatur (zu 11.2)

Adank C, Koerner F (1985) Calcium Dobesilate in Diabetic Retinopathy. Ophthalmologica, Basel 190; 102–111

Ballegooie E van, Hooymans JMM, Timmerman Z, Reitsma WD, Sluiter WJ, Schweitzer NMJ, Doorenbos H (1984) Rapid deterioration of diabetic retinopathy during treatment with continuous subcutaneous insulin infusion. Diabet Care 7: 236–242

Caird FI, Pirie A, Ramsell TC (1968) Diabetes and the eye. Blackwell, Oxford

Cassar JE, Kohner E, Hamilton AM, Gordon H, Joplin GF (1978) Diabetic retinopathy and pregnancy. Diabetologia 15: 105–111

Dahl-Jørgensen K, Brinckmann-Hansen O, Hansen KF, Sandvik L, Aagenaes Ø (1985) Rapid tightening of blood glucose controll leads to transient detevioration of retinopathy in insulin dependent diabetes mellitus. The Oslo study Br Med J 290: 811–815

Gerke E, Meyer-Schwickerath G (1982) Diabetogene Veränderungen des Auges und ihre Behandlung. MMW 124: 762–764

Kohner EM (1985) Recent advances in diabetic retinopathy. In: Alberti KGMM, Krall LP (eds) The diabetes annual 1. Elsevier, Amsterdam New York Oxford, pp 257–287

Kohner EM, Oakley NW (1975) Diabetic retinopathy. Metabolism 24: 1085

Kornerup T (1955) Studies in diabetic retinopathy: An investigation of 1000 cases of diabetes. Acta Med Scand 153: 81

Larsen HW, Sander E, Hoppe R (1977) The value of calcium dobesilate in the treatment of diabetic retinopathy. Diabetologia 13: 105–109

Meyer-Schwickerath G (1959) Lichtkoagulation. Bücherei Augenarzt 33: Enke, Stuttgart

Paetkau ME, Boyd TAS, Winship B, Grace M (1977) Cigarette smoking and diabetic retinopathy. Diabetes 26: 46–49

Palmberg PF (1977) Diabetic retinopathy. Diabetes 26: 703–709

Stamper RL, Smith ME, Aronson SB, Cavender JC, Cleasby GW, Fung WE, Becker B (1978) The effect of calcium dobesilate on nonproliferative diabetic retinopathy: A controlled study. Trans Am Acad Ophthalmol Otolaryngol 85: 594–606

Standl E, Dexel T, Lander T et al. (1981) Association of HLA antigens with severity of diabetic retinopathy in Southern Germany. In: Standl E, Mehnert H (eds) Pathogenetic concepts of diabetic microangiopathy. Internat. Workshop, Garmisch-Grainau. Thieme, Stuttgart, pp 81–86

The Diabetic Retinopathy Study Research Group (1978) Photocoagulation treatment of proliferative diabetic retinopathy: The 2. report of diabetic retinopathy study findings. Am Acad Ophthalmol Otolaryngol 85: 81

Wessing A, Gerke E, Laqua H, Meyer-Schwickerath G (1984) Augenkrankheiten. In: Mehnert H, Schöffling K (Hrsg) Diabetologie in Klinik und Praxis, 2. Aufl., Thieme Stuttgart

11.3 Nephropathie

Die renalen Manifestationen der diabetischen Mikroangiopathie sind ein entscheidender Faktor für die ungünstige Prognose besonders des Typ-I-Diabetes. Pathologisch-anatomisch finden sich typische Veränderungen:

- Verdickung der Basalmembran der Glomerulumkapillaren und des glomerulären Mesangiums = diffuse (interkapilläre) Glomerulosklerose, sowie die diabetesspezifischen glomerulären hyalinen Knötchen = noduläre Glomerulosklerose,
- Hyalinose der afferenten und efferenten Arteriolen (Arteriolosklerose),
- Verdickung der Basalmembran im Bereich der Bowman-Kapsel.

Die in Tabelle 69 zusammengefaßte Entwicklung bis zur terminalen Niereninsuffizienz verläuft in folgenden Stadien:
- Hypertrophie des Nierengewebes und geringe Erhöhung der glomerulären Filtrationsrate, sog. Hyperfiltration, während der initialen Dekompensation. Eine wenig erhöhte, aber noch im Normbereich (2,5–25 mg/24 h) liegende Proteinurie ist tubulärer

Tabelle 69. Entwicklung zur diabetischen Nephropathie. (*BMT* Basalmembranverdickung, *A* Albuminurie, *AER* Albuminexkretionsrate, * abhängig von Hyperglykämie, *Ht* Hypertonien, = normal)

Diabetes-Jahr	Stadium Diabetes bzw. Nephropathie	Niere	GFR	Albuminurie (AER)	RR	Beeinflußbar durch
	Vor Manifestation	n	n	n (<30 µg/min)	n	
0	Manifestation des Diabetes	Hypertrophie	↑↑*	n	n	BZ ↓
3–10	Beginnende Nephropathie	BMT	n bis ↑ *	„Mikro-A" (30–150 µg/min)	Mikro-Ht	BZ ↓, Ht ↓
15–20 und später	Nephropathie	Glomerul. Occlusion Mesangiumexpansion	n bis ↓↓	Makro-A (>150 µg/min)	↑-↑↑	Ht ↓

263

Genese. Durch Insulin und BZ-Senkung bilden sich die Veränderungen zurück. Sie sind kein Vorläufer der späteren Nephropathie und nicht als Risikoindikator anzusehen.

- *Frühstadium* mit Mikroalbuminurie (25–250 mg/24 h bez. 30–150 µg/min), die dem üblichen Nachweis mit Albustix entgeht, jedoch mit spezifischen Verfahren (Radioimmun- oder Enzymimmunassay) erfaßt werden kann. Sofern sie konstant ist – daher mehrere Tests – gilt sie als Zeichen eines hohen Nephropathierisikos. Gleichzeitig besteht oft eine erhöhte glomeruläre Filtration (Hyperfiltration) sowie eine „Mikrohypertonie" mit diastolischen Werten über 90 und systolischen von etwa 130–140 mm Hg. Mikroalbuminurie, Hyperfiltration und auch „Mikrohypertonie" sind als Indikatoren für eine Nephropathie deshalb von besonderer Bedeutung, weil sie durch Senkung des Blutzuckers und ggf. auch durch Beseitigung der geringen Blutdruckerhöhung günstig beeinflußt werden können.

- *Späteres Stadium.* Konstante Makroalbuminurie (über 250 mg/24 h, Albustix positiv). Nunmehr kann die im übrigen unbeeinflußbare Progredienz der Nierenerkrankung nur noch durch Senkung des Blutdrucks verzögert werden, der bei den meisten Patienten inzwischen deutlich erhöht ist. Ferner Erhöhung des β_2-Mikroglobulins im Serum. Im weiteren Verlauf Rückgang der GFR bzw. der Kreatininclearance.

Nach 2–3 Jahren langsam zunehmende Azotämie, Neigung zur Flüssigkeitsretention, Hypertonie.

Bei etwa einem Drittel der Patienten Entwicklung eines nephrotischen Syndroms mit massiver Proteinurie, Hypalbuminämie, Ödemen und Azotämie (Kimmelstiel-Wilson-Syndrom).

Weniger eindeutig sind eine Proteinurie, geringe Azotämie und Hypertonie im Alter, da sie auch Symptome einer Nephrosklerose oder einer chronischen Pyelonephritis sein können. Schließlich findet sich nicht selten gleichzeitig die Kombination von Glomerulosklerose, Nephrosklerose (Arteriolosklerose) und – jedoch wesentlich seltener als früher vermutet – chronischer Pyelonephritis.

- *Stadium der terminalen Niereninsuffizienz,* sobald Serumkreatinin über 5–6 mg/dl bzw. die Kreatininclearance unter 20 ml/min liegt.

Die ungünstige Prognose der diabetischen Nephropathie im Vergleich zu anderen chronischen Nierenerkrankungen beruht auf folgenden Umständen:

- Raschere Progredienz als bei den meisten anderen chronischen Nierenerkrankungen mit einer relativ konstanten Abnahme der glomerulären Filtration (Kreatininclearance) von durchschnittlich 1,2 ml (interindividuell 0,6–2,4) pro Monat.
- Oft gleichzeitig schwerwiegende kardiovaskuläre Komplikationen durch koronare Herzkrankheit mit hoher Infarktgefährdung, diabetischer Kardiopathie, Herzinsuffizienz, Hypertonie, autonomer Neuropathie. Im Stadium der terminalen Niereninsuffizienz dadurch häufig erhebliche Beeinträchtigung der Kreislaufregulation, u. U. mit Kontraindikation für die Transplantation.
- Verminderte Infektresistenz durch Urämie und – zusätzlich – durch Diabetesdekompensation.
- Infektgefährdung speziell bei diabetischem Fuß und im Bereich der Harnwege.

Folgende Fragen sind bei niereninsuffizienten Diabetikern außerdem zu beantworten:

- Handelt es sich – im Falle einer nur geringen Hyperglykämie – u. U. nur um eine gestörte Glukosetoleranz bei Niereninsuffizienz, evtl. unter zusätzlichem Einfluß eines Thiazids?
- Liegt eine diabetische oder eine Nephropathie anderer Genese vor, die durch weitere diagnostische Maßnahmen, evtl. durch eine Nierenbiopsie ausgeschlossen werden muß?

Diabetestherapie. Im Stadium der Niereninsuffizienz nimmt der *Insulinbedarf* bei vielen Patienten ab, gleichzeitig entwickelt sich eine ausgeprägte Insulinempfindlichkeit. Oft kann nur eine sehr vorsichtige Dosierung, besonders von NI, den Patienten vor schweren Hypoglykämien bewahren.

Ursache ist in erster Linie eine verminderte Insulindegradation als Folge der Reduzierung des funktionierenden Nierengewebes. Die gesunde Niere trägt zu etwa 30% zum Abbau des Insulins bei.

Inappetenz, unzureichende Nahrungszufuhr und Gewichtsverlust können außerdem den Insulinbedarf senken. Die Stoffwechselführung wird oft durch eine Magenatonie als Neuropathie- bzw. Urämiefolge erschwert, die wegen der längeren und schwer vorhersehbaren Verweildauer der Speisen zu unregelmäßiger KH-Resorption führt.

Besonders während der terminalen Niereninsuffizienz werden nicht selten Hypoglykämien durch Orthostasereaktionen, v. a. als Folge einer autonomen Neuropathie und u. U. zusätzlicher Medikation von Antihypertensiva verstärkt. Außer den BZ-Tests sind speziell in solchen Situationen Blutdruckkontrollen zur Zeit der Beschwerden, v. a. im Stehen, erforderlich.

Die mehrfach tägliche Insulininjektion und soweit möglich die BZ-Selbstkontrolle haben sich auch bei Hämodialysepatienten bewährt, insbesondere wenn sich der Insulinbedarf wegen nicht konstanter Nahrungszufuhr oder aus anderen Gründen rasch ändert.

Während einer Transplantation wird hinsichtlich der Insulintherapie nach den auch für andere operative Verfahren gültigen Regeln verfahren. In den ersten 3–4 Tagen danach ist der Insulinbedarf häufig schwer vorhersehbar und eine Insulininfusionstherapie zweckmäßig. Später wird als Folge der Immunsuppression oft mehr Insulin benötigt, obgleich sich die Situation angesichts der niedrigeren Glukokortikoiddosis gegenüber früheren Jahren gebessert hat.

Die Insulinpumpe hat sich auch während der Hämodialyse bewährt, v. a. wenn sich wegen nicht konstanter Nahrungszufuhr oder aus anderen Gründen der Insulinbedarf rasch ändert. Patienten mit CAPD haben weniger Probleme hinsichtlich der Stoffwechselführung; oft hat sich eine intraperitoneale Insulinverabfolgung als vorteilhaft erwiesen (s. Tabelle 70).

Orale Antidiabetika sind bei fortgeschrittener Niereninsuffizienz kontraindiziert. Wegen der meistens bestehenden Insulinbedürftigkeit kommen sie ohnehin nicht in Betracht. Bei gering eingeschränkter Nierenfunktion können Sulfonylharnstoffe mit kurzer Halbwertszeit, jedoch kein Biguanidpräparat verabreicht werden. Meist liegt jedoch bei diesen Typ-II-Patienten keine diabetische Nephropathie sondern lediglich eine Nephrosklerose vor.

Weitere therapeutische Maßnahmen. Diabetiker mit Nephropathie werden hinsichtlich Hypertonie, Ödem, Phosphatstau nach den gleichen Grundsätzen behandelt wie Stoffwechselgesunde. Im Falle einer Hyperlipoproteinämie soll jedoch die Kompensation des Diabetes einer eventuellen medikamentösen Therapie vorausgehen.

Diät. Bei erhöhtem Blutdruck und/oder Ödem muß frühzeitig die Natriumzufuhr auf 35-70 mmol täglich (entsprechend 2-4 g NaCl) reduziert werden.

Schwierigkeiten bereitet die notwendige Kalorienzufuhr von mindestens 35 kcal/kg KG/Tag, wenn Inappetenz, Brechreiz und Erbrechen auftreten. Die Verordnung häufiger kleiner Mahlzeiten, leicht verträglicher Kost und die weitgehende Rücksichtnahme auf die Wünsche des Patienten sind mit dem Diabetes ohne weiteres zu vereinbaren, v. a. wenn mehrfach täglich Insulin injiziert wird. Gegebenenfalls muß die notwendige KH-Zufuhr, auch zur Vermeidung von Hypoglykämien, durch mit Zucker gesüßte Getränke (Tee) gewährleistet werden.

Der Eiweißgehalt der Kost wurde bisher wie bei Nichtdiabetikern nur dann stärker beschränkt (auf maximal 40 g mit hohem Anteil essentieller Aminosäuren), wenn die Kreatininclearance auf Werte unter 40 ml/min abgefallen war.

Eine eiweißreiche Kost erhalten lediglich Patienten mit nephrotischem Syndrom, sofern keine fortgeschrittene Niereninsuffizienz besteht.

In den letzten Jahren wurde auch beim Diabetes die Frage diskutiert, ob eine reichlichere Eiweißzufuhr den Krankheitsprozeß, d. h. in diesem Fall den Verlauf der Nephropathie ungünstig beeinflußt. Aufgrund der Studien u. a. von Viberti u. Keen (1984) nehmen in den Frühstadien der Nephropathie, also bei noch normaler Nierenfunktion oder sogar erhöhter glomerulärer Filtrationsrate, unter hoher Eiweißzufuhr (90-100 g) die Hyperfiltration und die Mikroalbuminurie zu, und zwar nicht nur im akuten Versuch sondern auch nach mehrwöchiger Exposition. Nach Eiweißrestriktion auf 40-50 g war ein eindeutiger Rückgang dieser Parameter zu verzeichnen.

Da der Hyperfiltration ein ungünstiger Einfluß auf die Entwicklung der glomerulären Veränderungen, insbesondere der Mesangiumvermehrung zugeschrieben wird, kommt dem Eiweißgehalt der Kost möglicherweise eine größere Bedeutung zu, als bisher angenommen wurde. Zu berücksichtigen ist in diesem Zusammenhang außerdem, daß sich diese Veränderungen in einem früheren Stadium der Nephropathie abspielen, das mit den üblichen klinischen Routinemethoden bisher nicht erfaßt wurde.

Ein Vorteil spezieller Diäten wie beispielsweise der Kartoffel-Ei-Diät nach Kluthe ist auch beim Diabetes nicht allgemein anerkannt. Wird jedoch eine derartige Kost verordnet, so bereitet die Stoffwechselführung trotz des hohen KH-Angebots i. allg. keine besonderen Schwierigkeiten.

Hinsichtlich weiterer therapeutischer Maßnahmen ist zu beachten (Tabelle 70):

Pharmakotherapie (allgemein): Interaktionen (s. im übrigen Kap. 9), z. B. β-Blocker, Diuretika. Bei Nephropathiepatienten besondere Berücksichtigung der bei Diabetikern häufiger vorkommenden Hyperkaliämie, besonders unter kaliumretinierenden Diuretika.

Ödeme: begünstigen bei gleichzeitiger arterieller Verschlußkrankheit und/oder Neuropathie (diabetischer Fuß) Bildung von Blasen, Ulzera, Infektionen, Nekrosen.

Hypertonie: Meist keine exzessive renale Hypertonie (hyporeninämische Situation). Antihypertonika verstärken u. U. eine neuropathiebedingte Orthostasetendenz (evtl. auch im Sitzen). Oft trotzdem ausgeprägte Hypertonie im Liegen. Dementsprechende RR-Kontrollen.

Retinopathie: Wenn ausgiebige Photokoagulation zur Stabilisierung des Netzhautprozesses, möglichst *vor* Etablierung der terminalen Niereninsuffizienz, auf jeden Fall vor Transplantation, Hämodialyse und CAPD erforderlich. Grundsätzlich ophthalmologische Kontrollen in kürzeren Intervallen.

Shunt: „Venenpflege" (keine Punktion der Armvenen ab Kreatinin von 2–3 mg/dl). Shuntprobleme wegen vorgeschädigter Gefäße (thrombotischer Verschluß). Anlage des Shunts möglichst nur durch versierten Operateur.

Koronare Herzkrankheit: Eingehende kardiologische Diagnostik und Koronarographie (obligat vor Transplantation).

Periphere arterielle Verschlußkrankheit: Ebenfalls Angiographie erforderlich, da bei Vorliegen ausgeprägter peripherer Verschlüsse eine Transplantation wegen der späteren Gangrängefahr kontraindiziert ist, es sei denn, eine vorherige Besserung der Situation durch einen gefäßchirurgischen Eingriff ist möglich.

Blasenkatheterisierung: nur wenn dringlich indiziert. Infektionsgefahr bis zur Urosepsis, besonders bei neurogener Blasenstörung.

Situation bei Gravidität s. Kap. 13.3.

Dialyse und Transplantation. Seit Einführung der Hämodialyse und später der kontinuierlichen ambulanten Peritonealdialyse sowie der Transplantation haben sich die Lebensaussichten verbessert, sind aber wegen der Angiopathie und Neuropathie nach wie vor ungünstiger als bei Nichtdiabetikern. Mit dem Patienten muß ausführlich die unausweichliche spätere Entwicklung besprochen werden und zwar möglichst bevor die Kreatininclearance auf weniger als 20% reduziert und solange der Allgemeinzustand günstig ist.

Dabei sind folgende Überlegungen anzustellen:

- Kann transplantiert oder soll hämodialysiert werden?
- Kommt eine Hämodialyse oder eine Peritonealdialyse in Betracht? Die Frage der Heim- oder Zentrumdialyse wird erst im weiteren Verlauf entschieden. Ein eingeschränkter Visus kann die technischen Manipulationen im Zusammenhang mit der Heimdialyse erheblich erschweren.
- Welche speziellen Risiken bestehen zur Zeit und voraussichtlich in der näheren Zukunft, speziell für den Dialysepatienten?

Tabelle 70. Transplantation und Dialyse

	Transplantation	Hämodialyse	Continuierliche ambulante Peritonealdialyse (CAPD)
Bevorzugtes Lebensalter	<40 Jahre	Alle Lebensalter, unter 40–45 Jahre, sofern keine Transplantation möglich	
Kontraindikationen	über 50 Jahre schwere KHK periphere AVK Blasenatonie		fehlender Wille oder Fähigkeit zur Kooperation, abdominelle Verwachsungen bzw. entzündliche Prozesse
Spezielle Gefährdung	Amputation (in 15% der Fälle zu erwarten), (Uro-)Sepsis	Shuntprobleme (Thrombosen)	Peritonitis (etwa 1,5 Episoden/Jahr)
Retinopathie	Eher besser, später „involutive" Retinopathie	möglichst vorher Stabilisierung durch Koagulation	Keine einheitliche Tendenz
Neuropathie	Amputationsgefahr bei diabetischem Fuß bis 30%	Oft schlechter	Verlauf meist nicht beeinflußbar
Hypertonie	Besser, selten Nierenexstirpation wegen Therapieresistenz	Stabilisierung oft schwierig	Besser als unter Hämodialyse, relativ konstant
Diät	Übliche Diabetesdiät	Probleme: Flüssigkeitsbalance, Inappetenz	Weniger Restriktion bezüglich KH und Flüssigkeit
Überlebensrate	Nieren von lebenden Spendern	65%	85% (1 Jahr)
	Leichennieren	70%	70% (3 Jahre)
Rehabilitation	65%	Ungünstig <⅓	Besser als Hämodialyse, schlechter als Transplantation
Späteres Schicksal	Hohe kardiovaskuläre Mortalität der Nephropathiepatienten		

Die Zusammenstellung in Tabelle 70 enthält orientierende Hinweise auf die Indikation für die Transplantation und die Dialyseverfahren, die jeweiligen Komplikationsmöglichkeiten, Überlebensraten und Rehabilitationschancen. Die Vorteile der Transplantation kommen v. a. jüngeren Patienten auch hinsichtlich der Wiederaufnahme der beruflichen Tätigkeiten zugute.

Der niereninsuffiziente Diabetiker soll von einem Team untersucht werden, das außer einem in der Diabetologie versierten Arzt nicht nur einen Nephrologen umfaßt, sondern auch ophthalmologische, kardiologische und neurologische Kontrollen ermöglicht. Zum ophthalmologischen Status gehört eine Fundusfotografie zur Verlaufskontrolle, da sich die Retinopathie unter der Dialyse eher verschlechtert, dagegen nach Transplantation Besserung eintreten kann.

Prognostische Aspekte. Die diabetische Nephropathie bedarf wegen ihres ungünstigen Einflusses auf die Mortalität in besonderem Maße frühzeitiger bzw. weit vorausschauender präventiver Maßnahmen. Die möglichst weitgehende Annäherung an den normoglykämischen Bereich ist wahrscheinlich nur in den Frühstadien wirksam, in denen noch keine (Makro-) Albuminurie und möglichst auch noch keine Hypertonie bestehen. In einem späteren Stadium kann allenfalls noch durch konsequente antihypertensive Behandlung mit dem Ziel der *Normalisierung* die sonst unausweichliche weitere Reduzierung der Nierenfunktion verzögert werden.

Schließlich muß besonderer Wert darauf gelegt werden, daß alle therapeutischen Maßnahmen, die im Stadium der terminalen Niereninsuffizienz fällig sind, frühzeitig geplant und möglichst vorher in Angriff genommen werden. Dies gilt in besonderem Maße für die Anlage des Shunts sowie für die Entscheidung für Transplantation oder Dialyse.

Besonders die von der Steno-Gruppe (s. unter 11.1 Hanssen et al.) veröffentlichten Langzeitbeobachtungen an Typ-I-Patienten haben gezeigt, daß die Prognose des Diabetes entscheidend durch die Nephropathie bestimmt wird und daß diese im Sinne einer „malignen Angiopathie" mit der Häufigkeit und Schwere anderer vaskulärer Komplikationen und der Neuropathie eng korreliert ist. Die Prävention durch eine gute Diabeteseinstellung muß frühzeitig, d. h. von Anfang an, einsetzen, da spätere Stadien über den Blutzucker wahrscheinlich nicht mehr zu beeinflussen sind. Entsprechendes gilt für die antihypertensive Therapie, selbst wenn der Blutdruck nur gering erhöht ist.

Ungeklärt ist bis heute, weshalb sich bei etwa 40% der Typ-I-Diabetiker keine relevante Mikroangiopathie und damit auch keine Nephropathie entwickelt – trotz langer Diabetesdauer und evtl. sogar ungenügender Einstellung. Untersuchungen am Steno-Hospital und eigene weitere Studien haben eindeutig gezeigt, daß nach mehr als 25- bis 30jähriger Diabetesdauer nicht mehr oder allenfalls in Ausnahmefällen mit der Neuentwicklung einer Nephropathie, einer Retinopathie oder auch einer schweren Neuropathie zu rechnen ist. Bisher gibt es keine Anhaltspunkte, welche Umstände zu dieser „Resistenz" gegenüber den für die Mikroangiopathieentwicklung verantwortlichen Faktoren führen. Nicht zuletzt in prognostischer Hinsicht ist es wegen der Notwendigkeit einer wirksamen Prävention wünschenswert, die Patienten zu identifizieren, die – offensichtlich anlagebedingt – *nicht* durch eine Mikroangiopathie gefährdet sind.

Harnwegsinfekte (Zystopyelonephritis). Diabetiker erkranken wahrscheinlich (möglicherweise mit Ausnahme älterer Frauen) *nicht* häufiger als Gesunde an Infektionen der Harnwege. Derartige Infekte können jedoch einen ungünstigen Verlauf nehmen oder zu schweren Komplikationen führen (Nierenabszeß, Papillennekrose).
Die Ursachen sind vielfältiger Natur.

- Zuckerhaltiger Harn fördert das Wachstum von *Pilzen* (Candida) und Bakterien.
- Die Infektionsresistenz ist bei dekompensiertem Diabetes herabgesetzt.
- Die neurogene Blasenentleerungsstörung, evtl. mit Ureteratonie und aufgehobenem Vesikoureterreflex begünstigt eine Infektion.
- In fortgeschrittenen Stadien der Nephropathie ist die Infektanfälligkeit der Niere möglicherweise höher.
- Papillennekrosen treten zu 50% bei Diabetikern auf, offensichtlich bevorzugt bei Patienten mit bereits bestehender Nephropathie.

Zu beachten ist daher:
- Regelmäßige Routinediagnostik: Urinstatus, Urinkultur etwa einmal jährlich, bei unklaren Situationen und diabetischer Nephropathie häufiger.
- Frühzeitig Antibiotika und Chemotherapeutika nach den Regeln, die auch für Nichtdiabetiker gelten.
- Bei Auswahl und Dosierung von Antibiotika Berücksichtigung der häufig eingeschränkten Nierenfunktion.

- Infektanfälligkeit und Häufigkeit neurogener Störungen sprechen eher *für* die Behandlung einer asymptomatischen Bakteriurie. Die Notwendigkeit ist jedoch wie beim Nichtdiabetiker umstritten, v. a. im höheren Lebensalter.
- Eine besonders sorgfältige Therapie erfordern Patienten mit neurogener Blasenentleerungsstörung. Die Infekthäufigkeit nimmt allerdings erst bei erheblichen Restharnmengen stärker zu.
- Rechtzeitige Erkennung asymptomatischer oder symptomarmer Harnwegsinfekte, auch als Ursache unklarer Stoffwechseldekompensation und uncharakteristischer Allgemeinsymptome.
- Besonders wegen der Blasenentleerungsstörung und der Infektanfälligkeit Vermeidung von Katheterisieren aus diagnostischen Gründen.
- Eine im Rahmen der diagnostischen Prozeduren vorgenommene intravenöse Pyelographie kann bei gleichzeitig bestehender fortgeschrittener Nephropathie zu Oligurie und Anurie führen.

Eine Notfallsituation stellen Papillennekrosen dar. Meistens gelingt es mit sofortiger Antibiotikatherapie (vorher Blutkultur!), die Situation zu beherrschen. Bei Nierenversagen muß u. U. hämodialysiert werden. Zu irreversiblen Schäden kommt es selten.

Die chronische Pyelonephritis ist offensichtlich von geringerer Bedeutung für den Verlauf und die Prognose als früher vermutet und als Progredienzfaktor für die Nephropathie bisher nicht gesichert. Trotz dieser Unklarheiten müssen Harnwegsinfektionen auch wegen der Möglichkeit der infektbedingten Verschlechterung des Diabetes nach den heute gültigen Regeln ausreichend behandelt werden.

Literatur (zu 11.3)

Andersen AR, Sandahl Christiansen J, Andersen JK, Kreiner S, Deckert T (1983a) Diabetic nephropathy in type 1 (insulin-dependent) diabetes: an epidemiological study. Diabetologia 25: 496–501

Canzler H (1977) Diätetische Therapie bei Diabetes und Niereninsuffizienz. MMW 119: 501–508

Christiansen JS (1985) Glomerular hyperfiltration in diabetes mellitus. Diabet Med 2: 235–239

Deppermann D, Ritz E, Wahl P (1979) Hämodialyse und Transplantation bei urämischen Diabetikern? Dtsch Med Wochenschr 104: 197–200

Ditscherlein G (1979) Nierenveränderungen bei Diabetikern. VEB Gustav Fischer Verlag, Jena d'Elia JA, Kaldanu A, Miller DG, Abourizk NN, Weinrauch LA (1985) Diabetic nephropathy. In: Marble A, Krall LP, Bradley RF, Christlieb AR, Soeldner JS (eds) Joslin's diabetes mellitus. Lea & Febiger, Philadelphia, pp 635-664

Forland M, Thomas VL (1985) The treatment of urinary tract infections in women with diabetes mellitus. Diabet Care 8: 499-506

Friedman EA (1981) Strategy in Diabetic Nephropathy. In: Brownlee M (ed) Diabetes mellitus. Current and future therapies. Vol. V. Garland STPM Press, New York London

Irmscher K (1977) Diabetes und Nieren. In: Schwiegk H (Hrsg) Diabetes mellitus, (Handb. d. Inneren Medizin, Bd 7/2 B) Springer, Berlin Heidelberg New York

Keen H, Legrain M (eds) (1983) Prevention and treatment of diabetic nephropathy. MTP Press, Boston The Hague Dordrecht Lancaster

Kjellstrand CM (1978) Dialysis in diabetics. In: Friedman EA (ed) Strategy in renal failure, John Wiley, New York

Laron Z (1975) Modern problems in paediatrics: Diabetes in juveniles. Medical and rehabilitation aspects. Karger, Basel München Paris London New York Sydney

Mogensen CE, Christensen CK (1984) Prediction of diabetic nephropathy in insulin-dependent patients. N Engl J Med 311: 89-93

Mogensen CE, Steffes MW, Deckert T, Christiansen JS (1981) Functional and morphological renal manifestation in diabetes mellitus. Diabetologia 21: 89-93

Moloney A, Tunbridge WMG, Ireland JT, Watkins PJ (1983) Mortality from diabetic nephropathy in the United Kingdom. Diabetologia 25: 26-30

Najarian JS, Sutherland DER (1984) Transpl Proc XVI/3: 573

Parving HH, Smidt UM, Friisberg B, Bonnevie-Nielsen V, Andersen AR (1981) A prospective study of glomerular filtration rate and arterial blood pressure in insulin-dependent diabetes with diabetic nephropathy. Diabetologia 20: 457-461

Passlick J (1985) Kontinuierliche ambulante Peritonealdialyse. Intern Welt 12: 361-369

Scheler F (1977) Klinik der diabetischen Nephroangiopathie. In: Alexander K, Cachovan M (eds) Diabetische Angiopathien. Witzstock, Baden-Baden Brüssel Köln New York, S 66-69

Takazakura E, Nakamato Y, Hayakawa H et al. (1975) Onset and progression of diabetic glomerulosclerosis. Diabetes 24: 1-9

Viberti G, Keen H (1984) The patterns of proteinuria in diabetes mellitus. Diabetes 33: 686-692

White P (1956) Natural course and prognosis of juvenile diabetes. Diabetes 5: 445

11.4 Polyneuropathie

Die diabetische Polyneuropathie gehört zu den gravierenden, oft allerdings nicht erkannten Komplikationen des Diabetes. Die Häufigkeit wird mit etwa 20–80% angegeben. Die erheblichen Differenzen sind auf unterschiedliches Krankengut, die jeweiligen diagnostischen Kriterien sowie die Sorgfalt der Untersucher zurückzuführen. Die ausgeprägte Neuropathie läßt insgesamt charakteristische Symptome erkennen, die jedoch nicht diabetesspezifisch sind wie etwa die der Retinopathie oder Glomerulosklerose. Wenn neurologische Störungen oder verdächtige Beschwerden vorliegen, ist daher besonders sorgfältig zu prüfen, ob es sich tatsächlich um eine diabetische oder um eine Neuropathie anderer Ätiologie bei Diabetes handelt. Unter diesen oft therapeutisch wichtigen Gesichtspunkten sind bestimmte Pharmaka wie Furantoin, Antikonvulsiva und Alkohol zu berücksichtigen, die auch ohne Diabetes eine Neuropathie verursachen können. Der Diabetes disponiert insofern zu nervalen Läsionen, als er für derartige toxische Effekte und wahrscheinlich auch für mechanische Faktoren (Häufung von Karpaltunnelsyndrom) anfälliger macht.

Ein weiterer Grund für eine sorgfältige Differentialdiagnose ist das überzufällig häufig gemeinsame Vorkommen von bestimmten Systemerkrankungen, wie der Friedreich-Ataxie, der amyotrophen Lateralsklerose und der progressiven spinalen Muskelatrophie, besonders mit einem insulinbedürftigen Diabetes.

Die Pathogenese der diabetischen Neuropathie ist nicht einheitlich, das klinische Bild vielgestaltig. Die früher als Hauptursache angeschuldigte Minderdurchblutung der Nerven wird nur noch für die Mononeuropathie und für die Hirnnervenausfälle als wichtiger Faktor anerkannt. Die überwiegend symmetrische und auch die autonome Neuropathie sind offensichtlich durch metabolische Störungen verursacht.

Die sog. Polyoltheorie geht davon aus, daß es als Folge der Hyperglykämie zu einer Zunahme des intrazellulären Polyolgehalts kommt, die durch das Enzym Aldosereductase in Gang gesetzt wird. Die Folge ist ein Wassereinstrom und vermehrter Wassergehalt der Zelle, der offensichtlich die Ursache für die Schädigung von bestimmten Zellstrukturen ist.

Als klassisches Modell für diese Vorgänge gilt seit jeher die Linse. Auch für die Neuropathie wird als einer der pathogenetischen Faktoren eine erhöhte Aktivität des Polyolpathway postuliert sowie eine Abnahme des intrazellulären Myoinositolgehalts im Nervengewebe. Neuerdings wird auch diskutiert, ob und wie weit der Polyolpathway für die Pathogenese der diabetischen Mikroangiopathie, d.h. der Retinopathie und Nephropathie, von Bedeutung ist.

Experimentelle Versuche mit Aldosereductasehemmern haben bisher zu unterschiedlichen Ergebnissen sowohl im Hinblick auf die Neuropathiebeschwerden wie auf die elektrophysiologischen Befunde geführt. Auch wegen der Nebenwirkungen dieser Therapie (insbesondere allergische Reaktionen) ist es bisher fraglich, ob sich eine derartige Hemmsubstanz als Therapeutikum durchsetzen wird.

Die Nervenläsionen manifestieren sich nicht nur als Parästhesien, Sensibilitätsdefekte oder Paresen. Durch Befall vegetativer Fasern kann es zu schwerwiegenden Funktionsstörungen wichtiger Organe bzw. Organsysteme kommen, wie des kardiovaskulären Systems, des Gastrointestinal- und des Urogenitaltrakts, der Haut sowie des Skeletts. Es sind damit zum Teil Organe betroffen, die oft durch vaskuläre Komplikationen des Diabetes bereits vorgeschädigt sind.

Die diabetischen Neuropathien lassen sich in 3 Gruppen einteilen:
- symmetrische, überwiegend sensible Neuropathie (SPN),
- autonome Neuropathie (AN),
- asymmetrische, überwiegend motorische Neuropathie (AMN).

Auf das spezielle Gebiet der Hirnnervenparesen, insbesondere der Augenmuskel- und Fazialisparesen, die pathogenetisch eher in die Gruppe der AMN gehören, wird nicht näher eingegangen.

Symmetrische, überwiegend sensible Neuropathie. Die SPN zeigt insgesamt eine eindeutige Korrelation mit der Diabetesdauer und ist bei schlechter Einstellung häufiger und ausgeprägter. Trotzdem kann eine Neuropathie frühzeitig auftreten.

Die sensiblen Reizsymptome und Ausfallerscheinungen beginnen meistens distal und schreiten nach proximal fort. Motorische Ausfälle sind i. allg. geringfügig oder kaum ausgeprägt.

Als wichtiger diagnostischer Hinweis gilt die Trias von sensiblen Reizerscheinungen, Abschwächung bzw. Aufhebung der Vibrationssensibilität und des Achilles –, oft erst im weiteren Verlauf des Patellarsehnenreflexes. Bei der Prüfung der sensiblen Ausfallerscheinungen muß besonders auf die Berührungs-, Schmerz- und Temperaturempfindung geachtet werden, da entsprechende Defekte nicht spontan angegeben werden, jedoch für die Entstehung von Läsionen im Bereich des Fußes bei Diabetikern von großer Bedeutung sind. Ausgeprägte Paresen entwickeln sich meist erst im späteren Verlauf, oft mit Befall der Fuß- und Handmuskeln.

Asymmetrische, überwiegend motorische Mono- bzw. Schwerpunktneuropathie. Die wichtigsten Unterschiede gegenüber der SPN hinsichtlich Entwicklung und Symptomatik sind in Tabelle 71 zusammengefaßt. Den sich meist akut entwickelnden Paresen gehen oft heftige Schmerzen im Oberschenkel- und Hüftgelenkbereich voraus, während Sensibilitätsstörungen nur wenig ausgeprägt sind oder ganz fehlen. Bei Befall der Arme und Hände (N. ulnaris und medianus)

Tabelle 71. Unterschiede von SPN und AMN

	Symmetrische sensible Neuropathie	Asymmetrische Neuropathie
Bevorzugter Diabetestyp	Typ I	Typ II
Lebensalter	Meist jüngere Patienten	Oft ältere Patienten
Pathogenese	Metabolische Störung	Vaskuläre (evtl. metabolische), zusätzlich mechanische oder toxische Faktoren
Überwiegende Lokalisation der Störung	Distal, sensibel	Proximal, motorisch (oft nur diskret sensibel)
Sensible Reizerscheinungen	+ +	+ oder Ø
Autonome Läsionen	+ bis + +	Bisher nicht erkennbar
Korrelation zur Diabeteseinstellung (Stoffwechselführung)	+ +	Umstritten, bisher nicht evident (aber: symptomarme Diabeteserkrankungen erschweren Beurteilung)
Prognose	Häufig Progredienz der Ausfallerscheinungen und der autonomen Defekte	Relativ gut, meist Rückbildung

ist die Entwicklung meistens allmählicher. Das Allgemeinbefinden kann stark beeinträchtigt sein mit Hinfälligkeit, Inappetenz und Gewichtsverlust.

Eine eindeutige Abhängigkeit dieser Neuropathieform von der Dauer und Einstellung des Diabetes ließ sich, im gewissen Gegensatz zur SNP, nicht nachweisen. Die Symptomarmut der diabetischen Stoffwechselstörung bei älteren Patienten erschwert jedoch die Erkennung derartiger Zusammenhänge. Wahrscheinlich ist das Nervengewebe außerdem gegenüber mechanischen Irritationen anfälliger als bei Stoffwechselgesunden. So gelten im Bereich der Extremitäten bestimmte Stellen als Prädilektionsorte, wie der Ellenbogen für den N. ulnaris, das Handgelenk für den N. medianus und das Fibulaköpfchen für den N. lateralis. Diese Zusammenhänge müssen auch für die Therapie beachtet werden. Bemerkenswert ist ferner das Fehlen einer eindeutigen Korrelation der AMN zur Mikroangiopathie und auch zur SPN und AN was für eine pathogenetische Sonderstellung, wahrscheinlich auf vaskulärer Basis, spricht.

Differentialdiagnose. Bei SPN kommen v. a. neurologische Störungen anderer Genese in Betracht:

- Funikuläre Spinalerkrankungen als Folge einer Vitamin-B_{12}-Resorptionsstörung durch Intrinsic-Faktormangel; die perniziöse Anämie kommt ohnehin überzufällig häufig bei Diabetikern vor (s. Anhang A, S. 443);
- Vitamin-B_{12}-Mangel infolge anderweitiger Resorptionsstörungen (Zöliakie – ebenfalls mit insulinbedürftigem Diabetes assoziiert –, chronische Pankreatitis u. a.);
- pharmakainduzierte Neuropathie (Diphenylhydantoin, Furantoin, Isoniazid);
- Alkoholabusus, der auch zu autonomen Läsionen führen kann;
- Friedreich-Ataxie;
- amyotrophe Lateralsklerose.

Bei AMN sind v. a. mechanische Faktoren bzw. die Erkrankungen des Bewegungsapparats zu berücksichtigen, die bei Diabetikern gehäuft vorkommen:

- Karpaltunnelsyndrom,
- Periarthritis humeroscapularis,
- Ischiasneuritis bzw. Diskusprolaps,
- Tumorkompression (Genitaltumoren usw.).

Therapie. Die Kompensation des Diabetes ist als entscheidende Maßnahme anerkannt. Es sollen möglichst normoglykämische oder annähernd normale Werte erreicht werden. Schwierigkeiten der Diabeteseinstellung lassen sich häufig beheben, wenn unter weitgehender Verwendung von NI 3- bis 4mal täglich injiziert wird, und zwar mindestens für mehrere Monate, u. U. sogar für dauernd (s. 6.7).

Wenn die Stoffwechsellage trotz Mehrfachinjektion unbefriedigend bleibt wie bei labilem Diabetes, sind Infusionsgeräte angezeigt. Unter der Pumpenbehandlung wurde nicht nur die Nervenleitgeschwindigkeit gebessert. Es bildeten sich auch Paresen, sensible Reizerscheinungen, Schmerzen und auch nicht fortgeschrittene autonome Störungen zurück (s. Gries et al. 1986).

Eine Insulintherapie empfiehlt sich bei Neuropathiepatienten auch dann, wenn der Diabetes unter oraler Therapie zwar gut eingestellt ist, aber die Beschwerden trotzdem nicht beeinflußt werden können.

Ein erhebliches Untergewicht, wie es häufiger bei schwerer Neuropathie zu finden ist, verbunden mit Frustration und depressiver Stimmung, erfordert außer einer Psychopharmakatherapie eine kalorienreiche Kost. Gewichtsanstieg und besserer Allgemeinzustand pflegen sich auf die Gesamtsituation und damit auch auf die Parästhesien und Schmerzen vorteilhaft auszuwirken.

Scheinbar paradox und mit den bisherigen Vorstellungen nicht vereinbar ist das Auftreten einer Neuropathie ausgerechnet zu dem Zeitpunkt, wenn ein schlecht eingestellter Diabetes erstmals unter Insulintherapie kompensiert werden konnte.

Die Regenerationsfähigkeit der ausgeprägten neurologischen Läsionen ist i. allg. trotz befriedigender Stoffwechseleinstellung begrenzt. Subjektive Symptome wie Parästhesien, „burning feet", Schmerzen können sich bereits nach wenigen Wochen bessern oder ganz zurückbilden oder erweisen sich in anderen Fällen trotz inzwischen günstiger Stoffwechsellage als hartnäckig, besonders wenn es sich um intensive und bereits langanhaltende Beschwerden handelt. Dies trifft v. a. für Langzeitdiabetiker mit ausgeprägter Retino- und Nephropathie zu.

Geringere Sensibilitätsdefekte bilden sich häufig völlig oder aber nur teilweise zurück, ausgeprägte Läsionen sind dagegen im Gegensatz zu den sensorischen Symptomen nicht reversibel. Das gleiche gilt für schwere autonome Defekte.

Eine Verzögerung der Nervenleitgeschwindigkeit wird bereits bei neuentdecktem dekompensiertem Diabetes gefunden. Sie bessert sich unter der Insulintherapie und BZ-Senkung. Offensichtlich handelt es sich in diesem Stadium um eine funktionelle Störung, die möglicherweise Vorläufer späterer organischer Veränderungen ist.

Pharmakotherapie

Analgetika. Angesichts der oft sehr hartnäckigen und v. a. nächtlichen Beschwerden ist die Halbwertszeit der Substanzen zu berücksichtigen. Das Einnahmeintervall darf nicht länger als die Wirkungszeit des Pharmakons sein. Das Präparat muß daher in entsprechenden regelmäßigen Abständen verabreicht werden, so daß es nicht zu Abklingphasen und Schmerzintensivierung kommt.

Bei anhaltenden und ausgeprägten Schmerzen hat sich die Kombination mit leichten bis mittelschweren Neuroleptika bewährt. Wegen der Orthostaseneigung einiger Neuropathiepatienten sind Blutdruckmessungen, besonders zu prekären Zeiten wie dem morgendlichen Aufstehen, notwendig. Depressive Verstimmungen und auch die Intensität der Schmerzen und Parästhesien können durch Thymoleptika günstig beeinflußt werden.

Weitere Pharmaka wie Diphenylhydantoin und besonders Carbamazepin werden heute wieder häufiger empfohlen.

Eine wirksame Bekämpfung der Schmerzen und Parästhesien erfordert wegen der Chronizität der Beschwerden, der Bevorzugung der Nacht und der depressiven Stimmungslage ein individuelles und überlegtes Vorgehen sowie ein ausreichendes Maß an Geduld. Die Frustration erstreckt sich oft nicht nur auf den Patienten, sondern auch auf den behandelnden Arzt. Die Verabreichung von Analgetika reicht meistens nicht aus. Es muß darüber hinaus der Allgemeinzustand gebessert und die Hoffnungslosigkeit des Patienten beseitigt werden.

Vitamine. Seit Jahrzehnten werden Vitaminpräparate infundiert, injiziert oder oft jahrelang oral zugeführt. Ein Rückblick zeigt, daß alle B-Vitamine einzeln (B_1, B_2, B_6, B_{12}), in Kombination oder als Komplex etwa in der Reihenfolge ihrer Entdeckung angewandt wurden, bisher jedoch ohne nachweisbaren Erfolg. Das gleiche gilt bisher für die viel verwendete Thioctsäure (s. aber Mayer et al.)

Trotz der fehlenden rationalen Begründungen werden Vitamine, von denen man sich pharmakodynamische Wirkungen erhofft, über lange Zeit und in großen Mengen verordnet. Zweifellos handelt es sich bei der während einer Vitamintherapie zu beobachtenden Rückbildung der Beschwerden zum Teil um Spontanremissionen der Neuropathie, um die Auswirkungen der günstigen Diabeteseinstellung und schließlich um Suggestiv- bzw. Placeboeffekte. Die Erfolgsquote für Beschwerden wie sensible Reizerscheinungen liegt für Placebo bekanntlich bei 50%.

Die Vitaminapplikation dient demnach nicht der Substitution etwa vorhandener Mangelzustände. Mit Vitamindefiziten ist im übrigen bei Diabetikern nicht häufiger zu rechnen als bei Stoffwechselgesunden. Ausnahmen sind Malassimilationssyndrome, etwa bei gleichzeitiger chronischer Pankreatitis oder Zöliakie, seltener oder wenig ausgeprägt bei diabetischer Enteropathie (s. Kap. 12). Vitamine sind ferner bei der sog. neuropathischen Kachexie indiziert, die sich als Folge ungenügender Nahrungszufuhr entwickelt. Eine Vitamin-B_{12}-Therapie ist selbstverständlich auch bei der überzufällig häufigen Kombination mit perniziöser Anämie erforderlich. Es gibt bisher jedoch keine Hinweise, daß ein Vitaminmangel in der Pathogenese der diabetischen Neuropathie eine Rolle spielt.

Präparate zur Besserung der Blutzirkulation sind bei den Neuropathien vaskulärer Genese, also der sog. AMN versucht worden, jedoch bisher ohne Erfolg. Dies gilt auch für Substanzen, welche die „Fließeigenschaften" des Blutes bzw. die Blutviskosität günstig beeinflussen sollen.

Physikalische Maßnahmen sind nur begrenzt wirksam. Eine Elektrotherapie mit Galvanisierung ist auch bei den überwiegend proximalen Paresen der AMN nutzlos.

Schwere Paresen erfordern eine vorsichtige Mobilisation, anfangs mit passiven, später mit aktiven Bewegungsübungen unter allmählich steigender Belastung.

Im akuten Stadium muß die betreffende Gliedmaße sorgfältig gelagert, jede Überlastung durch intensive Übungen und Massage vermieden werden, damit es zu keiner Exazerbation der Schmerzen kommt. – Die seltenen persistierenden Paresen und die Defektzustände erfordern eine orthopädische Versorgung.

Die Besserung eines reduzierten Allgemeinzustandes ist wegen der Diabeteskompensation für viele Patienten eine entscheidende Voraussetzung für eine günstige Beeinflussung der Neuropathie. In besonderem Maße gilt dies für Patienten mit der sog. neuropathischen Kachexie, die durch starkes Untergewicht, chronische Schmerzen, hartnäckige Parästhesien, Schlaflosigkeit, depressive Stimmungen, Inappetenz, Orthostase und u. U. nächtliche Diarrhöen charakterisiert ist und durch die Verzweiflung des Patienten wegen Fehlens einer wirksamen Therapie verschlimmert wird. Selbstverständlich kann die Diagnose „neuropathische Kachexie" erst nach sorgfältigem Ausschluß eines Neoplasmas gestellt werden.

Autonome Neuropathie einschließlich der autonomen Störung bei SPN. Die Störungen sind häufig zunächst klinisch weitgehend „stumm", lassen sich jedoch durch besondere Tests erfassen. Eine frühzeitige Erkennung ist notwendig, da die Läsionen in späteren Stadien wahrscheinlich nicht reversibel sind und gravierende Organstörungen zur Folge haben, die häufig für eine ungünstige Prognose entscheidend verantwortlich sind (Tabelle 72).
Die klinischen Manifestationen der AN liegen sowohl im Bereich der Peripherie wie auch der viszeralen Organe:

peripher: Komponente des diabetischen Fußes, neuropathischer Fuß, diabetische Arthropathie, Schweißsekretionsanomalien, Störung der Hauttrophik;

viszeral: Ösophagusmotilitätsstörung, Gastroparese bzw. -ektasie, Diarrhö, Motilitätsstörung der Gallenblase, Blasenlähmung, Impotenz, orthostatische Hypotonie, weitere kardiovaskuläre Funktionsstörungen.

Die therapeutischen Implikationen werden im folgenden und in den der Organmanifestation entsprechenden Abschnitten abgehandelt.

Störungen der Schweißsekretion. Sie finden sich bei ausgeprägter SPN besonders im Bereich der unteren Extremitäten, da autonome Fasern zusammen mit dem N. tibialis und dem N. medianus verlaufen.

Anhidrose. Unter Umständen geht eine Hyperhidrose infolge Schädigung parasympathischer Fasern voraus. Später ist die Haut, insbesondere im Bereich der Unterschenkel und Füße, auffallend trocken, rissig, und anfällig gegenüber bakteriellen und mykotischen Infektionen, zumal bei weiteren trophischen und gleichzeitigen vaskulären Störungen (s. 11.7).
Hautpflege, häufige Inspektion und frühzeitige Therapie, auch etwa auftretender mechanischer Läsionen, stehen im Vordergrund.

Tabelle 72. Organstörungen bei AN. (Nach Sauer H (1982))

Organ	Art der Störung	Beschwerden bez. Folgen	Besondere Hinweise
Gastrointestinaltrakt			
Ösophagus	Motilitätsstörungen	Selten Druckgefühl, Schluckbeschwerden	–
Magen	Hypo- bzw. Atonie mit Gastroparese bzw. Gastrektasie	Völlegefühl, Übelkeit, Vomitus, Retention von Mageninhalt	Unregelmäßige Nährstoff- bzw. KH-Resorption
Dünndarm	Atonie, zeitweise Hyperperistaltik	Episodisch auftretende Diarrhöen, im Intervall Obstipation	s. Text
Kolon (?)	Atonie ⎯⎯ umstritten	Obstipation	
Sphincter ani	Verminderter Tonus	Inkontinenz	
Gallenblase	Dyskinesie, Atonie	–	–
Urogenitaltrakt			
Harnwege	Neurogene Blasenstörung (Atonie)	Verminderter Harndrang, Harnretention, Neigung zu Harnwegsinfekten	Infektbedingte Diabetesdekompensation; raschere Nephropathieprogredienz infolge Pyelonephritis (?)

Genitale	Schädigung parasympathischer Fasern im Bulbus cavernosus	Impotenz, besonders Erektionsschwierigkeiten	Charakteristisch: langsame Entwicklung innerhalb von etwa 6–24 Monaten (DD psychogene Ursachen)
	Defekte sympathische Innervation des Sphincter internus	Retrograde Ejakulation Anorgasmie bei Frauen?	Bei Männern häufig Kombination mit neurogener Blasenstörung
Herz-Kreislauf-System			
Kardial	Schädigung autonomer Fasern bis zur „kardialen Denervierung"	Tachykardie 100–110, selten bis 130, verminderte Heart-rate-Variationsrate (HRV), schmerzloser Myokardinfarkt,	Tachykardie vieldeutig, s. Text
Kardiorespiratorisch		Plötzliche Todesfälle bei jungeren Diabetikern (Atemstillstand, Asystolie?)	Gefährdung anläßlich Narkose, Operationen, Bronchopneumonien
Blutdruckregulation	Schädigung sympathischer Fasern	Orthostatische Hypotension	s. Text
Endokrines System			
Inselzellsystem	Defekte der vagalen Innervation der A-Zellen?	Insuffiziente Glukagonsekretion bei Hypoglykämie	Gesteigerte Insulinempfindlichkeit, Hypoglykämie ohne „vegetative" Warnsymptome (?)
Katecholaminsekretion		Ungenügende Katecholaminsekretion	

Hyperhidrose. Es handelt sich hier, v. a. im Rumpfbereich, um einen thermoregulatorischen Kompensationsvorgang, da die große Hautoberfläche im Bereich der unteren Extremitäten wegen der Anhidrose weitgehend ausfällt. Intensive und lästige Schweißausbrüche treten hauptsächlich nachts auf. Medikamentös sind diese Störungen kaum zu beeinflussen. Eine leichte Bettdecke ist empfehlenswert, kann aber die Schweißausbrüche nicht verhindern und sogar ein unangenehmes Kältegefühl nach einer Transpirationsphase verursachen.

Eine für die AN außerordentlich charakteristische Schweißstörung ist das „gustatory" bzw. „facial sweating", das sich während des Essens, besonders während des Kauens, in Form profuser Schweißausbrüche im Gesichts- und Halsbereich manifestiert. Da dieses Symptom durch bestimmte Nahrungsmittel wie einige Käsesorten, Pilze und essighaltige Speisen begünstigt oder sogar ausgelöst wird, bleibt außer der Stoffwechselkorrektur die einzige Maßnahme, deren Verzehr zu meiden.

Die neuropathischen Störungen sind außer der Angiopathie der entscheidende Faktor für die im Fuß- und auch Unterschenkelbereich auftretenden Komplikationen. Eine sympathische Denervierung führt zur maximalen Erweiterung der terminalen Strombahn. Die Haut ist gerötet und warm, bei gleichzeitiger Gefäßobliteration jedoch kühl und livide-rötlich. Die gestörte Trophik manifestiert sich als atrophische, rissige Haut, in Form von Rhagaden und Fissuren, Hyperkeratosen, ferner als persistierendes Ödem am Fuß- und Handrücken und schließlich durch die Entwicklung von z. T. schwarz-bläulichen Blasen, ferner torpiden infizierten Ulzera im Bereich der Fußsohle ähnlich wie das Mal perforant (bei Tabes dorsalis). Sorgfältige Inspektion der Füße bei Neuropathie und umgekehrt neurologische Untersuchung bei Fußläsionen sowie vorbeugende Maßnahmen sind von entscheidender Bedeutung (s. 11.7).

Orthostase. Die wichtigste Ursache ist eine Schädigung der Sympathikusfunktion und die Unfähigkeit, durch erhöhten peripheren Widerstand und Anstieg der Pulsfrequenz das Versacken des Bluts und das verminderte Herzminutenvolumen während des Stehens zu kompensieren. Kriterien sind der Abfall des systolischen Blutdrucks während des Stehens um 30 mmHg bzw. auf 80 mm Hg und weniger sowie das Auftreten der typischen Orthostasesymptome und deren Korrelation mit dem Blutdruckabfall.

Die Behandlung besteht in physikalischen Maßnahmen sowie in der Verabfolgung bestimmter Pharmaka.

Physikalische Maßnahmen. Elastische Strümpfe, um den Rückfluß des venösen Blutes zu beschleunigen und dem Absacken während des Stehens entgegenzuwirken.

Außerdem soll versucht werden, das Kopfende des Bettes bis zur Toleranzgrenze zu erhöhen, i. allg. um etwa 15%, damit sich während der nächtlichen Bettruhe die Hirnareale an einen niedrigen Perfusionsdruck adaptieren. Auf diese Weise kann es auch zur Stimulation des Renin-Angiotensin-Aldosteron-Systems mit Natriumretention und Zunahme des Plasmavolumens kommen – ein Mechanismus, der jedoch ausgerechnet bei den meisten der betroffenen Diabetiker wegen der autonomen Defekte nicht funktioniert.

Pharmaka. Fludrocortison führt über eine Vermehrung des Plasmavolumens zum Blutdruckanstieg. Das Präparat muß, unter häufiger Blutdruckkontrolle, meist niedrig dosiert werden (0,1 mg tgl.), da andernfalls Hypertonie im Liegen und Ödeme resultieren können.

Midodrin kommt versuchsweise ebenfalls in Betracht. Falls während des Liegens eine Hypertonie auftritt, kann diese mit β-Blockern verhindert werden.

Dihydroergotamin wirkt über eine Stimulation der α-Rezeptoren im Bereich der Blutgefäße. Obgleich die Substanz *selektiv* vasokonstriktorisch wirkt, muß gelegentlich mit unerwünschtem Blutdruckanstieg gerechnet werden.

Auch Etilefrin und Norfenefrin können versucht werden.

Störung der Blasenfunktion. Zugrunde liegt eine Schädigung der entsprechenden viszeralen autonomen Fasern. Trotz zunehmender Füllung wird erst relativ spät Harndrang verspürt, so daß sich die Intervalle zwischen den Miktionen erheblich verlängern. Auf die Dauer entwickelt sich eine Überdehnung der Harnblase. Im weiteren Verlauf führt eine Detrusorschwäche zu Störungen der Entleerung mit

Restharn. Die Gefahr einer Infektion bleibt – außer bei älteren Patienten – gering, solange die Restharnmenge nicht zu groß ist.

Routinefragen bei Verdacht auf neurogene Blasenstörung:
- Fehlender morgendlicher Harndrang, besonders bei dekompensiertem Diabetes, der erfahrungsgemäß zur Polyurie und Nykturie führt?
- Auffallend lange Intervalle zwischen den Miktionen?
- Entleerung großer Harnmengen ohne vorherigen Harndrang?
- Startschwierigkeiten?
- Schwächerer Harnstrahl, Harnträufeln?
- Symptome einer Überlaufblase? (im fortgeschrittenen Stadium).

Für eine neurogene Genese der Blasenstörungen sprechen weitere Symptome einer autonomen oder eine gleichzeitige ausgeprägte SPN. Restharnbestimmung, evtl. Urographie, Zystomanometrie, elektrophysiologische Untersuchung, Prostatauntersuchungen dienen der Abgrenzung gegenüber Prostata- und anderen urologischen Erkrankungen.

Therapie. Ein Behandlungsversuch mit dem α-Blocker Phenoxybenzamin ist angezeigt. Bei Diabetikern müssen jedoch die Nebenwirkungen besonders beachtet werden. Die Orthostasereaktionen treffen insofern auf ein ungünstiges Terrain, als die der Blasenatonie zugrundeliegende autonome Neuropathie als solche zu einem orthostatischen Blutdruckabfall führen kann. Bei Männern kommt es öfter zu einem Verlust der Ejakulationsfähigkeit, wie er allerdings nicht für die Neuropathie charakteristisch ist. Ferner gelten fortgeschrittene zerebrale und koronare arterielle Verschlußkrankheit, die bei schwerer Neuropathie ohnehin häufiger auftreten, zu den Kontraindikationen von Phenoxybenzamin.

Kontrollen des Harnstatus sind wegen der besonderen Dringlichkeit einer rechtzeitigen Therapie von Harnwegsinfektionen erforderlich (s. Kap. 11.3).

Potenzstörungen. Die Erektionsschwäche steht im Vordergrund. Sie manifestiert sich bei 30–50% der Patienten bereits in den ersten 5–10 Diabetesjahren, nicht selten auch später. Der Störung liegt eine Läsion der Pudendusfasern zugrunde. Die Theorien über einen primären oder sekundären Sexualhormonmangel sind widerlegt, so daß die früher ohnehin erfolglos praktizierte Substitutionstherapie verlassen wurde.

Allerdings muß auch beim Diabetes häufiger als oft vermutet mit psychogenen Störungen gerechnet werden. Da in diesem Falle therapeutische Ansatzpunkte gegeben sind, soll die Situation ausführlich mit dem Patienten besprochen und ggf. dementsprechend psychotherapeutisch behandelt werden.

Gelegentlich kann als Ursache eine u. U. ausführliche, jedoch nicht adäquate Aufklärung durch andere Patienten, Schrifttum oder auch Ärzte eruiert werden, wie die folgende *Kasuistik* zeigt:
Ein etwa 20jähriger Mann mit neuentdecktem insulinbedürftigem Diabetes berichtet über plötzliches Auftreten einer Erektionsschwäche und ist überzeugt, daß es sich um eine diabetische Impotenz handelt – trotz kurzer Diabetesdauer und jüngeren Lebensalters. In einem längeren Gespräch stellt sich heraus, daß er kurz vorher in der Ambulanz Zeuge einer Patientendiskussion über Potenzprobleme bei Diabetikern war. Die Unterhaltung hatte ihn stark beunruhigt. Anläßlich des nächsten Verkehrs traten erstmals Schwierigkeiten auf, die sich in der Folgezeit offensichtlich wegen seiner zunehmenden Verunsicherung verstärkten. Nach eingehender Erörterung der psychologischen Situation blieben weitere Potenzstörungen aus.
Zweifellos werden Patienten, bei denen sich die ersten Anzeichen einer diabetischen Impotenz bemerkbar machen, durch die Registrierung der Erektionsschwäche und durch das Wissen um die Potenzprobleme zusätzlich irritiert und verlieren das Selbstvertrauen.

Seltener kommt es zur retrograden Ejakulation. Das Ejakulat wird dabei infolge einer Kontraktionsschwäche von M. sphincter vesicae und internus retrograd in die Blase befördert.
Bei zahlreichen Diabetikern mit Störungen der Potenz ergeben sich keine weiteren Hinweise auf eine Neuropathie, so daß immer wieder daran gezweifelt wurde, ob tatsächlich alle Potenzstörungen neurogener Genese sind. Neuere Studien haben jedoch gezeigt, daß autonome Defekte relativ frühzeitig und vor Manifestation einer peripheren Neuropathie auftreten können. Die neurale Genese ist im Einzelfall allerdings schwer zu beweisen, besonders wenn es sich um die einzig neuropathieverdächtige Manifestation handelt (Tabelle 73). Für eine neurogene Genese sprechen folgende Umstände:

- eine über Jahre gehende allmähliche Zunahme der Störung,
- gleichzeitig periphere SPN und andere autonome Defekte,
- das Fehlen morgendlicher und nächtlicher Erektionen während der REM-Phase,
- fehlende Hinweise auf psychogene Störungen.

Komplex ist die Situation, wenn bei geringem Nachlassen der Potenz Minderwertigkeitsgefühle und Furcht vor Versagen zu einer

Tabelle 73. Tests zur Beurteilung der Impotenz (anamnestisch: ungenügende Erektion und normale Libido). (Aus Barnett u. Desautels 1985)

Untersuchungen	Primär neurogen	Primär vaskulär	Primär psychogen
Tiefe Sehnenreflexe	0 oder ↓[a]	Normal	Normal
Tonus des Sphincter ani	↓[a]	Normal	Normal
Bulbus-cavernosus-Reflex	0 oder ↓[a]	Normal	Normal
Penisblutdruck	↓ oder normal	↓[a]	Normal
Nächtliche Penistumeszenz	0 oder ↓[a]	0 oder ↓[a]	Normal

[a] Vermindert bzw. angeschwächt

vollständigen und damit überwiegend psychogenen Impotenz führen.

Die Möglichkeiten prothetischer Hilfsmittel wie Penisprothesen, die auch von der Akzeptanz durch den Patienten und seine Partnerin her begrenzt sind, sollten mit einem auf diesem Gebiet erfahrenen Urologen besprochen werden.

Nachdem früher die vaskuläre Genese von den meisten Autoren als relativ seltene Ursache einer Impotenz angesehen wurde, haben moderne Kreislauffunktionsmethoden und angiographische Studien gezeigt, daß mit Verschlüssen in den zuführenden Arterien und damit einer nachweisbaren Minderdurchblutung häufiger gerechnet werden muß. Wie oft sich daraus ein erfolgversprechender therapeutischer Ansatz im Hinblick auf etwaige gefäßchirurgische Eingriffe ergibt, läßt sich noch nicht überblicken.

Eines besonderen Hinweises und mehr Beachtung als bisher bedarf bei Patienten mit Impotenz die übrige, nicht den Diabetes betreffende Medikation. Dies gilt für Psychopharmaka, z. B. Benzodiazepine, besonders aber für die oft verordneten Antihypertensiva (einschließlich der Diuretika), bei denen auch die Blutdrucksenkung berücksichtigt werden muß, falls eine ungenügende Blutversorgung im genitalen Bereich vorliegt.

Als Pendant zu den Potenzstörungen bei Männern wurde bei *Diabetikerinnen* über häufigeres Vorkommen einer *Anorgasmie* berichtet und eine neurogene Genese vermutet. Die Beobachtungen bedürfen aus methodischen Gründen der Bestätigung, da wegen des multifaktoriellen Charakters des Symptoms Anorgasmie der Vergleich mit stoffwechselgesunden Frauen Schwierigkeiten bereitet.

Literatur (zu 11.4)

Aldose Reductase and the Complications of Diabetes Mellitus. Proceedings of a Symposium. Diabet Med 2: 185–212 (1985)

Barnett DM, Desautels RE (1985) Sexual dysfunction in diabetes. In: Marble A et al. (eds) Joslin's diabetes mellitus, 12th edn. Lea & Febiger, Philadelphia, pp 686–697

Bauer H, Seitz D (1966) Diabetes mellitus und Nervensystem. Dtsch Med Wochenschr 17: 639–45

Bischoff A (1963) Die diabetische Neuropathie. Thieme, Stuttgart

Bischoff A (1968) Diabetische Neuropathie: Pathologische Anatomie, Pathophysiologie und Pathogenese aufgrund elektronenmikroskopischer Untersuchungen. Dtsch Med Wochenschr 93: 237–241

Böninger Ch (1981) Zur Diagnostik der sogenannten kardialen Denervation bei autonomer Neuropathie. Akt Neurol 8: 14–21

Boulton AJM, Drury J, Clarke B, Ward JD (1982) Continous subcutaneous insulin infusion in the management of painful diabetic neuropathy. Diabetes Care 5: 386

Clarke BF, Ewing DJ, Campbell IW (1979) Diabetic autonomic neuropathy. Diabetologia 17: 195–212

Clements RS (1979) Diabetic neuropathy – New concepts of its etiology. Diabetes 28: 604–611

Dieterle P (1978) Neurologische Störungen beim Diabetes mellitus. Med Klin 73: 224–230

Ellenberg M (1970) Neuropathy in diabetes mellitus: Theory and practice. McGraw-Hill Book Comp; 822–847

Ellenberg M (1974) Diabetic neuropathic cachexia. Diabetes 23: 418–423

Ewing DJ, Clarke BF (1982) Diagnosis and management of diabetic autonomic neuropathy. Br Med J 285: 916–19

Ewing DJ, Martyn CN, Young RJ, Clarke BF (1985) The value of cardiovascular autonomic function tests: 10 years experience in diabetes. Diab Care 8; 491–498

Faerman I, Maler M, Jadzinsky M, Alvarez E, Fox D, Zilbervarg J, Cibeira JB, Colinas R (1971) Asymptomatic neurogenic bladder in juvenile diabetics. Diabetologica 7: 168–172

Faerman I, Faccio E, Milei J, Nunez R, Jadzinsky M, Fox D, Rapaport M (1977) Autonomic neuropathy and painless myocardial infarction in diabetic patients. Diabetes 26: 1147–1158

Fraser DM, Campbell IW, Ewing DJ, Clarke BF (1979) Mononeuropathy in diabetes mellitus. Diabetes 28: 96-101

Gries FA, Cicmir I, Berger H (1986) Diabetische autonome Neuropathie am Herzen - Klinische Zeichen und diagnostische Möglichkeiten. In: Gleichmann U, Sauer H, Petzoldt R, Mannebach H (Hrsg): Herz und Diabetes. Steinkopff, Darmstadt

Grüneklee D, Cicmir I, Berger H, Morguet A, Gries FA (1980) Fortschritte in der Diagnostik der diabetischen autonomen Neuropathie. Therapiewoche 30: 8420-8426

Hosking DJ, Bennett T, Hampton JR (1978) Diabetic autonomic neuropathy. Diabetes 27: 1043-1054

Krönert K, Luft D, Eggstein M (1983) Die diabetische Neuropathie des autonomen Nervensystems. Dtsch med Wochenschr 108: 749-753

Mandelstam P, Siegel CI, Lieber A, Siegel M (1969) The swallowing disorder in patients with diabetic neuropathy-gastroenteropathy. Gastroenterol 56: 1

Mayer P, Cicmir I, Ziegler D, Gries FA (1986) Ist eine hochdosierte parenterale Langzeittherapie mit Thioctsäure oder Vitamin B_1 bei Patienten mit diabetischer Polyneuropathie sinnvoll? Akt Endokr Stoffw 7; 94

Page M, Watkins PJ (1976) Provocation of postural hypotensin by insulin in diabetic autonomic neuropathy. Diabetes 25: 90-95

Pirart J (1965) Diabetic neuropathy: A metabolic or a vascular disease? Diabetes 14: 1-9

Sauer H (1982) Diabetes. In: Janzen R, Kühn HA (Hrsg) Neurologische Leit- und Warnsymptome bei inneren Erkrankungen. Thieme, Stuttgart

Strian F, Haslbeck M (1986) Autonome Neuropathie bei Diabetes mellitus. Thieme, Stuttgart

Ward JD (1985) Diabetic neuropathy. In: Alberti KGMM, Krall LP (eds): The Diabetic Annual/1. Elsevier, Amsterdam, New York, Oxford pp 288-308

Willms B, Talaulicar M, Deuticke U, Kunze E (1979) Diabetische neuropathische Kachexie. Dtsch Med Wochenschr 104: 775-778

11.5 Makroangiopathie

Von der hohen kardiovaskulären Mortalität bei Diabetikern (etwa 70-80%) entfallen etwa ⅔ auf kardiale Komplikationen, ⅙ auf zerebrovaskuläre Störungen, dagegen weniger als ¹⁄₁₀ auf die diabetische Nephropathie. Im Vergleich zu Stoffwechselgesunden sind Frauen genauso häufig betroffen wie Männer und deshalb durch den Diabetes besonders gefährdet. Die ungünstige Prognose für die Diabetiker insgesamt wird demnach nicht nur durch die spezifische Mikroangiopathie bestimmt, sondern mehr noch durch die arterielle Verschlußkrankheit. Dies gilt v. a. für das mittlere und höhere Erwachsenenalter, nicht dagegen für unter 35- bis 40jährige Diabetiker, die in erster Linie an den Folgen der Nephropathie leiden. Arteriosklerotische Gefäßprozesse werden beim Diabetiker als Pendant zur Mikroangiopathie, häufig jedoch nicht ganz zu Recht als Makroangiopathie bezeichnet. Qualitativ unterscheiden sich die Veränderungen nicht wesentlich von denen bei Stoffwechselgesunden, zeichnen sich jedoch durch frühzeitiges Auftreten und stärkere und diffuse Ausbreitung aus. Ferner sind sie besonders im Bereich der unteren Extremitäten, aber auch des Herzmuskels und der Niere, mehr in den peripheren Gefäßbezirken lokalisiert und durch Hyalinosen und Obliteration der Arteriolen charakterisiert. Typisch sind ferner die Verkalkungen der Arterienwand im Bereich der Tunica media, die sog. Mediasklerose, die sich röntgenologisch als röhrenförmige Verdichtungen darstellen und mit der peripher lokalisierten arteriellen Verschlußkrankheit korreliert sind.

Die Pathogenese der Arteriosklerose ist wie bei Nichtdiabetikern komplex und multifaktoriell:
- Hypertonie,
- LDL-Hyperlipoproteinämie (Hypercholesterinämie), Vermehrung des LDL- und Verminderung des HDL-Cholesterins
- VLDL-Hyperlipoproteinämie (Hypertriglyzeridämie),
- Hyperglykämie (wahrscheinlich nur für den peripheren Verschlußtyp),
- erhöhte Blutviskosität und gesteigerte Thrombozytenaggregation, erhöhte Erythrozytenrigidität,
- Nikotinabusus,
- Heredität.
- Assoziiert sind: Überernährung und Übergewicht, wenn dadurch eine Hypertonie, eine Hyperlipoproteinämie oder eine Hyperglykämie begünstigt werden.

Auch die Hyperinsulinämie wird in den letzten Jahren als Risikofaktor diskutiert. Eine *relative* – endogene – Hyperinsulinämie weisen zahlreiche adipöse Typ-II-Patienten auf, besonders in den ersten Diabetesjahren. Absolut erhöhte Konzentrationen (exogenen) Insulins finden sich außerdem häufig bei gut eingestellten Insulinpatienten.

Die Ursache für die diabetestypische periphere Lokalisation der vaskulären Prozesse ist bis heute nicht eindeutig erklärt. Ihre Korrelation mit der Diabetesdauer spricht für eine metabolische Genese und damit vielleicht sogar für eine Diabetesspezifität (Janka et al. 1984). Die Hyperglykämie wäre daher für diesen Gefäßbereich ein Risikofaktor erster Ordnung.

Die Prognose der arteriellen Verschlußkrankheit wird nicht nur durch die Lokalisation, sondern auch durch die oft gleichzeitig bestehende Mikroangiopathie (siehe Nephropathie, 11.3) und Neuropathie ungünstig beeinflußt, besonders durch die autonomen Läsionen, die zu schwerer Beeinträchtigung der Kreislaufregulation führen können.

Die Gefährdung des Diabetikers durch zerebrale Ischämien wird noch unterschiedlich beurteilt. Als unumstrittener, wenn nicht sogar entscheidender Faktor gilt jedoch besonders bei Frauen die Hypertonie. Der Einfluß der Hyperglykämie ist weniger eindeutig. Auch die Frage, ob ähnlich wie in der Peripherie auch im Hirn bevorzugt kleinere Gefäße betroffen sind, ist noch nicht eindeutig entschieden.

Eine größere Häufigkeit von Doppler-sonographisch nachgewiesenen Karotisstenosen hat sich im Rahmen der Schwabinger Studie ergeben, wie im übrigen auch eine eindeutige Assoziation eines erhöhten Plasmainsulins zu den Manifestationen der Makroangiopathie (Janka 1986). Kuebler et al. (1983) fanden dagegen bei Diabetikern mit Karotisstenose niedrigere Plasmainsulinwerte und außerdem eine positive Korrelation mit den Risikofaktoren Hochdruck und Hypercholesterinämie, eine negative mit dem Körpergewicht, keine dagegen mit der Hyperglykämie.

Therapeutische Konsequenzen. Präventive Maßnahmen stehen wie bei der Mikroangiopathie an erster Stelle. Sie entsprechen denen bei Stoffwechselgesunden, müssen aber bei Diabetikern mit noch größerem Nachdruck propagiert werden:

- Regelmäßige Blutdruckkontrollen und frühzeitige antihypertensive Therapie,
- Normalisierung des LDL-Cholesterins und der Triglyzeride,
- Gewichtnormalisierung,
- körperliche Bewegung,
- Nikotinabstinenz.

Wenn auch die Adipositas selbst wahrscheinlich keinen Risikofaktor darstellt, so sind knappe Kost und Gewichtsabnahme ein entscheidender Beitrag, um die Einstellungschancen für den Diabetes, eine eventuelle Hyperlipoproteinämie und Hypertonie nachhaltig zu bessern.

Was die Hyperglykämie anlangt, so konnte bisher keine eindeutige Korrelation zu den Manifestationen der Makroangiopathie gefunden werden – abgesehen von den besonders von Janka et al. (1984)

erhobenen Befunden, die für eine Abhängigkeit der peripheren Gefäßverschlüsse zumindest von der Diabetesdauer und möglicherweise auch von der Einstellungsqualität sprechen. Darüber hinaus muß die Hyperglykämie ohnehin im Hinblick auf die Mikroangiopathie und Neuropathie korrigiert werden. Der diabetische Fuß (s. 11.7) und die diabetische Kardiopathie (s. 11.9) zeigen, wie ungünstig sich die Kombination mehrerer pathologischer Prozesse prognostisch auswirkt.

Die Prävention soll mit der Diabetesdiagnose, und zwar bereits im jugendlichen Alter einsetzen, da die Mortalität an koronarer Herzkrankheit auch bei jüngeren Patienten, wenn sie das 35.–40. Lebensjahr erreicht haben, hoch ist. Lediglich in höherem Alter sollte weniger rigoros vorgegangen werden (s. Kap. 15).

Pathologische Glukosetoleranz. Besonderes Interesse hat seit jeher das gehäufte Vorkommen von koronarer, peripherer und auch zerebraler (?) Verschlußkrankheit im Zusammenhang mit einer pathologischen Glukosetoleranz bzw. (nach früherer Definition) mit einem subklinischen Diabetes gefunden. Ob die Toleranzstörung als solche ein Risikofaktor ist, ist umstritten und wird zumindest für das männliche Geschlecht eher für unwahrscheinlich gehalten. Nur für Frauen ergab sich aufgrund der 10jährigen Beobachtungszeit im Rahmen der Bedford-Studie (Jarret et al. 1982), daß die pathologische Glukosetoleranz entgegen den bisherigen Vermutungen unabhängig von anderen Risikofaktoren, v. a. der Hypertonie, mit der koronaren Herzkrankheit korreliert. In jedem Fall ist es daher notwendig, die Patienten eingehend im Hinblick auf kardiovaskuläre Risikofaktoren zu untersuchen und ggf. zu beraten.

Literatur (zu 11.5)

Berger M (ed) (1985) Prevalence of small vessel and large vessel disease in diabetic patients from 14 centres. Diabetologia 28 [Suppl]
Bradley RF (1971) Cardiovascular disease. In: Marble A, White P, Bradley RF, Krall LP (eds) Joslin's diabetes mellitus, 7th edn, Lea & Febiger, Philadelphia, p 415

Cachovan M (1981) Konservative Therapie bei Arterienerkrankungen. Intern Welt 10: 410–421

Couturier D (1970) La gastroparésie du diabétique. Journées de diabétologie de l'Hôtel-Dieu. Flammarion, Paris, pp 79–91

Ditscherlein G (1964) Häufigkeit der vaskulär bedingten Todesfälle unter 450 obduzierten Diabetikern. 1960–1963. Dtsch Ges Wes 19: 1957–1959

Ganda OP (1985) Pathogenesis of macrovascular disease including the influence of lipids. In: Marble A, Krall LP, Bradley RF, Christlieb AR, Soeldner JS (eds) Joslin's diabetes mellitus. Lea & Febiger, Philadelphia, pp 217–250

Gottstein U (1976) Zur Pathogenese der Hirnischämie, unter besonderer Berücksichtigung der Risikofaktoren. Internist 17: 1–15

Janka HU, Haupt E, Standl E (1984) Gefäßkrankheiten bei Diabetes mellitus. In: Mehnert H, Schöffling K (Hrsg) Diabetologie in Klinik und Praxis. 2. Aufl. Thieme Stuttgart: 405–429

Janka HU (1986) Arterielle Verschlußkrankheit bei Diabetes mellitus. In: Gleichmann U, Sauer H, Petzoldt R, Mannebach H (Hrsg) Herz und Diabetes. Steinkopff, Darmstadt, S 1–6

Jahnke K, Reis HE, Höhler H (1976) Konservative Therapie und Prophylaxe der Macroangiopathia diabetica. Med Klin 71: 745–759

Jarrett RJ, McCartney P, Keen H (1982) The Bedford Survey: Ten year mortality rates in newly diagnosed diabetics, borderline diabetics and normoglycemic controls and risk indices for coronary heart disease in borderline diabetics. Diabetologia 22: 79–84

Kannel WB, McGee DL (1979) Diabetes and cardiovascular disease. JAMA 19: 2035–2038

Kuebler TW, Bendick PJ, Fineberg SE, Markand ON, Norton JA, Vinicor FN, Clark CM (1983) Diabetes mellitus and cerebrovascular disease. Prevalence of carotid artery occlusive disease and associated risk factors in 482 adult diabetic patients. Diabet Care 6: 274–278

Marks HH, Krall CP (1971) Onset, course, prognosis and mortality in diabetes mellitus. In: Marble A, White P, Bradley RF, Krall LP (eds) Joslin's diabetes mellitus, 11th edn, Lea & Febiger, Philadelphia, p 225

Zusammenfassende Darstellungen

Hild R (1977) Klinik der diabetischen Makroangiopathie. In: Alexander K, Cachovan M (Hrsg) Diabetische Angiopathien. Witzstock, Baden-Baden Brüssel Köln New York, S 150–163

Hild R, Nobbe F (1977) Die diabetische Makroangiopathie. In: Oberdisse K (Hrsg) Diabetes mellitus. Springer, Berlin Heidelberg New York (Handb. d. Inneren Medizin, Bd 7/2, S 189–244)

Janka HU, Mehnert H, Standl E (eds) (1985) Macrovascular disease in diabetes mellitus. Thieme, Stuttgart New York.

11.6 Hyperlipoproteinämie

Die engen Beziehungen zwischen Fett- und KH-Stoffwechsel zeigen sich nicht nur als Häufung einer pathologischen Glukosetoleranz bei bestimmten Hyperlipoproteinämien (HLP), sondern auch umgekehrt als Fettstoffwechselstörung in der Folge eines dekompensierten Diabetes. Hinzu kommt, daß Überernährung und Übergewicht die Manifestation beider Störungen begünstigen.

Bei Diabetikern sind HLP etwa 3mal so häufig wie bei Nichtdiabetikern. Wenn für die Serumtriglyzeride Werte über 200 mg/dl und für Cholesterin über 260 mg/dl als pathologisch angesehen werden, so haben mehr als 30% aller Diabetiker eine HLP. Charakteristisch ist die Vermehrung der triglyzeridreichen Prä-β-Fraktion und damit eine Hypertriglyzeridämie u. U. mit Hyper-Chylomikronämie, demnach mit einer Vermehrung der Transportform der mit der Nahrung zugeführten Triglyzeride.

Als Grundlage für die Erörterung der verschiedenen Formen der HLP gilt zwar meist die Typeneinteilung nach Frederickson (s. Tabelle 74). Daß diese Klassifizierung ätiopathogenetisch nur begrenzt brauchbar ist und in vielen Situationen einen mehr deskriptiven Charakter aufweist, zeigt sich beim Diabetes mellitus besonders deutlich, weil sich die Lipidkonstellationen der primären HLP und einer „sekundären" Fettstoffwechselstörung als Folge des Diabetes überlagern können. Ob eine primäre HLP und welche Form im Einzelfall vorliegt, kann oft erst dann festgestellt werden, wenn die diabetesbedingte Vermehrung der Blutfette nach sorgfältiger Einstellung des Stoffwechsels beseitigt worden ist. Das Vorkommen einer sekundären HLP beim Diabetes darf nicht dazu führen, daß andere Ursachen für eine sekundäre Fettstoffwechselstörung, wie Nieren-, Pankreas- und Lebererkrankungen, Hyperthyreose, Alkoholkonsum oder Gravidität, übersehen werden.

Hyperlipoproteinämien gelten als zusätzliche Risikofaktoren für die arterielle Verschlußkrankheit, sind dagegen ohne Einfluß auf die Mikroangiopathie und Neuropathie. Ein erhöhtes Serumcholesterin mit Zunahme der LDL-Fraktion ist als Risikofaktor erster Ordnung anerkannt, seine Reduzierung beim Diabetes vordringlich. Noch nicht endgültig geklärt ist die Bedeutung der Hypertriglyzeridämie mit Vermehrung der VLDL- bzw. Prä-β-Fraktion. Angesichts der besonderen kardiovaskulären Gefährdung des Diabetikers soll trotz dieser Unklarheiten eine Normalisierung pathologischer Triglyzeridwerte angestrebt werden.

Beim Diabetiker ist sowohl mit einer primären Hyperlipoproteinämie wie mit einer sekundären Form als Folge des Diabetes und schließlich einer Kombination beider zu rechnen. Auf die verminderte Glukosetoleranz bei der primären HLP wird nicht eingegangen.

Sekundäre Hyperlipoproteinämie. Ursache ist der Insulinmangel, der zu einer Synthesesteigerung der Prä-β-Lipoproteine in der Leber und häufig zu einer Hemmung des Abbaus führt. Da diese Fraktion außerdem Cholesterin enthält, kann es auch zu einem begrenzten Anstieg des Cholesterins kommen. Phänotypisch handelt es sich um eine Fettstoffwechselstörung vom Typ IV. Unter *anhaltender* Stoffwechseldekompensation kann eine Hyperchylomikronämie auftreten, da das Insulindefizit die Aktivität der Lipoproteinlipase reduziert und dadurch der Abbau der Chylomikronen verzögert wird. Eine derartige früher als „Hyperlipidämie" (Jahnke 1975) beschriebene Form der Hyperlipoproteinämie, die dem Typ V entspricht, entwickelt sich jedoch v.a. dann, wenn die Kost nicht zu fettarm ist. Bei extremen Hyperlipidämien wurde sogar eine Lipaemia retinalis beobachtet.

Bei schlecht eingestellten Diabetikern sind die β-Lipoproteine meist nur gering erhöht und das wahrscheinlich arterioskleroseprotektive HDL-Cholesterin besonders beim Typ-II-Diabetiker gering vermindert, so daß eine ungünstige LDL-HDL-Relation resultiert.

Eine spezifische Therapie der sekundären HLP erübrigt sich. Der Lipidstatus bessert sich rasch nach Kompensation des Stoffwechsels, gelegentlich jedoch erst dann, wenn eine weitgehende Normoglykämie erreicht ist. Bei gut eingestellten Typ-I- und auch meist bei normalgewichtigen Typ-II-Diabetikern liegen die Blutfette daher im Normalbereich. Die Serumtriglyzeride sind deshalb ebenfalls Indikator für die Qualität der Stoffwechselführung, wenn auch weniger zuverlässig als das HbA_{1c} bez. HbA_1, zumal geringe bis mäßige Hyperglykämien oft ohne HLP einhergehen.

Koinzidenz von Diabetes mellitus und HLP. Auf die seltenen HLP-Typen I und III wird nicht eingegangen. Der Typ IIa, die essentielle Hypercholesterinämie, kommt beim Diabetes mellitus nicht gehäuft vor, erfordert aber eine besondere konsequente Therapie. Auf die Veränderung der LDL:HDL-Relation als Folge der diabetischen Stoffwechselstörung wurde bereits hingewiesen.

Ein primärer HLP-Typ IIb kann vorgetäuscht werden, wenn ein dekompensierter Diabetes zu einem Anstieg der Prä-β-Lipoproteine geführt hat. Die Vermehrung dieser Fraktion kann so ausgeprägt sein, daß der Lipidstatus im Falle einer nur geringen oder mäßigen Hypercholesterinämie wie bei HLP-Typ IV imponiert: hohe Triglyzerid-, nur mäßig erhöhte Cholesterinwerte. Derartige Entwicklungen sollten nicht als Typenwandel bezeichnet werden. Auch im Hinblick auf die Therapie muß man sich darüber klar sein, daß diese komplexe Situation durch eine Kombination der - primären - Fettstoffwechselstörung mit dem Diabetes zustande kommt. Die Behandlung konzentriert sich daher zunächst auf die Kompensation des Diabetes, auf die Gewichtsreduktion bei Übergewicht und nach der Diabeteseinstellung auf die noch verbleibende Hypercholesterinämie (Typ IIa bzw. IIb).

Die Diagnose einer primären HLP vom Typ IV kommt in Betracht, wenn trotz befriedigender Diabeteseinstellung die Konstellation einer Hypertriglyzeridämie bei normalem oder nur gering erhöhtem Serumcholesterin vorliegt. Dieser HLP-Typ wird durch reichliche Ernährung und Adipositas begünstigt und findet sich daher besonders beim Typ-II-Patienten. Bei etwa 80% von ihnen führen eine Reduktionskost und die Kompensation des Diabetes zu einer Normalisierung des Lipidstatus, häufig bevor eine nennenswerte Gewichtsabnahme eingetreten ist. Ein wochen- bzw. monatelanger Diätversuch hat deshalb in jedem Fall der Pharmakotherapie voranzugehen. Auch bei Normalgewichtigen soll zunächst eine Diättherapie mit einer kalorisch knappen „Erhaltungskost" mit wenig tierischen Fetten (eher polyensäurereiche Kost) sowie ggf. Alkoholabstinenz durchgeführt werden.

Die sog. KH-Induktion, die sich als Zunahme der Triglyzeride unter KH-reicher Kost manifestiert, ist entgegen früheren Ansichten ein seltenes und passageres Phänomen. Kohlenhydratreiche Diäten kommen ohnehin nur bei normalgewichtigen Diabetikern mit hohem Kalorienbedarf (z. B. 3000-kcal-

Tabelle 74. Typeneinteilung der Hyperlipoproteinämien

Typ	Vermehrte Lipoproteinfraktion (LP)	Arterioskleroserisiko	Beziehung zum Diabetes mellitus bzw. zur pathologischen Glukosetoleranz (GT)	Therapie Diät	Medikamente
I	Chylomikronen	∅	∅	25–35 g Fett tgl. (15% Fettkalorien) MTC (mittelkettige Fettsäuren)	·/.
II a	LDL, essentielle Hypercholesterinämie	+ +	∅	Cholesterin <200–300 mg tgl., wenig gesättigte Fette, polyenreich, Gewichtsnormalisierung	Colestyramin, Colestipol, Clofibrat und Analoga, Nikotinsäure u. -ester, β-Sitosterin, Probucol
II b	LDL (und VLDL)	+ +	Gehäuft path. GT		Clofibrat bez. Analoga
III	VLDL atypisches LP „broad β"	+ +	40% path. GT	Reduktionskost	Clofibrat und Analoga, Nikotinsäure und -derivate
IV	VLDL, „Hypertriglyzeridämie"	+ +	~50% path. GT	Gewichtsreduktion, Diabeteskompensation, evtl. Alkoholkarenz	Clofibrat und -derivate, Nikotinsäure und -ester
V	VLDL, Chylomikronen	+ +	~50% path. GT	Gewichtsreduktion, Diabeteskompensation, evtl. Alkoholkarenz	Clofibrat und -derivate, Nikotinsäure und -ester

Kost mit 280 g KH) in Betracht. Sollte sich in einer derartigen Situation eine anhaltende Hypertriglyzeridämie finden, ist ein Versuch mit einer KH-ärmeren Kost mit beispielsweise 35% Anteil angezeigt.

Die gleichen Empfehlungen für eine Reduktionskost gelten bei der Kombination einer HLP vom Typ V mit Diabetes, mit besonderem Nachdruck auf Alkoholabstinenz.

Patienten mit ausgeprägter VLDL-Hyperlipoproteinämie (Typ IV, ggf. auch Typ V) können, wenn auch selten, eine relative Insulinresistenz aufweisen, die sich erst nach Normalisierung der Blutfette zurückbildet, jedoch erst unter rigoroser Reduktionskost, besonders bei Übergewicht, und unter konsequenter Therapie mit Lipidsenkern. Eine hochdosierte Insulintherapie kann besonders bei ungenügender Kalorienrestriktion unter diesen Umständen sogar zu einer Zunahme der Insulinresistenz und der Hyperlipoproteinämie führen (Tabelle 75).

Therapie (s. Tabelle 74)

Diätetische Maßnahmen
- Reduzierung der Kalorienzufuhr und des Körpergewichts, v.a. bei HLP Typ II b, IV und V – ballaststoffreiche Kost
- grundsätzlich Fette mit wenig gesättigten Fettsäuren (s. Kap. 4),
- Reduzierung der gesättigten Fette unter 10% der Kalorienzufuhr bei

Tabelle 75. Entwicklung einer Insulinresistenz bei Typ-II-Diabetes mit VLDL-Hyperlipoproteinämie

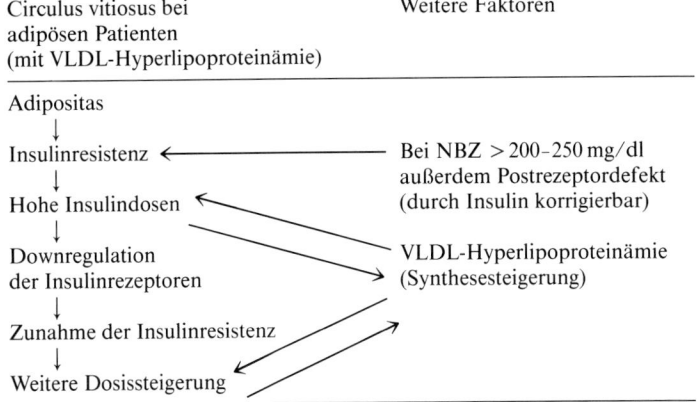

Circulus vitiosus bei adipösen Patienten (mit VLDL-Hyperlipoproteinämie)	Weitere Faktoren
Adipositas ↓ Insulinresistenz ⟵ ↓ Hohe Insulindosen ⟵ ↓ Downregulation der Insulinrezeptoren ↓ Zunahme der Insulinresistenz ↓ Weitere Dosissteigerung	Bei NBZ > 200–250 mg/dl außerdem Postrezeptordefekt (durch Insulin korrigierbar) VLDL-Hyperlipoproteinämie (Synthesesteigerung)

gleichzeitigem Austausch gegen hochungesättigte Fette, v.a. bei HLP-Typ IIa und IIb,
- Vermeidung konzentrierter Kohlenhydrate, faserreiche Kost,
- Einschränkung des Alkoholkonsums bzw. -abstinenz, besonders bei Typ IV und V.

Pharmakotherapie. Sie wird entsprechend den üblichen Richtlinien durchgeführt. Auf die verschiedenen Präparate, ihre speziellen Indikationen entsprechend dem HLP-Typ und ihre Nebenwirkungen wird im einzelnen nicht eingegangen (s. Tabelle 74).

Spezielle Gesichtspunkte beim Diabetes:
Unter Clofibrat und Bezafibrat wurde eine geringe BZ-Senkung beobachtet, offenbar als Folge einer Zunahme der Insulinempfindlichkeit.
Selten wurden Biguanide, evtl. in Kombination mit Clofibratanaloga, verwendet, und zwar bei Typ-II-Diabetikern mit Hypertriglyzeridämie, relativer Hyperinsulinämie und geringer Insulinempfindlichkeit. Der Rückgang der Blutfettwerte hat eine Zunahme der Insulinempfindlichkeit, einer Senkung des Plasmainsulinspiegels und damit zu einer Besserung der Stoffwechselsituation zur Folge. Eine Insulintherapie kann bei diesen offensichtlich nicht insulinbedürftigen Patienten zu einer Zunahme der HLP, der Insulinresistenz und damit auch zu einer ungünstigen Beeinflussung des Diabetes führen.
Nikotinsäurepräparate bzw. ihre Derivate zeichnen sich bei einigen Patienten durch einen geringen diabetogenen Effekt aus, der jedoch reversibel ist (s. Kap. 9).

Zusammenfassung

- Vor Einleitung einer Pharmakotherapie Diätvorperiode von meistens 2–3 Monaten, besonders bei Übergewicht. Frühzeitigere medikamentöse Behandlung allenfalls bei exzessiver HLP vom Typ IV und V wegen Gefährdung durch Pankreatitis.
- Sorgfältige Einstellung des Diabetes.
- Körperliche Betätigung (s. 16.1 und Tabelle 76).
- Mehrfache Kontrollen des Lipidstatus. Auf keinen Fall Verordnung von Lipidsenkern aufgrund einer *einmaligen* Blutfettbestimmung etwa anläßlich der Diagnose des Diabetes oder während einer Dekompensation.
- Eliminierung zusätzlicher Risikofaktoren wie Nikotinabusus, hormonaler Kontrazeptiva und ggf. antihypertensiver Therapie.
- In hohem Alter ist eine medikamentöse Behandlung nicht mehr indiziert, abgesehen von besonderen Situationen bei exzessiver HLP.

– Bei groben Diätfehlern, Alkoholkonsum trotz alkoholinduzierter HLP und ungenügender Diabeteseinstellung sind lipidsenkende Präparate offensichtlich wirkungslos und i. allg. kein Ersatz für die fehlende diätetische Behandlung.

Erstrebenswert, wenn auch oft nicht erreichbar sind besonders für Diabetiker im jugendlichen und mittleren Lebensalter die in Tabelle 77 zusammengefaßten Blutfettwerte.

Tabelle 76. Beeinflussung der Blutfette durch Diabeteskompensation, Diätzusammensetzung und körperliche Aktivität

	Cholesterin	LDL	HDL	Triglyzeride
1. Diabeteskompensation	↓			↓↓↓
2. Knappe Kost	↓	↓	↑	↓ bis ↓↓↓
3. Relativ KH-reiche Kost, fettarm	↓	↓		↓ bis ↓↓
4. Schlackenreiche Kost, ebenfalls fettarm	↓	↓		Ø bis ↓
5. Cholesterinarm	↓	↓		Ø
6. Zusätzl. polyensäurereiche Fette (in erster Linie Substitution für 3.)	↓			
7. Körperliche Aktivität	(↓)	↓	↑	↓

Tabelle 77. Anzustrebende Blutfettwerte[a] bei Diabetes mellitus

Alter (Jahre)	Mittleres Risiko (Cholesterin in mg/dl)	Hohes Risiko (Cholesterin in mg/dl)	Therapieziel
2–19	>170	>185	180
20–29	>200	>220	180
30–39	>220	>240	200
über 40	>240	>260	200

[a] Diese von dem National Institute of Health herausgegebenen Empfehlungen beziehen sich jedoch lediglich auf das Gesamtcholesterin. Ein LDL-Cholesterin über 180 mg/dl bedeutet beim Stoffwechselgesunden und besonders beim Diabetes ein erhöhtes Koronarrisiko, ebenso ein LDL/HDL-Quotient von mehr als 4. Die Triglyceride sollten möglichst unter 170–200 mg/dl liegen.

Literatur (zu 11.6)

Greten H, Klose G (1985) Fettstoffwechselstörungen. In: Schettler G, Weber E (Hrsg) Internistische Therapie in Klinik und Praxis. Thieme, Stuttgart New York, S 380–388

Gries FA, Koschinsky T, Berchtold P (1979) Obesity, diabetes, and hyperlipoproteinämia. In: Paoletti R, Gotto AM Jr (eds) Atherosclerosis reviews, Vol 4. Raven, New York, pp 71–95

Jahnke K (1975) Abgrenzung und Pathophysiologie diabetischer und nicht-diabetischer Hyperlipoproteinämien. Med Welt 26/36: 1586–1597

Kattermann R, Köbberling J (1969) Serumlipide bei Verwandten ersten Grades von Diabetikern in Abhängigkeit von Körpergewicht und Glucosetoleranz. Dtsch Med Wochenschr 24: 1273–1277

Nikkilä EA (1984) Plasma lipid and lipoprotein abnormalities in diabetes. In: Jarrett RJ (ed) Diabetes and heart disease. Elsevier, Amsterdam, pp 133–167

Schwandt P, Weisweiler P, Neureuther G, Wilkening J (1976) Einfluß von Clofibrat auf Glucosetoleranz und Insulinsekretion bei Patienten mit endogener Hypertriglyzeridämie. MMW 118/12: 351–354

Stratmann FW, Holler HD, Hofmann H (1981) Einfluß von Bezafibrat auf den Kohlenhydratstoffwechsel von 17 Diabetikern mit Hyperlipidämie. Med Welt 32/8: 268–271

Vogelberg KH (1980) Klinische Aspekte der arteriellen Verschlußkrankheit bei Diabetes mellitus und Hyperlipidämie. Herz Kreislauf 12/1: 41–47

Vogelberg KH, Gries FA (1979) Die Glucosetoleranz im Behandlungsverlauf endogener Hypertriglyceridämien. Dtsch Med Wochenschr 22: 808–814

Vogelberg KH, Gries FA, Jahnke K (1977) Diabetes mellitus und Hyperlipoproteinämie. In: Oberdisse K (Hrsg) Diabetes mellitus. Springer, Berlin Heidelberg New York (Handbuch der inneren Medizin, Bd 7/2 B, S 117–174)

Wahl P (1985) Diabetes und Fettstoffwechselstörungen. Med Klin 80: 237–240

11.7 Diabetischer Fuß

Im Bereich der unteren Extremitäten, besonders der Füße, entwickeln sich beim Diabetiker oft nach Bagatelltraumen schwerwiegende und prognostisch ungünstige Läsionen, v.a. schlecht heilende Ulzera, nekrotisierende Panaritien, Gangrän und Nekrose sowie relativ häufig eine Phlegmone und eine Osteomyelitis. Nur bei wenigen Patienten findet sich als Manifestation einer Neuropathie eine Osteoarthropathie.

Die Gangrän ist bei über 40jährigen Diabetikern 50mal (Männer) bzw. 70mal (Frauen) häufiger als bei Stoffwechselgesunden. 80% aller Gangränpatienten sind Diabetiker; 4 von 5 Amputationen, die wegen Gefäßverschlüssen im Bereich der Beine notwendig sind, werden bei Diabetikern vorgenommen (Ellenberg 1973). Für diese hohe Anfälligkeit und für die schlechte Prognose der Fußläsionen sind mehrere Faktoren verantwortlich (Abb. 18):

- Arterielle Verschlußkrankheit mit ausgesprochen peripherer Lokalisation im Unterschenkel- und Fußbereich und Neigung zu Mehretagenverschlüssen.
- Diabetische Neuropathie mit Störungen der Hauttrophik, Denervierung der terminalen Strombahn, ferner mit Paresen, die über eine statische Fehlbelastung zu Fußdeformitäten führen. Wegen der nervalen Defekte werden mechanische und thermische Irritationen nicht wahrgenommen, so daß rechtzeitige Gegenmaßnahmen unterbleiben.
- Mikroangiopathische Veränderungen, deren Bedeutung im einzelnen noch nicht zu übersehen ist, die aber wahrscheinlich die Durchblutungssituation ungünstig beeinflussen.
- Erhöhte Infektanfälligkeit der Haut.

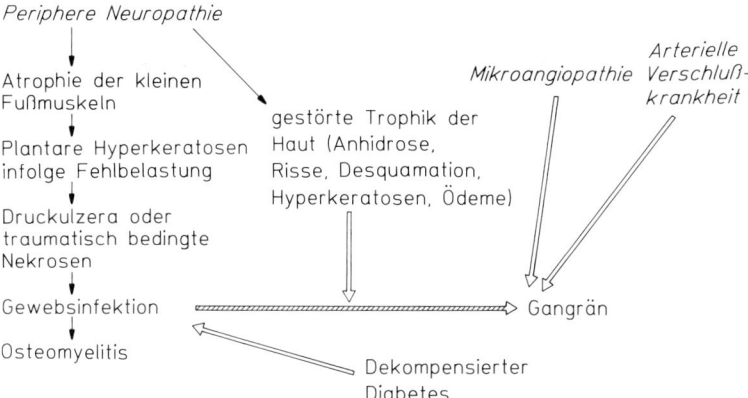

Abb. 18. Multifaktorielle Genese der Läsionen beim diabetischen Fuß. (Nach Levin u. O'Neal 1973)

Der Behandlungsplan wird nach sorgfältiger Untersuchung und nach Analyse der Situation erstellt: Handelt es sich ausschließlich oder überwiegend um eine arterielle Minderdurchblutung ohne oder mit nur geringen neurogenen Defekten? Liegt, wie häufig der Fall, ein Mischbild vor, oder steht die Neuropathie im Vordergrund? Diese unterschiedlichen Aspekte machen ein individuelles Vorgehen notwendig.

Eine Untersuchung des Fußes läßt die für die besondere Gefährdung verantwortlichen Faktoren leicht erkennen:

- Symptome einer arteriellen Minderdurchblutung, wie fehlende Fußpulse, herabgesetzte Hauttemperatur, pathologischer Ratschow-Versuch.
- Neurologische Defekte wie Hyp- bzw. Anästhesie und -algesie, fehlende Kalt-Warm-Differenzierung. Durch diese Störungen können die subjektiven Symptome maskiert werden, die von einer arteriellen Durchblutungsstörung, einem entzündlichen Prozeß oder von einer Nekrose ausgehen.
- Pathologische, in erster Linie neurogene Veränderungen der Haut wie Anhidrose, Rhagaden, Hyperkeratosen bis zur Kallusbildung, Blasen, Ulzera und Nekrosen.
- Mykotische und/oder bakterielle Infektionen, besonders im Interdigital- und Fußsohlenbereich.
- Ödem und Fußdeformitäten mit Druckstellen.

Entzündliche Prozesse sind sowohl als initiale Läsionen wie auch als sekundäre Komplikationen einer zunächst trockenen Nekrose wesentlich häufiger als bei Stoffwechselgesunden. Die typische Situation ist dadurch charakterisiert, daß Infektionen nach einem banalen Trauma komplizierend zu einem bereits durch Neuropathie teilweise denervierten oder ischämisch devitalisierten Fuß hinzugekommen sind.

Therapie (nur unter diabetologischen Gesichtspunkten)

Eine konsequente *Wundrevision* ist eine entscheidende Voraussetzung für die Behandlung von Ulzera, Nekrosen oder Gangrän – unabhängig davon, ob eine vaskuläre oder neurogene Störung im Vordergrund steht. Es gehören dazu:

- Tägliche Inspektion unter guter Sicht;
- frühzeitige Eröffnung von Abszessen und kleinen Verhaltungen;
- frühzeitige Inzision oder Drainage bei Abszedierung, schlechtem Sekretabfluß;
- Vorsicht mit Bädern und Salben, die zu einer Aufweichung von Nekrosen und zur Propagierung von Infekten führen;

- rechtzeitige Erkennung einer eventuellen Ausbreitung der Infektion in tiefere Gewebspartien, u. U. mit Entwicklung einer Osteomyelitis oder auch Infiltration der Faszien – trotz Fehlens eindeutiger Oberflächensymptome und (bei Neuropathie) von Schmerzen,
- deshalb ggf. Sondierung, die oft einen unerwartet weit in die Tiefe reichenden Defekt aufdeckt;
- Röntgenkontrolle bei jeder auffälligen Veränderung im Fußbereich und später entsprechend dem Befund nach 6–8 Wochen. Auch bei kleinen Oberflächendefekten finden sich überraschend Osteolysen und Osteomyelitiden.

Weitere Maßnahmen. Die Extremität darf nicht hochgelagert werden, wenn eine arterielle Minderdurchblutung im Vordergrund steht. Eine Tieflagerung verbessert zwar primär den Perfusionsdruck, kann aber besonders bei neuropathisch verändertem Fuß zu einem interstitiellen Ödem und damit zu nachteiligen Kompressionseffekten führen.

Besonderer Beachtung bedürfen Präparate, die u. U. einen vasokonstriktorischen Effekt aufweisen wie beispielsweise β-Blocker, die häufig wegen koronarer Herzkrankheit oder Hypertonie verordnet werden. Die oberflächliche Zirkulation kann, wenn auch möglicherweise nur vorübergehend, v. a. durch nicht kardioselektive β-Blocker, vermindert werden. Niedriger Blutdruck verschlechtert die periphere Perfusion. Besonders orthostatische Hypotonien etwa infolge einer autonomen Neuropathie müssen daher rechtzeitig erkannt werden, weshalb der Blutdruck auch im Sitzen und Stehen gemessen werden soll.

Pharmakotherapie. Es gelten die gleichen Richtlinien wie bei Stoffwechselgesunden. Unter diabetologischem Aspekt ist zu beachten:

Vasodilatantien sind bei systemischer Applikation wegen der Möglichkeit eines Stealeffekts ungeeignet, weil sich durch den Entzug des Bluts in andere Bereiche die Versorgung der unteren Extremitäten verschlechtert. Sie sind im übrigen unwirksam bei Vorliegen einer Neuropathie, da die denervierten Gefäße im Fußbereich ohnehin maximal weitgestellt sind.

Isovolämische Hämodilution. Vorteilhaft ist eine Verringerung der Blutviskosität und eine Verbesserung der Fließeigenschaften sowie eine Verminderung der erhöhten Thrombozytenaggregation. Die Heilungsaussichten für Nekrosen sind bei niedrigem Hämatokrit und verminderter Erythrozytenzahl wesentlich günstiger als bei Patienten mit höheren Werten. Eine Herabsetzung der Viskosität läßt sich durch isovolämische Hämodilution erreichen: Aderlaß mit Reinfusion einer Polyhydroxyethylstärke – oder einer 10%iger Dextranlösung bis zu einem Hämokrit von 30–35% oder alleinige Infusion dieser Lösungen unter Berücksichtigung etwaiger Kontraindikationen wie ausgeprägte koronare Herzkrankheit oder Niereninsuffizienz.

Eine Verbesserung der Fließeigenschaften, der Thrombozytenaggregation und des peripheren Gewebsstoffwechsels wird für Präparate wie Pentoxyfyllin, Buflomedil und Naftidrofuryl u. a. als Ursache für die therapeutische Wirkung behauptet, die für diese Wirkstoffe nur für das Stadium II Fontaine, allerdings nicht speziell beim Diabetes, als Verbesserung der Gehstrecke nachgewiesen wurde.

Intraarterielle Therapie. Eine Indikation ergibt sich nur für Substanzen mit kurzer Halbwertszeit, wie das Gemisch von Adenosintri-, -bi- und monophosphat (Laevadosin), u. U. in Kombination mit Antibiotika. Eine solche Behandlung sollte von einem geübten Arzt unter Beachtung der Kontraindikationen und wegen der möglichen Traumatisierung nur unter der Voraussetzung durchgeführt werden, daß keine gefäßchirurgischen Maßnahmen vorgesehen sind.

Diabeteseinstellung. Wegen der Dringlichkeit der normoglykämischen Einstellung muß evtl. mehrfach täglich Insulin injiziert werden. Neuerdings kann bei schwer einstellbaren Diabetikern eine Insulinpumpe eingesetzt werden.

Amputationen und rekonstruktive Eingriffe. Von der Extremität soll soviel wie möglich erhalten werden (s. Tabelle 78 und ausführliches Schrifttum bei Levin und O'Neal, 1983, Lippmann 1982). Bei Amputationen unterhalb des Knies müssen jedoch die Heilungschancen für den Stumpf und die prothetische Versorgung gewährleistet sein. Mehrfache „scheibenweise" Amputationen bei offensichtlich prognostisch ungünstiger Situationen sind mit langwierigen chronisch-entzündlichen Prozessen, monatelangen Klinikaufenthalten und erheblicher Belastung für den Patienten verbunden. Die Chancen für rekonstruktive Eingriffe sind wegen der bevorzugten Lokalisation der arteriellen Verschlußkrankheit im Unterschenkel- und Fußbereich schlechter als bei Stoffwechselgesunden. In den letzten Jahren wurden allerdings neue Techniken für diese Gefäßgebiete entwickelt. Zusätzlich hat sich auch bei Diabetikern die Dotter-Methode als brauchbares Verfahren zur Wiedereröffnung verengter Gefäßlumina erwiesen.

Besonders bei älteren Diabetikern finden sich, ähnlich wie bei Stoffwechselgesunden, zusätzlich oder ausschließlich hochsitzende proximale Verschlüsse mit besseren Chancen für eine rekonstruktive Operation. Ein proximaler Verschluß ist hinsichtlich seiner Auswirkungen auf die weiter peripher lokalisierte Durchblutungssituation abzuklären. Bei entsprechender Indikation muß durch einen opera-

Tabelle 78. Richtlinien für Amputationsverfahren

Art des Eingriffs	Indikation	Zu beachten
Amputation einer einzelnen Zehe (metaphalangeal)	Nur bei Läsion im Zehenendglied	Voraussetzungen für Primärheilung sollen vorhanden sein (ausreichende Durchblutung)
Zehenamputation inkl. Metatarsalköpfchen	Häufig bei neuropathischem Ulkus mit Osteolyse	Heilungstendenz bei überwiegend *ischämischer* Läsion schlecht
Transmetatarsale Amputation	Basisnahe gangränöse Läsion, evtl. mehrerer Zehen	Fehlende Fußpulse keine Kontraindikation, sofern Hinweise für ausreichenden Kollateralkreislauf vorhanden
Amputation unterhalb des Knies	Ausgedehnte periphere Läsion bei ausgeprägter Ischämie	Ausreichende Durchblutung des Unterschenkelstumpfs
Oberschenkelamputation	Ischämische/neuropathische Läsion bis oberhalb des Malleolus Weitgehende Gefäßobliterationen distal der Kniekehle Verzögerte Wundheilung nach Unterschenkelamputation	20% Mortalität, Rehabilitationsaussichten offenbar wegen ungünstiger präoperativer Situationen (Infekt, Sepsis, Herzinsuffizienz) im Alter ungünstig

tiven Eingriff, ggf. durch das Dotter-Verfahren, eine Besserung versucht werden.

Trotzdem sind beim Diabetes mellitus, wenn eine Kombination von proximalen und peripheren Verschlüssen vorliegt, die Chancen sowohl für gefäßchirurgische Maßnahmen wie auch für eine Katheterdilatation bei Vorliegen kurzstreckiger Stenosen ungünstiger. Voraussetzung für einen Eingriff in der oberen Etage sind einigermaßen intakte Unterschenkelgefäße, die nachher den vermehrten Blutstrom aufnehmen können.

Einer rechtzeitigen Angiographie kommt daher eine entscheidende Bedeutung zu. Falls dementsprechend eine Gefäßkorrektur vorgenommen wird, werden u. U. eine ausgeprägte Claudicatio gebessert, die richtige Auswahl des Amputationsverfahrens erleichtert und damit die Aussichten für die Abheilung einer Fußläsion begünstigt.

Sympathektomie. Sie ist wegen der peripheren Verschlüsse seltener indiziert. Die Wirkung erstreckt sich auf die oberflächliche Zirkulation und damit in erster Linie auf das Hautorgan. Den tieferen Gewebspartien wird möglicherweise sogar entsprechend einem Stealeffekt Blut entzogen. Zudem können die Kapillaren als Folge einer Schädigung der autonomen Fasern denerviert und dadurch bereits maximal dilatiert sein.

Prognose. Sie hat sich für den diabetischen Fuß durch konsequente lokale Behandlung, Antibiotika und rekonstruktive Gefäßtechniken gebessert; die Oberschenkelamputation ist seltener geworden. Ferner hat sich die prothetische Versorgung weiterentwickelt. Amputationen verschlechtern im übrigen wegen der besonderen Belastung die Aussicht für die noch verbleibende Extremität, die wegen des diffusen Charakters der Angioneuropathie ebenfalls stark gefährdet ist. Trotz dieser Fortschritte bleiben die Aussichten für den Diabetiker im Vergleich zum Stoffwechselgesunden relativ ungünstig. Von größter Wichtigkeit ist daher eine konsequente und penible Vorbeugung. Zu den wichtigsten, möglichst früh zu ergreifenden Maßnahmen gehören auch bei jüngeren Patienten, v. a. nach längerer Diabetesdauer:

- sorgfältige Diabeteseinstellung;
- antihypertensive Therapie;

- Normalisierung einer Hyperlipoproteinämie;
- Gewichtsabnahme – auch zur Entlastung der Füße;
- ggf. Ausschwemmung von Ödemen, da ödematöses Gewebe leichter verletzbar und infektgefährdet ist mit der Folge von Blasenbildung und Phlegmonen;
- antimykotische, ggf. antibakterielle Therapie;
- rechtzeitige, evtl. auch operative Therapie einer Varikose oder chronischvenösen Insuffizienz, um in späteren Stadien auftretende Hautschädigungen zu vermeiden;
- Korrektur von Fußdeformitäten wie Hallux valgus, Hammerzehen, Senk-, Spreiz- und Hohlfüßen; etwa notwendige korrigierende Eingriffe sollen vor Manifestation einer arteriellen Verschlußkrankheit oder ausgeprägten Neuropathie erfolgen.

Wenn der Diabetiker wegen Visuseinschränkung, Unbeweglichkeit, Leibesfülle, Unbeholfenheit, Vergeßlichkeit selbst nicht in der Lage ist, eine Hautveränderung rechtzeitig zu erkennen, müssen Inspektion und Pflege durch andere Personen erfolgen. Dazu gehört auch in bestimmten Abständen eine Untersuchung der unteren Extremitäten während des Praxisbesuchs und besonders während jedes Klinikaufenthalts.

Neuropathischer Fuß

Der überwiegend oder ausschließlich neuropathische Fuß ist charakterisiert durch weitgehende Denervierung, trophische Hautveränderungen, häufig schmerzlose, schlecht heilende Ulzera, jedoch durch eine guterhaltene Durchblutung bei fehlender oder nur gering ausgeprägter arterieller Verschlußkrankheit. Leicht nachweisbar sind die Hypästhesie, Hypalgesie und die wichtige Störung der Kalt-Warm-Empfindung. Die Ulzera entwickeln sich wegen der Fehlbelastung des Fußballens infolge einer Schwäche der kleinen Fußmuskulatur, besonders an der Planta, vorwiegend unter den Metatarsalia.

Die entzündlichen Prozesse (Abszedierungen, Phlegmone, Ulzera oder auch Gangrän) im Bereich des neuropathischen Fußes haben wegen der günstigeren Durchblutungsverhältnisse eine wesentlich bessere Prognose als die entsprechenden Komplikationen des ischämischen und evtl. durch Neuropathie zusätzlich geschädigten Fußes. Amputationen können durch frühzeitige und konsequente Behandlung meistens vermieden werden.
Breitspektrumantibiotika werden in hohen Dosen verabfolgt, bis die

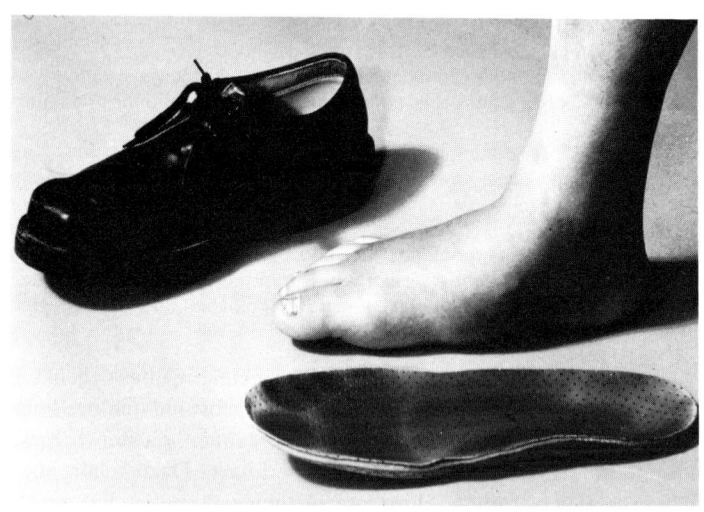

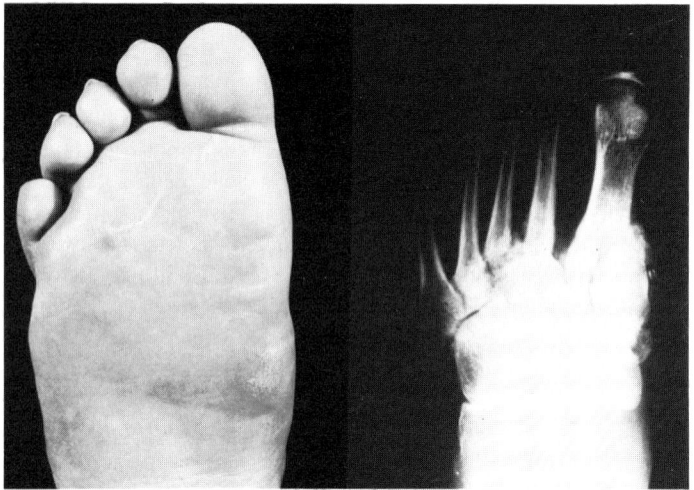

Abb. 19 a, b. Pat. H. St., 29 Jahre, im 6. Lebensjahr Manifestation eines Typ-I-Diabetes, inzwischen Langzeitdiabetes, Insulinbedarf z. Z. 36 IE. Proliferative Retinopathie seit 10 Jahren, inzwischen nach disseminierter Lichtkoagulation stabilisiert. Vor 3 Jahren Nierentransplantation wegen diabetischer Nephropathie. Außerdem schwere autonome und periphere sensible Neuropathie. Seit einem Jahr Entwicklung eines trophischen Ulkus mit Osteomyeli-

310

Antibiogramme aus Blut oder lokaler Sekretion vorliegen und ein Präparatewechsel evtl. notwendig ist. Für in der Tiefe lokalisierte Prozesse wie Osteomyelitis und Faszienvereiterung haben sich Antibiotika-Plastik-Ketten mit Gentamycin bewährt, durch die eine anhaltend hohe Konzentration im Gewebe erreicht wird.

Entscheidend ist auch beim neuropathischen Fuß eine sorgfältige Lokalbehandlung mit Säuberung und Revision der Wundränder. Da meist keine Nekrosen vorliegen, ist eine Trockenbehandlung, wie sie bei der primär-ischämischen Läsion angezeigt ist, nicht angebracht. Vorzuziehen sind Salben, während Puder zu Verkrustung und zur Austrocknung führen.

Selbstverständlich muß der durch die Infektion meist dekompensierte Diabetes möglichst rasch unter Ausnutzung aller Möglichkeiten der Insulinbehandlung auf normoglykämische Werte eingestellt werden.

Arthropathie

Die *diabetische Arthropathie* befällt v. a. die Fußgelenke, sehr selten die Knie- oder Wirbelsäulengelenke. Erste Symptome zeigen sich oft, meistens in einem neuropathisch veränderten Fuß, als Deformierung mit Verplumpung, Aufhebung des Fußgewölbes und Außenrotation. Die typische Entwicklung wird anhand Abb. 19 a, b demonstriert.

Die Paresen und Atrophien der Fußmuskeln, Fehlbelastungen und schmerzlose und daher unbemerkte Frakturen und Fissuren sind wichtige Ursachen für die Arthopathie, die röntgenologisch durch fleckförmige Osteoporosen und herdförmige Destruktionen des Knochens sowie Zerstörung und Fragmentierung der Gelenkpartien imponiert. Im Vordergrund steht der Befall der Tarsal- und Metatarsalgelenke. Die durch die Neuropathie bedingten Paresen der Fußmuskeln sind für die Deformation des Fußes und auch für die daraus resultierenden Hyperkeratosen und Ulzera entscheidend verantwortlich. Es kommt durch Überwiegen der langen Extensoren und Flexoren zur Abflachung des Fußgewölbes, so daß die Mittelfußknochen in besonderem Maße beim Stehen und Gehen druckexponiert werden.

◀ tis im Bereich des 5. Mittelfußknochens rechts, das inzwischen abgeheilt ist. Zuletzt schmerzlose typische Deformierung des Fußes mit aufgehobenem Fußgewölbe, trophischem Ödem und röntgenologischem Befund einer Osteoarthropathie. Stabilisierung nach orthetischer Versorgung und Besserung der Neuropathie unter Diabeteseinstellung mit Insulininfusionsgerät

Trotz fortgeschrittener Veränderungen bleiben die Patienten wegen der neurogenen Genese schmerzfrei, so daß oft eine rechtzeitige Behandlung versäumt wird. Der Verdacht auf diabetische Arthropathie muß jedoch zwangsläufig aufkommen, sobald die für einen neuropathischen Fuß typischen Symptome registriert werden. Eine Röntgenkontrolle ist spätestens zu diesem Zeitpunkt erforderlich.

Die anormale Belastungssituation für die druckexponierten Partien des Fußskeletts und der korrespondierenden Hautbezirke läßt sich durch konservative orthopädische Maßnahmen günstig beeinflussen. Bei anderen Patienten sind jedoch Korrekturoperationen wie Resektion der Mittelfußknochen und Amputation einzelner Zehen nicht zu umgehen. Ziel ist die Verteilung der statischen Druckbelastung auf größere Flächen und damit eine Entlastung bestimmter Fußbezirke. Durch orthetische Behandlung können der Klinikaufenthalt verkürzt und die Rehabilitationschancen verbessert werden.

Wenn der behandelnde Arzt die Situation nicht übersieht oder über keine speziellen Kenntnisse verfügt, ist eine sofortige Überweisung an einen spezialisierten Kollegen oder eine Klinik notwendig. Besonders bewährt hat sich die Konsultation eines in der Materie erfahrenen Orthopäden, der mit den neuen, speziell für Fußprobleme zur Verfügung stehenden Techniken vertraut ist. Dies gilt besonders für Patienten mit Teilamputationen, erheblichen Fußdeformitäten und v.a. mit diabetischer Arthropathie. Langwierige, nicht sachgemäße therapeutische Maßnahmen können die Prognose erheblich verschlechtern und irreversible Schäden im Fußbereich zur Folge haben.

Literatur (zu 11.7)

Bischoff A (1977) Akrale Läsion – Zusammenwirken von diabetischer Angiopathie und Neuropathie. In: Alexander K, Cachovan M (Hrsg) Diabetische Angiopathien. Witzstock, Baden-Baden Brüssel Köln New York, 164–173

Cachovan M (1981) Konservative Therapie bei Arterienerkrankungen. Intern Welt 10: 410–421

Ellenberg M (1973) Der diabetische Fuß. NY State J Med 2778–2781

Goodman J, Bessman AN, Teget B, Wagner W (1976) Risk factors in local surgical procedures for diabetic gangrene. Surg Gynecol Obstet 143: 587-591

Janka HU, Standl E, Mehnert H (1980) Peripheral vascular disease in diabetes mellitus and its relation to cardiovascular risk factors: Screening with the doppler ultrasonic technique. Diabetes Care 2: 207-213

Janka HU, Standl E, Oberparleiter F, Bloss G, Mehnert H (1980) Zur Epidemiologie der arteriellen Verschlußkrankheit bei Diabetikern. Lebensversicherungsmedizin 5: 137

Kaspar L, Bali C, Lindlbauer R, Goschler M, Tilscher F, Irsigler K (1981) Der diabetische Fuß: interdisziplinäre Betreuung. Diagnostik 14: 13-16

Mau H (1970) Die diabetische Arthropathie und ihre Behandlung. Orthop 108: 351-381

Schaff P, Kirsch D, Hauser W, Mehnert H (1986): Eine Geräteentwicklung zur Messung der Druckverteilung unter der Fußsohle im Schuh und deren Anwendbarkeit in der Diabetologie. Akt Endokr Stoffw 7: 129-135

Sinha S, Munichoodappa ChS, Kozak GP (1972) Neuro-Arthropathy (Charcot joints) in diabetes mellitus. Medicine 51: 191-210

Ward JD (1982) The diabetic leg. Diabetologia 22: 141-147

Zander G, Gisbertz D, Klein E, Rehr I, Sauer H (1983) Orthetische Versorgung der diabetischen Osteoarthropathie. Aktuelle Endokrinologie und Stoffwechsel 4: 121 abstr.

Zusammenfassende Darstellungen

Alexander K (1967) Gefäßkrankheiten. Diagnostische Informationen für die ärztliche Praxis. Heft 1. Steinkopff, Darmstadt

Levin ME, O'Neal LW (1983) The diabetic foot. Mosby, St. Louis

Lippmann HJ (1982) The foot of the diabetic. In: Brodoff BN, Bleicher SJ (eds) Diabetes mellitus and obesity. Williams & Wilkins, Baltimore, pp 712-734

Schoop W (1981) Periphere Durchblutungsstörungen – „Diabetischer Fuß". In: Robbers H, Sauer H, Willms B (Hrsg) Praktische Diabetologie. Banaschewski, München-Gräfelfing

11.8 Hypertonie

Die Hypertonie gehört besonders beim Diabetes mellitus zu den wichtigsten Risikofaktoren, insbesondere im Hinblick auf die diabetische Nephropathie (s. Kap. 11.3). Hoher Blutdruck fördert außerdem die Entwicklung der koronaren, der zerebralen und der peripheren arteriellen Verschlußkrankheit und begünstigt schließlich das Auftreten einer Herzinsuffizienz. Die Situation ist besonders ungünstig, da Hypertonien um 50% häufiger sind als bei Stoffwechselgesunden und die kardiovaskuläre Gefährdung ohnehin groß ist. Mit drei Formen des Bluthochdrucks ist zu rechnen:

- Renovaskulärer „sekundärer" Hochdruck infolge diabetischer Nephropathie. Ursache ist die Hyalinose des Vas afferens und des Vas efferens sowie der diffusen und nodulären Glomerulosklerose. Besonders im jüngeren Lebensalter, nach einer Diabetesdauer von über 10–20 Jahren, bei konstanter Proteinurie, ausgeprägter Retinopathie sowie Ödemneigung ist eine etwa auftretende Hypertonie sehr wahrscheinlich Folge der diabetischen Nierenerkrankung.
- Essentielle Hypertonie, besonders bei Typ-II-, u. U. auch bei erwachsenen Typ-I-Diabetikern, begünstigt durch die beim Diabetes gehäufte Nephrosklerose.
- Alters- oder systolische Hypertonie als Folge des Elastizitätsverlusts der großen Gefäße.

Die Behandlung entspricht im Prinzip dem Vorgehen bei Nichtdiabetikern, jedoch unter Beachtung der folgenden Gesichtspunkte: Der Blutdruck wird vor der Behandlung mehrfach und möglichst an 3 verschiedenen Tagen gemessen, häufiger in dringlichen Situationen. Grundsätzlich ist eine Kontrolle im Stehen, besonders bei Verdacht auf eine autonome Neuropathie und bei Langzeitdiabetikern erforderlich. Eine RR-Selbstkontrolle ist anzustreben und bei den an Selbstkontrolle gewöhnten Diabetikern allgemein ohne Schwierigkeiten zu erreichen.

Nierenfunktion (evtl. 24-h-Kreatininclearance), Urinstatus und Elektrolyte im Serum müssen zu Beginn der Therapie überprüft werden und auch im weiteren Verlauf mindestens alle 6–10 Monate. Diese Kontrollen sind notwendig, da beim Diabetiker in besonderem Maße mit eingeschränkter Nierenfunktion und Elektrolytstörung, besonders von seiten des Serumkaliums, zu rechnen ist.

Indikationen für eine antihypertensive Behandlung

Lebensalter unter 40–50 Jahren. RR über 130–140/90 mmHg, bei jüngeren Patienten auch bei schwankenden Blutdruckwerten. Dementsprechend gelten Blutdruckwerte unter 140/90 mmHg als therapeutisches Ziel, bei diabetischer Nephropathie unter 125-130/90.

Lebensalter über 40-50 Jahren. RR über 150/90-160/95 mmHg; niedrigere Blutdruckwerte gelten dementsprechend als Kriterium für eine ausreichende antihypertensive Therapie. Zu berücksichtigen ist, daß auch „milde" Hypertonien die arterielle Verschlußkrankheit begünstigen.

Im Alter. Es können höhere Werte toleriert werden (s. Kap. 15).

Therapeutische Richtlinien

- Kein Therapiebeginn, bevor der Blutdruck nicht mehrfach gemessen wurde, außer in Notfallsituationen.
- Besonders bei übergewichtigen Typ-II-Diabetikern mit geringer bis mäßiger Hypertonie zunächst nur natriumarme und bei Übergewicht Reduktionskost. Erst bei fehlender Blutdrucksenkung Pharmakotherapie.
- Auch bei normotonen Diabetikern mit familiärer Hochdruckbelastung ist natriumarme Kost wahrscheinlich präventiv von Nutzen.
- Vor allem jüngere Diabetiker – außer evtl. mit ausgeprägter Labilität (s. Kap. 7 und 9) – erhalten zunächst β-Blocker unter Bevorzugung kardioselektiver Präparate bei Insulinpatienten. In der 2. Lebenshälfte, besonders über 50 Jahre, stehen Diuretika, ggf. eine Kombination von β-Blockern und Diuretika, im Vordergrund.
- Diuretikapräparate sollen kombiniert kaliumeliminierende und kaliumretinierende Substanzen enthalten, soweit keine Hinweise auf eine Gefährdung durch eine Hyperkaliämie vorliegen (s. u.).
- Eventuell zusätzlich Nepresol.
- Kalziumantagonisten können auch bei Diabetikern mit koronarer Herzkrankheit als Antihypertensiva verordnet werden (s. auch Kap. 9).
- Bei ungenügender Blutdrucksenkung oder Unverträglichkeit Clonidin und α-Methyldopa, ggf. als Kombinationstherapie. ACE-Hemmer (Captopril oder Enalapril) werden inzwischen auch bei mittelschwerer Hypertonie v. a. auch frühzeitig bei Nephropathie – ohne ungünstigen Einfluß auf die Glukosetoleranz – verwendet. Wegen der Häufung von z. T. gravierenden Nebenwirkungen bei ein-

geschränkter Nierenfunktion bedürfen diese Substanzen auch beim Diabetiker besonderer Überwachung (Serumkreatinin, Harnstatus). Die antihypertensive Therapie soll frühzeitig begonnen, konsequent fortgeführt und nach Normalisierung des Blutdrucks nicht unterbrochen werden. Ein Auslaßversuch ist bei zu niedrigen Werten angezeigt, ferner bei schlank gewordenen Übergewichtigen, die unter Diät und Pharmakotherapie normoton geworden sind.

Besonders konsequent müssen jüngere Patienten mit einer auch nur geringen Hypertonie und Nephropathieverdacht behandelt werden (s. 11.3). Der Blutdruck bleibt oft längere Zeit labil und ist erst später und nur bei einem Teil der Patienten fixiert und stärker erhöht. Maligne Hypertonien gehören nicht zur diabetischen Nephropathie, da diese meist mit einer Hyporeninämie einhergeht.

Diabetologisch bedeutsame Nebenwirkungen der Antihypertensiva (s. auch Kap. 9). Kaliumeliminierende Diuretika wie z. B. Thiazide, weniger Furosemid und Etacrynsäure können zu einer Verschlechterung der Glukosetoleranz führen, die meist nur gering, allenfalls mäßig ausgeprägt ist. Eine Teilursache ist die vermehrte Kaliumausscheidung und der daraus resultierende Kaliummangel. Da sich während einer Diabetesdekompensation ohnehin ein Kaliumdefizit entwickeln kann, das in der Rekompensationsphase zu einem erheblichen Abfall des Serumkaliums führen kann, muß bei Anwendung kaliuretischer Mittel das Serumkalium kontrolliert werden.

Kaliumretinierende Diuretika sind bei eingeschränkter Nierenfunktion nur unter fortlaufender Kontrolle des Serumkaliums anzuwenden und bei Serumkreatininwerten über 2 mg/dl i. allg. kontraindiziert. Eine häufigere Kontrolle der Kreatininkonzentration bzw. -clearance ist bei Hinweisen auf diabetische Nephropathie bzw. Nephrosklerose notwendig. – Kontrollen des Serumkaliums sind auch deswegen notwendig, weil eine bestimmte Gruppe von Diabetikern auch bei intakter Nierenfunktion eine Hyperkaliämieneigung aufweist.

β-Blocker können die Warnsymptome der Hypoglykämie maskieren (s. im übrigen 9.2).

Anlaß zum Absetzen ist gelegentlich der unerwünschte vasokonstriktorische Effekt, v. a. der nicht kardioselektiven Substanzen, der zu einer peripheren Minderdurchblutung speziell der oberflächlichen Gewebspartien führt. Charakteristisch sind eine Zunahme des Kältegefühls und Hautblässe (siehe 11.7).

Orthostatische Hypotension

Eine autonome diabetische Neuropathie kann auch bei Hypertonikern zu Orthostasereaktionen (s. 11.3), die durch Antihypertensiva (besonders Guanethidin, Prazosin u. a.) verstärkt werden. Bei Vorliegen einer ausgeprägten koronaren Herzkrankheit oder zerebrovaskulärer Insuffizienz ist im Laufe einer Orthostase mit myokardialer oder zerebraler Ischämie zu rechnen. Bei höhergradiger Niereninsuffizienz kommt es durch längerdauernden Blutdruckabfall im Stehen und zeitweise auch im Sitzen zu einem erheblichen Abfall der renalen Perfusion.

Gegebenenfalls muß unter diesen Umständen die Antihypertensivadosis reduziert oder das Präparat gewechselt werden. In jedem Fall ist der Patient über prophylaktische Maßnahmen zu informieren: vor allem morgens oder nachts kein abruptes Aufstehen, wenn möglich Vermeiden längeren Stehens, Blutdruckkontrollen auch im Stehen.

Eine ausgeprägte und schwer zu beeinflussende Orthostase kann besonders bei Patienten mit ausgedehnter AVK Anlaß sein, auf Antihypertensiva vollständig zu verzichten, selbst wenn der Blutdruck im Liegen auf 200 mmHg systolisch ansteigt. Derartige schwierige therapeutische Situationen sind bei Patienten mit fortgeschrittenen neurovaskulären Komplikationen und Hypertonie gelegentlich zu beobachten. Verstärkt wird die Orthostaseneigung durch eine Bradykardie, evtl. als Folge einer β-Blockade, oder durch eine Verminderung des Plasmavolumens unter Diuretika.

Bradykardie. Die größere Neigung von Diabetikern zu Bradykardien und Arrhythmien erfordert sorgfältige Kontrollen der Herzfrequenz, wenn Antihypertensiva gegeben werden, die einen Bradykardieeffekt aufweisen wie Clonidin, α-Methyldopa und β-Blocker.

Potenzstörungen. Besonderer Beachtung bedürfen die durch zahlreiche Antihypertensiva hervorgerufenen Potenzstörungen. Da bei Diabetikern ohnehin, überwiegend als Folge einer autonomen Neuropathie, häufiger Erektionsschwäche und selten auch retrograde Ejakulationen auftreten, ist eine Analyse der Situation notwendig. Wenn über derartige Störungen nach Einleitung oder Intensivierung einer antihypertensiven Therapie berichtet wird, dürfen diese Störungen nicht, nur weil es sich um einen Diabetiker handelt, primär als diabetogen deklariert werden. Die Vorteile der Blutdrucksenkung müssen gegenüber etwa auftretenden Potenzschwierigkeiten abgewogen und das Problem mit dem Patienten diskutiert werden (s. auch 11.4).

Die Langzeiterkrankungen Diabetes und Hochdruck stellen ein besonders hohes Risiko für Gefäßerkrankungen dar, weshalb beide

Störungen einer frühzeitigen und konsequenten Behandlung bedürfen. Sie ist hinsichtlich des Hochdrucks meist einfacher durchzuführen als etwa beim insulinbedürftigen Diabetes. Da zahlreiche Patienten bereits wegen des Diabetes eine Selbstkontrolle praktizieren, sind sie auch für die Durchführung der Blutdruckselbstkontrolle besonders geeignet.

Literatur (zu 11.8)

Bell ET (1960) Diabetes mellitus. A clinical and pathological study of 2529 cases. Charles C Thomas, Springfield

Christensen NJ (1972) Plasma catecholamines in long-term diabetics with and without neuropathy and in hypophysectomized subjects. J Clin Invest 51: 779

Christlieb AR (1982) The hypertensions of diabetes. Diabetes Care 5: 50–58

Christlieb AR (1985) Hypertension in the Diabetic Patient. In: Marble A, White P, Bradley RF, Krall LP (eds) Joslin's diabetes mellitus. Lea & Febiger, Philadelphia

Mogensen CE (1982) Long-term antihypertensive treatment inhibiting progression of diabetic neuropathy. Br Med J 285: 685–688

Moser M, Podolsky S (1980) Management of Hypertension in the Diabetic. In: Podolsky S: Clinical Diabetes: Modern Management, pp 399–429

Peiris AN, AB Gustafson: Current Therapeutic Concepts in Diabetic Hypertension. Diab Care 9 (1986); 409–414

Shapiro AP, Perez-Stable E, Montsos SE (1965) Coexistence of renal arterial hypertension and diabetes mellitus. J Amer Med Assoc 192: 125

Tarn AC, Drury PL (1986) Blood pressure in children, adolescents and young adults with Type 1 (insulin-dependent) diabetes. Diabetologia 29; 275–281

11.9 Kardiopathie

70–80% aller Diabetiker sterben an Kreislauferkrankungen. Im Vordergrund steht nach dem 30. Lebensjahr die kardiale Mortalität, die für 40% der Gesamtmortalität verantwortlich ist. Bei diabetischen Frauen ist sie etwa 3mal so hoch wie bei Stoffwechselgesunden. Die übliche Geschlechtsdifferenz von 3–2:1 ist daher aufgehoben.

Die erhöhte Sterblichkeit wurde früher allein auf die koronare Herzkrankheit (KHK) zurückgeführt, die sich – ähnlich wie bei den Gefäßerkrankungen im Bereich der unteren Extremitäten – von der Situation bei Stoffwechselgesunden durch einen bevorzugten Befall der kleinen Gefäße und durch die größere Häufigkeit von Zwei- und Mehrgefäßerkrankungen unterscheidet.

Inzwischen haben jedoch mehrere Studien gezeigt, daß die KHK nicht ausschließlich für die hohe kardiale Mortalität verantwortlich gemacht werden kann, sondern daß die folgenden, mehr oder weniger diabetesspezifischen Läsionen als zusätzliche Faktoren von Bedeutung sind:

- obliterierende Hyalinosen im Arteriolenbereich, wodurch die Myokardperfusion weiter beeinträchtigt wird;
- Mikroangiographie mit Verdickung der Basalmembran, deren Ausmaß und deren Auswirkungen auf die Herzmuskelfunktion noch nicht einheitlich beurteilt werden;
- interstitielle Bindegewebsvermehrung (PAS-positive Substanzen) im Herzmuskel, sog. Kardiomyopathie;
- autonome diabetische Neuropathie mit Befall der kardialen Nervenfasern, die zu Änderungen bzw. zur Starre der Herzfrequenz, zu gravierenden Regulationsstörungen infolge einer Schädigung des kardiovaskulären Reflexe sowie zum stummen Myokardinfarkt führen kann.

Mit nichtinvasiven Methoden ließ sich nachweisen, daß die Funktion des linken Ventrikels bereits bei jugendlichen Diabetikern eingeschränkt sein kann. Patienten mit Retinopathia proliferans und Nephropathie haben die schwerste ventrikuläre Dysfunktion, wobei der linke Ventrikel nicht erweitert oder hypertrophiert ist.

Eine entscheidende Ursache für die erhöhte kardiovaskuläre Sterblichkeit und die häufiger vorkommenden Myokardinfarkte bleibt jedoch trotzdem die frühzeitig und stärker ausgeprägte KHK. Bei Diabetikern wird die KHK durch bekannte Risikofaktoren begünstigt:

- häufiger Hypertonie, besonders bei diabetischen Frauen;
- häufig Hyperlipoproteinämie, vor allem Typ IV (s. Kap. 11.5);
- Nikotinabusus, möglicherweise bei Diabetikern besonders gravierend;
- orale Kontrazeptiva bei Frauen über 37 Jahren;
- Beeinträchtigung der Myokardperfusion und damit der O_2- und Nährstoffversorgung infolge schlechterer Fließeigenschaften des Blutes, u.a. höhere „Blutviskosität" und Thrombozytenaggregation, v.a. bei dekompensiertem Diabetes;
- Hyperglykämie, die möglicherweise – wie im Bereich der Unterschenkel

und Füße – die peripher lokalisierten arteriellen Verschlüsse im Bereich des Herzmuskels begünstigt. Ob die BZ-Erhöhung die Prozesse in den großen Gefäßen fördert, ist bisher nicht geklärt (s. Kap. 11.5);

– eine anhaltende Hyperinsulinämie wie etwa bei vielen adipösen Typ-II-Diabetikern oder nach höher dosierter Insulintherapie wird neuerdings als Risikofaktor diskutiert.

Ein ungünstiger Einfluß der Hyperglykämie per se auf die Makroangiopathie ist eher unwahrscheinlich. Wahrscheinlich stellt sie aber einen wichtigen Risikofaktor für die *peripheren* Gefäßprozesse dar. Die Bedeutung der BZ-Erhöhung für die Mikroangiopathie und für die autonome Neuropathie gilt dagegen als gesichert, während die Ursache der Kardiomyopathie noch ungeklärt ist.

Die Einengung der **peripheren** arteriellen Gefäßlumina und der Mehrgefäßbefall ist ein prognostisch ungünstiger Faktor, ebenso wie die Kontraktilitätsminderung des linken Ventrikels durch die Kardiomyopathie.

Die als Folge der autonomen Neuropathie auftretenden Defekte haben in den letzten Jahren zunehmende Beachtung erfahren. Da die Herzfrequenz und verschiedene kardiovaskuläre Reflexe dem Einfluß des autonomen Systems unterliegen, müssen nervale Schädigungen in diesem Bereich zu Frequenzänderungen und unter Umständen gravierenden Regulationsstörungen führen. Mit verschiedenen Funktionstests konnten Ewing u. Clarke nachweisen, daß unter unausgewählten Diabetikern jeder vierte einen pathologischen Befund zeigte (s. Ewing 1984).

Was die Frequenz anlangt, so hat eine Schädigung des Parasympathikus eine Tachykardie, eine Sympathikusblockade dagegen eine Abnahme der Herzfrequenz zur Folge. Parasympathische Fasern sind meistens als erste betroffen, so daß sich zunächst eine Tachykardie entwickelt, die selten eine Frequenz von 130/min erreicht. Falls ein derartiger Frequenzanstieg anderweitig nicht zu erklären ist (Herzinsuffizienz, Hyperthyreose, Pharmaka), gilt er als wichtiger Hinweis auf eine autonome Neuropathie. – Im weiteren Verlauf kann die Schlagfolge entsprechend einer zunehmenden Sympathikusläsion abnehmen, bleibt jedoch im Durchschnitt höher als bei Diabetikern ohne Hinweis auf autonome Störungen.

Ein wichtiger diagnostischer Hinweis ist die zunehmende Konstanz des RR-Intervalls. Sie manifestiert sich als Aufhebung der respiratorischen Arrhythmie, außerdem durch Fehlen der Frequenzzunahme während des Valsalva-Versuchs, des Handgriptests sowie während des Stehversuchs. Diese Störung läßt sich unter den oben genannten Bedingungen, besonders während der In- und Exspiration, durch Bestimmung der Herzvariationsrate erfassen (Ewing 1984, Gries et al. 1986).

Der unzureichende oder sogar fehlende Anstieg der Herzfrequenz während körperlicher Belastung oder im Stehen vermag die kardiale Leistungsfähigkeit erheblich einschränken und die Entstehung einer Herzinsuffizienz oder einer Orthostasenneigung begünstigen. Die Parasympathikus- und Sympathikusschädigung sind selten so hochgradig sein, daß das total denervierte Herz sich wie ein transplantiertes verhält.

Bei Patienten mit autonomer Neuropathie muß außerdem damit gerechnet werden, daß es während einer Anästhesie oder auch nach pulmonalen Infektionen (Bronchopneumonie) zum Herzstillstand bzw. zur Apnoe kommt. Diese Patienten sind daher bei operativen Eingriffen hinsichtlich der Verwendung von Pharmaka, die das Atemzentrum dämpfen, besonders gefährdet und bedürfen einer sorgfältigen Überwachung (s. 16.2). Rasche Wiederbelebungsmaßnahmen waren meistens erfolgreich.

Myokardinfarkte treten nicht nur frühzeitiger und häufiger auf, sondern zeichnen sich auch durch eine höhere Früh- und Spätletalität aus.

Die Fünfjahresüberlebensrate lag bei 38%, nach mehreren Infarkten bei 25%, bei Nichtdiabetikern dagegen bei 75 bzw. 38% (s. Bradley 1971). – Eindrucksvoll sind die Befunde im Bereich der koronaren Gefäße bei jugendlichen Diabetikern zwischen 16 und 34 Jahren. Nach einer Diabetesdauer von weniger als 10 Jahren wurden in keinem Fall Verkalkungen beobachtet, nach 10–15 Jahren jedoch bei 33%, nach 15–20 Jahren bei 55% und nach 20–28 Jahren bei 83% (Root 1949). Diese Korrelation mit der Diabetesdauer entspricht in etwa der Situation bei der Mikroangiopathie.

Myokardinfarkte bei Diabetikern zeichnen sich durch eine ungünstige Frühletalität (Myokardruptur, Rieseninfarkt, Rhythmusstörungen) sowie durch eine schlechtere Spätprognose (Rezidivneigung, Herzinsuffizienz) aus nicht nur als Folge der schweren Koronarsklerose sondern auch der autonomen nervalen Defekte mit Kreislaufregulationsstörungen, der verminderten Kontraktilität des linken Ventrikels (Kardiomyopathie?), möglicherweise auch eines niedrigen Katecholamingehalts des Herzmuskels und schließlich der ungünstigen Auswirkungen einer etwa bestehenden Dekompensation des Diabetes.

Ein wesentlicher Faktor ist außerdem eine Fehleinschätzung der Situation. Trotz schwerer Ischämie wird die Diagnose u. U. zu spät oder überhaupt nicht gestellt, da stumme Infarkte wahrscheinlich wegen der Schädigung der autonomen Fasern bei Diabetikern häufiger sind. Viele Patienten klagen allenfalls über geringe Stenokardien oder uncharakteristische Beschwerden wie Schwäche, Unwohlsein und Dyspnoe. Unter Umständen ist eine anderweitig nicht zu erklärende Dekompensation des Stoffwechsels der einzige Infarkthinweis. Es muß auch in Hinblick auf die ungünstige Prognose auf frühzeitige Diagnose der koronaren Herzkrankheit durch Routine-, evtl. Belastungs-EKG und ggf. invasive Diagnostik, aber auch durch sorgfältige Anamnese besonderer Wert gelegt werden.

Spezielle Hinweise für Diabetiker mit KHK

Als Folge der Infarzierung entwickelt sich oft eine Stoffwechselverschlechterung, u. U. sogar bis zur Ketoazidose, so daß auch bisher mit Diät oder Tabletten behandelte Patienten Insulin benötigen oder ggf. die Dosis gesteigert werden muß. Sogar bei bisher nicht diagnostiziertem Diabetes kann es zur Verschlechterung der Stoffwechselstörung mit massiver Hyperglykämie kommen. Ob die BZ-Erhöhung erst durch den Infarkt selbst als Folge der Streßsituation entstanden ist oder bereits vorher, wenn auch weniger ausgeprägt, vorhanden war, läßt sich durch eine Bestimmung des HbA_{1c} bzw. HbA_1 entscheiden. – Personen mit vorher normaler Glukosetoleranz zeigen während und in den ersten 1–3 Wochen nach dem Infarkt oft einen pathologischen Ausfall, jedoch mit Tendenz zur Normalisierung etwa 4–6 Wochen später.

Wegen des ungünstigen Einflusses der Diabetesdekompensation auf die Infarktprognose muß die Insulintherapie frühzeitig eingeleitet werden. Bevorzugt wird NI, das im Abstand von 4–6 h injiziert oder mittels Perfusor oder einer Insulinpumpe infundiert wird. Ein Vorteil des NI liegt auch in seiner besseren Steuerbarkeit, die die Vermeidung von Hypoglykämien erleichtert (günstigste BZ-Lage 150 bis etwa 200–220 mg/dl). Sie können auch ohne Infarkt zu Stenokardien und ischämischen Reaktionen führen und sollen sogar einen Infarkt selbst ausgelöst haben.

Extrasystolien treten während einer Hypoglykämie relativ selten auf. Die Ursache ist wahrscheinlich eine gesteigerte Katecholaminsekretion und möglicherweise der hypoglykämiebedingte Abfall des Serumkaliums, der bis zu 1 mmol/l betragen kann.

Das Auftreten von Angina-pectoris-Beschwerden während einer Hypoglykämie ist seit langem bekannt. Die auch bei Gesunden zu findenden EKG-Veränderungen sind wahrscheinlich weniger die Folge des Kaliumabfalls, sondern eines ungenügenden Glukoseangebots während der Hypoglykämie sowie des erhöhten Stoffwechselbedarfs, der auf die Aktivierung des sympatischen Nervensystems bzw. die vermehrte Katecholaminsekretion zurückgeführt werden muß.

Die *Interaktionen* mit verschiedenen Pharmaka werden in Kap. 9 besprochen. Hier sei noch einmal auf die Möglichkeit einer Maskierung der Hypoglykämiesymptomatik sowie der Intensivierung der Hypoglykämie selbst hingewiesen, weshalb kardioselektive β-Blocker bevorzugt werden sollen. Grundsätzlich muß jedoch, insbesondere bei Diabetikern mit ausgeprägter koronarer Mangeldurchblutung und instabilem Stoffwechsel der zu erwartende Nutzen und die Gefährdung durch die β-Blockade sorgfältig gegeneinander abgewogen und u. U. auf die Medikation verzichtet werden (Diuretika s. Kap. 9 und 11.8).

Die nur selten unter Nifedipin und Verapamil beobachteten Hyperglykämien schränken die Verwendung dieser Kalziumantagonisten nicht ein.

Kardiochirurgische Eingriffe kommen vor allem bei Typ-II-Patienten in Betracht, bei Typ I meistens erst nach einer Diabetesdauer von mehr als 15–30 Jahren. Bei eindeutiger Indikationsstellung kann bei Diabetikern mit recht günstigen Erfolgen gerechnet werden. Die Operationsmortalität ist allerdings höher als bei Stoffwechselgesunden, was in erster Linie auf die häufigere Hypertonie, die schlechtere Funktion des linken Ventrikels sowie den diffuseren Befall der Koronargefäße zurückgeführt wird. Selbstverständlich wird die Spätprognose durch die übrigen Risikofaktoren beim Diabetes, insbesondere die diabetische Nephropathie, bestimmt.

Besondere Vorsichtsmaßnahmen erfordert die vorangehende Koronarangiographie wie alle Kontrastmitteluntersuchungen bei Diabetikern. Im Falle einer eingeschränkten Nierenfunktion muß die Kontrastmitteldosis reduziert,

ein Blutdruckabfall verhindert und die Hydratation und die Harnausscheidung aufrechterhalten bleiben. Wenn im Stadium fortgeschrittener Niereninsuffizienz eine Koronarangiographie durchgeführt werden muß, wird sogar
im Zusammenhang damit eine einmalige Hämodialyse empfohlen (s. Leland
u. Maki 1985, ferner Hauf u. Taulens 1986).

Literatur (zu 11.9)

Badeer HS, Zoneraich S (1978) Pathogenesis of cardiomyopathy in diabetes
    mellitus. In: Zoneraich S (ed) Diabetes and the heart. Thomas, Springfield,
    pp 26–45
Böninger Ch (1981) Zur Diagnostik der sog. kardialen Denervation bei auto-
    nomer Neuropathie. Akt. Neurol 8: 14–21
Ewing DJ (1984) Cardiac autonomic neuropathy. In: Jarrett RJ (ed) Diabetes
    and heart disease. Metabolic aspects of cardiovascular disease. Elsevier,
    Amsterdam New York Oxford, pp 99–132
Factor SM, Okun EM, Minase T (1980) Capillary microaneurysms in human
    diabetic heart. N Engl J Med 302: 384–388
Fischer VW, Barner HB, Leskiw ML (1979) Capillary basal laminar thickness
    in diabetic human myocardium. Diabetes 28: 713–719
Gries FA, Cicmir J, Becker H (1986) Diabetische autonome Neuropathie am
    Herzen – klinische Zeichen und diagnostische Methoden. In: Gleich-
    mann U, Sauer H, Petzoldt R, Mannebach H (Hrsg) Herz und Diabetes.
    Steinkopff, Darmstadt, S 73–82
Hauf E, Taulens C (1986) Bypass – Operation – perioperatives Management
    und postoperative Komplikationen. In: Gleichmann U, Sauer H, Pet-
    zoldt R, Mannebach H (Hrsg) Herz und Diabetes. Steinkopff, Darmstadt,
    S 1–9
Heyden S (1976) Geschlechtsunterschiede in der kardiovasculären Mortalität
    von Diabetikern. Dtsch Med Wochenschr 101: 789–793
Ledet R, Neubauer B, Christensen NJ, Lundbaek K (1979) Diabetic cardio-
    pathy. Diabetologia 16: 207–209
Leland OS, Maki PC (1985) Heart disease and diabetes mellitus. In: Mar-
    ble A, Krall LP, Bradley RF, Christlieb AR, Soeldner JS (eds) Joslin's Dia-
    betes mellitus, 12. edn. Lea & Febiger, Philadelphia, pp 553–582
Regan TJ, Lyons MM, Ahmed SS, Levinson GE, Oldewurtel HA, Ah-
    mad MR, Haider B (1977) Evidence for cardiomyopathy in familial diabe-
    tes mellitus. J Clin Invest 60: 885–899
Root HF (1949) Diabetes and vascular disease in youth. Am J Med Sci 217,
    545–553
Runge M, Kühnau J (1983) Die autonome kardiale Neuropathie. Dtsch Med
    Wochenschr 108: 109–113

Scott RC (1975) Diabetes and the heart. Am Heart J 90: 283–289

Shapiro LM, Howat AP, Calter MM (1981) Left ventricular function in diabetes mellitus. In: Methodology and prevalence and spectrum of abnormalities. Br Heart J 45: 122–128

Smith JW, Marcus FJ, Serokman R (1984) Prognosis of patients with diabetes mellitus after acute myocardial infarction. Am J Cardiol 54: 718–721

Zusammenfassende Darstellungen

Alexander K, Cachovan M (Hrsg) (1977) Diabetische Angiopathien. Witzstrock, Baden-Baden Brüssel Köln New York, S 137–149

Berchtold P (1974) Herzinfarkt und Diabetes mellitus. Therapiewoche 23: 2624–2650

Bradley RF (1971) Cardiovascular Disease. In: Marble A, White P, Bradley RF, Krall LR (eds) Joslin's diabetes mellitus. Lea & Febiger, Philadelphia

Gleichmann U, Sauer H, Petzoldt R, Mannebach H (Hrsg) (1986) Herz und Diabetes. Steinkopff, Darmstadt

Jarrett RJ (ed) (1984) Diabetes and heart disease. Metabolic aspects of cardiovascular disease. Elsevier, Amsterdam New York Oxford

Leland OS, Maki PC (1985) Heart disease and diabetes mellitus. In: Marble A, Krall LP, Bradley RF, Christlieb AR, Soeldner JS (eds) Joslin's diabetes mellitus. Lea & Febiger, Philadelphia, pp 553–582

West KM (1978) Epidemiology of diabetes and its vascular lesions. Elsevier, New York

Zoneraich S, Silverman G (1978) Myocardial small vessel disease in diabetic patients. In: Zoneraich S (ed) Diabetes and the heart. Thomas, Springfield, pp 3–18

12 Erkrankungen des Gastrointestinaltrakts

Der Diabetes kann praktisch jeden Abschnitt des Verdauungstrakts affizieren, in erster Linie durch funktionelle Störungen als Folge einer autonomen Neuropathie (s. 11.4). Zum Teil sind die Auswirkungen gravierend, wie im Bereich des Magens und Dünndarms, zum Teil bleiben sie klinisch weitgehend stumm, wie die Motilitätsstörungen des Ösophagus und der Gallenblase.

12.1 Ösophagus

Im Ösophagus wurden manometrisch und röntgenologisch eine verzögerte Peristaltik, tertiäre Kontraktionen und ein Reflux im unteren Sphinkterbereich nachgewiesen. Diese Veränderungen sind offensichtlich Folge präganglionärer parasympathischer Nervenschädigungen. Selten kommt es zu klinischen Symptomen wie einer Dysphagie, die sich durch Metoclopramid bessern läßt, oder Brennen in der Herzgegend.

12.2 Magen

Im Vordergrund stehen eine Erweiterung und Verzögerung der Entleerung: Gastroparesis diabeticorum bzw. Gastrektasie. Viele Patienten mit hypotonem Magen haben keine oder nur geringe unbestimmte Beschwerden. Nicht selten handelt es sich deshalb um eine Zufallsdiagnose. Die typischen Erscheinungen bestehen in Inappetenz, Völlegefühl auch nach kleinen Mahlzeiten, das stundenlang anhält, häufigem und lästigem Aufstoßen, z.T. mit fauligem Geschmack, ferner Nausea und Vomitus. Morgens werden u.U. Speisen vom vorhergehenden Abendessen erbrochen.

Im Gegensatz zur normalen Situation, in der zunächst der flüssige und erst später der konsistente Inhalt entleert wird, treten bei der diabetischen Gastroparese beide Phasen des Mageninhalts etwa gleichzeitig in das Duodenum über.

Die verlangsamte und in ihrem zeitlichen Ablauf nicht vorhersehbare Magenentleerung führt zu unregelmäßiger Nährstoff-, vor allem KH-Resorption und damit zu Schwierigkeiten für die Stoffwechselführung.

Kleine und häufige Mahlzeiten sind die wichtigste diätetische Maßnahme, grobe und blähende Speisen scheinen ungünstig zu sein, wenn auch umgekehrt durch Schonkost keine eindeutige Besserung zu erreichen ist. Größere Flüssigkeitsmengen wie Suppen sollen vermieden werden, da sie im gleichen Maße wie feste Speisen im Magen retiniert werden.

Medikamentös ist Metoclopramid das Mittel der Wahl, da es die Motilität im oberen Verdauungstrakt steigert, ohne die Magensaft-, Gallen- oder Pankreassekretion zu beeinflussen. Außerdem führt es zu einer Relaxation des Sphincter pylori. Die Besserung tritt frühzeitig ein, erreicht jedoch erst nach 2–3 Wochen ihr Maximum. Als Kontraindikationen gelten gastrointestinale Blutungen, mechanische Ostruktion oder Perforation. Selten entwickeln sich unter der üblichen Dosierung extrapyramidale Reaktionen. 10% der Patienten zeigen Benommenheit, Müdigkeit und Schwäche, ein geringerer Teil Kopfschmerzen und Schwindelgefühl. Die Dosierung beträgt 10 mg 30 min vor jeder Hauptmahlzeit und vor dem Zubettgehen für etwa 2–8 Wochen. Danach kann ein Auslaßversuch vorgenommen werden, ggf. muß aber bei erneuten Symptomen die Medikation wieder aufgenommen werden.

Eine akut einsetzende Gastroparese wird auch bei diabetischer Ketoazidose beobachtet. Die daraus resultierende Retention von Mageninhalt ist Anlaß für eine frühzeitige Magenspülung bei komatösen Patienten (s. Kap. 10).

Die geringe Häufigkeit des *peptischen Ulkus* bei Diabetikern ist auf 2 Faktoren zurückzuführen:
- Schädigung der Vagusfasern und damit ungenügende oder fehlende Stimulation der Säuresekretion;
- u. U. Magenschleimhautatrophie, die sich offenbar als Folge eines Autoimmunprozesses entwickelt. Dafür sprechen das vermehrte Vorkommen von Magenschleimhautantikörpern und das häufigere Vorkommen einer perniziösen Anämie bei Diabetikern. Diese Kombination gilt im übrigen als Hinweis auf die Autoimmungenese bestimmter Diabetesformen (s. Kap. 1.2 und Anhang A, S. 443).

12.3 Darm

Diabetogene Diarrhöen bzw. eine diabetische Enteropathie kommen bevorzugt bei schlecht eingestellten Langzeitdiabetikern mit ausgeprägter Retinopathie und auch Nephropathie vor. Meist liegen ausserdem Symptome einer peripheren und einer autonomen Neuropathie, wie Gastrektasie, neurogene Blasenstörung, Impotenz, vor.

Die Durchfälle treten meist phasenhaft auf, oft an mehreren Tagen hintereinander, und zwar bevorzugt nachts und nach den Mahlzeiten. Selten halten sie längere Zeit, etwa für 1–2 Wochen an. Im Intervall ist der Patient oft obstipiert. Unter Umständen kommt es täglich bis zu 20 und mehr Entleerungen, zunächst breiiger, später flüssiger Konsistenz, mit krampfartigen Schmerzen. Oft besteht Stuhlinkontinenz, besonders wenn der Patient im Schlaf von heftigem Stuhlgang überrascht wird. Selten entwickeln sich eine Exsikkose, Elektrolytmangel oder auffällige Gewichtsabnahme. Steatorrhöen sind nicht obligat und wenn vorhanden, nur geringgradig. Bei vielen Patienten nimmt die Intensität und Häufigkeit der Durchfälle aus unbekannten Gründen im Laufe der Zeit ab.

Ob der Enteropathie ein einheitlicher Pathomechanismus zugrunde liegt, ist unsicher. Eine plausible Theorie, die jedoch nicht Allgemeingültigkeit beanspruchen kann, geht davon aus, daß es als Folge des neurogenen Defekts zu einer Hypotonie des Darms und einer Verlängerung der Transitzeit kommt, die das bakterielle Wachstum und damit die Dekonjugation der Gallensäuren begünstigt. Sie führt zur Schleimhautirritation und Hemmung der Wasserrückresorption. Diesen Ablauf hofft man mit Colestyramin oder Breitbandantibiotika unterbrechen zu können.

Ein Versuch mit Tetrazyklin und Neomycin sollte auf jeden Fall unternommen werden, obgleich mit einer bakteriellen Überbesiedlung nur bei etwa 20-30% der Patienten zu rechnen ist. Da eine quantitative bakteriologische Diagnostik erhebliche methodische Schwierigkeiten bereitet, hat die Antibiotikatherapie Ex-juvantibus-Charakter.

Eine Steigerung der Dünndarmmotilität ist ebenfalls mit dem oben erwähnten Metoclopramid möglich. Diese Substanz und auch Loperamid, sollten versucht werden. Spasmolytika sind wegen der Hypomotilität kontraindiziert. Im übrigen sind diätetische Maßnahmen, etwa in Form einer leichten Kost, wenig effektiv.

Leider läßt sich auch die Inkontinenz, für die die *neurogene Sphinkterparese* und das oft explosive Auftreten der Diarrhöen verantwortlich sind, medikamentös nicht beeinflussen. Die betroffenen Patienten benötigen entsprechende Vorlagen, zumal die nächtlichen oder auch unterwegs auftretenden Inkontinenzen zu einer deprimierenden und verzweifelten Situation führen können.

Diarrhöen bei Diabetikern dürfen nicht voreilig als diabetogen bzw. als diabetische Enteropathie aufgefaßt werden, zumal sich die wichtigsten differentialdiagnostisch in Betracht kommenden Störungen (Tabelle 79) therapeutisch bzw. durch Fortlassen des auslösenden Agens effektiver behandeln lassen als die Enteropathie.

Tabelle 79. Nicht diabetogene Diarrhöen bei Diabetikern

Ursache	Bemerkungen
Zöliakie – (bei Diabetes geringe überzufällige „Häufung")	Keine fortgeschrittene Angioneuropathie oder AVK, keine Abhängigkeit von der Diabetesdauer, massive Steatorrhöe, typisches Malassimilationssyndrom, Gewichtsabnahme
Laktoseintoleranz	Sorgfältige Ernährungsanamnese und evtl. Auslaßversuch
Biguanidmedikation	Keine typische Symptomatik wie bei diabetogener Diarrhö, aber evtl. gleichzeitig Inappetenz, Übelkeit, Völlegefühl, Blähungen
Zuckeraustauschstoffe (z. B. Sorbit) (s. Kap. 4)	Breiiger bis wäßriger Stuhl, Meteorismus

Nicht eindeutig geklärt ist die Frage, ob eine Obstipation bei Diabetikern häufiger auftritt und ob sie als Manifestation einer autonomen Neuropathie anzusehen ist.

12.4 Pankreas

Diabeteserkrankungen bei Pankreatitis, nach Pankreatektomie, bei Pankreaskarzinom oder Hämochromatose wurden bisher als sekundärer Diabetes bezeichnet, werden jedoch heute innerhalb des Klassifikationsschemas, das in Tabelle 2 S. 12 wiedergegeben ist, unter den Sonderformen des Diabetes eingeordnet. Mit einem permanenten insulinbedürftigen Diabetes ist zu rechnen, wenn mehr als 70-80% des Organs zerstört worden ist. Damit steht die Beobachtung in Übereinstimmung, daß eine deutliche Korrelation zwischen der noch vorhandenen Eigeninsulinsekretion und der exokrinen Pankreasinsuffizienz bzw. den entsprechenden Funktionstests besteht. Der häufige Befund einer eindeutigen Insulinbedürftigkeit bei einem Patienten ohne wesentliche Steatorrhö spricht daher für eine genetische Komponente und gegen einen ausschließlich sekundären Diabetes.

Akute bzw. akut rezidivierende Pankreatitis. Nur bei 10-50% der Patienten entwickeln sich eine Hyperglykämie oder eine pathologische Glukosetoleranz. Insulin benötigen jedoch nur 2-4%, so daß akute Pankreatitis nur selten (0,3-0,5%) als Ursache einer insulinbedürftigen diabetischen Stoffwechselstörung in Betracht kommt. Eine ausgesprochene Dekompensation bis zur Ketoazidose gilt als ungünstiges prognostisches Symptom für eine schwere Pankreatitis. Ein weiterer diabetogener Faktor sind der entzündliche Prozeß und die „Streßsituation" der akuten Pankreatitis.

Die Therapie des Diabetes während der akuten Pankreatitis erfolgt mit Normalinsulin in Form multipler s. c., ggf. i. m. Injektion oder – weil besser steuerbar – mit einer Infusion.

Chronische Pankreatitis. Bei etwa einem Drittel der Patienten entwickelt sich ein manifester Diabetes, bei einem weiteren Drittel lediglich eine pathologische Glukosetoleranz. Bei Vorliegen einer Steatorrhö und ausgedehnten Verkalkungen ist mit der Notwendigkeit einer Insulintherapie zu rechnen. Daß Insulinbedürftigkeit ohne Steatorrhö nicht ohne weiteres die Diagnose eines „sekundären" Diabetes erlaubt, wurde bereits erwähnt.

Eine ähnliche Situation ergibt sich bei Pankreatektomiepatienten. Insulinempfindlichkeit und Hypoglykämieneigung können noch ausgeprägter sein. Verantwortlich dafür sind in erster Linie der komplette Glukagonmangel, der reduzierte Ernährungszustand und möglicherweise eine ungenügende Fermentsubstitution.

Im übrigen läßt sich die Frage, ob tatsächlich total pankreatektomiert wurde, mit Hilfe der C-Peptid-Bestimmung nach Glukagonstimulation entscheiden. Dieser Test dient als Hinweis auf eine evtl. noch vorhandene Eigeninsulinsekretion. Aus einem positiven Befund ergeben sich zwar keine therapeutischen Konsequenzen. Wenn jedoch ein als total pankreatektomiert deklarierter Patient einen auffällig niedrigen Insulinbedarf, beispielsweise unter 20 IE täglich, aufweist, kann diese scheinbare Diskrepanz mittels der C-Peptid-Bestimmung aufgeklärt werden. Nachweisbares C-Peptid spricht für Reste von Pankreasgewebe.

Für die Diabetesbehandlung ergeben sich besonders für die fortgeschrittene Pankreatitis mit weitgehender Organdestruktion und für den Zustand nach Pankreatektomie etwa die gleichen Richtlinien. Die Stoffwechselführung bereitet i.allg. keine besonderen Schwierigkeiten sofern folgendes beachtet wird (s. auch Tabelle 80):
- Möglichst, besonders bei insulinempfindlichen und zu Hypo-

Tabelle 80. Diabeteseinstellung bei Pankreaserkrankungen

Schwierigkeiten der Diabeteseinstellung	Ursachen
Labilität	Ungeeignetes Insulinregime, unregelmäßige Nährstoffresorption und Malassimilation wegen Fermentdefizit, Alkoholismus
Hypoglykämietendenz	Glukagonmangel (totale Pankreatektomie), Untergewicht, Alkohol, besonders bei ungenügender Nahrungszufuhr
Dekompensation bis zur Ketoazidose	Pankreatitis-, Cholangitisschub, Ketoazidose nach massiver Alkoholzufuhr bei gleichzeitig zu reichlicher Nahrungszufuhr

glykämien neigenden Patienten, Zweimalinjektion, bei Pankreatektomiepatienten selten auch Dreimalinjektion unter Verwendung von Normalinsulin oder in besonderen Situationen CSII. Insulinbedarf meistens 25–40 IE.

- Regelmäßige Nahrungszufuhr. Bei Unterernährung höhere Energiezufuhr. Es empfiehlt sich eine Nährstoffrelation von etwa 45% KH, 20% Eiweiß, 35% Fett. Eine schärfere Fettrestriktion ist trotz der Pankreasinsuffizienz weder notwendig noch erwünscht.
- Alkoholabstinenz.
- Konsequente und ausreichende Fermentsubstition. Bei unzureichender Substitution nimmt der Insulinbedarf infolge der negativen Kalorienbilanz durch massive Steatorrhö ab.
- Rechtzeitige Änderung der Therapie, evtl. zwischenzeitlich bei entzündlichem Schub einer chronischen Pankreatitis ausschließlich Normalinsulin.

Spezifische Diabeteskomplikationen wie eine Retinopathie, Nephropathie oder Neuropathie kommen auch beim „pankreopriven" Diabetes vor, jedoch in wesentlich milderer Form als beim genuinen Diabetes. Eine nephropathiebedingte Niereninsuffizienz oder ein ausgeprägter Visusverlust bis zur Erblindung als Folge einer Retinopathie wurden bisher nicht beobachtet. Eine Neuropathie kann sowohl durch den Diabetes wie auch durch den Alkoholabusus bzw. durch eine Kombination beider Faktoren verursacht werden.

12.5 Idiopathische Hämochromatose

Zu den führenden klinischen Symptomen gehört neben der Hautpigmentierung – „Bronzediabetes" – und der Leberzirrhose bzw. -fibrose der Diabetes mellitus, der auch als wichtiges diagnostisches Indiz für die Hämochromatose anzusehen ist. Dessen Pathogenese ist nicht eindeutig geklärt. Als wahrscheinliche Ursachen kommen in Betracht:

- Eisenablagerungen im Pankreas – jedoch besteht keine Korrelation der Siderose mit dem Vorhandensein oder der Schwere des Diabetes, ferner entwickelt sich kein Diabetes bei sekundären Siderosen.

- Heredität – die Diabeteshäufigkeit bei Verwandten von Hämochromatose-patienten entspricht der bei genuinem Diabetes.
- Leberzirrhose bzw. Fibrose – sie sind möglicherweise verantwortlich für die geringe Insulinempfindlichkeit.

Keine dieser Ursachen allein erklärt bisher die hohe Diabetesfrequenz von 60–80%, so daß eine Kombination verschiedener Faktoren anzunehmen ist.

Hinsichtlich der Therapie des Diabetes ergeben sich folgende Besonderheiten:
- 70% der Patienten sind insulinbedürftig, meist bereits zum Zeitpunkt der Diagnose;
- durchschnittlich höherer Insulinbedarf als beim genuinen Diabetes, oft 50–70 IE täglich;
- keine Instabilität;
- meistens zweimal tägliche Insulininjektion notwendig und auch ausreichend;
- die spezifische Mikroangiopathie (Retinopathie, Nephropathie) ist, wenn vorhanden, wie bei anderen Formen des Pankreasdiabetes wenig ausgeprägt.

Die Behandlung bereitet demnach, abgesehen von dem häufig höheren Insulinbedarf, keine besonderen Probleme. Trotz der Leberzirrhose als möglicher Ursache für die Insulinempfindlichkeit müssen bei Patienten mit über 60–80 IE Insulinbedarf andere Ursachen, wie z.B. insulinneutralisierende Antikörper, ausgeschlossen werden.

12.6 Leber, Gallenblase

Die akute *Virushepatitis* kommt bei Diabetikern nicht mehr häufiger vor als bei Stoffwechselgesunden. Als Ursache ist die heute geringere Exposition gegenüber dem Hepatitis-B-Virus anzusehen, nachdem durch Verwendung von Einmalartikeln während der Hospitalisierung und der ambulanten Kontrollen die Chancen für eine Infektion geringer geworden sind.

Während des Verlaufs einer schweren Hepatitis kann es zu Schwierigkeiten bei der Diabeteseinstellung kommen, die wie bei anderen Erkrankungen mehrfache Insulininjektionen und weitgehende Verwendung von Normalinsulin erfordern. Infolgedessen bedürfen

Diabetiker mit akuter Hepatitis häufiger der Klinikaufnahme, als dies bei Stoffwechselgesunden der Fall ist.

Chronische Lebererkrankungen: Bei Leberzirrhotikern wurde von den meisten Autoren gehäuft ein manifester Diabetes festgestellt, von Creutzfeldt et al. (1971) bei 11,5–14%. Noch mehr Patienten zeigen eine pathologische Glukosetoleranz. Sie ist aber zum überwiegenden Teil nicht als Frühstadium des Diabetes, sondern als hepatische Glukosetoleranzstörung aufzufassen. Patienten mit Leberzirrhose jedoch nicht mit chronischer Hepatitis zeichnen sich durch eine relativ geringe Insulinempfindlichkeit, möglicherweise infolge einer verminderten Rezeptorbindung aus und haben deshalb einen höheren Insulinbedarf.

Therapeutische Schwierigkeiten bestehen i. allg. nicht, da keine Neigung zur Instabilität besteht. Der Insulinbedarf kann allerdings im Falle eines akuten Schubes noch zunehmen.

Patienten mit relativer Insulinresistenz haben wir mit gutem Erfolg mit Normalinsulin behandelt, und zwar meistens in einer höheren Morgendosis, während abends ein Verzögerungsinsulin verabreicht wurde. Das Normalinsulin verhindert stärkere postprandiale Hyperglykämien, führt andererseits trotz höherer Dosis wegen der Insulinunempfindlichkeit nicht zur Hypoglykämie.

Falls wegen einer chronisch aggressiven Hepatitis Glukokortikoide verabfolgt werden müssen, steigt der Insulinbedarf i. allg. nur mäßig um etwa 20–30 IE an und geht nach Dosisreduktion wieder auf das vorherige Niveau zurück.

Die *Fettleber* findet sich v. a. beim übergewichtigen Typ-II-Diabetiker und hängt, wie Beringer et al. (1967) durch Leberbiopsien nachweisen konnten, vom Ausmaß der Adipositas ab. Die Diabeteseinstellung sowie die Diabetesdauer spielen offenbar keine wesentliche Rolle. Therapeutisch wirksam ist nur eine Reduktionskost.

Die Lebervergrößerung bei dekompensiertem Diabetes im jugendlichen Alter ist auf gleichzeitige Fett- und Glykogenvermehrung zurückzuführen und normalisiert sich nach ausreichender Insulinbehandlung.

Gallensteine werden zwar bei Diabetikern häufiger gefunden. Möglicherweise besteht keine direkte Korrelation zum Diabetes selbst. Entscheidender Faktor ist im Erwachsenenalter wahrscheinlich das Übergewicht, das auch ohne Diabetes mit einer höheren Cholelithiasishäufigkeit einhergeht. Die Komplikationen wie Gallenblasenempyem, Cholangitis, Abszedierungen und akute Pankreatitis verlaufen beim Diabetes oft besonders ungünstig, so daß auch aus diesem Grunde eine frühzeitige Cholezystektomie oder evtl. eine Steinauflösung indiziert sind.

Patienten mit autonomer viszeraler Neuropathie zeigen nicht selten eine große atonische Gallenblase, die sich anläßlich der Cholezystographie nicht darstellt. Ein negatives Cholezystogramm ist daher unter diesen Umständen kein eindeutiger Hinweis auf ein Steinleiden. Emphysematöse Cholezystitiden mit Gangrän- und Perforationsgefahr und einer dreifach höheren Letalität kommen gehäuft vor und stellen eine Indikation zu dringlicher Cholezystektomie dar.

Literatur (zu 12)

Beringer A, Hrabal I, Irsigler K, Thaler H (1967) Der Einfluß von Tolbutamid auf die diabetische Fettleber. Dtsch Med Wochenschr 92: 2388

Creutzfeldt W, Perings E (1972) Is the infrequency of vascular complications in human secondary diabetes related to nutritional factors? Acta Diabet Lat 9, Supl 1: 432

Creutzfeldt W, Sickinger K, Frerichs H (1971) Diabetes und Lebererkrankungen. In: Pfeiffer EF (Hrsg) Handbuch des Diabetes mellitus, Bd II, Lehmann-Verlag München

Heitmann P, Stöss U, Gottesbüren H, Martini GA (1973) Störungen der Speiseröhrenfunktion bei Diabetikern. Dtsch Med Wochenschr 98: 1151–1155

Kalk WJ, Vinik AI, Jackson WPU, Bank S (1979) Insulin secretion and pancreatic exocrine function in patients with chronic pancreatitis. Diabetologia 16: 355–358

Kassander P (1958) Asymptomatic gastric retention in diabetics (gastroparesis diabeticorum). Ann intern Med 48: 797–812

Mäki M, Hällström O, Hüüpponen T, Vesikari T, Visakorp JK (1984) Increased prevalence of coeliac disease in diabetes. Arch Dis Child 59: 739–742

Mandelstam P, Lieber A (1967) Esophageal dysfunction in diabetic neuropathy-gastroenteropathy. Clinical and roentgenological manifestations. J Am Med Ass 201: 582

Riecken EO, Trojan HJ, Sauer H, Martini GA (1969) Diabetische Enteropathie und glutensensitive Enteropathie bei Diabetes mellitus. Internist (Berlin) 10: 269–275

Simon W, Vongsavanthong S, Hespel JP, Lecorna M, Bouvel M (1973) Diabète et hémochromatose. I. Le diabète dans l'hémochromatose idopathique. Sem Hôsp Paris 49: 2133-2141

Simon M, Vongsavanthong S, Jehan JP, Roussey M, Bouvel M (1973) Diabète et hémochromatose. II. Diabète de l'hémochromatose idiopathique et diabète commun. Sem Hôsp Paris 49: 2133

Strohmeyer G, Gottesbüren H, Behr C (1974) Diabetes mellitus bei akuter und chronischer Pankreatitis. Dtsch Med Wochenschr 99: 1481-1488

Strohmeyer G, Gottesbüren H, Behr C, Sauer H (1976) Diabetes mellitus bei idiopathischer Hämochromatose. Dtsch Med Wochenschr 101: 1055-1060

Taub S (1979) Gastrointestinale Erkrankungen beim Diabetes mellitus. Diabetes Care 2: 437-447

13 Schwangerschaft

Diabetes und Schwangerschaft bringen sowohl für die Mutter als
auch für das Kind erhebliche Risiken mit sich. Die Frau ist, wie besonders in der Vorinsulinära, bei unzureichend behandeltem Diabetes durch Ketoazidose, EPH-Gestose und Infektionen gefährdet, das
Kind durch intrauterinen Fruchttod, Lebensschwäche, Atemnotsyn-
drom und Mißbildungen (Tabelle 81).

13.1 Stoffwechselsituation

Die Ursachen für diese Risiken sind in der diabetischen Stoffwechselstörung und den ungünstigen Auswirkungen der Schwangerschaft

Tabelle 81. Auswirkungen des Diabetes auf Mutter und Kind

Frühere Situation (Vorinsulinära)		Heutige Situation
Fertilität	Gering	Normal
Mütterliche Mortalität	Meist infolge Ketoazidose, bis 50%	Wie bei Stoffwechselgesunden, unter 0,2%
Aborthäufigkeit	Wahrscheinlich wie bei gesunden Frauen	
Perinatale Mortalität	Über 50%	6–10% (in Spezialzentren 2–3%)
Mißbildungsrate	Keine konkreten Daten, jedoch deutlich erhöht	Noch 4–6% (3mal höher als normal), für 50% der Todesfälle verantwortlich, wenn perinatale Mortalität unter 5%

auf die Stoffwechsellage zu sehen. Die Gefahren für die Mutter sind durch die Insulintherapie inzwischen weitgehend beseitigt, während auf seiten des Feten und des Kindes die perinatale Mortalität und die Mißbildungsrate noch nicht überall in gleichem Maße gebessert werden konnten.

Die Schwangerschaft hat einen eindeutig diabetogenen Effekt. Er zeigt sich in einer Abnahme der Insulinempfindlichkeit, einer „relativen Insulinresistenz", die das gesunde B-Zellsystem durch vermehrte Insulinsekretion kompensieren kann, so daß der Blutzucker normal bleibt.

Die graviditätsbedingten Stoffwechseländerungen sind in erster Linie hormonaler Genese. In der 8.-10. Woche nimmt der Insulinbedarf aus bisher nicht eindeutig geklärter Ursache ab. Die Diabetogenität manifestiert sich vom 2.-3. Trimenon an als Zunahme des Insulinbedarfs. Ihr liegt wahrscheinlich eine gesteigerte Sekretion der kontrainsulinär wirkenden Plazentarhormone Progesteron, „human placental lactogen" (HPL) und Östriol zugrunde, die zu einer Verminderung der Insulinempfindlichkeit führen. Gleichzeitig kommt es zu einem vermehrten Abbau des Insulins in der Plazenta. Bei der Diabetikerin muß wegen der verminderten oder fehlenden Eigeninsulinproduktion Insulin injiziert oder im Falle einer bereits bestehenden Insulintherapie die Dosis erhöht werden.

Von Anfang an ist der Fetus einem pathologischen Stoffwechselmilieu ausgesetzt, da die Nährstoffe und Substrate des mütterlichen Plasmas diaplazentar in den fetalen Kreislauf diffundieren. Im Vordergrund stehen die mütterliche Hyperglykämie und das vermehrte Glukoseangebot. Hinzu kommen, v.a. bei dekompensiertem Diabetes, Störungen im Aminosäure- und Ketonkörperstoffwechsel. Von der 28. Schwangerschaftswoche an induziert die mütterliche und die damit auch erhöhte fetale Blutglukosekonzentration eine fetale B-Zellhyperplasie mit Hyperinsulinämie. Zu diesem Zeitpunkt haben sich die B-Zellen so weit entwickelt, daß sie auf die Hyperglykämie mit adaptiver Hyperplasie reagieren können. Das vermehrte Glukoseangebot und der Hyperinsulinismus führen zur fetalen Glukose-Insulin-Mast und damit zur Makrosomie mit Vermehrung des Fettgewebes und der Glykogendepots vorwiegend in Herz und Leber, zur Hepatomegalie, jedoch nicht zu beschleunigtem Skelettwachstum. Ein erhöhtes Plasmainsulin hat ferner eine ausgeprägtere Neugeborenenhypoglykämie zur Folge. Es ist heute gesichert, daß eine Normalisierung des Blutzuckers während der ganzen Schwangerschaft eine ungestörte Entwicklung des Feten garantiert.

13.2 Therapie

Die zunehmend bessere Diabeteseinstellung führte zu einer entscheidenden Senkung der perinatalen Mortalität. Eine Normoglykämie erschien zunächst nicht notwendig, vielen Autoren besonders im ersten Schwangerschaftsdrittel wegen der vermeintlichen Schädigung durch Hypoglykämien sogar problematisch. Da intrauteriner Fruchttod und perinatale Mortalität gegen Ende der Schwangerschaft zunahmen, wurde meistens, und zwar vorzeitig in der 36–37. Woche, überwiegend durch Sectio entbunden.

Seit etwa 10 Jahren wird das Schwergewicht auf eine normoglykämische Einstellung durch intensivierte Insulintherapie gelegt. Es wird mindestens 2mal, oft 3- bis 5mal täglich Insulin injiziert oder auch eine Insulinpumpe eingesetzt. Unter einem solchen Regime traten fetale Komplikationen – bei konsequenter Therapie von Anfang an sogar Mißbildungen – kaum noch gehäuft auf, so daß der normale Entbindungstermin abgewartet und dadurch die Frühgeburtlichkeit mit ihren Komplikationen verringert werden konnte. Die Notwendigkeit, per Sectio abdominalis zu entbinden, wurde damit seltener.

Warum ist Normoglykämie während des gesamten Schwangerschaftsverlaufs erwünscht?
- In der Frühgravidität zur Aufrechterhaltung des normalen Stoffwechselmilieus und damit zur Vermeidung von Fehlentwicklung und Mißbildungen;
- auch später noch, um die ungestörte Ausdifferenzierung des Nervengewebes zu gewährleisten;
- in den letzten 3 Monaten in erster Linie, um die Makrosomie zu verhindern, die sich als Folge einer Glukose-Insulin-Mast entwickelt.
Wenn der diaplazentare Glukoseübertritt unter quantitativem Aspekt betrachtet wird, so bedeutet ein Anstieg des Blutzuckers von 90 auf 130 mg/dl immerhin eine etwa 50%ige Zunahme des Glukoseangebots an den Feten.

Therapeutisches Ziel. Die Kriterien für die Einstellung werden durch die BZ-Konzentration bei der nichtdiabetischen Schwangeren bestimmt. Besonders während der ersten Monate ist ihr Blutzucker nüchtern und postabsorptiv um etwa 10–20 mg/dl erniedrigt. Entsprechende Werte werden daher auch für die Diabetikerin angestrebt:

- Normoglykämie zwischen 60 und 130 mg/dl, postprandial unter 140–150 mg/dl, nur Einzelwerte selten höher.
- Glykohämoglobinkontrolle alle 4 Wochen; HbA_{1c} unter 6,5%; HbA_1 unter 7,5%.
- Der BZ soll bereits während der teratogenen Phase in der 6.–8. Woche in der Hoffnung auf eine Reduzierung der Mißbildungsrate normalisiert sein. Da zu dieser Zeit häufig noch keine Gewißheit über die Schwangerschaft besteht, ist der Idealzustand eine *präkonzeptionelle* Neueinstellung des Diabetes, ggf. sogar mit einem Insulininfusionsgerät. Zuwarten bis zur Sicherung der Schwangerschaftsdiagnose würde in vielen Fällen bedeuten, daß eine ausreichende Einstellung während der ersten beiden Monate nicht gewährleistet ist. Die Schwangerschaft sollte demnach geplant werden.
- Hypoglykämien gelten nicht mehr als auslösender Faktor für Mißbildungen. Auch nach schweren Unterzuckerungen während der kritischen Phase waren mißgebildete Kinder nicht häufiger.
- Hypoglykämien werden von vielen Graviden bemerkenswert gut toleriert. Wahrscheinlich kommt es zu einer Gewöhnung an eine durchschnittlich niedrigere BZ-Konzentration, möglicherweise besteht außerdem eine veränderte Reaktionsweise in der Gravidität. *Schwere* Hypoglykämien sind selbstverständlich, wie auch sonst während der Diabetesbehandlung, zu vermeiden.

Ein Klinikaufenthalt ist unter folgenden Umständen notwendig: Sogleich nach Diagnose der Schwangerschaft zur Neueinstellung bzw. Überprüfung der Gesamtsituation; zwischen 26. und 28. Woche wegen des in dieser Zeit oft ansteigenden Insulinbedarfs, ferner 4–6 Wochen vor dem errechneten Termin; außerdem bei Stoffwechselverschlechterung, soweit diese nicht in kurzer Zeit ambulant zu beheben ist sowie bei unklarer Situation, wie z.B. Diskrepanzen zwischen dem Selbstkontrolle-Protokoll und dem HbA_{1c} und schließlich bei Schwangerschaftskomplikationen (siehe unten).

Diät

Die Kalorienzufuhr entspricht der bei der nichtdiabetischen Schwangeren. Der KH-Gehalt liegt meist zwischen 180 und 250 g, Eiweiß 1,3–1,8 g/kg KG, Fett 50–90 g, selten mehr.

Folgende spezielle Gesichtspunkte sind zu beachten:
- Keine Gewichtszunahme während der Gravidität von mehr als 6–10 kg. Gewichtskonstanz während der ersten Monate, später Zunahme von etwa 200–500 g/Woche.
- Keine Reduktionskost. Kaloriengehalt nicht geringer als 1600–1800 kcal. Übergewicht soll möglichst vor oder sonst nach der Schwangerschaft abgebaut werden.
- Mindestens 180–200 g KH wegen der Ketoseneigung.
- Zu berücksichtigen ist der Glukoseverlust durch den Harn. Er kann bei ausgeprägter Senkung der Nierenschwelle für Glukose trotz befriedigendem BZ hoch sein.
- Anpassung der KH-Verteilung an das BZ-Profil, häufig KH-armes 1. Frühstück wegen postprandialer Hyperglykämie.
- Evtl. sogar je 2 Zwischenmahlzeiten vormittags und nachmittags, v. a. bei entsprechender Hypoglykämietendenz.
- Natriumbeschränkung nur bei eindeutiger EPH-Gestose, unter Berücksichtigung auch der monosymptomatischen Formen, nicht jedoch bei leichter Ödemneigung.

Insulintherapie

Der Insulinbedarf steigt i. allg. in der Schwangerschaft, und zwar von der 15. Woche wegen der abnehmenden Insulinempfindlichkeit an, u. U. sogar bis auf das 2- bis 3fache, an. Lediglich während der 6.–10. Woche geht er bei einigen Patientinnen, ohne daß die Ursache geklärt ist, vorübergehend zurück. In den letzten 4–6 Wochen bleibt der Bedarf oft unverändert. Eine Labilität entwickelt sich nicht. Es werden im Gegenteil vorher bestehende BZ-Schwankungen meist gemildert, da die geringere Insulinempfindlichkeit gegen Ende der Schwangerschaft sich quasi als Puffer auswirkt.

Nach dem kurzdauernden, aber gelegentlich dramatischen Abfall des Insulinbedarfs in der Postpartalphase entspricht die Situation auch hinsichtlich der Labilität später wieder den Verhältnissen vor der Schwangerschaft. Eine durch die Gravidität verursachte und irreversible Progredienz ist unwahrscheinlich und wird allenfalls für den Typ-II-Diabetes für möglich gehalten.

Die Insulintherapie erfolgt entsprechend den Regime in Tabelle 40 bzw. durch CSII (Kap. 6.7). Die Zahl der täglichen Injektionen wird durch die Stoffwechsellage und die Notwendigkeit einer Normoglykämie bestimmt.

Eine Einmalinjektion genügt nur selten, allenfalls bei bisher nicht insulinbedürftigen Diabetikerinnen, deren Blutzucker noch eben im

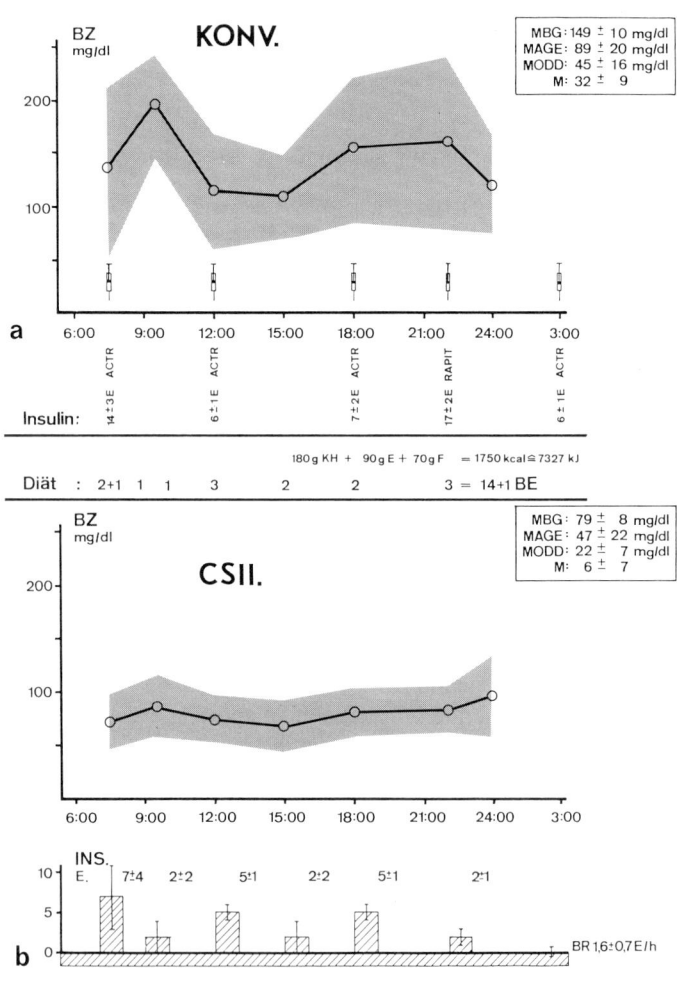

Abb. 20 a, b. Pat. T., 33 J., Lehrerin, Diabetes seit dem 7. Lebensjahr, White-Klasse D, Background-Retinopathie, bekannte Schwammniere (normale GFR), Zustand nach intrauterinem Fruchttod in der 35./36. SSW. HbA₁ zu Beginn der Gravidität 10,2%, Insulindosis 26 + 12 IE NPH-Insulin Nordisk. Nach Übergang auf 5 Insulininjektionen **(a)** v. a. nüchtern und postprandial häufig ungünstige BZ. Mit Insulinpumpe **(b)** bis zum Ende der Schwangerschaft in ambulanter Kontrolle, berufstätig. HbA₁ 8,9–5,6%. Mittlerer BZ

Normbereich oder gering darüber liegt. Da auch bei ihnen im Laufe der Schwangerschaft der Insulinbedarf zunimmt, bleiben ihnen spätestens dann 2 oder mehrfache Injektionen nicht erspart. Typ-I-Diabetikerinnen benötigen mindestens 2, häufig sogar 3 oder 4, selten mehr Insulininjektionen täglich (s. im übrigen Kap. 6).

Bei den meisten von uns behandelten Patientinnen haben sich zur Erzielung einer Normoglykämie 3–4 Injektionen, u. a. auch die Spätinjektion eines Verzögerungsinsulins, am besten bewährt (s. S. 164 ff.). Die Mehrfachapplikation ist auch deswegen zweckmäßig, weil die Anpassung an eine veränderte Stoffwechsellage besonders während der ambulanten Betreuung einfacher ist. Die Einstellung ist flexibler und übersichtlicher, und zwar auch für den behandelnden Arzt. Von seiten der Patientin gibt es nur selten Schwierigkeiten und Vorbehalte. Durch den Kinderwunsch ist sie so motiviert, daß sie bereit ist, die erforderlichen Maßnahmen konsequent durchzuführen.

Wenn trotz mehrfacher täglicher Insulininjektionen keine Normoglykämie erreicht werden kann, sind Insulininfusionsgeräte angezeigt (s. Abb. 20) und zwar auch in der präkonzeptionellen Phase. Der Entschluß sollte rasch gefaßt werden, damit keine Verzögerung durch langwierige Versuche mit der konventionellen Insulintherapie entsteht.

- BZ- und HZ-Selbstkontrolle ist die Basis der Stoffwechselführung: Wie häufig und wann BZ und HZ bestimmt werden, hängt von der Einstellbarkeit des Diabetes, besonders von den Modalitäten der Adaptation ab (s. auch Kap. 3 und 6).
- Mindestens 2mal/Woche ein BZ-Profil mit 4–6 Werten: 7 Uhr, 9–10 Uhr, 12 Uhr, 17 Uhr, 20 Uhr, 22 Uhr, auch nachts, besonders bei NBZ unter 60–80 mg/dl. Außerdem täglich, je nach Stoffwechsellage, 1–2 Kontrollen zu wechselnden Tageszeiten oder gezielt entsprechend einer etwaigen Tendenz zu Hypoglykämien oder Hyperglykämien. Bei Einstellungsschwierigkeiten sind tägliche Profile nicht zu umgehen.
- Mindestens 4mal täglich wird der HZ untersucht, unter Einbeziehung des

---

◀ 79 ± 8 mg/dl (n = 1070). Spontangeburt in der 40. SSW: Mädchen, 3800 g, 54 cm, Apgar 9/10/10. – Gewichtszunahme der Mutter innerhalb der Schwangerschaft 12,1 kg. Insulindosis im Mittel 61 ± 12 IE/Tag (Basalrate 39 ± 16 IE, Abrufdosis 23 ± 8 IE). Maximale Insulindosis vor der Entbindung 108 IE/Tag. Nach der Niederkunft Umstellung auf konventionelle Therapie mit 28 + 10 IE NPH-Insulin

Vormittagsurins wegen der Hyperglykämie nach dem 1. Frühstück. Oft wird sogar jede Harnprobe kontrolliert. Bei überwiegend aglukosurischer Einstellung genügt ein qualitativer Streifentest.
- Eine Orientierung über die oft in der Gravidität erniedrigte Nierenschwelle für Glukose erfolgt durch gleichzeitige BZ- und HZ-Kontrollen.

Gravide Diabetikerinnen sind nicht nur für die Selbstkontrolle, sondern auch für die Anpassung der Insulindosis besonders motiviert und beherrschen die Regeln (s. 6.7) oft nicht schlechter als ihre ärztlichen Ratgeber. Dosiert wird nach konkreten Regeln oder etwas freizügiger innerhalb eines vom Arzt gegebenen Rahmens. Dabei erweist sich der häufige telefonische Kontakt als sehr nützlich und für viele als unentbehrlich. Dies gilt in besonderem Maße für Patientinnen mit Insulinpumpen.

Orale Antidiabetika

Sulfonylharnstoffe und auch *Biguanide* sind kontraindiziert. Beim Menschen ergab sich zwar für eine Teratogenität bisher kein Anhalt. Zurückhaltung ist jedoch deswegen angebracht, weil ohnehin im weiteren Verlauf mit der schwangerschaftsbedingten passageren Intensivierung des Diabetes und Insulinbedürftigkeit zu rechnen ist. Schließlich können SH, da sie die Plazentarschranke passieren, durch Stimulation der fetalen B-Zellen die neonatale Hypoglykämie verstärken.

13.3 Komplikationen und Risikofaktoren

Komplikationen (s. Tabelle 82). Bei Patientinnen der White-Klassen D, E und F (Tabelle 83), also mit fortgeschrittener Angiopathie und besonders mit Nephropathie, bleibt trotz der Hyperglykämie als Folge einer ungenügenden Plazentardurchblutung und Nährstoffversorgung eine Makrosomie aus. Es kommt sogar zu „small for date babies". Eine *frühzeitige* Klinikeinweisung von der 32.–34. Woche an, eine sorgfältige Überwachung auch der Plazentarfunktion sind notwendig, damit die Entbindung zum geeigneten Termin, und zwar i. allg. durch Sectio, vorgenommen werden kann.
Eine progrediente Nephropathie mit Niereninsuffizienz stellt heute

von diabetologischer Seite die einzige Indikation für eine Interruptio dar. Die Entscheidung muß so früh wie möglich getroffen werden. Wegen einer *Retinopathia diabetica* ist dagegen seit Einführung der Photokoagulation ein Schwangerschaftsabbruch nicht mehr angezeigt. Obgleich während der Gravidität retinale Läsionen deutlich zunehmen oder erstmalig auftreten können, kommt es i. allg. nicht zu einer anhaltenden oder irreversiblen Progredienz. Gegebenenfalls muß rechtzeitig und ausgiebig genug photokoaguliert werden. Um zuverlässige Anhaltspunkte für die Entscheidung zur Koagulation zu erhalten, sind regelmäßige Kontrollen mit sorgfältiger, evtl. photographischer Dokumentation notwendig, und zwar möglichst unmittelbar vor der Schwangerschaft, nach ihrer Feststellung, dann alle 2 Monate, im Falle einer Befundzunahme häufiger, sogar bis zu einem Abstand von 1–2 Wochen.

Tabelle 82. Gefährdung der diabetischen Mutter und damit auch des Feten

Ursachen	Maßnahmen
– Diabetogene Wirkung der Schwangerschaft mit Zunahme des Insulinbedarfs	Prompte Intensivierung der Therapie
– Zunahme des Insulinbedarfs aus anderen Gründen (Infekte!)	
– Stoffwechselverschlechterung durch diabetogene Pharmaka: β-Mimetika (Fenoterol), kann zu massiver Hyperglykämie, evtl. zur Ketoazidose führen, ähnliche Situationen durch Glukokortikoide (Prophylaxe Atemnotsyndrom), weniger ausgeprägt bei Verwendung bestimmter Diuretika wie Thiazid, Furosemid und anderen	„Engmaschige" BZ-Kontrollen, besonders unter Fenoterol (evtl. im Abstand von 1–2 h), auch bei Glukokortikoiden
– Infektionen, v. a. der Harnwege	Sofortige Therapie, bei Rezidivneigung Dauerbehandlung. Routinemäßig Urinstatus bei Diabetesdekompensation
– Progrediente Niereninsuffizienz	Sorgfältige Überwachung der Nierenfunktion, des Diabetes, evtl. vorzeitige Entbindung durch Sectio

Tabelle 83. White-Klassifikation des Diabetes in der Schwangerschaft

A	Pathologischer GTT, keine Symptome. Normoglykämie allein durch Diät erreichbar. Kein Insulin
B	Diabetesmanifestation im Erwachsenenalter (über 20 Jahre) *und* kurze Diabetesdauer (weniger als 10 Jahre)
C	Niedrigeres Manifestationsalter (1–19 Jahre) *oder* relativ lange Diabetesdauer (10–19 Jahre)
D	Manifestation im Alter unter 10 Jahren *oder* sehr lange Diabetesdauer (20 Jahre und mehr) *oder* klinische Symptome einer minimalen Gefäßerkrankung (z. B. Background-Retinopathie)
E	Verkalkung der Beckengefäße (röntgenologische Diagnose)
F	Nierenerkrankung (diabetische Nephropathie)
R	Proliferative Retinopathie
RF	Sowohl Nephropathie als auch proliferative Retinopathie
G	Multiple Komplikationen in der Schwangerschaft
H	Koronare Herzkrankheit
T	Schwangerschaft nach Nierentransplantation

Zusätzliche *Risikofaktoren,* die eine besonders sorgfältige Überwachung und eine frühzeitige Klinikaufnahme vor der 34.–36. Woche erfordern, sind:

internistisch:
- Lebensalter über 30 Jahre,
- Diabetesdauer über 10 Jahre,
- vorausgegangene ungenügende Diabeteseinstellung, d.h. BZ nicht im Nahezu-Normoglykämiebereich,
- Nephropathie, Niereninsuffizienz, Pyelonephritis,
- andere schwere Begleiterkrankungen;

geburtshilflich:
- Hydramnion,
- EPH-Gestose,
- abnormes Kardiotokogramm.

Pedersen u. Mølsted-Pedersen (1965) sehen die Schwangerschaft durch die PBSP („prognostically bad signs during pregnancy") in besonderer Weise gefährdet:

1. Klinische Pyelonephritis
   - Harnwegsinfekt (positive Kultur) mit Temperatur über 39 °C.
2. Präkoma oder schwere Azidose.
3. Durch Schwangerschaft induzierte Hypertension.
4. Ungenügende Kooperation: Schwangere Diabetikerinnen, die erst anläßlich der Geburt zur Aufnahme kommen oder Frauen, die „psychopa-

thisch" oder von geringer Intelligenz sind, die sich in schwierigen sozialen Verhältnissen befinden und die erst später als 60 Tage vor dem Termin zur Behandlung erscheinen.

Als Warnsymptom, das einer sofortigen Klärung bedarf, ist ein plötzlicher Rückgang des Insulinbedarfs im letzten Trimenon aufzufassen, da unter diesen Umständen dringender Verdacht auf intrauterinen Fruchttod besteht.

13.4 Geburtshilfliche Kontrollen

Ultraschalluntersuchung. Sogleich nach der Diagnose der Schwangerschaft, jedoch nicht vor der 6. Woche, wird die erste Kontrolle vorgenommen. Weitere Untersuchungen erfolgen in der 16.–20. Woche und von der 28. Woche an in 2wöchigem Abstand.

Kardiotokographie (CTG). Kontrolliert wird mindestens 1–2 mal wöchentlich, häufiger evtl. ab 34.–35. Woche, ab 36. Woche – meist bei stationärer Behandlung – täglich, in bestimmten Risikosituationen sogar mehrmals.

Bisher wurden zur Diagnostik der Plazentarfunktion HPL („human placentar lactogen") im Serum, Östriol sowohl im Harn als auch im Serum untersucht, ferner der L:S-(Lecithin-Sphingomyelin-)Quotient sowie von einigen Autoren Insulin und C-Peptid in der Amnionflüssigkeit. Ein solches Monitoring hat sich jedoch inzwischen als nicht zuverlässig genug erwiesen. Lediglich die Östriolbestimmung gilt noch als wichtiger Hinweis zumindest auf die Notwendigkeit engmaschiger CTG-Kontrollen.

Eine α-Fetoproteinbestimmung im Serum ist zur Erfassung von Mißbildungen in der 16. Schwangerschaftswoche notwendig.

Der Termin für die Entbindung richtet sich nach den vorliegenden Komplikationen und der Plazentarfunktion. Bei optimaler Diabeteseinstellung, die durch entsprechende BZ- und HZ-Befunde belegbar sein muß, und bei unkompliziertem Verlauf der Schwangerschaft wird bis zum Termin bzw. bis zur 38./39. Woche abgewartet. Die Entbindung erfolgt vorzugsweise auf vaginalem Wege, v. a. wenn es gelingt, die Zervix rechtzeitig zur Reifung zu bringen (Priming der

Zervix mit Prostaglandin). Verschiedene Risikofaktoren erfordern eine besonders intensive Überwachung, frühzeitige Klinikaufnahme und u. U. vorzeitige Entbindung und stellen eine breitere Indikation für die Sectio caesarea dar.

13.5 Geburt und Postpartalphase

Spontangeburt. Als erstes wird eine Infusion mit 5%iger Glukoselösung angelegt. BZ von über 140 mg/dl erfordern zusätzlich geringe Insulindosen, bei niedrigeren Werten wird unter BZ-Kontrollen in Abständen von etwa 3 h abgewartet. Zuviel Insulin kann während der Geburt wegen der mit den Wehen verbundenen intensiven Muskeltätigkeit und auch nach der Geburt wegen der oft hohen Insulinempfindlichkeit zu Hypoglykämien führen.

Einleitung der Geburt. Es empfiehlt sich ein ähnliches Vorgehen. Eine Alternative stellt die Infusion von 10%iger Glukoselösung mit einem geringen Zusatz von Normalinsulin, und zwar etwa 10-12 IE/ 500 ml dar.

Sectio caesarea. Am Tage vorher Therapie wie bisher.
Am Entbindungstag:
7-8 Uhr: BZ-Kontrolle (Schnelltest oder Laborbestimmung, deren Wert innerhalb von 30 min vorliegen muß), Prämedikation;
ca. 8.30 Uhr: Beginn der Glukoseinfusion 5%ig (etwa 150 g/24 h), anschließend Sectio;
nach der Operation erneute BZ-Kontrolle, falls notwendig Normalinsulininjektion oder Zusatz zur Infusion;
weitere BZ-Kontrolle gegen Mittag und nachmittags;
18-19 Uhr: entsprechend der bisherigen Stoffwechsellage Injektion von 30-50% der bisherigen Abenddosis, meist aber Fortführung der Glukoseinfusion mit Normalinsulin.

Bei Patientinnen, die mit Insulininfusionsgeräten behandelt werden, erfolgt die Geburt unter Weiterführung der Pumpentherapie.

Postpartalphase. Unter Umständen fällt der Insulinbedarf für 1-4 Tage auf etwa 10-15 IE, selten noch weiter ab. Dieser drastische Rückgang kommt besonders in Anbetracht des hohen Insulinbedarfs in der 2. Schwangerschaftshälfte für den Unerfahrenen überraschend und kann bei Nichtbeachtung und zu hoher Insulindosis zu schweren Hypoglykämien führen. Die Ursache ist noch ungeklärt. Einige Tage später entspricht der Insulinbedarf wieder dem Prägraviditätsniveau.

Neugeborenes. Die Gefährdung erfordert bereits zur Zeit der Geburt die Anwesenheit eines Pädiaters oder eines perinatologisch versierten Kollegen und danach die Verlegung in die Kinderklinik oder eine entsprechend versorgte Station. Besondere Gefahren drohen durch:

- Hypoglykämie unter 30 mg/dl bei reifen Neugeborenen, unter 20 mg/dl bei Frühgeburten – je höher der mütterliche BZ-Wert, um so ausgeprägter die neonatale Hypoglykämie,
- Hyaline-Membran-Syndrom (HMS) – heute wesentlich seltener als früher,
- Hypokalzämie, gehäuft bei Kindern diabetischer Mütter – bei Auftreten typischer Symptome Kalzium i. v. geben,
- Hyperbilirubinämie – ggf. Phototherapie.

13.6 Diabetesfrühstadien und Gestationsdiabetes

Frühstadien. Bei Vorliegen eines *potentiellen Diabetes* oder einer *pathologischen Glukosetoleranz* wird außer den üblichen HZ-Tests alle 2–3 Monate ein oraler Glukosetoleranztest (100 g Glukose oder Dextro-oGT) durchgeführt. Findet sich ein pathologischer Wert, ist ein BZ-Profil einschließlich des Wertes 1 h postprandial notwendig. Frauen mit pathologischer Glukosetoleranz werden diätetisch behandelt, solange das Tagesprofil, möglichst an 2 aufeinanderfolgenden Tagen, normoglykämisch ist. Daß ein pathologisches Testergebnis allein bei im übrigen normalem BZ eine Insulinbehandlung erfordert, konnte bisher nicht bewiesen werden.

Die frühere Annahme aufgrund retrospektiver Untersuchungen, daß die perinatale Mortalität bei potentiellem Diabetes oder pathologischer Glukosetoleranz erhöht ist, wurde durch neuere prospektive Studien widerlegt.

Gestationsdiabetes. Definitionsgemäß handelt es sich um eine Glukosetoleranzstörung oder einen manifesten Diabetes, der lediglich während der Schwangerschaft besteht. Vorher und nachher ist die Glukosetoleranz normal. Die Diagnose „Gestationsdiabetes" kann daher erst aufgrund eines normalen Toleranztests etwa 6 Wochen nach der Schwangerschaft gesichert werden.

Was den *Schwangerschaftsverlauf* anlangt, so ist bei diesen Frühformen des Diabetes mit einer eindeutig erhöhten perinatalen Mortalität nicht zu rechnen. Der normale Entbindungstermin sollte abgewartet werden unter sorgfältiger Kontrolle von BZ und Schwangerschaftsverlauf. Nur bei geburtshilflichen Komplikationen muß die Gravidität frühzeitiger beendet werden.

Abschließend ist festzuhalten, daß der Diabetes für den Feten zwar ein erhebliches Risiko darstellt, daß es aber andererseits möglich ist, durch sachgemäße und intensive Behandlung die erhöhte perinatale Mortalität weitgehend oder völlig zu beseitigen und eine normale Entwicklung des Feten zu gewährleisten. Die Patientin muß daher von einem in der Diabetologie versierten Kollegen und einem mit den spezifischen Problemen vertrauten Gynäkologen betreut werden. Voraussetzung ist eine nahtlose Zusammenarbeit während der gesamten Dauer der Schwangerschaft. Zweckmäßigerweise erfolgt darüber hinaus die Betreuung bis zur Entbindung durch ein Spezialzentrum, damit alle heute zur Verfügung stehenden therapeutischen Möglichkeiten ausgenutzt werden können.

Literatur (zu 13)

Bellmann O (1984) Diabetes-Früherkennung in der Schwangerschaft. Laboratoriumsblätter 34: 97–108

Carstensen LL, Frost-Larsen K, Fugleberg S, Nerup J (1982) Does pregnancy influence the prognosis of uncomplicated insulin-dependent diabetes mellitus? Diabetes Care 5: 1–5

Daweke H, Hüter KA, Sachsse B, Gleiss J et al. (1970) Diabetes und Schwangerschaft. Dtsch Med Wochenschr 95: 1747–1755

Deutsche Diabetes-Gesellschaft (1982) Die ärztliche Führung der graviden Diabetikerin. Dtsch Ärztebl 79, Heft 40: 1–3

Freinkel N, Dooley SL, Metzger BE (1985) Care of the pregnant woman with insulin-dependent diabetes mellitus. New Engl J Med 313: 96-101

Gödel E, Amendt P, Amendt U, Albrecht G, Jutzi E, Bruns W (1975) Diabetes und Schwangerschaft. Karger, Basel. (Fortschritte der Geburtshilfe und Gynäkologie 54, S 33-56)

Horký Z (1965) Der Insulinverbrauch bei diabetischen Frauen während der Schwangerschaft und bei der Geburt. Zentralbl Gynaekol 87: 672-678

Jovanovic L, Peterson CP (1982) Optimal insulin delivery for the pregnant diabetic patients. Diabetes Care 5: 24

Jovanovic L, Peterson CM (1985) Screening for gestational diabetes. Optimum timing and criteria for retesting. Diabetes 34: 21-23

Lev-Ran A, Goldman A (1977) Brittle diabetes in pregnancy. Diabetes 26: 916-930

Mintz DH, Skyler JS, Chez RA (1978) Diabetes mellitus and pregnancy. Diabetes Care 1: 49-63

Niederau CM, Potthoff S, Gries FA, Reinauer H (1980) Zum Aussagewert von glykosidierten Hämoglobinen bei Diabetes mellitus und bei Gravidität. Lab Med 4: 9-14

Niesen M (1978) Die Betreuung der Neugeborenen diabetischer Mütter. Gynäkologe 11: 92-98

Pedersen J, Mølsted-Pedersen L (1965) Prognosis of the outcome of pregnancies in diabetics. Acta Endocrin 50: 70-78

Potthoff S (1981) Diabetes und Schwangerschaft - internistisch-geburtshilfliche Kooperation. Therapiewoche 31: 8265-8273

White P (1978) Classification of obstetric diabetes. Am J Obstet Gynec 130: 228-230

Zusammenfassende Darstellungen

Heisig N (1975) Diabetes und Schwangerschaft. Thieme, Stuttgart

Irsigler K, Regal H, Brändle J (Hrsg) (1978) Diabetesprobleme in der Schwangerschaft. 1. Lainzer Diabetes-Symposium, 10./11. März 1978. Urban & Schwarzenberg, München Wien Baltimore

Pedersen J (1977) The pregnant diabetic and her newborn, 2nd edn. Munksgaard, Kopenhagen

Plotz EJ, Bellmann O, Leyndecker G (1981) Endokrine Erkrankungen und Schwangerschaft. In: Käser O, Friedberg V (Hrsg) Gynäkologie und Geburtshilfe, II/2: Schwangerschaft und Geburt. Thieme, Stuttgart New York; 8.83-8.111

Weiss PAM, Hofmann PAN (1985) Diabetes und Schwangerschaft. In: Burghardt E (Hrsg) Spezielle Gynäkologie und Geburtshilfe. Springer, Wien New York, S 337-427

14 Eugenische Ratschläge und Antikonzeption

14.1 Eugenische Beratung

Angesichts der genetischen Heterogenität müssen die eugenischen Ratschläge entsprechend dem unterschiedlichen Erbgang beider Diabetestypen differenziert werden. Verständlicherweise suchen i. allg. Typ-I-Diabetiker eine Beratung bereits *vor* der Heirat. Bei Typ-II-Patienten entwickelt sich der Diabetes meistens erst dann, wenn Nachkommenschaft bereits vorhanden ist.

Vor der genetischen Beratung soll man sich über die folgenden Fragen Klarheit verschaffen:

- Welcher Diabetestyp liegt bei den präsumptiven Eltern vor?
- Wie ausgeprägt ist die familiäre Diabetesbelastung: nur eine elterliche Linie oder beide, oder sogar konjugaler Diabetes, Erkrankungen der Geschwister?
- Liegen von seiten des Diabetes, v. a. bei Erkrankung der Frau, Komplikationen vor, die die spätere Betreuung der Kinder erschweren?

Der Diabetestyp des betreffenden Elternteils bestimmt sowohl die Wahrscheinlichkeit der Diabeteserkrankung bei den Nachkommen wie auch den zu erwartenden Diabetestyp. Das Zusammentreffen eines Typ-I-Diabetes und eines Typ-II-Diabetes in *einer* Familie sind offensichtlich zufällig.

Typ-I-Diabetes. Es wurde bereits darauf hingewiesen (s. 1.2), daß es sich beim Typ-I-Diabetes nicht um eine genetisch einheitliche Erkrankung handelt. Träger eines bestimmten HLA-Typus zeigen ein unterschiedlich hohes Erkrankungsrisiko, wie v. a. die Untersuchung der Geschwister von diabetischen Kindern gezeigt hat, andere sogar

- im Sinne eines Schutzes - eine im Vergleich zu Stoffwechselgesunden geringere Wahrscheinlichkeit, an einem Typ-I-Diabetes zu erkranken. Durch Bestimmung der HLA-Antigene wäre es daher möglich, das Erkrankungsrisiko näher zu präzisieren (s. auch Kap. 2, ferner Tabelle 84 mit Angaben für das Diabetesrisiko).

Ähnliche Zahlen ergaben bereits die Studien von Simpson (1968), der 3709 Familien mit insgesamt 10553 Kindern untersuchte, mit einem Durchschnittsalter von 33 Jahren. Es handelte sich daher offenbar bei ihnen in erster Linie um einen juvenilen (Typ-I-)Diabetes. Wenn nur ein Elternteil diabetisch war, lag die Diabeteshäufigkeit bei den Kindern bei 0,99%, bei Diabeteserkrankung beider Eltern (konjugaler Diabetes) ergab sich die nicht wesentlich höhere Frequenz von 2,98%.

Die meisten der heute zur Verfügung stehenden Daten erlauben eine Prognose für das Kind jedoch nur bis zum 20. bzw. 25. Lebensjahr. Mit zunehmendem Alter verliert das Problem ohnehin an Bedeutung, da der Typ-I-Diabetes seltener wird.

Besteht zwischen einem Typ-I-Patienten und seinem nicht-diabetischen Geschwister HLA-Identität, d. h. Übereinstimmung hinsichtlich der beiden Haplotypen, so muß für dieses zumindest im nördlichen Europa mit einem Diabetesrisiko von 30% bis zum 30. Lebensjahr gerechnet werden. Wesentlich geringer ist die Wahrscheinlichkeit bei Identität hinsichtlich nur eines Haplotyps; sie ist jedoch immer noch 25- bis 30mal so hoch wie in der Normalpopulation. Beim Fehlen jeglicher Identität entspricht das Risiko dem in Familien ohne Diabetes. Als zusätzliche Indikatoren gelten die komplementbindenden Inselzellantikörper. So geht ein positiver Befund mit einem 11%igen Diabetesrisiko einher (Gorsuch et al. 1982).

Typ-II-Diabetes. Die Wahrscheinlichkeit einer Erkrankung in der Nachkommenschaft ist zwar höher (s. Tabelle 84), der Diabetes jedoch wegen der geringeren Intensität und der späteren Manifestation weniger gravierend. Für die Kinder eines diabetischen Elternteils muß mit einer Erkrankungswahrscheinlichkeit von 30–50%, für die Geschwister von 20–40% gerechnet werden. Konkrete Zahlen liegen jedoch nicht vor. Falls beide Eltern zuckerkrank sind, ergibt sich bei einer Hochrechnung bis zum 80. Lebensjahr eine Wahrscheinlichkeit bis zu 80%.

Tabelle 84. Diabetesrisiko (in %)

	Allgemein-bevölkerung	Kinder	Geschwister
		von Diabetikern	
Typ I	0,1–0,4	2–4[a]	5–6[a]
Typ II	2,0–4,0	~10	10–15

Risiko-*Modifikation* auf Grund der HLA-Konstellation für Typ I

	in der Allgemein-bevölkerung	bei Geschwistern[a] von Diabetikern		
DR 3	1	1 Haplotyp	ge-	3– 5
DR 4	1	2 Haplotypen	mein-	15–25
D 3/4	3–6	kein Haplotyp	sam	1

[a] Bis zum 20.–25. Lebensjahr

Der MODY-Typ zeigt eine ausgeprägte genetische Penetranz. Die bisherigen Beobachtungen sprechen für einen autosomal-dominanten Erbgang, wahrscheinlich aber mit mehreren heterogenen Varianten. Immerhin beträgt das Diabetesrisiko für die Nachkommenschaft etwa 50%. So hatten in 26 Familien von Patienten mit MODY-Diabetes 85% der Eltern einen Diabetes, 46% der Großeltern und 53% der Geschwister (Tattersall u. Fajans 1975).

Diese Umstände, nämlich die relativ hohe Wahrscheinlichkeit einer – jedoch relativ gutartigen – diabetischen Stoffwechselstörung in der Nachkommenschaft sind bei der Beratung zu berücksichtigen. Eine nahezu normoglykämische Einstellung ist offensichtlich ohne größere Schwierigkeiten zu erreichen. Wenn auch keine umfangreichen Langzeitbeobachtungen vorliegen, so ist mit einer geringeren Gefährdung durch Mikroangiopathie und Neuropathie im Vergleich zum Typ-I-Diabetes und längerer Lebenserwartung zu rechnen.

Die eugenische Beratung ist insgesamt jedoch unvollständig, wenn nur die genetischen Gesichtspunkte und nicht der Gesundheitszustand, v. a. der Mutter, berücksichtigt wird. Sie kann, besonders wenn eine diabetische Nephropathie vorliegt, durch die Schwangerschaft erheblich gefährdet werden. Außerdem wird bei Frauen mit schwerer Angiopathie und damit ungünstiger Prognose die spätere Fürsorge und Erziehung des Kindes in Frage gestellt. Die für die Beratung wichtigen Fragen und Antworten sind in Tabelle 85 zusammengefaßt.

Tabelle 85. Wichtige Gesichtspunkte für die Beratung im Hinblick auf spätere Schwangerschaft

Kind	
Aborthäufigkeit	Wahrscheinlich nicht erhöht
Perinatale Mortalität	Bei sachgemäßer Behandlung < 5%, bei Normoglykämie wahrscheinlich < 2%
Mißbildungen insgesamt	5-7%
schwer	2-3%, bei Normoglykämie < 1%?
Spätere kindliche Entwicklung	Bisher keine Störungen nachweisbar
Diabeteserwartung	
für das Kind s. Tabelle 84	

Mutter	
Diabetesprogredienz Typ I	Nur passager erhöhter Insulinbedarf
Typ II	Wahrscheinlich ebenfalls keine permanente Verschlechterung
Ungünstiger Einfluß auf Retinopathie	Passagere Verschlechterung möglich, i. allg. post partum Status quo ante
Nephropathie	Falls ausgeprägt mit eingeschränkter Nierenfunktion Gefährdung der Mutter (evtl. zusätzlich EPH-Gestose) und des Feten
Schwere Angiopathie, Nephropathie bzw. Neuropathie	Spätere Fürsorge für das Kind nicht immer gewährleistet

Literatur (zu 14.1)

Creutzfeldt W, Köbberling J, Neel V (eds) (1976) The genetics of diabetes mellitus. Springer, Berlin Heidelberg New York

Gorsuch AN, Spencer KM, Lister J, Wolf E, Bottazzo GF, Cudworth AG (1982) Can Future Typ I Diabetes Be Predicted? A study in Families of Affected Children. Diabetes 31: 862-866

Köbberling J, Tillil H (1986) Genetik des Diabetes mellitus. Internistische Welt 1: 23-30

Leslie RDG, Pyke DA (1985) Genetics of diabetes. In: Alberti KGMM, Krall LP (eds) The diabetes annual/I. Elsevier, Amsterdam, pp 53-66

Sauer H, Bigalke C (1978) Genetische Aspekte des Diabetes mellitus. Gynäkologie 11: 103-109

Schernthaner G (1985) Ätiologie und Pathophysiologie des Syndroms Diabetes mellitus. Wiener Med Wochenschr 6/7: 139-145

Simpson NE (1968) Diabetes in the families of diabetics. Can Med Ass J 98: 427-432
Tattersall RB, Fajans SS (1975) A difference between the inheritance of classic juvenile-onset and maturity-onset of young people. Diabetes 24: 44
Theile U (1978) Genetische Fragen bei Diabetes mellitus. Internist 19: 458-464

14.2 Schwangerschaftsverhütung, weibliche Sexualhormone, Menstruationszyklus

Unabhängig davon, ob eine Kontrazeption in erster Linie von der Patientin gewünscht wird oder ob eine medizinische Indikation besteht, ist sorgfältig zu überlegen, welche Maßnahmen in Betracht kommen. Dabei muß berücksichtigt werden, daß die Sterilisation ein irreversibler Eingriff ist, die hormonale Kontrazeption andererseits mit Risiken von seiten des Gefäßsystems verbunden sein kann. Ungünstig ist i. allg. die Situation der schwangeren Diabetikerin im jugendlichen Alter. Die Gravidität fällt nicht nur in die auch von der Stoffwechsellage her oft schwierige Entwicklungsphase und bringt erhebliche Hindernisse für eine passende und qualifizierte Berufsausbildung mit sich. Besonders in diesem Lebensabschnitt ist es wichtig, ein möglichst sicheres und doch risikoarmes Verfahren zu finden, zumal eine Sterilisation nicht vorgenommen werden kann. Die Beratung der Patientin und die Therapie sollen möglichst nach einem Konsil mit einem diabetologisch versierten Internisten und einem endokrinologisch erfahrenen Gynäkologen erfolgen.

Die *Sterilisation* kommt als radikales und irreversibles Verfahren unter folgenden Umständen in Betracht:

- wenn ausdrücklich von der Patientin bzw. auch dem Ehemann gewünscht,
- wenn andere Maßnahmen nicht akzeptiert werden,
- wenn andere Maßnahmen aus medizinischen Gründen abgelehnt werden müssen, wie bei Unverträglichkeit der Pille oder Vorliegen der unten angeführten Kontraindikationen,
- besonders bei fortgeschrittenen Diabetesstadien (Langzeitdiabetes, Vorhandensein von neurovaskulären Komplikationen, insbesondere Nephropathie),
- wenn nach der Geburt von einem oder mehr Kindern weitere Schwangerschaften nicht mehr gewünscht werden oder, wie auch meist von medizinischer Seite empfohlen, vermieden werden sollen.

Hormonale Kontrazeptiva

Die Indikationsstellung und die Präparateauswahl müssen sorgfältig erfolgen, damit eine unnötige Verschlechterung der Stoffwechsellage und eine Gefährdung durch vaskuläre Komplikationen möglichst verhindert wird.

Nur bei einem geringen Teil der stoffwechselgesunden Frauen wird die Glukosetoleranz infolge einer Herabsetzung der Insulinempfindlichkeit vermindert. Gleichzeitig entwickelt sich kompensatorisch eine geringe Hyperinsulinämie. Die Wirkung der Östrogene ist wahrscheinlich stärker als die der Gestagenkomponente, obgleich dies im Einzelfall schwer zu quantifizieren ist. Die Frage, ob nur Östrogene oder auch Progesteron die Neigung zu Thrombosierungen in der arteriellen Strombahn und damit die Verschlußkrankheit ungünstig beeinflussen, ist noch nicht endgültig entschieden. Die Minipille, die lediglich niedrige Gestagendosen enthält, beeinflußt an sich den Stoffwechsel nicht, kann jedoch über eine Follikelpersistenz zu vermehrter endogener Östriolsekretion führen. Störend sind ferner die häufig auftretenden Schleimhautblutungen. Ein Problem sind die Einnahmezeiten, die wegen der Sicherheit minutiös eingehalten werden müssen. Diese Umstände führen erfahrungsgemäß besonders bei jungen Mädchen häufiger zum Abbruch der Medikation. Insgesamt ist daher die Minipille mit zu großen Unsicherheitsfaktoren belastet. Vorzuziehen ist auch unter Berücksichtigung der Diabetessituation die sog. Mikropille mit einem Ethinylestradiolgehalt von nur 0,03 mg (30 µg).

Unter Östrogenen kann es bei Frauen mit pathologischer Glukosetoleranz bei gleichzeitiger Hyperlipoproteinämie und Adipositas zu einer Verschlechterung kommen, so daß eine hormonale Antikonzeption unter diesen Umständen vermieden werden sollte. Als therapeutische Konsequenz ergibt sich, daß auch bei *manifestem* Diabetes unter bestimmten Umständen östrogen- und wahrscheinlich auch gestagenhaltige Präparate wegen des kardiovaskulären Risikos und der Diabetogenität i. allg. nicht verordnet werden sollen:
- Lebensalter über 35-40 Jahre,
- Risikofaktoren wie Hyperlipoproteinämie, Hypertonie, Nikotinabusus,
- arterielle Verschlußkrankheit und fortgeschrittene Mikroangiopathie (Retinopathie und Nephropathie),
- bereits früher eingetretene Stoffwechselverschlechterung durch Kontrazeptiva.

Andererseits muß auch bei Patientinnen mit fortgeschrittener Angiopathie eine wirksame Antikonzeption gewährleistet sein, da eine Gravidität ein erhebliches Risiko darstellen würde. Die Entscheidung über die Methode, insbesondere auch über die Wahl des Präparats soll, wie auch in anderen unklaren Situationen (schwer einstellbarer Diabetes, bereits eingetretene Stoffwechselverschlechterung durch die Pille), möglichst von diabetologisch und endokrinologisch erfahrenen Ärzten getroffen werden.

Von der *Spirale* als Alternative soll wegen der Gefährdung durch entzündliche Komplikationen abgesehen werden, solange der Diabetes schlecht eingestellt ist und aus diesem Grunde mit vaginaler Kandidose oder pathologischer Bakterienbesiedlung gerechnet werden muß, die eine Endometritis begünstigen können.

Hormontherapie im Klimakterium. Selbstverständlich gelten auch im Klimakterium für die Anwendung von östrogen- oder gestagenhaltigen Präparaten die bereits erwähnten Vorsichtsmaßregeln und die Forderung, die Medikation mit dem Diabetestherapeuten und dem Frauenarzt abzustimmen. Trotz der zweifellos bei Diabetikern in diesem Lebensalter vorliegenden Risiken kann bei schweren Ausfallerscheinungen, besonders bei Osteoporose, nicht auf eine Substitution verzichtet werden.

Zyklusbedingte Änderungen der Stoffwechsellage infolge geringerer Insulinempfindlichkeit zeigen sich bei etwa 20% der Frauen in der prämenstruellen Phase etwa 4–10 Tage vor Einsetzen der Regel. Oft geht der Insulinbedarf bereits am ersten Tag der Menstruation oder bereits einen Tag vorher zurück, so daß bei unveränderter Insulindosis häufiger Hypoglykämien auftreten. Diese Aufeinanderfolge von prämenstrueller Stoffwechselverschlechterung und Hypoglykämieneigung während der ersten Menstruationstage ist keineswegs obligat. Unter Umständen kommt es auch nur zu prämenstruellem BZ-Anstieg ohne anschließende Hypoglykämietendenz oder umgekehrt. Die Mehrzahl der Diabetikerinnen zeigt jedoch keine derartigen Veränderungen der Stoffwechsellage, die im übrigen bisher nur bei Insulinpatientinnen beobachtet werden.

Zur Bestätigung des Verdachts auf eine Beeinflussung der Diabeteseinstellung genügen einzelne BZ- und HZ-Tests oder auch anamnestische Angaben nicht. Während einer stationären Behandlung ist eine Klärung nur selten möglich, da der Aufenthalt zu kurz ist. Die Beobachtung muß sich auf mindestens 2 oder besser mehr Zyklen erstrecken, damit die Stoffwechselbefunde verwertbar sind. Nach

Klärung der Situation wird die Insulindosis, am besten aufgrund der Selbstkontrollprotokolle, angepaßt. Besonders bei unregelmäßigem Zyklus ist es zweckmäßig, einen Menstruationskalender zu führen oder ggf. die Basaltemperatur zu messen, da sich auf diese Weise Anhaltspunkte für den richtigen Zeitpunkt der Änderung der Insulindosis ergeben. Meistens werden 4–8 IE zusätzlich benötigt. Die Patientinnen müssen besonders darauf aufmerksam gemacht werden, die Dosis ggf. mit dem Menstruationsbeginn rechtzeitig zurückzunehmen.

Es ist nicht zu verantworten, eine Verschlechterung des Diabetes während der prämenstruellen Phasen ohne Anpassung der Insulindosis über Jahre zu tolerieren. Immerhin umfassen diese Perioden innerhalb jedes Menstruationszyklus 4–7 Tage und etwa 20% der Gesamtzeit während der produktiven Phase der Diabetikerin. Außerdem wurde während der prämenstruellen Zeit eine Häufung von Ketoazidosen oder Ketosen festgestellt.

Literatur (zu 14.2)

Frerichs H (1971) Veränderungen des Kohlenhydratstoffwechsels durch contraceptive Steroide bei der Frau. In: Kewitz H (Hrsg) Nebenwirkungen contraceptiver Steroide. Westkreuz, Berlin, S 75–92

Hausmann L, Kaffarnik H (1975) Einfluß von Ovulationshemmern auf den Glukosestoffwechsel. Dtsch Med Wochenschr 100: 1703–1709

Hautecouverture M, Slama G, Assan R, Tchobroutsky G (1974) Sex related diurnal variation in venous blood glucose and plasma insulin levels. Effects of estrogen in men. Diabetologia 10.D725–730

Hinckers HJ (1973) Die Glukosetoleranz während des Zyklus bei genetisch belasteten und unbelasteten Frauen. Geburtshilfe Frauenheilkd 33: 184–187

Rose GA (1981) Orale Kontrazeptiva und kardiovasculäre Erkrankungen. Welche Zusammenhänge sind gesichert? Dtsch Ärztebl 24: 1197–1200

Stadel BV (1981) Oral contraceptives and cardiovascular disease. Part I and II. N Engl J Med 305: 12–618, 672–677

Steel JM, Duncan LJP (1980) Contraception for the insulin-dependent diabetic woman: The view from one clinic. Diabetes Care 3: 557–560

Taubert HD, Kuhl H (1981) Kontrazeption mit Hormonen. Ein Leitfaden für die Praxis. Thieme, Stuttgart New York

15 Diabetes im Alter

Es wurde absichtlich nicht die Überschrift „Altersdiabetes" gewählt. Diabeteserkrankungen in diesem Lebensabschnitt lassen sich aus verschiedenen Gründen unter dieser Bezeichnung nicht subsumieren. Sie suggeriert fälschlicherweise eine durchweg leichte Form der Stoffwechselstörung.

Therapeutische Probleme zeigen sich sowohl bei Patienten, die im Alter mit einem neu entdeckten Diabetes und den sich daraus ergebenden Notwendigkeiten konfrontiert werden, wie auch bei anderen, deren Diabetes sich bereits im mittleren Lebensalter manifestiert hat und die mit den besonderen Anforderungen mehr oder weniger vertraut sind.

Diabetessituation bei Manifestation bzw. Diagnose im Alter
- Diättherapie reicht aus.
- Zusätzlich sind SH erforderlich.
- Biguanide sind kontraindiziert.
- Frühzeitig sogleich nach Diagnose oder bereits in den ersten Monaten zeigt sich Insulinbedürftigkeit.

Diabetesmanifestation vor Erreichen des Alters
- Der Diabetes besteht seit etwa 5–10 Jahren und ist noch mit Diät oder zusätzlich mit Tabletten zu beherrschen.
- Seit Jahren besteht Insulinbedürftigkeit nach anfänglicher Diät- oder Tablettenbehandlung (Tablettensekundärversagen bei Typ-II-Diabetes).
- Der Patient ist seit dem mittleren oder jüngeren Erwachsenenalter insulinbedürftig, u. U. (jedoch selten) mit Stoffwechsellabilität. Bei einigen dieser Patienten handelt es sich wahrscheinlich um einen Typ-I-Diabetes.

Die Diagnose darf im Alter nur dann gestellt werden, wenn eindeutige Befunde vorliegen (s. 1.5). Glukosetoleranztests erweisen sich meist als überflüssig. Ein einzelner erhöhter NBZ über 130 mg/dl muß kontrolliert werden. Postprandialwerte (1–2 h) sollten über

180 mg/dl liegen, ehe die Diagnose Diabetes gestellt wird. Harnzuckertests können wegen des häufigeren Vorkommens einer hohen Nierenschwelle für Glukose negativ sein.

Allgemeinsituation und Stoffwechselbefunde sind besonders im Alter sorgfältig gegeneinander abzuwägen. Einerseits muß trotz häufig uncharakteristischer Symptomatik eine ausreichende Behandlung gewährleistet sein. Andererseits sollen jedoch unnötige restriktive Maßnahmen, Beunruhigung und Belästigung für den Patienten vermieden werden.

Häufige Ursachen für eine Stoffwechselverschlechterung
- Diätfehler,
- insuffiziente Tabletteneinnahme oder Insulininjektion,
- stumme oder uncharakteristische Infektionen (Harnweginfekte),
- symptomarmer Myokardinfarkt,
- Herzinsuffizienz,
- diabetogene Pharmaka, besonders Diuretika.

Beachte: Die Dekompensation des Diabetes kann plötzlich oder im Laufe mehrerer Tage ein erhebliches Ausmaß erreichen und bevorzugt im Alter zum hyperosmolaren Koma führen. Diese Komaform wird wegen der uncharakteristischen Symptomatik und des lange erhaltenen Bewußtseins oft zu spät diagnostiziert (s. Kap. 10).

Hypoglykämieursachen
- Ungenügende Nahrungszufuhr,
- unkorrekte SH- oder Insulinmedikation (Vergeßlichkeit, Unsicherheit, Visusverfall),
- hohe Dosierung für Insulin oder SH, besonders für potente Präparate wie Glibenclamid
- eingeschränkte Nierenfunktion bei SH-Therapie,
- Interaktion mit anderen Pharmaka (s. Kap. 9.2),
- vermehrte Muskeltätigkeit (auch im Alter ein wichtiger Hypoglykämiefaktor!).

Therapeutische Richtlinien. Alle Patienten mit neu entdecktem Diabetes sollen außer bei ausgeprägter Stoffwechseldekompensation und Komplikationen, beispielsweise Infekten, zunächst für eine mehr oder weniger lange Zeit ausschließlich mit Diät behandelt werden (s. Kap. 4). Der Energiegehalt der Kost ist im Alter relativ niedrig. Häufig liegt er bei 1200–1600 kcal mit einem KH-Gehalt von etwa 100–150 g. Schlanken und aktiven älteren Diabetikern wird eine liberalere und reichlichere Diät verschrieben.

Eine schematische Verordnung kann dazu führen, daß die Kalorienzufuhr höher ist als vor der Diabetesdiagnose, nicht selten als Folge neu eingeführter Zwischenmahlzeiten. Auf sie kann bei alleiniger Diättherapie und befriedigender Einstellung besonders dann verzichtet werden, wenn der Patient an 3 tägliche Mahlzeiten gewöhnt ist. Oft ist im übrigen wegen des geringeren Energiebedarfs bereits unter einer 1500-kcal-Kost mit „Energiegleichgewicht" zu rechnen. Eine orientierende Ernährungsanamnese (wenige Fragen genügen) ergibt, daß die Nahrungsaufnahme bereits seit längerer Zeit gering gewesen ist.

Mit zunehmendem Alter werden die Aussichten für eine nennenswerte Gewichtsabnahme geringer. Drastische Diäten wie Nulldiät oder 300–500 kcal sind kontraindiziert. Sie führen nicht selten zu schlechterem Befinden und werden vom Patienten nicht akzeptiert. Besonders bei Übergewicht sollte die Diätverordnung auf die bisherige Ernährung Rücksicht nehmen.

Regeln für die Anwendung blutzuckersenkender Substanzen

- Vermeidung unnötiger Tabletten- oder Insulintherapie bei nur geringer Dekompensation,
- Sulfonylharnstoffe anfangs niedrig dosieren, allmähliche Dosissteigerung, stark wirksame SH wie Glibenclamid im Alter zunächst nicht, allenfalls in Minimaldosis (s. Kap. 15),
- keine Biguanide.
- Mit zunehmendem Alter wird die Wahrscheinlichkeit eines Tablettensekundärversagens nicht wesentlich geringer, so daß sich entsprechende Hoffnungen vieler Patienten nicht erfüllen.
- Insulintherapie bei normal- oder untergewichtigen Personen zunächst in niedriger Dosis von 10–15, höchstens 20 IE. Sofern keine besonderen Umstände vorliegen wie erhebliche Dekompensation oder gravierende Begleiterkrankungen, langsame Dosissteigerung.
- Trotz Adipositas und korrekter Diät sind auch ältere Diabetiker häufiger insulinbedürftig.
- Zu Schwierigkeiten kann die Insulinbehandlung adipöser Diabetiker führen, wenn eine BZ-Senkung wegen der Insulinunempfindlichkeit nur mit höheren Dosen zu erreichen ist. Hier muß ein Kompromiß bezüglich der

Diabeteseinstellung und der Insulindosis gefunden werden, besonders dann, wenn der Patient nicht in der Lage oder willens ist, eine Reduktionskost einzuhalten.

- Bemerkenswerterweise zeigen auch schlanke Patienten gelegentlich ein ungenügendes Ansprechen auf Insulin und sind nur mit höheren Dosen, z.B. 50–60 IE, akzeptabel einzustellen.
- Rechtzeitig und mehrfach muß auf die besondere Hypoglykämiegefährdung hingewiesen werden. Die Gespräche sind jedoch so zu führen, daß der Patient nicht unsicher und ängstlich wird (s. Kap. 8).
- Da der Entschluß zur Insulinbehandlung oft auch dem Arzt schwerfällt, ist eine insuffiziente Tablettentherapie relativ häufig. Trotz ungenügender Einstellung und nur mäßiger Dekompensation stehen meist uncharakteristische Symptome wie Schwäche und Abgeschlagenheit im Vordergrund, die oft als „Altersbeschwerden" gedeutet werden. Ohne die gelegentlich mit der Insulintherapie verbundenen Schwierigkeiten zu bagatellisieren, ist festzustellen, daß die Unannehmlichkeiten oft überschätzt, die offensichtlichen Vorteile jedoch erst realisiert werden, wenn die Umstellung, oft nach langer Zeit einer Dekompensation, vorgenommen worden ist. Die Besserung des Allgemeinbefindens ist meist eindrucksvoll.
- Eine längere Zeit bestehende Diabetesdekompensation kann auch im Alter zur Entwicklung einer Neuropathie führen, die oft nicht rechtzeitig erkannt oder fehlgedeutet wird. Ferner werden Harnwegsinfekte sowie die Komplikation der arteriellen Verschlußkrankheit, besonders im Bereich der unteren Extremitäten begünstigt. Harnwegsinfektionen verlaufen im übrigen häufig symptomarm und sind nicht selten Ursache für ein nicht ketoazidotisches hyperglykämisches Koma. Sie bedürfen daher im Alter einer frühzeitigen und konsequenten Therapie.

Trotz zufriedenstellender BZ-Werte unter Tablettenbehandlung ist eine Insulintherapie im Alter angezeigt bei:
- anderweitig nicht erklärbarer Beeinträchtigung des Allgemeinbefindens,
- progredienter Retinopathie, besonders Backgroundretinopathie,
- Neuropathie,
- Gangrän, Nekrose, schlecht heilenden Ulzera.

Altersbedingte Behinderungen und Veränderungen der Persönlichkeit können die Behandlung erheblich erschweren und zu gravierenden Unsicherheitsfaktoren werden. Der Arzt muß sich Zeit nehmen, um die daraus resultierenden Ursachen aufzudecken, die zu schlechterer Diabeteseinstellung oder auch zu Hypoglykämien führen können.

Insbesondere muß mit Indolenz, Vergeßlichkeit, Mißverständnissen hinsichtlich der ärztlichen Anweisungen, manueller Unbeholfenheit,

Appetitminderung bis zur Inappetenz gerechnet werden. Die Auswirkungen einer Visuseinschränkung infolge Retinopathie, Katarakt oder Makuladegeneration betreffen in erster Linie die Insulinapplikationen und die Fußpflege. Die wichtigsten Folgen dieser Behinderung sind:

- verspätete oder unzureichende Nahrungsaufnahme,
- fehlerhafte Insulindosierung und -injektion,
- Vergessen der Insulininjektion oder Tabletteneinnahme,
- unkorrekte Einnahme der oralen Antidiabetika oder auch anderer Pharmaka, evtl. Überdosierung bei Diätfehlern,
- Unterlassen der Fußpflege oder Fehler bei der Durchführung.

Andererseits fallen viele alte Patienten durch Pedanterie, Starrheit und Ängstlichkeit auf und sind auf belanglose Aspekte des Diabetes fixiert. Sie können Angehörige einem gelinden Terror unterwerfen, wenn der Diabetes sich, wie gelegentlich auch in jüngeren Jahren, zum eigentlichen Lebensinhalt entwickelt.

16 Beeinflussung der Stoffwechsellage durch physische, psychische und soziale Faktoren

16.1 Körperliche Aktivität

Muskeltätigkeit gilt als eines der wichtigsten Therapeutika beim Diabetes mellitus. Trotz der günstigen Auswirkungen müssen mögliche Gefahren und Nachteile bedacht werden, wie eine dementsprechende Gegenüberstellung in Tabelle 86 (modifiziert nach Berger et al. 1978 a) zeigt.

Die während der Muskeltätigkeit sich abspielenden Vorgänge sind

Tabelle 86. Potentielle Vorteile und Gefahren der Muskelarbeit für Diabetiker

Vorteile	Nachteile bez. Gefahren
Senkung hyperglykämischer BZ-Werte	Hyperglykämisch-ketotische Stoffwechselentgleisungen – nur bei ausgeprägtem Insulinmangel
Steigerung der peripheren Insulinempfindlichkeit, dadurch Senkung des Insulinbedarfs	Hypoglykämien Erhebliche BZ-Schwankungen, v. a. bei labilem Diabetes mellitus
Senkung der Serumtriglyzeride	
Anstieg des HDL-Cholesterins	
Günstige Auswirkung auf das kardiovaskuläre und pulmonale System	Kardiogene Zwischenfälle, „Fußprobleme"
Besseres Leistungsvermögen und Befinden, Selbstvertrauen, Gewichtsreduktion bei regelmäßiger Muskeltätigkeit	

komplexer Natur. Neben der Anpassung des kardiovaskulären Systems kommt es zu hormonaler und metabolischer Adaptation mit dem Ziel, genügend Energie bereitzustellen.

Beeinflussung der Stoffwechsellage

Als Energiequelle stehen Glukose, deren Utilisation bei längerer körperlicher Tätigkeit bis um das 50fache ansteigen kann, und freie Fettsäuren zur Verfügung. Trotz der erhöhten Utilisation muß die Glukosehomöostase besonders wegen der Abhängigkeit der Hirnfunktion von einer ausreichenden Blutglu-

Tabelle 87. Stoffwechselprozesse bei körperlicher Betätigung

	Hormonale Veränderungen	Stoffwechselprozesse	Blutzucker
Nichtdiabetiker	↓ Insulinsekretion niedriges Plasmainsulin ↑ Insulinempfindlichkeit ↑ Katecholamine, Glukagon Kortisol (Wachstumshormon)	Vermehrte Glukoseutilisation Vermehrte Glukoseproduktion durch: ↑ Glukogenolyse ↑ Glukoneogenese	Homöostase
Kompensierter, mit Insulin behandelter Diabetes	↑ Mobilisation von injiziertem Insulin, eher höheres Plasmainsulin ↑ Insulinempfindlichkeit ↑ Katecholamine, Glukagon, Kortisol (Wachstumshormon)	Vermehrte Glukoseutilisation Unzureichende Glukoseproduktion aus: ↓ Glykogenolyse ↓ Glukoneogenese	Abfall bis Hypoglykämie
Dekompensierter (ketotischer) Diabetes	Insulinmangel ↑ Katecholamine Glukagon, Kortisol (Wachstumshormon)	Verminderte Glukoseutilisation Glukoseüberproduktion aus: ↑ Glykogenolyse ↑ Glukoneogenese gesteigerte Lypolyse und Ketogenese	Weiterer Anstieg, evtl. Ketose

kosekonzentration aufrechterhalten werden. Der vermehrte Glukoseverbrauch erfordert v. a. bei Nahrungskarenz eine erhöhte endogene Glukoseproduktion. Sie wird ermöglicht durch gesteigerte Glukoneogenese und Glykogenolyse als Folge einer vermehrten Inkretion von Glukagon, Katecholaminen und Kortisol (s. Tabelle 87). Die Zuckerneubildung in der Leber wird beim Gesunden dadurch erleichtert, daß das Plasmainsulin unter intensiverer Muskeltätigkeit abfällt.

Anders ist die Situation bei Diabetikern unter Insulin- und auch unter SH-Therapie. Der BZ-Abfall bis zur Hypoglykämie ist darauf zurückzuführen, daß mehr Glukose utilisiert, aber zu wenig in der Leber neu gebildet wird. Die Ursache ist im Verhalten des Plasmainsulins zu suchen, das nicht wie bei Stoffwechselgesunden adaptiv reduziert werden kann, da es ausschließlich oder überwiegend exogener Herkunft ist und seine Konzentration in erster Linie durch die Absorption am Insulininjektionsort bestimmt wird. Die körperliche Tätigkeit kann sogar, falls die Muskulatur im Bereich des Injektionsareals besonders betätigt wird, zu verstärkter Mobilisation, v. a. von Normalinsulin, und zu erhöhtem Plasmainsulin führen.

Da infolgedessen die antikatabolen Hemmeffekte durch Insulin aufrechterhalten bleiben, können Glukogenolyse und Glukoneogenese nicht in ausreichendem Maß gesteigert werden. Die vermehrte Glukoseutilisation begünstigt unter diesen Umständen, sofern keine KH exogen zugeführt werden, den BZ-Abfall bis zur Hypoglykämie.

Hinzu kommt bei längerer Muskeltätigkeit eine verstärkte Rezeptorbindung und damit eine höhere Insulinempfindlichkeit. Körperliche Betätigung führt schließlich besonders bei adipösen Typ-II-Diabetikern zur Gewichtsabnahme, die ihrerseits die Stoffwechselsituation und den Insulinbedarf durch Reduzierung des Fettgewebes günstig beeinflußt.

Bei dekompensiertem Diabetes hingegen, besonders bei NBZ-Werten über 350–400 mg/dl, entwickelt sich als Folge des endogenen oder auch exogenen Insulindefizits und des Überwiegens der katabolen Prozesse eine Stoffwechselverschlechterung bis zur Ketose. In derartigen Situationen muß daher von körperlicher Betätigung abgeraten werden, bis der Diabetes wieder kompensiert ist.

Der BZ-senkende Effekt der Muskeltätigkeit, der u. U. schwere Hypoglykämien verursacht, wird in erster Linie bei Insulinpatienten beobachtet. Auch unter SH-Therapie wurden Hypoglykämien registriert, nicht dagegen unter Biguanidmedikation.

Bei Insulintherapie ist die wichtigste „Komplikation" der Muskeltätigkeit die Hypoglykämie. Dementsprechend ist die Muskeltätigkeit eine der bedeutendsten Ursachen für die Hypoglykämie. Hinzu kommt, daß bei unregelmäßig anfallender körperlicher Aktivität, d.h. Wechsel zwischen Bewegung und Immobilisierung, mit z.T. erheblichen Änderungen des Insulinbedarfs und BZ-Schwankungen gerechnet werden muß. Wenn sie nicht durch entsprechende Anpassung der Diät und/oder der KH-Zufuhr kompensiert werden, wird die Diabeteseinstellung durch die Hypoglykämieneigung einerseits und hyperglykämische Phasen andererseits erschwert (Tabelle 86).

Bei SH-Patienten ergeben sich dagegen keine besonderen Probleme außer der Notwendigkeit prophylaktischer Maßnahmen (Extra-KH, ggf. bei länger anhaltender Muskeltätigkeit Reduzierung der SH-Dosis).

Neben der Beeinflussung des Blutzuckers hat die Muskeltätigkeit weitere, und zwar die gleichen *Stoffwechsel- und Kreislaufeffekte* wie bei Nichtdiabetikern. Vorteilhafte Wirkungen auf das kardiovaskuläre System, die Adipositas, die begleitenden Hyperinsulinämie sowie die Serumtriglyzeride wurden bisher nachgewiesen.

Eindeutig ist besonders bei Adipösen die Senkung der glukosestimulierten Insulinsekretion, die wahrscheinlich auch für Typ-II-Diabetiker mit reaktiver Hyperinsulinämie zutrifft.

Der Abfall der Triglyzeride hält etwa 5–6 Tage an und kann bei länger dauernder Muskeltätigkeit ein beträchtliches Ausmaß erreichen. Unbeeinflußt bleibt das LDL-Cholesterin, während das HDL-Cholesterin zunimmt.

In Anbetracht der kardiovaskulären Gefährdung des Diabetikers sind bei der Aufstellung von Trainingsprogrammen Vorsichtsmaßnahmen erforderlich, damit keine Zwischenfälle auftreten:

Langzeitdiabetiker, Patienten mit Symptomen einer ausgeprägten Mikroangiopathie, Neuropathie oder koronaren Herzkrankheit bedürfen vorher einer eingehenden Untersuchung. Dazu gehören Ratschläge über Art und Dauer der körperlichen Belastung und auch über scheinbar banale Dinge wie Notwendigkeit der Inspektion der Füße durch den Patienten und die Verwendung geeigneten Schuhwerks.

Die neuropathische oder durchblutungsgestörte untere Extremität ist besonders durch mechanische Irritation beim Lauftraining, längerem Spazierengehen usw. mit der Folge von Blasenbildungen, oberflächlichen Hautdefekten oder Nekrosen sowie infektiösen Komplikationen gefährdet.

Zur Orientierung über die Kreislaufsituation gehören die Berücksichtigung der durch eine autonome Neuropathie bedingten Regulationsstörungen mit Fixierung der Herzfrequenz und ggf. Orthostaseneigung, ferner die Folgen der koronaren Herzkrankheit unter besonderer Berücksichtigung schmerzloser Ischämien und schließlich die geringere Belastbarkeit des linken Ventrikels wegen diabetischer Kardiopathie. Während körperlicher Belastung auftretende Hypertonien sollen erfaßt und entsprechend behandelt werden.

Eine diabetische Retinopathie erfordert, auch wenn eine Blutungsneigung besteht, i. allg. keine Immobilisierung, sollte aber Anlaß sein, von intensiverer körperlicher Belastung abzuraten, und zwar in erster Linie wegen des damit evtl. verbundenen Blutdruckanstiegs. Die kinetische Belastung ist dagegen gering einzuschätzen, besonders wenn sie mit den raschen Bulbusbewegungen beim Blick aus dem fahrenden Auto oder der Eisenbahn oder auch beim Lesen verglichen wird.

Praktische Konsequenzen

Bei Insulinpatienten steht die Hypoglykämie*prophylaxe* im Vordergrund. Eine nicht vorhersehbare körperliche Betätigung erfordert vorbeugende KH-Zufuhr, z. B. von 10–25 g (etwa 1–2 BE). Eine mäßige Hyperglykämie ist kein sicherer Schutz vor Hypoglykämie. So werden viele Patienten trotz hohen BZ-Werts nüchtern und nach dem 1. Frühstück gegen Mittag hypoglykämisch.

Im Falle vorhersehbarer, besonders längerdauernder und intensiver Aktivitäten (Sport, Wochenende) werden am besten die vorangehende Insulindosis um 15–25% vermindert und außerdem Extra-KH eingenommen.

Eine insgesamt veränderte Situation, wie im Urlaub, während der Schulferien oder auch anläßlich eines Berufswechsels, erfordert oft eine von der Intensität der Muskeltätigkeit abhängige Reduktion der Insulindosis bis zu 30%. Der Übergang z. B. zwischen Bürotätigkeit und einem „Aktivurlaub" sollte nicht plötzlich, sondern wegen besserer Anpassungsmöglichkeit während einiger Tage erfolgen.

Kurze, intensive Muskeltätigkeit senkt den BZ stärker als länger dauernde, jedoch weniger intensive Betätigung. Auffälligerweise bleibt bei vielen trainierten Diabetikern trotz Dauerbelastung, wie Skilanglauf oder Dauerlauf, der zusätzliche KH-Bedarf relativ gering. Eine Reduzierung der Insulindosis ist jedoch in jedem Fall erforderlich. Unter Umständen muß sogar nach intensiver körperlicher Betätigung, z. B. im Lauf des Nachmittags, die Abenddosis je nach Höhe um etwa 2–6 IE vermindert werden, da auch noch in der Nacht Hypoglykämien auftreten können.

Das Wirkungsprofil des Insulinpräparats ist zu berücksichtigen und soll dem Patienten bekannt sein. Während des Maximums ist die Hypoglykämietendenz ausgeprägter, besonders in der 2. Vormittagshälfte. Bei Diabetikern, die auf eine Mischung von Intermediär- und Normalinsulin eingestellt sind, wird z. B. die morgendliche NI-Dosis reduziert, wenn körperliche Aktivität im Laufe des Vormittags ansteht. Die Anpassungsmaßnahmen werden im übrigen auf ihre Richtigkeit durch die Selbstkontrolle überprüft, die deshalb in besonderen Situationen, wie Urlaub oder Reisen, unentbehrlich ist.

Problematisch kann die Situation bei sehr insulinempfindlichen Diabetikern sein, die trotz extra KH nicht in der Lage sind, mit Sicherheit Hypoglykämien zu vermeiden. Erschwert wird die rechtzeitige Einnahme der KH auch bei Patienten, die nach einer Diabetesdauer von 5–10 Jahren ein Nachlassen oder ein Verschwinden der vegetativen Warnsymptome feststellen (s. Kap. 8). Sie müssen besonders sorgfältig über die prophylaktischen Maßnahmen belehrt werden. Oft ist eine KH-Zufuhr in kürzeren Abständen, etwa jede Stunde, notwendig, um eine Hypoglykämie zu verhindern.

Schwer vorhersehbar ist der BZ-Verlauf bei instabilem Diabetes. Körperbewegung von unterschiedlicher Intensität und zu verschiedenen Tageszeiten kann zu erheblichen Schwierigkeiten führen. Hinzu kommt, daß der Einfluß der Aktivitäten auf den Blutzucker unterschiedlich ist. Oft bleibt der erwartete BZ-Abfall trotz intensiver Muskeltätigkeit aus, da die BZ-Schwankungen stärker durch die endogene Labilität beeinflußt werden als durch körperliche Betätigung. Dieser Umstand sollte jedoch nicht dazu führen, die körperliche Betätigung einzustellen. Regelmäßigkeit und Vermeidung exzessiver Belastungen sind jedoch notwendig.

Bei nicht wenigen Patienten kommt es wegen der schwer vorhersehbaren Situation durch körperliche Betätigung eher zur Stoffwechselverschlechterung. Bei ihnen ist sorgfältig abzuwägen, ob Muskeltätigkeit überhaupt nützlich ist. Zumindest benötigen sie statt pauschaler individuelle und differenzierte Empfehlungen.

Welche Art körperlicher Bewegung ist besonders geeignet?
Möglichst regelmäßige und „vorhersehbare" Aktivitäten, was bei bestimmten Berufen wie auch im Kindesalter nicht oder nur begrenzt realisierbar ist.

Höchst- und Dauerleistungen (längere Radtouren, Dauerlauf, Skilanglauf) können von gut eingestellten und trainierten Diabetikern ohne Komplikationen absolviert werden, kommen aber nur relativ selten in Betracht.

Geeignet sind Aktivitäten wie Tennis, Tischtennis, Radfahren, Schwimmen, Skilauf, Spaziergänge in flottem Tempo, morgendlicher Fußweg zur Arbeit, Gartenarbeit.

Die körperliche Aktivität soll ohne Schwierigkeiten realisierbar sein und Spaß machen, was viele Patienten bei der Benutzung von Heimtrainern vermissen.

Besonders bei Patienten mit insulinempfindlichem und/oder instabilem Diabetes muß Wert darauf gelegt werden, daß die körperliche Aktivität einigermaßen dosierbar ist.

Literatur (zu 16.1)

Berger M, Berchthold P, Gries FA, Zimmermann H (1978a) Die Bedeutung von Muskelarbeit und -training für die Therapie des Diabetes mellitus. Dtsch Med Wochenschr 103: 439–443

Berger M, Halban PA, Müller WA, Zimmermann H (1978b) Mobilisation of subcutaneously injected tritiated insulin in rats: Effects of muscular exercise. Diabetologia 15: 133

Berger M, Christacopoulos P, Wahren J (eds) (1982) Diabetes und exercise. Bern

Bürger M, Kramer H (1928) Über die durch Muskelarbeit hervorgerufene Steigerung der Insulinwirkung auf den Blutzuckergehalt beim normalen und gestörten Glukosestoffwechsel und ihre praktische und theoretische Bedeutung. Klin Wochenschr 7: 745

Errebo-Knudsen EO (1948) Diabetes mellitus and exercise. Rep Steno Mem Hosp 3

Koivisto VA, Felig P (1978) Effects of leg exercises on insulin absorption in diabetic patients. N Engl J Med 99: 79-83

Marble A, Smith RM (1936) Exercise in diabetes mellitus. Arch Intern Med 58: 577-588

Pedersen O, Beck-Nielsen H, Heding L (1980) Increased insulin receptors after exercise in patients with insulin-dependent diabetes mellitus. N Engl J Med 302: 886-892

Sauer H (1977) Muskeltätigkeit als therapeutisch-prophylaktisches Prinzip beim Diabetes mellitus. In: Jahnke K, Mehnert H, Reis HD (Hrsg) Muskelstoffwechsel, körperliche Leistungsfähigkeit und Diabetes mellitus. Schattauer, Stuttgart, S 237

Sherwin RS, Koivisto V (1981) Keeping in step: Does exercise benefit the diabetic? Diabetologia 20: 84-86

Soman VR, Koivisto VA, Deibert D, Felig P, DeFronzo RA (1979) Increased insulin sensitivity and insulin binding to monocytes after physical training. N Engl J Med 30: 1200-1204

Weicker H, Wirth A, Spiel M (1976) Einfluß motorischer Aktivierung auf Stoffwechselregulation und körperliche Leistungsfähigkeit bei Diabetes mellitus. Inn Med 3: 23-430

16.2 Operative Eingriffe

Nach Root (1966) müssen sich etwa 50% aller Diabetiker im Laufe ihres Lebens einem operativen Eingriff unterziehen. Die Gefährdung ist zwar heute im Vergleich zu früher wesentlich geringer. Ursache sind nicht nur die Einführung der Antibiotika und bessere Anästhesieverfahren, sondern auch eine gründliche Voruntersuchung und Bemühungen um eine sorgfältige Stoffwechselüberwachung vor, während und nach der Operation.

Da die meisten Eingriffe erst in der 2. Lebenshälfte erfolgen, ist es nicht verwunderlich, daß 51% der postoperativen Todesfälle auf Myokardinfarkt zurückzuführen waren (Wheelock u. Marble 1985). An 2. Stelle standen nicht beherrschbare Infekte mit 21%. Zusätzlich sind Diabetiker durch weitere Gefäßkomplikationen und durch eine eingeschränkte Nierenfunktion stärker gefährdet. Prekär kann die Situation bei unerkanntem Diabetes werden, wenn die routinemäßige präoperative BZ-Bestimmung versäumt wurde. Insgesamt wurde in den 60er Jahren noch über Mortalitätsraten zwischen 3,6 und 13,2% berichtet (s. Alberti et al. 1982).

Die Stoffwechselsituation ist bereits bei Gesunden durch Überwiegen kataboler Prozesse charakterisiert. Besonders ungünstig ist die

Situation bei ungenügender Versorgung mit Insulin: Massive Hyperglykämien, bei älteren Diabetikern bis zum hyperosmolaren Koma, Lipolyse, Ketose, Elektrolyt- und Flüssigkeitsverlust sowie Eiweißabbau sind die Folgen und gefährden den Patienten besonders in der postoperativen Phase. Hauptursachen sind der Operationsstreß bzw. das Trauma; eine geringe Rolle spielt dagegen die Anästhesie. Vor Wahloperationen ist der Patient gründlich zu untersuchen und die Stoffwechsellage zu überprüfen. Vor Noteingriffen muß man sich mit einem Minimalprogramm begnügen.

Wahloperationen

Aufnahme in der Klinik. Für die präoperative Durchuntersuchung und Korrektur der Stoffwechsellage werden mindestens 2-4 Tage benötigt; v.a. wenn die Einstellung unbefriedigend ist.

- Abschätzung etwaiger kardiovaskulärer und neurologischer Risiken,
- ophthalmologische Kontrolle - nicht zuletzt wegen einer etwa notwendigen antikoagulativen Behandlung;
- Prüfung der Nierenfunktion, v.a. bei älteren und Langzeitdiabetikern;
- Orientierung über die periphere arterielle Zirkulation, außerdem neurologische Untersuchung;
- Ausschluß von Infekten, v.a. der Harnwege, und einer Lungentuberkulose.

Präoperative Diabeteseinstellung
- Nüchternblutzucker möglichst unter 120-130 mg/dl, postprandial unter 150-200 mg/dl.
- Blutzuckerkontrollen nüchtern, 10-11 Uhr, 12 Uhr, spätnachmittags und 21 Uhr.
- Ausschließlich mit Diät behandelte Patienten werden nur bei höheren BZ-Werten und evtl. vor größeren Eingriffen, besonders wenn mit Komplikationen gerechnet werden muß, auf Insulin eingestellt.
- Sulfonylharnstoffe werden bei befriedigenden BZ-Werten bis zum Abend vor dem Eingriff weiter verabfolgt. Lediglich Präparate mit langer Halbwertszeit, wie das bei uns nicht mehr erhältliche Chlorpropamid, werden einen Tag vorher abgesetzt.
- Eine Biguanidmedikation (Metformin) wird etwa 2-3 Tage vorher abgebrochen.
- Ist der tablettenbehandelte Patient ungenügend eingestellt, erfolgt umgehend Insulintherapie.
- Gut eingestellte Insulinpatienten behalten ihr bisheriges Präparat, meist ein Intermediär- oder Mischinsulin, bis zum Tag vor der Operation bei.
- Unter folgenden Umständen wird auf Normalinsulin, entweder 4mal im Laufe von 24 h, oder morgens und mittags NI, abends Verzögerungsinsulin umgestellt:

dekompensierter Diabetes,
unbefriedigende Einstellung unter dem bisherigen Regime,
vorher höhere Dosis eines Langzeitinsulins (s. Tabelle 44) – wegen der
Möglichkeit der protrahierten Wirkung der Vortagsinjektion noch in den
Operationstag hinein.

Vorgehen am Operationstag

– Möglichst frühzeitiger Beginn des Eingriffs, nicht am Wochenende, bereits
  der Freitag ist u. U. im Hinblick auf die Notwendigkeit häufiger BZ-Kontrollen und des erhöhten Risikos problematisch.
– Normalinsulin per infusionem, entweder isoliert durch Perfusor in Kombination mit einer 5- oder 10%igen Glukoselösung, oder in Sonderfällen mittels Insulininfusionsgerät.
– Der Bedarf ist schwer vorhersehbar und liegt oft, falls ein Noteingriff vorliegt, im gleichen Bereich wie präoperativ. Falls ein unerwarteter BZ-Anstieg oder -Abfall eintritt, läßt sich diesem durch eine Änderung der Insulindosis leicht entgegensteuern. Pro Tag werden mindestens 150 g Glukose
  als 5- oder 10%ige Lösung infundiert. Eine 10%ige Lösung erfordert häufig
  eine höhere Insulindosis, die im übrigen entscheidend durch die Gesamt-
  kalorienzufuhr am Operationstag und in der Zeit danach beeinflußt wird.
– Als Alternative zur NI-Infusion bietet sich ein häufig praktiziertes Regime
  mit Fortführung der bisherigen Intermediärinsulintherapie, jedoch in geringerer Dosis, an. ⅔ bis ¾ der präoperativen Morgendosis werden am
  Operationstag verabfolgt, etwa die Hälfte zu Beginn des Eingriffs bei
  gleichzeitiger Infusion einer 10%igen Glukoselösung. Im Falle einer stärkeren Hyperglykämie wird zusätzlich Normalinsulin injiziert. Dieses Verfahren hat sich zwar vielfältig bewährt, wird jedoch neuerdings zugunsten
  der ausschließlichen NI-Applikation selten angewandt.
– Hyperglykämien bis etwa 200 mg/dl und für kurze Zeit auch darüber sollen während eines Eingriffs und postoperativ toleriert werden und bieten
  einen gewissen Schutz vor Hypoglykämien, besonders wenn keine unun-
  terbrochene Überwachung gewährleistet ist. Erleichtert wird die Erkennung eines unerwünschten BZ-Abfalls durch die heute zur Verfügung stehenden Teststreifen und Reflektometer.

Noteingriffe

Soweit es die Umstände zulassen, soll vor einem Noteingriff versucht werden, folgende Orientierungsdaten zu gewinnen:

– Angaben über die bisherige Therapie, die Einstellungsqualität und die
  Diabetesdauer sowie das Vorliegen von Komplikationen, evtl. von den Angehörigen oder z. T. aufgrund der Diabeteskontrollkarte. Wann war die
  letzte Insulininjektion, die letzte Nahrungsaufnahme, bestand Erbrechen?
– Klinische Untersuchung, spezielle Beachtung des Hautturgors (Dehydratation?), Inspektion der Füße und Palpation der Pulse, Elektrokardiogramm; wenn noch möglich, Fundusbeurteilung.

- Bestimmung von Blutzucker und Harnzucker, zunächst evtl. mittels Schnelltest. Ein einzelner BZ-Wert reicht besonders bei Insulinpatienten für eine Orientierung nicht aus. Auch bei tablettenbehandelten Diabetikern können, besonders nach Nahrungskarenz, Werte von 150–160 mg/dl nicht als zuverlässiger Indikator für eine befriedigende Stoffwechselsituation gelten. Weitere Kontrollen erforderlich.
- Urinstatus, jedoch kein unnötiges Katheterisieren.
- Kreatinin und/oder Harnstoff im Serum.
- Kalium, Natrium, pH, obligat bei dekompensiertem Diabetes, Ketonkörper im Plasma als Schnelltest (Ketostix).
- Bestimmung des Hämatokrits bzw. der Erythrozytenzahl.
- Blutkultur, insbesondere bei Verdacht oder Nachweis von Infektionen und bei Fieber.

Diese Vorkontrollen sind erforderlich, da sich oft die Gefährdung eines Diabetikers lediglich aufgrund des aktuellen BZ-Werts nicht ausreichend beurteilen läßt. Ein erhöhter BZ allein kann zu Fehlbeurteilungen führen. So ist eine Hyperglykämie von 300 mg/dl gravierend, wenn sie zusammen mit einer Ketose festgestellt wird, weniger dagegen, wenn es sich um einen kurzdauernden BZ-Anstieg, etwa bei Stoffwechsellabilität, handelt, der zu keinem nennenswerten Flüssigkeits- und Elektrolytverlust führt und sich durch niedrige Normalinsulindosen beseitigen läßt.

Zur Vermeidung einer Hypoglykämie ist es vorteilhaft, das zeitliche Intervall zwischen dem Notfallereignis und der vorangegangenen letzten Insulininjektion zu kennen (Diabetikerausweis, Auskunft von Angehörigen). Liegt der Behandlungsbeginn z. B. um die Mittagszeit, so befindet sich der Patient häufig in der Phase der maximalen Insulinwirkung und wird, da die übliche Nahrungsaufnahme fortfällt, hypoglykämisch, wenn nicht rechtzeitig Glukose infundiert wird.

Keine Schwierigkeiten ergeben sich i. allg. bei nicht dekompensiertem Diabetes bzw. niedrigem BZ:

Orale Antidiabetika werden abgesetzt und eine 5- bis 10%ige Glukoselösung evtl. mit niedrigen Insulindosen, infundiert.
Handelt es sich um einen Insulinpatienten, wird sogleich auf Normalinsulin umgestellt, bei niedrigem BZ evtl. zunächst nur Glukose infundiert.

Bei dekompensiertem Diabetes kommen folgende Maßnahmen in Betracht:
Ein hyperglykämisches Koma wird nach den üblichen Richtlinien behandelt und ist als solches eine Notfallsituation. Das Zusammentreffen mit der Indikation zu einem dringlichen chirurgischen Ein-

griff ist glücklicherweise selten. Keinesfalls dürfen die Symptome einer Pseudoperitonitis infolge Ketoazidose fehlgedeutet werden und zu einem operativen Eingriff Anlaß geben, der sich durch hohe Mortalität auszeichnen würde (s. Kap. 10). Eine präoperative BZ- oder wenigstens HZ-Kontrolle kann für einen solchen Patienten lebensrettend sein.

Liegen ausgeprägte Hyperglykämien, jedoch keine schwere Ketose, Ketoazidose oder hyperosmolares Koma vor, wird eine 5%ige Glukoselösung mit Zusatz von NI injiziert, dessen Dosierung entsprechend den weiteren BZ-Kontrollen (zunächst in engerem Abstand von 1–2 h) gesteuert wird.

Anästhesie

Die Narkosetechnik entspricht dem Vorgehen bei Nichtdiabetikern. Für die Wahl des Anästhetikums sind die Art des Eingriffs und die Erfahrung des Anästhesisten maßgebend. Im Alter muß die Prämedikation wegen der Gefahr der Atemzentrumsdepression und der zerebralen Insuffizienz vorsichtig gehandhabt werden. Bei Operationen im Bereich der unteren Extremitäten und auch von Leistenhernien hat sich die spinale Leitungsanästhesie bewährt, da sie die Stoffwechsellage und die zerebralen Funktionen kaum beeinflußt.

Postoperative Phase

Der Diabetiker benötigt eine besonders sorgfältige Überwachung der Stoffwechselparameter und der kardiovaskulären Funktionen. Eine Dekompensation, ein Flüssigkeits- und Elektrolytdefizit und infektiöse Prozesse müssen frühzeitig erkannt und behandelt werden. So verläuft z. B. die Entwicklung zum ausgebildeten hyperosmolaren Koma oft innerhalb von 1–3 Tagen. Das vaskuläre Risiko beschränkt sich nicht auf den Myokardinfarkt als häufigste postoperative kardiale Komplikation oder auf das Linksherzversagen, sondern wird auch durch schlechte Durchblutungsverhältnisse, besonders in den unteren Extremitäten, mitbestimmt.

Die Situation während und nach dem Eingriff hängt wesentlich davon ab, ob es sich um eine Wahloperation oder einen Noteingriff mit ungünstiger metabolischer Ausgangslage gehandelt hat. Die folgenden Gesichtspunkte sind daher bei Diabetikern zu beachten, v. a. bei Patienten, die sich in schlechtem Allgemeinzustand befinden und präoperativ nicht ausreichend untersucht und behandelt werden konnten:

- Ungenügende Insulinversorgung führt zu kataboler Stoffwechsellage und verursacht, besonders nach größeren Eingriffen, eine Hyperglykämie, Glukosurie, Elektrolytverlust, verstärkten Eiweißabbau mit negativer Stickstoffbilanz.

  Alberti et al. (1982) empfehlen im Hinblick auf die zu erwartenden Kaliumverluste routinemäßig eine Kaliumzufuhr von 10 mval/500 ml 10%iger Glukoselösung, die gleichzeitig Insulin enthält.

- Hypoglykämien andererseits können wahrscheinlich Arrhythmien und myokardiale Ischämien auslösen. Eine rechtzeitige Erkennung wird manchmal dadurch versäumt, daß sie zunächst als Kreislaufzwischenfälle fehlgedeutet werden.
- Mit einer Einschränkung der Herzleistung ist wegen des häufigen Vorkommens einer koronaren Herzkrankheit und/oder einer Kardiomyopathie v. a. bei Langzeitdiabetikern und älteren Patienten zu rechnen.
  Häufiger als bei Stoffwechselgesunden tritt postoperativ, besonders nach größeren Eingriffen, ein Myokardinfarkt auf.
- Vaskuläre und kardiale Funktionsstörungen infolge einer Neuropathie manifestieren sich als Orthostaseneigung und selten sogar als bedrohlicher plötzlicher Atem- und Kreislaufstillstand, besonders während der Anästhesie, aber auch postoperativ infolge von Bronchopneumonien (Page 1978). Die Schädigung der sympathischen wie der parasympathischen Fasern bis zur weitgehenden Denervierung verschlechtert die Anpassungsmöglichkeiten an kritische postoperative Situationen, wie Kreislaufbelastungen verschiedener Art, Blutdruckschwankungen, bereits bestehende kardiale Minderleistung, Änderung der Blutviskosität und Infektionen.
- Durch Angiopathie und Neuropathie (s. 11.7) ist die untere Extremität gefährdet. Mit Verzögerungen der Wundheilung ist zu rechnen, besonders bei gleichzeitiger Diabetesdekompensation. Traumatisierungen wie Verletzung, Kontusionen, Inzisionen und andere mechanische Irritationen und deren Folgen müssen daher besonders sorgfältig registriert und behandelt werden.
  Vorsicht ist ferner aus den gleichen Gründen bei einer Hochlage-

rung, Gipsverbänden, Hitzeanwendung, hautreizenden Salben sowie anderweitigen chemischen Reizen geboten.
- Retinale Blutungen werden i. allg. nur bei ausgeprägter Retinopathie und als Folge einer Antikoagulation oder Fibrinolyse zu erwarten sein, nicht dagegen bei nur gering bis mäßig ausgeprägter Background-Retinopathie. Eine Retinopathie stellt daher meist keine Kontraindikation gegenüber einer vital indizierten Antikoagulation oder Fibrinolyse dar, sollte aber Anlaß sein, auf einer vorherigen ophthalmologischen Kontrolle zu bestehen.

Abschließend werden die Umstände zusammengefaßt, die während und nach größeren Eingriffen zu einer rasch einsetzenden Dekompensation des Diabetes oder andererseits zu Hypoglykämien führen können. Ist eine kritische operative Situation vorhersehbar oder liegt sie bereits vor, kommt, soweit vorhanden, der Einsatz eines Insulininfusionsgeräts in Betracht (s. 6.7.3).

Blutzuckeranstieg durch:

- Operationsstreß,
- Dehydratation und Elektrolytstörungen,
- Eingriffe am offenen Herzen,
- Hypothermie (besonders hoher Insulinbedarf),
- größere Hirnoperationen,
- hochdosierte diabetogene Pharmaka (s. 9.1),
- Infektionen,
- postoperativer Myokardinfarkt,
- chronische Lebererkrankungen, besonders mit akutem Schub.

Weniger diabetogen:
- Anästhesie,
- Immobilisierung.

Zu einem Rückgang des Insulinbedarfs führen dagegen:
- Geringe Kalorienzufuhr,
- glykogenarme Leber,
- Beseitigung eines Infektherdes durch operative Entfernung, Abszeßspaltung, Antibiotika use.,
- Beseitigung einer Notfallsituation und der damit verbundenen Streßfaktoren.

Kleinere Eingriffe

Auch kleinere Eingriffe, wie z. B. Kataraktoperationen, Zahnextraktionen, Probeexzisionen und andere diagnostische Maßnahmen sollen nicht bei dekompensiertem Diabetes vorgenommen werden. – Tablettenpatienten lassen das Präparat vor dem Eingriff fort und nehmen erst nach der ersten Nahrungsaufnahme wieder die übliche Dosis. Bei insulinbehandelten Diabetikern sind so lange keine besonderen Vorkehrungen notwendig, als die Stoffwechsellage günstig ist und der Patient nicht zu lange nüchtern bleiben muß. Im allgemeinen ergeben sich nach der Verwendung von Kurznarkotika keine besonderen Schwierigkeiten, da bald nach dem Aufwachen wieder eine Nahrungsaufnahme möglich ist.

Diabetiker mit stabilem Stoffwechsel und befriedigender Einstellung können die Injektion des Verzögerungspräparats oft noch bis etwa in die Mitte des Vormittags hinziehen. Wenn die HZ- und BZ-Selbstkontrolle zu diesem Zeitpunkt günstige Werte ergibt, empfiehlt es sich, nur etwa 75-80% der üblichen Morgendosis zu injizieren und die KH-Zufuhr vor dem Mittagessen auf das 2. Frühstück zu beschränken. Bei 2maliger Insulininjektion wird die Abenddosis im Falle einer Glukosurie am späten Nachmittag unverändert beibehalten, bei zuckerfreiem Harn in Abhängigkeit von der Tagesdosis um etwa 10% reduziert. Patienten mit starker Insulinabhängigkeit und Ketoseneigung, wie besonders Kinder und Jugendliche, mit labilem Stoffwechsel oder hohem Insulinbedarf können nicht bis zum Mittag ohne Insulin oder KH-Zufuhr bleiben, so daß eine Glukoseinfusion und gleichzeitig Normalinsulin oder stattdessen eine reduzierte Morgendosis von Verzögerungsinsulin notwendig sind.

Literatur (zu 16.2)

Alberti KGMM, Gill GV, Elliott MJ (1982) Insulin delivery during surgery in the diabetic patient. Diabetes Care 5, Suppl 1: 65-77

Gill GV, Sherif IH, Alberti KGMM (1981) Management of diabetes during open heart surgery. Brit J Surg 68: 171-172

Mehnert H (1970) Diabeteseinstellung vor und nach Operationen. Dtsch Med Wochenschr 95: 2351-2352

Page MMcB, Watkins PJ (1978) Cardiorespiratory arrest with diabetic autonomic neuropathy. Lancet I: 14-16

Petrides P, Napp-Mellinghoff S (1977) Diabetes und Streß-Situationen (Operationen, Infektionen, sonstige Streß-Situationen). In: Oberdisse K (Hrsg) Diabetes mellitus. Springer, Berlin Heidelberg New York (Handb d Inneren Medizin, Bd 7/2 B. S 1903-1141)

Root HF (1966) Pre-operative care of diabetic patient. Postgrad Med 40: 439–444

Shuman CR, Podolsky S (1980) Surgery in the diabetic patient. In: Podolsky S (ed) Clinical Diabetes: Modern Management. Appleton-Century-Crofts, New York, pp 509–535

Wheelock FC jr., Gibbons GW, Marble A (1985) Surgery in diabetes. In: Marble A, Krall LP, Bradley RF, Christlieb AR, Soeldner JS (eds) Joslin's diabetes mellitus. 12th edn. Lea & Febiger, Philadelphia, pp 712–731

Zukschwerdt L, Sauer H (1971) Diabetes und Chirurgie. In: Zukschwerdt L, Kraus H (Hrsg) Chirurgische Operationslehre. Urban & Schwarzenberg, München, S 2–52

16.3 Infektionen

Das Wachstum von Mikroorganismen und auch von Pilzen wird durch die erhöhte Glukosekonzentration in der Gewebsflüssigkeit und auch im Harn begünstigt. Außerdem ist die Phagozytosetätigkeit der Granulozyten und der Monozyten geschädigt. Diese Störung ist auf den Insulinmangel zurückzuführen und läßt sich durch Insulinzufuhr beheben. Hinzu kommen bei erheblicher Stoffwechselkompensation weitere ungünstige Umstände, wie Hyperosmolarität und Dehydratation. Für einen durch den Diabetes verursachten Defekt des Immunsystems gibt es keine eindeutigen Beweise.

Lokale Faktoren sind für die Anfälligkeit bestimmter Haut- und Schleimhautareale verantwortlich, so im Bereich der unteren Extremitäten eine verminderte Hautdurchblutung, Störung der Hauttrophik und des transkapillären Flüssigkeits- und Stoffaustauschs (s. 11.7). Tabelle 88 orientiert über die wichtigsten infektbegünstigenden Faktoren und die Folgen einer Infektion in besonders anfälligen Organbereichen.

Infektionen auch banaler Natur können ihrerseits beim Diabetiker zur Stoffwechselverschlechterung führen und gelten als eine der häufigsten Ursachen für die Ketoazidose. Die Infektsuche und die frühzeitige und konsequente, evtl. Langzeitbehandlung sind daher beim Diabetiker vordringlich. Vorbeugend sind routinemäßig zum Ausschluß einer Infektion indiziert:

- Röntgenthoraxkontrolle im Abstand von 2 Jahren bei jüngeren Diabetikern,
- bei Kindern und Jugendlichen Tuberkulintests,

Tabelle 88. Infektionen bei Diabetikern

Organsysteme	Begünstigende Faktoren	Folgen
Kopfbereich	Besonders bei schlecht eingestellten Diabetikern	Zahnlockerung, Parodontitis. Otitis externa maligna Rhinozerebrale Mucormykose
Harnwege	– Zuckerhaltiger Harn, – gasbildende Erreger, – Candidabesiedlung, – Neuropathie mit Entleerungsstörungen	Chronische Pyelonephritis, Papillennekrose, „Nierenkarbunkel", emphysematöse Zystitis
Haut (allgemein)	Schlecht eingestellter Diabetes, mangelhafte Körperhygiene	Mykosen, Furunkel, Karbunkel, Pyodermie Tendenz zu nekrotischen Prozessen, Intertrigo
Haut (Fußbereich)	Arterielle Verschlußkrankheit, Neuropathie, selten Arthropathie, Mikroangiopathie, Fußdeformitäten, Hyperkeratosen, Drucknekrosen, Verletzungen, Blasenbildung, ungeeignetes Schuhwerk	Nekrose, Gangrän, Osteomyelitis, Abszedierung, Phlegmone. Durch gasbildende Erreger und Tetanus stärkere Gefährdung
Lunge	dekomp. Diabetes	ungünstiger Tbc-Verlauf. Klebsiella-Infektionen, Abszeß, Gangrän
Gallenblase		Emphysematöse Cholezystitis, Perforation, Gangrängefahr (s. Kap. 12.6)
Genitalbereich	Diabetesdekompensation, glukosehaltiger Harn	Candidavulvitis und -vaginitis, Balanitis
Diverse bakterielle Infektionen, Virusinfekte	Dekompensierter Diabetes	

- v. a. bei älteren Frauen, während der Schwangerschaft, bei Blasenentleerungsstörungen häufige Kontrollen des Urinstatus,
- regelmäßige Inspektion der Füße, u. a. wegen Pilzbefalls (siehe 11.7),
- Blutkultur beim diabetischen Koma.

Die Häufigkeit der Tuberkulose entspricht etwa der in der Allgemeinbevölkerung; ungünstige Verlaufsformen mit Exsudation und Einschmelzung sind jedoch bei schlecht eingestelltem Diabetes eindeutig häufiger.
Angesichts der ungünstigen Situation beim Diabetiker und der Neigung zu Rezidiven im Bereich der Haut, des Genitales, der Harnwege und der Füße fällt der Erregeridentifikation eine besondere Bedeutung zu. Ferner ist bei der Dosierung bestimmter Antibiotika und Chemotherapeutika die häufiger eingeschränkte Nierenfunktion zu berücksichtigen.

Weitgehend beschränkt auf Patienten mit dekompensiertem Diabetes, insbesondere mit Ketoazidose, kann sich akut eine maligne Otitis externa (Pseudomonas aeruginosa) mit häufiger Osteomyelitis und in 50% mit Facialisparese entwickeln. Die Letalität ist hoch, zumal die Otitis oft unerkannt bleibt. Ebenfalls fast nur während einer Diabetesdekompensation tritt die rhinocerebrale Mucormykose auf, eine Pilzinfektion, die ausgehend von der Nasenschleimhaut zu cerebralem Befall führt.

Jede Verschlechterung des Stoffwechsels, die sich nicht anderweitig erklären läßt, ist auf eine nicht erkannte Infektion verdächtig. Da der BZ oft rasch und stark ansteigt und viele Patienten zur Ketose neigen, muß sogleich gehandelt werden. Wegen der geringeren Insulinempfindlichkeit und wegen des Überwiegens der katabolen Stoffwechselprozesse, besonders bei schweren Infekten, nimmt der Insulinbedarf zu, und zwar u. U. bis auf das Doppelte und mehr.
Eine rechtzeitige Erhöhung der Insulindosis entsprechend den Befunden der Selbstkontrolle oder des Praxislabors steht im Vordergrund. Meist wird intermittierend Normalinsulin injiziert. Nur selten bleibt der Insulinbedarf unverändert oder wird sogar geringer, v. a. bei gastrointestinalen Infektionen mit Brechdurchfall, was durch negative Harntests und niedrigen BZ angezeigt wird. Auf keinen Fall darf, obwohl die Nahrungsaufnahme schwierig oder unmöglich ist, Insulin abgesetzt werden. Wenn sogar leichte Speisen oder zuckerhaltiger Tee erbrochen werden, ist eine Infusionsbehandlung notwendig. Nicht selten müssen Tablettenpatienten während einer In-

fektion mit Insulin behandelt werden. Das Biguanidpräparat Metformin ist in jedem Fall bei Auftreten eines Infekts abzusetzen (s. Kap. 5.2).

Literatur (zu 16.3)

Bagdade JD, Stewart M, Walters E (1978) Impaired granulocyte adherence. A reversible defect in host defense in patients with poorly controlled diabetes. Diabetes 27: 677–681

Cooppan R (1985) Infection and Diabetes. In: Marble A, Krall LP, Bradley RF, Christlieb AR, Soeldner JS (eds) Joslin's diabetes mellitus. Lea & Febiger, Philadelphia, pp 737–747

Ludwig H, Eibl M, Schernthaner G, Erd W, Mayr WR (1976) Humoral immunodeficiency to bacterial antigens in patients with juvenile onset diabetes mellitus. Diabetologia 12: 259–262

Niethammer D, Heinze E, Teller W, Kleihauer E (1975) Impairment of granulocyte function in juvenile diabetes. Klin Wochenschr 53: 1057–1060

16.4 Emotionale Faktoren

Der Einfluß *emotionaler Faktoren* auf die Manifestation und die Einstellung des Diabetes hat seit jeher besondere Aufmerksamkeit gefunden. Weniger intensiv waren die Versuche, in umgekehrter Richtung vorzugehen und die Auswirkungen des Diabetes, besonders bei Typ-I-Patienten, auf die psychische und Persönlichkeitsentwicklung zu analysieren. Vier Fragen und die sich daraus eventuell ergebenden therapeutischen Konsequenzen standen bisher im Mittelpunkt der Diskussionen (s. Hauser u. Pollets 1979):

- Ist „psychischer Streß" für die Ätiologie und Manifestation des Diabetes von Bedeutung?
- Wie ist der Einfluß auf die Stoffwechsellage zu bewerten?
- Wie wirkt sich das therapeutische, insbesondere das Insulinregime auf die psychische Verfassung und das Verhalten des Patienten seiner Umwelt gegenüber aus?
- Gibt es eine spezifische diabetische Persönlichkeitsstruktur?

Psychische Belastung als pathogenetischer Faktor. Aufgrund kritischer Durchsicht der bisherigen Mitteilungen und unter Berücksichtigung der heutigen Kenntnisse über die Diabetespathogenese ergeben sich keine Hinweise darauf, daß psychischer Streß auch als Teilfaktor eine Rolle spielt, und zwar ebenso wenig für die Manifestation wie für die Progredienz des Diabetes. Gegenteilige Behauptungen wurden aus Studien abgeleitet, die mit erheblichen methodischen Mängeln behaftet sind.

Die Patienten selbst neigen auch heute noch dazu, die Diabeteserkrankung mit einer besonderen seelischen Belastung in Zusammenhang zu bringen. Sie folgen damit einem verständlichen Kausalbedürfnis, um so mehr, als ihnen auch der Arzt nicht befriedigend erklären kann, warum der Diabetes gerade bei ihnen und zu dem betreffenden Zeitpunkt aufgetreten ist.

Psychogene Einflüsse auf die Diabeteseinstellung. Seit langem haben vielfache klinische Erfahrungen gezeigt, daß bestimmte Emotionen wie Angst, Trauer, anhaltende Erregung zu passagerer Stoffwechselverschlechterung führen *können*. Häufiger sind offensichtlich Patienten mit insulinabhängigem und instabilem Diabetes, also vornehmlich jüngere Personen, betroffen. Derartige psychogene Stoffwechseleffekte sind jedoch keineswegs obligat, ohne daß sich die individuell unterschiedliche Reaktionsweise bisher erklären läßt.

Im Extremfall kann sich sogar eine Ketoazidose entwickeln. Fraglich ist jedoch im Einzelfall, ob der „Psychostreß" allein verantwortlich zu machen ist. Emotionsgeladene Situationen können außerdem vermehrte Nahrungsaufnahme, Verzehr von Süßigkeiten, körperliche Inaktivität und schließlich Auslassen einer Insulininjektion zur Folge haben. Oder es wird zusätzlich injiziert mit dem „Erfolg" einer Hypoglykämie und der Notwendigkeit einer Extra-KH-Zufuhr, i. allg. in Form von Süßigkeiten. Zweifellos können diese Umstände für die Stoffwechselverschlechterung von entscheidender Bedeutung oder sogar alleinverantwortlich sein. Welche Rolle sie im Einzelfall spielen, muß durch verständnisvolles und geduldiges Zuhören und Gespräche herausgefunden werden – anstatt Pauschaläußerungen und Vermutungen des Patienten über die Psychogenese seiner Situation zu akzeptieren.

Emotionale „Situationen anderer Färbung" können den Insulinbedarf senken. Einige Diabetiker berichten über Hypoglykämieneigung während freudiger Erregung, Entspannung, andererseits aber auch intensiver geistiger Anspannung, wie die beiden folgenden Kasuistiken zeigen.

Ein 18jähriger Patient mit einem seit 5 Jahren bestehenden insulinbedürftigen Diabetes berichtet, daß er besonders zu Hypoglykämien neigt, wenn in der Schule Klausurarbeiten geschrieben werden. Er ist zu der Überzeugung gekommen, daß die notwendige intensive geistige Anspannung zum BZ-Abfall führt. Trotz vorbeugender zusätzlicher KH-Zufuhr kam es zu eindeutigen Hypoglykämien, obgleich an derartigen Vormittagen keine Gelegenheit zu der üblichen körperlichen Aktivität gegeben war. Erst in letzter Zeit ist es dem Patienten gelungen, durch besonders frühzeitige und ausgiebige Extra-KH den prekären Zeitraum zu überbrücken. Es wird ihm, v. a. im Hinblick auf das bevorstehende Abitur, empfohlen, in Zukunft auch die vorhergehende Insulindosis prophylaktisch zu reduzieren.

Bei einem 35jährigen insulinbedürftigen Diabetiker traten während der Vorbereitungszeit für die Diplomprüfungen wie auch bereits in früheren Jahren anläßlich des Vordiploms während der 6- bis 8stündigen geistigen Arbeit ausgeprägte Hypoglykämien auf, so daß die Insulindosis von morgens 40 auf 32–34 IE reduziert wurde bei gleichbleibender Abenddosis. Die KH-Zufuhr mußte an derartigen Tagen von 215 auf 265 g (von 18 auf 22 BE) erhöht werden. Trotzdem bestand Aglukosurie bei 6- bis 7maliger täglicher Glukotestkontrolle.

Nach Übergang auf übliche Büro- und Labortätigkeit stiegen BZ und damit Insulinbedarf innerhalb von 3 Tagen wieder an.

Der gleiche Patient berichtete, daß auch freudige Aufregung zu Hypoglykämien führe wie anläßlich eines Geburtstages, an dem sich eine 3 h anhaltende Vormittagshypoglykämie trotz Extra-KH entwickelte. Später Intensivierung der Hypoglykämie und Taxifahrt zum Hausarzt, der Glukose injizierte. Blutzucker angeblich 15 mg/dl. Andererseits traten nach Ärger und Erregung Glukosurien bis über 2% auf, die Anlaß zu einer Erhöhung der Insulindosis waren. – Selbstverständlich muß grundsätzlich in solchen und ähnlichen Situationen auch an Extra-Insulininjektionen durch den Patienten gedacht werden.

Wie kommt die Beeinflussung des Stoffwechsels durch Emotionen zustande? Bisher gibt es nur für den BZ-Anstieg Erklärungsmöglichkeiten. Die Hyperglykämie und Glukosurie sind zumindestens zum Teil Folge einer vermehrten Sekretion der insulinantagonistischen Hormone, Katecholamine, Kortisol und auch Glukagon. Unbekannt ist jedoch, welche individuellen Voraussetzungen sowohl von der Persönlichkeit wie auch von der Stoffwechsellage her gegeben sein müssen, damit es zur Hyperglykämie oder in anderen Situationen und bei anderen Patienten zur Hypoglykämie kommt.

Auswirkungen des therapeutischen Regimes und Frage der „diabetischen Persönlichkeit". Mehrere psychologische Studien unter Verwendung von zum Teil umfangreichen Testbatterien wurden an verschiedene Gruppen von Diabetikern, v.a. Jugendlichen, die z.T. schlecht eingestellt waren, an Teilnehmern aus Ferienlagern sowie an Patienten von Spezialkliniken und -ambulanzen durchgeführt. Wahrscheinlich handelt es sich bei diesen Probanden nicht um ein auslesefreies Krankengut, das ohne weiteres Rückschlüsse auf die allgemeine Diabetespopulation zuläßt. Es wurde vermutet, daß bei ihnen häufiger mit speziellen Stoffwechsel-, familiären und anderen psychosozialen Problemen gerechnet werden muß.

Welche Ergebnisse lassen sich unter Berücksichtigung dieser Vorbehalte aus den bisherigen Studien ableiten? Mehrfach wurde eine Neigung zu depressiven Stimmungen und Beeinträchtigung des Selbstwertgefühls beschrieben. Tests bei jugendlichen Patientinnen ergaben Störungen des Schlafs, des Appetits, der Libido und Ermüdbarkeit. Die entsprechenden Scores zeigten jedoch nur eine relativ geringe Korrelation zur Tiefe der Depressionen. Andere Gruppen von schlecht eingestellten jüngeren Diabetikern ließen keine eindeutigen Unterschiede gegenüber Stoffwechselgesunden erkennen. Erwachsene zeigten ein ähnliches Verhalten wie andere Patienten mit chronischen Krankheiten. In einer gründlichen Studie, die auch die Eltern einbezog, fanden Simonds et al. (1977) bei Jugendlichen mit unterschiedlicher Qualität der Stoffwechselführung im Vergleich zu Nichtdiabetikern gleicher Altersklassen einen unauffälligen psychischen Status. Bei gut eingestellten Patienten mit disziplinierter Lebensführung einschließlich regelmäßiger Selbstkontrolle war die Situation sogar eher noch günstiger als bei Stoffwechselgesunden im Gegensatz zu Patienten mit schlechter Einstellung, die Selbstwertprobleme und Unsicherheit erkennen ließen.

Insgesamt ergaben sich jedoch keine größeren Unterschiede zur Allgemeinpopulation, was gravierende Reaktionen bei einzelnen Patienten nicht ausschließt. Vermutlich waren die meisten psychologischen Probleme bereits vorher in geringerem Ausmaß oder latent vorhanden und wurden erst durch die Diabeteserkrankung virulent.

Prekär ist v. a. das jugendliche Alter, insbesondere wenn der Diabetes sich während dieser Lebensphase manifestiert. Die bereits im Kindesalter Erkrankten werden bei Eintritt in das Erwachsenenalter mit anfallenden Problemen häufig besser fertig. Die bisherigen Befunde sprechen dafür, daß psychologische Schwierigkeiten und bestimmte Reaktionsweisen nicht mit einer spezifischen diabetischen Persönlichkeitsstruktur im Zusammenhang stehen, sondern Folge der Konfrontation mit den unvermeidlichen, lebenslänglichen Reglementierungen sind, mit dem Gefühl der Abhängigkeit von der Spritze, dem Wissen um die Gefährdung durch Hypoglykämien und spätere Komplikationen. Mangel an Selbstvertrauen, Minderwertigkeitsgefühle, Furcht und depressive Stimmungen können sich bei einigen Patienten in derartigen Lebenssituationen entwickeln.

In diesem Zusammenhang soll nicht auf die außergewöhnliche Situation eingegangen werden, die als Folge von Visusverlust, fortgeschrittener Nephropathie und anderen neurovaskulären Komplikationen entsteht und die wegen der Kombination von mehreren Organstörungen gravierender ist als bei Stoffwechselgesunden. Auch die daraus resultierenden Reaktionen entspringen keiner abnormen Persönlichkeit, sondern sind in gleicher Weise bei anderen Menschen zu erwarten, die sich mit einer derartigen Situation auseinandersetzen müssen.

In zukünftigen Studien sollten daher unter pragmatischen Aspekten die Auswirkungen der Tyrannei der Stoffwechselführung („tyranny of metabolic manipulation") auf Menschen unterschiedlicher Mentalität und unter Berücksichtigung ihrer Lebensverhältnisse untersucht werden. Auf diese Weise würde man nach Dunn u. Turtle (1981) nützliche Erkenntnisse für die Diabetikerbetreuung im weitesten Sinne finden können.

Trotz Aufgeschlossenheit gegenüber den genannten psychischen Problemen darf nicht vergessen werden, daß viele jugendlichen Diabetiker die Stoffwechselführung als „normalen" und nicht zu leugnenden Bestandteil ihres Lebens anzusehen lernen. Von seltenen Ausnahmen abgesehen können Selbstkontrolle und gewisse Reglementierungen, evtl. auch mehrfache tägliche Insulininjektionen *keineswegs* als neurotisierendes Element der Diabetestherapie angesehen werden. Sie sind in Verbindung mit verständnisvoller, aber konsequenter Betreuung für die meisten Patienten ein wichtiges Therapeutikum, damit sie aus ihrer passiven Haltung als Patient in die aktive Rolle des „Mittherapeuten" hineinwachsen und an Selbstsicherheit gewinnen.

Ebensowenig wie Lebens- und Diabetesprobleme bagatellisiert oder verdrängt werden dürfen, sollte man andererseits etwa auftretende Schwierigkeiten überbewerten, verallgemeinern und dem Patienten in einer Art Erwartungshaltung aufgrund von einzelnen Erfahrungen oder ausgewähltem Schrifttum gegenübertreten. Dazu gehört

Tabelle 89. Auswirkungen der Diabeteserkrankung bei jugendlichen Patienten. (Nach Laron 1975)

Familie	*Jugendlicher*	*Schule*
Sorgen, Befürchtungen, „Overprotection" Änderung der Ernährungsgewohnheiten, fixierte Mahlzeiten	Muß akzeptieren, daß er „anders" ist, geregelte Essenszeiten, Harnzuckertest, Insulininjektion, Anpassung der Dosis und der KH-Zufuhr, Regulierung der körperlichen Aktivität	Sport, körperliche Aktivität überhaupt, Klassenfahrten, Ausflüge, gestörte Beziehung zur Umwelt
	Morgens: früher aufstehen, (auch am Wochenende) Urintests, Injektionen, Frühstück, kein Fortlassen einer Mahlzeit, und trotzdem rechtzeitig in der Schule sein etc.	

Der jugendliche Diabetes

Ungewißheit über die Zukunft
Ungeeignet für bestimmte Berufe
Ablehnung bei der Arbeitssuche
Untauglich für den Wehrdienst
Heirat
Schwangerschaft bei Diabetikerinnen
Später drohende Komplikationen

auch eine gewisse Zurückhaltung hinsichtlich Fragen und Auskünften für den Patienten, damit bei ihm nicht der Eindruck erweckt wird, als wären Probleme im psychosozialen Bereich ein für den Diabetes obligates Phänomen.

Therapeutische Schlußfolgerungen. Die in Tabelle 89 aufgeführten Schwierigkeiten, wie sie besonders bei Typ-I-Diabetes und Stoffwechselinstabilität auftreten, bedürfen besonderer Beachtung, weil sie die Lebenssituation des Patienten zusätzlich erschweren. Eine befriedigende Einstellung des Diabetes läßt sich bei vielen Patienten ohne ein gewisses Maß an emotionaler Stabilität nicht erreichen. Anderweitig unerklärbare BZ-Schwankungen müssen Anlaß sein, mit dem Patienten über seine Beziehungen zu Familie, Umwelt, Berufsbedingungen und seine psychische Situation zu sprechen. Fehlt der Kontakt mit den sog. Bezugspersonen wie den Eltern, dem Arzt oder dem Lehrer, fühlt der Patient sich unverstanden und mit seinen Problemen alleingelassen. Frustrationen, fehlende Mitarbeit, Vernachlässigung der Stoffwechselführung, Negativhaltung bis zur Aggression können daraus resultieren. Der Arzt seinerseits hat den Eindruck, einen gleichgültigen oder unwilligen Patienten vor sich zu haben und beschränkt - bis zu einem gewissen Grade selbst frustriert - seine Aktivitäten auf das unbedingt Notwendige wie Routine-BZ-Bestimmungen und Rezepturen (s. Kap. 17).

Wenn bisher die v. a. bei Jugendlichen und Insulinpatienten auftretenden Schwierigkeiten betont wurden, so sollen die Probleme bei übergewichtigen, meist älteren Diabetikern nicht unerwähnt bleiben, die jedoch im wesentlichen denen der nicht diabetischen Adipösen entsprechen. Es gibt, obgleich eine solche Vermutung naheliegend ist, keinen sicheren Anhalt, daß der Diabetes eine zusätzliche Motivation zum Abnehmen darstellt, selbst wenn bereits vaskuläre Komplikationen vorliegen.

Literatur (zu 16.4)

Anderson BJ, Miller JP, Auslander WF, Santiago JV (1981) Family characteristics of diabetic adolescents: Relationship to metabolic control. Diabetes Care 4: 586–594

Bradley C (1985) Psychological aspects of diabetes. In: Alberti KGMM, Krall LP (eds) The diabetes annual 1. Elsevier, Amsterdam New York Oxford, pp 374–388

Creutzfeldt W (1966) Die Zuckerkrankheit als Lebensschicksal für den Kranken und Aufgabe für die klinische und theoretische Medizin. Med Klin 61: 565–572

Dunn SM, Turtle JR (1981) The myth of the diabetic personality. Diabetes Care 4: 640–646

Etzwiler DD (1985) Diabetes in the young. In: Alberti KGMM, Krall LP (eds) The diabetes annual 1. Elsevier, Amsterdam New York Oxford, pp 217–237

Hauser ST, Pollets D (1979) Psychological aspects of diabetes mellitus: A critical review. Diabetes Care 2: 227–232

Holmes DM (1985) Diabetes in its psychosocial context. In: Marble A, Krall LP, Bradley RF, Christlieb AR, Soeldner JS (eds) Joslin's diabetes mellitus. Lea & Febiger, Philadelphia, pp 882–906

Holmes MD (1986) The Person and Diabetes in Psychosozial Context. Diab Care 9; 194–206

Meuter F, Thomas W, Gries FA, Lohmann R, Petrides O, Voges B (1982) Persönlichkeitspsychologische Untersuchungen an Patienten mit Diabetes mellitus. Diagnostik 15: 912–918

Paeslack V (1959) Über soziologische Aspekte des Diabetes mellitus. Aerztl Wochenschr 14: 856–864

Simonds JF (1977) Psychiatric status of diabetic youth matched with a control group. Diabetes 26: 921–925

Slawson PF, Flynn WR, Koller EJ (1963) Psychological factors associated with the onset of diabetes mellitus. JAMA 185: 96–100

Tattersall RB, Lowe J (1981) Diabetes in adolescence. Diabetologia 20: 517–523

Wilkinson DG (1981) Psychiatric aspects of diabetes mellitus. Br J Psychiatry 138: 1–9

17 Instruktion des Patienten

Im Unterricht, in der Diskussion und im Einzelgespräch wird der Patient mit den Besonderheiten der Stoffwechselstörung, den Behandlungsmethoden, den Komplikationen und der Möglichkeit zur Vorbeugung vertraut gemacht. Oft müssen darüber hinaus bestimmte Techniken, die Insulindosierung und -injektion, HZ- und BZ-Selbstkontrolle und evtl. sogar der Umgang mit Insulininfusionsgeräten erlernt werden. Die sog. Edukation ist eine Voraussetzung dafür, daß der Diabetiker Selbständigkeit erlangt und bestimmte Entscheidungen in eigener Verantwortung treffen kann. Er soll demzufolge kein passiver Empfänger ärztlicher Anordnungen sein. Es genügt daher nicht, daß er nur unterrichtet wird, er muß motiviert werden, das Gelernte im Alltag anzuwenden. Die auf diese Weise gewonnene Selbständigkeit beseitigt Verunsicherung und stärkt das Selbstvertrauen.

Instruktion ist somit einer der Grundpfeiler der Diabetestherapie. Da eine chronische, lebenslang bestehende Störung vorliegt, werden Hilfe und Aufklärung nicht nur zu Beginn, sondern auch im weiteren Verlauf der Krankheit immer wieder benötigt. Die Instruktion beinhaltet im wesentlichen folgende Themen:

1. Was ist Diabetes?
2. Harnzucker und Blutzucker
3. Diät, einschließlich Demonstrationen und praktischen Übungen in der Lehrküche
4. Tablettenbehandlung
5. Insulintherapie, Injektionstechnik, Dosisanpassung
6. Hypoglykämie
7. Koma
8. Verhalten in besonderen Situationen (Reise, Urlaub, interkurrente Erkrankungen), Maßnahmen bei dekompensiertem Diabetes

17.1 Methoden der Unterweisung

Es stehen personale und apersonale Unterrichtsmethoden zur Verfügung. Als Unterrichtender kann nicht allein der Arzt fungieren. Vielfältige, z. T. selbstkritische Erfahrungen haben gezeigt, daß sich bei nicht wenigen Kollegen nach längerer Zeit gewisse „Ermüdungserscheinungen" einstellen. Im Krankenhaus fällt ein mehr oder weniger großer Teil der Unterweisung dem sog. Assistenzpersonal, der Schwester, der Diätassistentin oder Ernährungsberaterin und der medizinisch-technischen Assistentin zu. Auch der niedergelassene Arzt soll sein Personal an der Diabetikerinstruktion beteiligen.

Vorträge. Die immer noch häufig praktizierten Vorträge vor einem größeren Forum, z. T. in Form von Großveranstaltungen, dienen nur in geringerem Maße der Wissensvermittlung und können wahrscheinlich wenig zur Motivierung beitragen. Die Aufnahmefähigkeit ist bei vielen Teilnehmern gering. Mit Mißverständnissen muß wegen der meistens fehlenden oder unzureichenden Möglichkeiten für Diskussion und Fragen gerechnet werden. Einige Diabetiker benutzen eine solche Veranstaltung zur Selbstdarstellung und tragen Probleme vor, deren Erörterung für die anderen bestenfalls von begrenztem Interesse ist.
Schließlich ist die Zuhörerschaft zu heterogen. Jugendliche Typ-I-Diabetiker sehen sich anderen Anforderungen und Problemen ausgesetzt als etwa ältere Tablettenpatienten (s. Tabelle 90). Der gemeinsame Nenner für beide Gruppen ist praktisch nur der erhöhte Blutzucker. Infolgedessen kommen innerhalb eines größeren Patientenkreises viele Diabetiker zu kurz, andere werden sogar durch die Darstellung bestimmter Therapiemaßnahmen und Komplikationsmöglichkeiten unnötig beunruhigt und verunsichert.
Allenfalls spürt der Diabetiker bei einem engagiert Vortragenden dessen Interesse für seine Probleme und wird durch das Zusammen-

Tabelle 90. Schwerpunkte des Diabetikerunterrichts

	Typ-I-Diabetes	Typ-II-Diabetes	Diabetes im Alter, kein Insulin
Diät	+ + KH-Verteilung, Adaptation	+ + Kalorienbe- schränkung	+
Orale Antidiabetika	Ø	+	+
Insulin	+ +	+	meist Ø
Selbstkontrolle	+ +	+	Ø bis +
Timing	+ +	+	Ø
Hypoglykämie, Koma, Notfall, Infekte	+ +	+ +	(+)
Neurovaskuläre Komplikationen	(+)	+	(+)
Fußpflege	+ +	+ +	+ +

sein mit Gleichgesinnten und „Leidensgenossen" ermutigt und angeregt. Ob dadurch mehr als eine nur kurzdauernde Motivation zustande kommt, läßt sich schwer abschätzen und wird wahrscheinlich von der Mentalität des Patienten abhängig sein.

Gruppenunterricht. Diese Unterrichtsform ist dagegen, sofern die Teilnehmerzahl 10-15 nicht überschreitet, in vieler Beziehung genauso effektiv wie ein Einzelgespräch. Der Patient hat die Gelegenheit, die Meinung anderer Teilnehmer zu hören und bei ihnen Wissenslücken festzustellen. Allerdings gilt auch für den Gruppenunterricht, daß die Zusammensetzung nicht zu heterogen sein darf. In einem kleineren Kreis haben die Patienten offensichtlich weniger Hemmungen, Fragen zu stellen, als während einer größeren Veranstaltung. Eine geschickte Gesprächsleitung kann eine nützliche Diskussion in Gang bringen. Sie wird aber darauf achten müssen, daß nicht einzelne Patienten das Gespräch an sich reißen. Statt Gruppenunterricht ist deshalb die Bezeichnung Gruppendiskussion angebracht.

Unterweisung in der Lehrküche. In den Lehrküchen, die heute in speziellen Kliniken, an einigen Krankenhäusern und auch an anderen Institutionen eingerichtet sind, wird nicht nur die Zubereitung der Diät erlernt. Der Diabetiker hat außerdem günstige Möglichkeiten, sich praktische Kenntnisse anzueignen und wird nach den bisherigen Erfahrungen motiviert, sie auch im Alltag zu nutzen.

Einzelgespräch. Nach wie vor steht, besonders in der ambulanten Praxis, das Einzelgespräch trotz vielfältiger anderweitiger Informationsmöglichkeiten im Mittelpunkt, selbst wenn der Patient die Gelegenheit hat, sich durch apersonale Methoden ein Basiswissen anzueignen. Zu Beginn, d.h. nach Feststellung des Diabetes, müssen v.a. Verständnis für die unmittelbar bevorstehenden therapeutischen Maßnahmen geweckt und die notwendigen Techniken rasch erlernt werden. Danach kann die Thematik auf weitere Besuche verteilt werden. Ältere und auch jüngere neuerkrankte Patienten, die durch die Diabetesdiagnose offensichtlich psychisch schockiert sind, sollen nicht durch ein zu reichliches und gedrängtes Angebot mit Informationen überfüttert und verschreckt werden. Bewährt haben sich Kassetten, die der Arzt bei der Entlassung aus der Klinik bespricht und die sich der Patient und seine Angehörigen zu Hause in Ruhe anhören können.

Apersonale Methoden
Bücher, Merkblätter, Zeitschriften. Die Lektüre dieser für Patienten geschriebenen Materialien muß trotz aller Bemühungen um persönliche Kontakte immer noch als wesentliche Hilfe bezeichnet werden. Für die meisten Diabetiker reichen sie jedoch nicht aus, da die spezielle Diabetessituation und die persönlichen Belange nicht genügend berücksichtigt werden können. Bücher und Zeitschriften vermögen das persönliche Gespräch mit dem Arzt oder einer seiner Mitarbeiterinnen nicht zu ersetzen, zumal der Arzt seinerseits häufig zu wenig über den Patienten erfährt, so daß manche Möglichkeiten für eine vertrauensvolle Zusammenarbeit ungenutzt bleiben.

Diapositivreihen, Filme eignen sich besonders für Instruktionen über Fußpflege, Injektionstechnik und Diät. Während oder nach der Vorführung müssen jedoch Möglichkeiten zu Frage und Antwort und zur Diskussion bestehen.

In den letzten Jahren sind als Unterrichtsmittel zahlreiche Video-Kassetten produziert worden. Häufig enthalten sie 4–6 Einzelabschnitte wie Fußpflege, Injektionstechnik usw., die getrennt vorgeführt werden sollten. Die Kassetten eignen sich, wenn sie „gut" sind, für die Edukation in gleicher Weise wie personale Instruktionen, vorausgesetzt allerdings, es besteht während und/oder im Anschluß an die Vorführung Gelegenheit zu Gesprächen mit einem Arzt oder einem Mitarbeiter des Beratungsteams. Krall (1985) betont jedoch unter Hinweis auf die heutigen technischen Möglichkeiten, daß auch das beste apersonale Programm einen motivierten und für die Sache begeisterten Lehrer nicht übertreffen kann.

Lernprogramme. In Buch- oder in audiovisueller Form vorliegende Lernprogramme sind in besonderem Maße für den Unterricht geeignet. Sie haben, soweit sie qualifiziert sind, folgende *Vorteile* (s. Eztwiler u. Robb 1972):

- Zeitersparnis, weil die Basisinstruktion apersonal erfolgt, so daß das Personal mehr Zeit für Einzelgespräche hat bzw. haben sollte.
- Das erworbene Wissen wird anscheinend gut behalten.
- Der einzelne kann entsprechend seiner „Lernrate" vorgehen. Eine wiederholte Anwendung ist ohne weiteres möglich.
- Programmiertes Lernen ist für viele Personen etwas Neues und hat damit bereits einen gewissen Motivationswert.

Als *Nachteile* sind zu nennen:
- Individualisierte Programme werden nicht zur Verfügung stehen.
- Gefahr, daß das Lernprogramm zum ausschließlichen Unterrichtsmittel wird.
- Keine persönliche Unterweisung. Trotzdem ist ein qualifiziertes Programm besser als insuffiziente Einzelgespräche oder Unterrichtsstunden.
- Die Zahl und Verfügbarkeit der Programme ist begrenzt.
- Die Anfangskosten für die Programmherstellung sind hoch.

Für die meisten Edukationsprogramme bzw. Diabetikerkurse existiert bisher noch keine Evaluation. Im Endeffekt muß sie unter dem Gesichtspunkt des therapeutischen Erfolgs vorgenommen werden. Die Evaluation benötigt nicht nur Zeit, sondern auch qualifizierte Fachkräfte. Bemühungen, eine möglichst große Zahl von Programmen zu evaluieren, können die bereits eingetretene und noch zu erwartende weitere Expansion der Edukation erschweren. Der notwendige Evaluationsaufwand sollte nicht zum Hindernis für den weiteren Ausbau der Edukation werden.

17.2 Diabetikerinstruktion in Klinik und Praxis

Der Nutzen einer einwöchigen intensiven Instruktion während eines stationären Aufenthalts – etwa in Form eines Kursus mit festem Programm – wird oft dadurch beeinträchtigt, daß der Diabetiker nachher wieder sich selbst überlassen bleibt. Dies gilt besonders für neuerkrankte Patienten, während länger Erkrankte, die bereits mit dem Diabetes Erfahrungen sammeln konnten, in einer besseren Lage sind. Während eines mehrwöchigen Klinikaufenthalts, beispielsweise bei einem Heilverfahren, ergeben sich dagegen mehr Möglichkeiten, Theorie und Praxis, z. B. im Hinblick auf die körperliche Betätigung frühzeitig zu verbinden. Trotzdem ergibt sich u. E. unter diesen Umständen keine akzeptable Kosten-Nutzen-Relation, wenn keine anderweitige eindeutige Indikation für eine derartige aufwendige Maßnahme gegeben war.

Die Heterogenität betrifft auch die unterschiedlichen Vorkenntnisse, die bisher noch nicht überall in ausreichender Weise berücksichtigt werden. Viele Diabetiker sind über Regeln der Adaptation unzureichend informiert, verfügen aber über ausreichende Basiskenntnisse, so daß nur ein entsprechender „Ergänzungskurs" oder Einzelgespräche notwendig sind. Eine Wiederholung der Basisinstruktion, etwa im Rahmen eines Unterrichtsprogrammes, wäre in diesem Fall nicht erforderlich und kann vermieden werden, wenn z. B. mittels Testfragen eine kurze Orientierung über den Wissensstand auf seiten des Patienten erfolgt.

Ein besonderes Problem ist oft der abrupte Übergang aus dem Klinikmilieu in den Alltag. Während dort medizinisches Personal mit Rat und Tat zur Seite stand, findet der Patient sich zu Hause und im Beruf auf sich allein gestellt. Eine Koordination der stationären und der ambulanten Behandlung ist daher notwendig. Der Diabetiker sammelt meistens erst unter Alltagsbedingungen die wichtigsten Erfahrungen. In ständigem Kontakt mit seinem Arzt lernt er selbständig zu handeln. Selbstverständlich müssen ihm von ärztlicher Seite gewisse Freiheiten zugestanden werden. Der „Freiheitsgrad" hängt von seinen diabetologischen Kenntnissen (auch denen des behandelnden Arztes), seinen bisherigen Erfahrungen, seinem guten Willen und der Fähigkeit ab, die an sich relativ einfachen Zusammenhänge zu begreifen, aber auch von dem Bemühen und der Aufgeschlossenheit des Arztes und seiner Mitarbeiter.

Tabelle 91. Vorgehen bei neuentdecktem insulinbedürftigem Diabetes. (In Anlehnung an Pirart 1971)

Lektion Nr.	Tag	
	0	Diabetesdiagnose (erste Insulininjektion)
1	1	Insulininjektion, Erläuterung der Notwendigkeit, Harntests, Anlegen eines Protokollhefts
2	2	Gefahren des unbehandelten Diabetes, Injektionstraining, erste Hinweise auf Hypoglykämie
3	3	Erste Selbstinjektion, notwendige Mahlzeitenfolge, Führung des Protokollhefts, Ketontest
4	4–5	Weitere Details der Injektionstechnik, Diät, Hypoglykämie
5	7–10	Wann Steigerung, wann Reduzierung der Insulindosis?, Vermeidung von Hypoglykämien
6, 7	~20	Insulinbedürftigkeit, Diabetestypen, Diät, Verhalten bei körperlicher Aktivität, bei interkurrenten Erkrankungen; Ketoazidose
		Warum sorgfältige Diabeteseinstellung (Prävention von Komplikationen usw.), je nach Situation Lektion 6–10
8	~30	Weitere Instruktionen, Ketoazidose, akute Erkrankungen Details über Hypoglykämie für Angehörige (Glukosezufuhr, Glukagoninjektion)
9– usw.	~50–90	Verhalten im Alltag (Beruf, Sport), während Reisen. Gravidität, Konzeption, Heredität. Zukunftsperspektiven, spezielle Probleme, die besonders den einzelnen Patienten betreffen

In der ambulanten Praxis lassen sich die Instruktionen über eine längere Zeit stufenweise aufteilen, etwa entsprechend den gering modifizierten Vorschlägen von Pirart (1971) in Tabelle 91.

Weitere Empfehlungen für die Instruktion in der Ambulanz
Kürzere und wiederholte Instruktionen sind besser als einmalige und länger dauernde. Unterweisungen von mehr als 10–20 min Dauer überfordern v. a. ältere Patienten.
Kurzberatungen lassen sich im übrigen während des Ambulanzbetriebs ohne

Schwierigkeiten unterbringen, zumal während der ersten Behandlungsmonate ein häufigerer Besuch ohnehin die Regel ist.

Auch angesichts der psychischen Situation, der sich viele nach der Diabetesdiagnose ausgesetzt sehen, sind fraktionierte Instruktionen häufig geeigneter als „zuviel auf einmal".

Kurze Fragen oder Interviews mit den dazugehörigen Erklärungen sind geeignet, das Wissen zu überprüfen und die bisherigen Kenntnisse zu festigen. Dazu bietet sich eine oft nicht genutzte Gelegenheit, wenn der Patient ohnehin zur BZ-Kontrolle in der Praxis erscheint.

Einer Diätverordnung soll besonders bei unbehandelten Diabetikern eine kurze Ernährungsanamnese vorausgehen.

Im weiteren Verlauf der Behandlung haben sich etwa folgende Fragen bewährt (s. Kurow 1981), um herauszufinden, ob die Diätverordnung passend ist (s. auch Kap. 4):

- Werden Sie mit der verordneten Diät satt?
- Welche Mahlzeiten sind zu reichlich?
- Welche zu knapp?
- Lassen Sie Mahlzeiten aus?
- Haben Sie heute weniger als sonst gefrühstückt?
- Was tun sie *nach* einem Diätfehler?

Eine andere zeitsparende und für den Patienten lehrreiche Methode besteht darin, ihn im einzelnen aufschreiben zu lassen, was er in den letzten Tagen zu sich genommen hat.

Als ökonomisch besonders interessante und effektive Variante der ambulanten Betreuung haben sich Telefondienste bewährt. An einem Kinderkrankenhaus in Philadelphia ging – als Beispiel für viele andere angeführt – nach Einrichtung eines solchen Dienstes die Zahl der stationären Diabetesbehandlungen einschließlich der Notfälle von 75–70 auf 8–10 pro Jahr zurück mit einer jährlichen Kostenersparnis von 70 000 $. Der Dienst wurde zunächst von einem Arzt, später zusätzlich von einer Schwester und einer Diätberaterin durchgeführt (entsprechende Literatur s. Hoffman et al. 1978).

In Anbetracht der großen Patientenzahlen, der vielfältigen Lebensprobleme und unter Berücksichtigung der höheren Anforderungen an die Stoffwechselführung kommen auf die ambulante Diabetikerversorgung umfangreiche Aufgaben zu. Die letzten Jahre haben Fortschritte hinsichtlich spezieller Verfahren wie der breiteren Verwendung von Normalinsulin, der Mehrfachinjektion und der Insulininfusionsgeräte gebracht, die jedoch bisher nur relativ wenigen Patienten zugute kamen. Doch der Ausbau dieser Möglichkeiten ist nicht die einzige wichtige therapeutische Aufgabe. Im Vordergrund steht mehr denn je die Notwendigkeit, die Routinetherapie durch stärkere Einbeziehung der Selbstkontrolle, der Adaptation von Insulindosis und Diät sowie der Erweiterung der „Edukation" zu intensivieren. Eine Realisierung auf breiter Basis hat sich jedoch bisher v.a. wegen Mangels an fachkundigem Personal sowohl im Krankenhaus wie auch in der Praxis als schwieriges und mühsames Unterfangen erwiesen.

In England und in den USA werden in zunehmendem Maße mit Unterstützung der nationalen Diabetesgesellschaften Zentren an Krankenhäusern eingerichtet, in denen spezielle Teams Kurse veranstalten und Beratungen einschließlich Telefondiensten durchführen. Die dadurch gegebenen Möglichkeiten stehen in großem Umfange ambulanten Patienten zur Verfügung, zumal der Klinikaufenthalt nicht die gleiche zentrale Bedeutung für die Einstellung insulinbedürftiger Diabetiker hat, wie es bei uns noch der Fall ist. Die Teams sind jedoch nicht nur für das Training der Patienten zuständig, sondern bilden außerdem Assistenzpersonal bzw. sog. Gesundheitshelfer aus. Da diese ihrerseits wieder Patientenschulung betreiben, wird im Sinne eines Multiplikationseffekts eine große Zahl von Diabetikern erfaßt.

In der Bundesrepublik hat der Ausschuß Laienarbeit der Deutschen Diabetes-Gesellschaft das Berufsbild der Diabetesberaterin konzipiert und bereits 2 der jährlich stattfindenden Doppelseminare von je 4 Wochen durchgeführt. Voraussetzung ist eine abgeschlossene Ausbildung als Krankenschwester oder Diätassistentin. Für den Krankenhausbereich ist wahrscheinlich ein Team von mehreren Mitarbeitern, und zwar etwa 2 Ärzten, Diätassistentinnen und 2–3 Schwestern zweckmäßiger als Einzelpersonen, nicht zuletzt um eine kontinuierliche Betreuung einer größeren Patientenzahl über eine längere Zeit zu gewährleisten.

Der Schwester und auch der Diätassistentin wird demnach in Zukunft eine wichtigere Rolle zufallen, zumal zwischen ihr und dem Patienten weniger Barrieren vorhanden sind als im Verhältnis zum Arzt. Der Diabetiker spricht mit ihr über viele Alltags- und Lebensprobleme eher und unbefangener und gesteht Diätfehler und andere Schwierigkeiten ein.

Auch in der Allgemeinpraxis wird das Ziel darin bestehen, den Arzt zu entlasten und wesentliche Aufgaben auf das Assistenzpersonal zu übertragen. Ausreichende Kenntnisse des Lehrpersonals und eine Überprüfung ihres Wissens müssen gewährleistet sein. Ärzte, Diätassistentinnen, Schwestern und Arzthelferinnen wissen oft über die einfachsten Dinge der Diabetologie zu wenig. Diese Mitarbeiter sollen daher in der Klinik während der Einarbeitungszeit an Visiten und Besprechungen teilnehmen und die Situation des Patienten gemeinsam diskutieren. Auch in der Praxis soll die Arzthelferin zumindestens in der ersten Zeit so häufig wie möglich bei den Besprechungen des Arztes mit dem Patienten zugegen sein.

Eine wichtige Voraussetzung v. a. für ein Unterrichtsteam in der Klinik und Ambulanz ist Einigkeit über die Lernziele und über die Methoden der Wissensvermittlung. Wenn es auch weder möglich noch sinnvoll ist, alle Mitarbeiter gleichzuschalten, so darf der Patient doch nicht den Eindruck haben, daß verschiedene Meinungen hinsichtlich der Gesamteinstellung zum Diabetesproblem, zu den Detailfragen, auch zu den technischen Problemen bestehen.

Ohne gründlich ausgebildetes und in der diabetologischen Praxis erfahrenes Assistenzpersonal wird es auch in Zukunft keine ausreichende „Edukation" geben und damit eine der wesentlichen Voraussetzungen für eine effektive Stoffwechselführung fehlen.

Auf die Zusammenarbeit zwischen Ärzten und insbesondere Diätassistentinnen ist West (1973) näher eingegangen und betont, daß Ärzte i. allg. nicht in der Lage sind, eine Diabetesdiät praktikabel und attraktiv zu gestalten. Trotzdem zögern sie, eine versierte Diätassistentin ausreichend zu autorisieren, um einen individuellen Diätplan aufzustellen. Hierher gehören innerhalb eines von ärztlicher Seite gegebenen Rahmens die Festlegung des Kaloriengehalts, der Nährstoffrelation und ggf., soweit die Insulinbehandlung es ermöglicht, die KH-Verteilung. Die Diätassistentin soll möglichst konkrete Vorstellungen haben von dem, was West als die individuellen therapeutischen „strategischen Prioritäten" bezeichnet.

Schließlich ist es für den Klinik- wie auch für den Praxisarzt nützlich, sich darüber klar zu werden, wodurch seine Haltung gegenüber dem Diabetiker und der Diabetologie bestimmt wird:

- seine Kenntnisse der diabetologischen Praxis,
- seine Kenntnisse über und seine Erlebnisse mit dem einzelnen Patienten,
- seine bisherigen Erfahrungen mit Diabetikern und wie er diese verarbeitet hat,
- seine Einstellung zur Diabetestherapie überhaupt:
  optimistische Prägung durch Erfolgserlebnisse und zufriedene Patienten oder
  überwiegend pessimistische Haltung im Hinblick auf die Möglichkeiten der Diabeteseinstellung und -prognose, häufig nach vielen vergeblichen Bemühungen, jedoch auch als Folge ungenügender eigener Kenntnisse und zu geringen Engagements.

Ein Circulus vitiosus kann sowohl vom Verhalten des Patienten als auch des Arztes ausgehen. Desinteresse, Gleichgültigkeit oder Ablehnung entmutigen den Arzt und seine Mitarbeiterinnen. Sie fühlen sich frustriert, was wiederum dem Diabetiker nicht verborgen bleibt, ihn zu weiterer Distanzierung veranlaßt und auch eine bescheidene

Zusammenarbeit unmöglich macht. Umgekehrt regt ein interessierter und bemühter Patient seinen Arzt im Sinne eines positiven Kreises an. Dieser hat das Gefühl, daß seine Ratschläge auf fruchtbaren Boden fallen. Die beiderseitige Zufriedenheit schafft die besten Voraussetzungen, um den Patienten ausreichend und nicht nur vorübergehend zu motivieren.

Versuche, die Diabetiker im Hinblick auf ihre Eignung für ein Unterrichtsprogramm etwa nach Vorbildung oder Beruf zu klassifizieren, führen zu unberechtigten Vorurteilen. Langjährige eigene Erfahrungen haben gezeigt, daß körperlich arbeitende Patienten an den verschiedenen Möglichkeiten, die Diät- und Insulintherapie an die Erfordernisse des beruflichen Alltags anzupassen, interessiert sind, v. a. dann, wenn unregelmäßige Essenszeiten, besonders Schichtwechsel und nicht vorhersehbare körperliche Tätigkeit unvermeidbar sind. Ohne geeignete Anpassungsmaßnahmen kann der Diabetes in solchen Situationen zu einem existenziellen Problem werden. Auf die zu erwartenden Alltagsschwierigkeiten soll der Patient bereits während eines Klinikaufenthalts vorbereitet und mit ihm bestimmte Lösungen besprochen werden. Dazu gehören u. a. frühzeitige Selbstkontrolle mit Überprüfung der Richtigkeit, Vergleich mit den BZ-Werten aus dem Kliniklabor, Besprechung der Befunde bei der Visite sowie eine Anpassung des Tagesablaufs an das Alltagsmilieu entsprechend den Möglichkeiten des Klinikbetriebs.

Schließlich hat sich gezeigt, daß die Effektivität einer Instruktion nicht von der Höhe des in diesem Zusammenhang so oft zitierten und überschätzten Intelligenzquotienten abhängt. Der gesunde Menschenverstand und eine ausreichende Motivation sind für die Stoffwechselführung die besten Voraussetzungen. Meist genügt es, wenige Fakten zu erlernen, das Verständnis für einfache Zusammenhänge zu gewinnen und daraus für den Alltag und für besondere Situationen die entsprechenden Konsequenzen zu ziehen.

Zur Zeit besteht noch die Gefahr, daß die Edukation nur einem kleinen Kreis von Diabetikern zugute kommt. Die Situation ist damit ähnlich wie bei der intensivierten Stoffwechselführung, deren Möglichkeiten für die Mehrzahl der Patienten und wegen oft nicht ausreichender ärztlicher Kompetenz ungenutzt bleiben. Die Möglichkeit, daß sich beim Typ-I-Diabetiker „elitäre" Minderheiten entwickeln, ist deshalb noch nicht von der Hand zu weisen.

Literatur (zu 17)

Assal JPh, Berger M, Gay M, Canivet J (eds) (1983) Diabetes Education – how to improve patient education. Excerpta Med, Amsterdam Oxford Princeton

Beaven DW (1985) Organization of diabetic care. In: Alberti KGMM, Krall LP (eds) The Diabetes Annual/1. Elsevier, Amsterdam, New York, Oxford; pp 363–373

Berger M, Jörgens V, Mühlhauser J, Zimmermann H (1983) Die Bedeutung der Diabetikerschulung in der Therapie des Typ-I-Diabetes. Dtsch Med Wochenschr 108: 424–430

Böninger C (1982) Problems encountered with patient education as seen from the point of view of institutionalized and centralized diabetes education. In: Assal JP, Berger M, Gay N, Canivet J (eds) Diabetes education. Excerpta Medica, Amsterdam Oxford Princeton, pp 94–106

Day JL, Gale J, Hicks B, Johnson P, Spathis GS, Ward JD, Bradley C (1985) Diabetes patient education workshops. Diabet Med 2: 479–483

Etzwiler DD, Robb JR (1972) Evaluation of programmed education among juvenile diabetics and their families. Diabetes 21: 967–971

Gries FA, Schubert HD, Kohnhorst ML (1977) Diätwissen und Diäteinhaltung. Schweiz Rundsch Med 66: 1508

Hoffman WH, O'Neill P, Khoury C, Bernstein SS (1978) Service and education for the insulin-dependent child. Diabetes Care 1: 285–288

Krall LP (1985) Education: a treatment for diabetes. In: Marble A, Krall LP, Bradley RF, Christlieb AR, Soeldner JS (eds) Joslin's diabetes mellitus. Lea & Febiger, Philadelphia, pp 465–484

Kurow G (1973) Gruppen-Diätberatungen in Arztpraxen. In: Otto H, Späthe R (Hrsg) Diätetik bei Diabetes mellitus. Huber, Bern Stuttgart Wien, S 180

Kurow G (1981) Ambulante Diabetikerversorgung. In: Robbers H, Sauer H, Willms B (Hrsg) Praktische Diabetologie. Werk-Verlag Dr. Banaschewski, München-Gräfelfing, S 281–307

Pirart J (1971) Some opinions on the outpatient treatment of diabetes. Acta Diabetol Lat 8: 727

Sauer H (1977) Diabetesinstruktion (ohne Berücksichtigung des kindlichen Diabetes). Schweiz Rundsch Med 66: 1519–1524

Sauer H, Grün R (1980) Aktuelle Aspekte der Diät-Therapie des Diabetes mellitus. Internist (Berlin) 21: 746–752

Schubert HD (1973) Beziehung zwischen Diätwissen und Diäteinhaltung bei erwachsenen Diabetikern. Dissertation, Universität Düsseldorf

Steinberg H, Böninger C (1977, 1979, 1982, 1985) Lernprogrammserie über den Diabetes mellitus (in 9 Heften) Herausgeber: Diabetesklinik, Bad Oeynhausen (z. Zt. Neufassung, Auslieferung voraussichtlich 1987)

West KM (1973) Diet therapy of diabetes. An analysis of failure. Ann Intern Med 79: 425–434

18 Sozialmedizinische Aspekte

G. Kurow

Der heutige Patient erwartet von seinem Arzt nicht nur eine möglichst optimale Therapie, sondern auch dessen Mithilfe bei der Sicherung seines gegenwärtigen Sozialstatus. Er erkennt bald, daß der Diabetes je nach Schweregrad die Lebensqualität mehr oder weniger beeinträchtigt und später zu Behinderungen führen kann, die auch das gesellschaftliche Leben einengen. Die Umwelt reagiert gewöhnlich verständnislos, vor allem deshalb, weil beim Diabetiker keine körperlichen Schädigungen erkennbar sind. Oft löst bereits die Diagnosestellung eine abwertende Beurteilung der Umgebung aus, weil jede unheilbare Krankheit mit Leistungsschwäche und frühzeitiger Invalidität in Verbindung gebracht wird. Selbst die Wertung eines diabetischen Kindes durch seine Eltern kann hierdurch negativ beeinflußt werden. Die Diabetesmanifestation im Erwachsenenalter löst nicht selten ähnliche Reaktionen aus. Die Folgen für den Patienten sind häufig Minderwertigkeitskomplexe, Frustrationen auf vielen Gebieten des täglichen Lebens und mitunter das Abgleiten in eine Außenseiterrolle. Schwache Naturen können darin verharren. Stärkere versuchen mit Erfolg, allmählich eine Anpassung der ihnen auferlegten Lebensbedingungen an den Alltagsrhythmus ihrer Umwelt vorzunehmen. Daß dies mit Intelligenz, Disziplin, Energie und Kooperation mit dem behandelnden Arzt auch langfristig erreichbar ist und die psychophysische Leistungsfähigkeit der eines gleichaltrigen Gesunden nicht nachzustehen braucht, zeigen übereinstimmende Langzeitbeobachtungen aus vielen Ländern. Unter dem Eindruck dieser Beobachtungen hatte Katsch schon vor Jahrzehnten den suggestiven Begriff des „bedingt gesunden" Diabetikers geprägt, der auch heute noch vielen Mutlosen und chronisch depressiven Patienten Auftrieb geben kann.

Die Erfüllung vielfältiger sozialmedizinischer Aufgaben innerhalb der langfristigen Diabetestherapie überfordert oft den einzelnen Arzt, v.a. in der paramedizinischen Fürsorge. Die Einrichtung von Sozialstationen durch die Wohlfahrtsverbände brachte in den letzten Jahren eine wesentliche Entlastung. Sie sind besetzt mit Krankenschwestern, Pflegern, Physiotherapeuten und Sozialarbeitern. Der Hausarzt kann aufgrund der Kenntnisse des sozialen Milieus seiner Patienten mit ihrer Hilfe eine kostensparende Lenkung und Koordinierung von therapeutischen Maßnahmen vornehmen.

Ehe und Familie

Beim Hausarzt suchen am häufigsten junge Diabetiker Rat, die mit einem gesunden Partner zusammenleben oder diesen heiraten wollen. Das Problematische dieser Verbindungen liegt vor allem darin, daß der Gesunde mehr Opfer bringen muß als der Kranke. Viele Gesunde haben Schwierigkeiten, sich der diabetischen Lebensweise anzupassen. Deshalb ist eine möglichst weitgehende Information über Wesen und Verlauf des Diabetes notwendig. Beginnend mit dem Entschluß, die diabetische Kost mitzugenießen, um keine Divergenzen im täglichen Leben zu provozieren, über das Erlernen der Spritztechnik, von HZ- und BZ-Tests bis zum Erkennen und der richtigen Behandlung unvermeidlicher hypoglykämischer Zwischenfälle kann eine lange Zeitspanne vergehen. Sie bringt Belastungen für beide Partner mit sich. In der Nachwuchsfrage sollte Übereinstimmung ohne Vorbehalte herrschen. Längeres Zusammenleben ist daher vor einer geplanten Eheschließung anzuraten.

Erkrankt in einer bereits bestehenden Ehe einer der beiden Eheleute, ergeben sich weitgehend ähnliche Probleme. *Ehen zwischen diabetischen Partnern* bringen eine Reihe von Vorteilen mit sich, die manche krankheitsbedingten Nachteile ausgleichen können:

- Fortfall von Anpassungsschwierigkeiten an Lebensweise und Tagesrhythmus;
- Geläufigkeit in der Beherrschung kritischer Krankheitssituationen;
- krankheitsbedingte Einschränkungen der Lebensführung sind gemeinsam leichter erträglich;
- gegenseitige Hilfen ersparen viele Krankenhausaufenthalte und Arztbesuche;

- Komplikationen und depressive Phasen lassen sich gemeinsam mildern;
- Selbstdisziplin kann gefördert werden;
- gemeinsames Erleben von Verschlechterungen des Zustandes erzeugt Lerneffekte.

Diese Vorteile gewinnen in höherem Lebensalter an Bedeutung. Langjährige gegenseitige Hilfe erspart manchen älteren Ehepaaren eine Heimeinweisung.

Problematik des Alleinlebens – Suizidgefährdung
Über die Ursachen und Entwicklung menschlicher Isolierung im Verlauf eines diabetischen Lebens ist wenig bekannt. Betroffen sind nach unseren Beobachtungen überwiegend Insulinabhängige mittlerer und höherer Altersklassen. Der Leidensdruck bei diesem Diabetestyp steigt mit der Krankheitsdauer und dem Auftreten von Gefäß- und Nervenkomplikationen, aber auch durch die Häufigkeit und Schwere von hypoglykämischen Zwischenfällen sowie deren pathopsychologischen Folgen. Anlässe zu einer nachhaltigen Störung zwischenmenschlicher Zuneigung rühren nicht selten von Erlebnissen des gesunden Partners im Verlauf schwerer Insulinschocks her. Erschrecken bis Entsetzen lösen akut einsetzende Erregungszustände, Wutanfälle und unmotivierte Brutalitäten bei sonst ausgeglichenen und gesitteten Menschen aus. Mangels Kenntnis des komplizierten Ursachenbündels dieser Schocksymptomatik befürchtet die Umgebung, daß die beobachteten Wesensveränderungen, auch wenn sie nur flüchtig waren, ein bisher verborgen gebliebenes, schlechtes Charakterbild offenbaren. Wiederholen sich derartige Erlebnisse oft, kann es zum Erliegen auch enger persönlicher Bindungen kommen. In der Regel erfährt der Arzt erst zu spät und meist eher durch die Angehörigen von diesen Ereignissen und ihren Folgen. Der Patient neigt zu ihrer Verdrängung oder vergißt sie ganz. Kommt es zur Trennung der Partner, verliert der Kranke sein Selbstvertrauen, neigt zu Depressionen und isoliert sich so selbst. Ausbrüche aus diesem Circulus vitiosus scheinen häufiger zu erneuten Verbindungen mit Gesunden als mit Leidensgenossen zu führen, trotz der durchgemachten Enttäuschungen.
Nach wiederholtem Scheitern von Versuchen, neue zwischenmenschliche Beziehungen aufzubauen, wird die eigene Lebenssitua-

tion zunehmend kritischer und skeptischer beurteilt. Früher aufgetauchte suizidale Erwägungen kehren wieder und entwickeln sich zum Zukunftsproblem. Dem behandelnden Arzt ist zu raten, vom Patienten geäußerte Suizidgedanken ernst zu nehmen. Dringend zu warnen ist vor oberflächlicher Begütigung. Bereits Kränkungserlebnisse und das Gefühl, diskriminiert zu werden, wie es häufig am Arbeitsplatz geschieht, können bei Alleinlebenden ohne Hoffnung einen Tatvorsatz bestärken. Günstig kann sich ein Anschluß an Selbsthilfegruppen auswirken.

Nicht selten werden tragisch verlaufende Fälle beobachtet, nachdem den Patienten die baldige Erblindung angekündigt worden war, ohne ihnen die Hoffnung auf temporären Stillstand des pathologischen Prozesses zu geben oder die Möglichkeiten der Visusverbesserung durch Vitrektomie zu vermitteln.

Bei Visusverfall ist das frühzeitige Hinlenken des Patienten auf Videosehhilfen und das Erlernen der Blindenschrift angebracht. Oft erleichtert das Kennenlernen von Erblindeten, die über eine ausgeglichene Gemütslage verfügen, und fortgesetzter Gedankenaustausch mit ihnen dem bedrohten Alleinstehenden, seine Suizidabsichten aufzugeben.

Kinderwunsch. Äußern diabetische Paare einen dringenden Kinderwunsch und wird das Kind als Vollendung der Ehe empfunden, sollte prinzipiell nicht davon abgeraten werden. Die eindrucksvollen Erfolge der auf strikte Euglykämie gerichteten Behandlung diabetischer Schwangerer geben hierfür eine gute Begründung ab. Fragen nach den möglichen Risiken für Mutter und Kind können dahingehend beantwortet werden, daß diese inzwischen fast so niedrig wie bei Gesunden geworden sind. Wird ein Kind später diabetisch, ist seine Entwicklung zwar nicht problemlos, kann aber weitgehend derjenigen gesunder Kinder angeglichen werden, wenn die Voraussetzungen hierfür geschaffen worden sind.

Schule

Im Hinblick auf die Schwierigkeiten einer späteren Berufsfindung sollten sowohl Eltern wie behandelnde Ärzte darauf dringen, daß eine abgeschlossene Schulbildung erfolgt. Sie ist bei Hauptschülern die Mindestvoraussetzung für den Erhalt eines Lehrvertrags. Jede weiterführende Schulart sollte bei entsprechenden intellektuellen

Voraussetzungen absolviert werden. Vorzeitiger Schulabgang erschwert jede berufliche Ausbildung. Ungelernte Tätigkeiten sind in der Regel keine Dauerarbeitsplätze. Sie werden schlechter bezahlt, sind psychisch oft abstumpfend, vielfach mit körperlich unregelmäßigen Belastungen verknüpft und u.a. von Arbeitslosigkeit bedroht. Die Erfahrung zeigt, daß intelligente Kinder mit den Belastungen der diabetischen Lebensweise leichter fertig werden als schwach begabte. Der Slogan „Dumme Diabetiker sterben früher" gibt leider etwas Wahres wieder.

Schulsport. Sport sollten alle diabetischen Kinder nach ihren körperlichen Möglichkeiten mitzumachen suchen, ausgenommen Hochleistungs- und Ausdauerübungen. Das Üben und Bewußtwerden der eigenen körperlichen Leistungsfähigkeit hilft vielen Heranwachsenden, ihr Selbstwertgefühl zu heben.

Lehrerinformation. Die Eltern sollten ermuntert und vom Arzt unterstützt werden, enge Kontakte zu den Klassenlehrern zu pflegen mit dem Ziel, diese auf mögliche Hypoglykämien und entsprechende Gegenmaßnahmen während des Unterrichts aufmerksam zu machen. Besonders sollte darauf hingewiesen werden, daß vorübergehende Schreibschwäche, Merkstörungen, ungewohnt aggressives Verhalten oder plötzlich auftretende Stumpfheit auf Hypoglykämien hindeuten und auch ohne sofortige ärztliche Hilfe durch Traubenzuckergaben zu beheben sind (1–2 gehäufte Eßlöffel in Wasser gelöst trinken lassen; Zugabe von Zitronensaft neutralisiert die oft als widerwärtig empfundene Süße). Verschwinden die Symptome in 5–10 min, kann die vermutete Ursache als erwiesen gelten. Lehrer und Mitschüler können so ermutigt werden, in Wiederholungsfällen diese erste Hilfe vor Anruf des Notarztwagens zu leisten. Den Eltern kann dadurch die Angst vor Schockfolgen und Schulversagen als Folge häufiger Fehlzeiten genommen werden. Auch erübrigen sich klinische Einstellungsversuche, die nach leicht verlaufenden, nur gelegentlich auftretenden Hypoglykämien nicht indiziert sind.

Sonderschulen. Der Besuch von Sonderschulen ist nur dann angebracht, wenn zusätzliche zerebrale oder schwere körperliche Behinderungen vorliegen, keinesfalls bei Verhaltensstörungen, die auch therapiebedingt sein können. Diabeteserfahrene Kinderärzte sollten unbedingt hinzugezogen werden.

Internate. Kinder und Jugendliche ohne ausreichende oder gänzlich fehlende elterliche Zuwendung, sozial Gefährdete oder Verwahrloste sind ambulant i. allg. nicht sozialisierbar. Oft droht Alkoholismus oder Drogensucht. Klinikaufenthalte sind erfahrungsgemäß wirkungslos. Für diese Fälle empfiehlt sich die Unterbringung in einem Diabetikerinternat unter fachärztlicher Leitung. Dort widmet man sich mit großem Engagement unter Anwendung heilpädagogisch orientierter Prinzipien diesen schwierigen Fällen[3].

Ferienkinderlager. Während der Sommerferien finden regelmäßig Kinderlager statt, die vom DDB (Deutscher Diabetiker-Bund) vermittelt werden.[4] Die Kinderlager werden ärztlich geleitet und durch Fachpersonal betreut. Für Neuerkrankte kann die Teilnahme zu einem prägenden Erlebnis werden. Die Gemeinsamkeit vermittelt viele Kenntnisse und praktische Erfahrungen, die im häuslichen Alltag Erleichterungen bringen und anderswo kaum erlebt werden können. Schließlich zeigt die Erfahrung, daß hierbei Minderwertigkeitskomplexe schnell abgebaut werden können und das Selbstbewußtsein nachhaltig gestärkt wird.

Beruf
Allgemeine Arbeitsfähigkeit. Die Arbeitsfähigkeit diabetischer Personen hängt in erster Linie vom jeweiligen Erkrankungstyp, der Diabetesdauer und vorhandenen oder sich entwickelnden Komplikationen ab.

Diabetiker des Typs II, der auch als „milder Erwachsenendiabetes" bezeichnet wird, können jede Tätigkeit verrichten, zu der sie nach Vorbildung und Leistungsfähigkeit auch als Gesunde geeignet wä-

---

[3] Adressen: Hilfswerk für jugendliche Diabetiker, Winkhauser Str. 24, 5880 Lüdenscheid
Diabetiker-Jugendhaus Hinrichssegen, Heimatweg 2, 8206 Bruckmühl
[4] Anmeldungen: Deutscher Diabetiker-Bund, Bahnhofstr. 74/76, 4650 Gelsenkirchen

ren, sofern keine spezifischen oder unspezifischen Komplikationen vorliegen. Auch auf längere Sicht kommt es bei diesem Diabetestyp in der Regel zu keiner gravierenden Beeinträchtigung der Arbeitsfähigkeit, wenn eine adäquate Therapie unter regelmäßiger Stoffwechselkontrolle erfolgt und der Patient eine disziplinierte Ernährungsweise einhält.

Insulinabhängige Diabetiker (Typ I) müssen einige Beschränkungen beachten, die v.a. zur Verhütung möglicher Hypoglykämiefolgen am Arbeitsplatz dienen sollen. Derartige Einschränkungen gelten grundsätzlich für alle Arbeitnehmer, die an Krankheiten leiden, bei denen zeitweise Bewußtseinsstörungen auftreten können. Die Unfallverhütungsvorschriften der Berufsgenossenschaften untersagen aus Haftungsgründen jede Beschäftigung solcher Personen an gefährdeten Arbeitsplätzen, wo es durch Fehlhandlungen zu Selbst- oder Fremdgefährdung kommen kann. Darunter fallen gefahrvolle oder verantwortliche Tätigkeiten an Maschinen mit Unfallgefährdung durch rotierende Teile, Pressen, Stanzen, Walzen, Bohrmaschinen, Hochöfen, ferner Überwachungsanlagen an elektrischen Steuerungen, Hochspannungsanlagen und ähnliche Tätigkeiten. Beschränkungen unterliegen auch Arbeiten in Wechselschichten sowie Beschäftigungen mit unregelmäßig auftretenden und wechselnden körperlichen Belastungen. Problematisch ist die Beschäftigung von Krankenschwestern im Nachtdienst, auf Intensivstationen und Stationen mit Schwerkranken. Fehlhandlungen im Zustand einer Hypoglykämie, besonders in den Anfangsstadien, können fatale, u.U. auch strafrechtliche Folgen nach sich ziehen.

Zweifel an der allgemeinen Einsatzfähigkeit können sich unter konventioneller Insulintherapie durch den Zwang zur Einnahme von Zwischenmahlzeiten außerhalb der Betriebspausen ergeben. Als praktikabler Ausweg empfiehlt es sich, Zwischenmahlzeiten in flüssiger Form zu nehmen, z.B. als Milch oder Fruchtsaft. Hierzu braucht der Arbeitsplatz nicht unbedingt oder nur wenige Minuten verlassen zu werden, so daß dem Diabetiker keine Ausfälle an Arbeitszeit zur Last gelegt werden können. Gewarnt werden muß vor einem Auslassen von Zwischenmahlzeiten oder vor dem Verschweigen des Diabetes, um befürchtete persönliche Nachteile zu vermeiden.

Berufswahl - Berufsklassifizierungen für insulinabhängige Diabetiker. Die Wahl zuträglicher Tätigkeiten und Berufe, die langfristig ausgeübt werden können, bereitet oftmals Schwierigkeiten, besonders in den Altersklassen zwischen dem 20. und 45. Lebensjahr, also nach abgeschlossener Ausbildung oder nach jahrzehntelang ausgeübter Arbeit. Jugendliche wählen bei frühzeitiger ärztlicher Beratung meist passende Berufe. Schematisch ausgesprochene Verbote bewirken oft Resignation oder provozieren den Wunsch nach ausgesprochenen gefährlichen Berufen. Daher sind vom Ausschuß Soziales der Deutschen Diabetes-Gesellschaft Listen mit geeigneten, möglichen und ungeeigneten Tätigkeiten aufgestellt worden, auch mit Rücksicht darauf, daß Berufsberatungen in den Arbeitsämtern durch medizinische Laien vorgenommen werden. Außerdem wurden Richtlinien für Beamtenberufe ausgearbeitet.

Hervorzuheben ist, daß die besten Voraussetzungen für ein mit Gesunden vergleichbares Arbeitsleben dann gegeben sind, wenn die gewählte Berufstätigkeit den eigenen Wünschen und Fähigkeiten weitgehend entspricht, annähernd regelmäßig ausgeübt wird, körperliche Belastungen begrenzt werden können und ein häufiger Ortswechsel während der Arbeitszeit unterbleibt.

Geeignete Berufe sind z. B.:
Heil- und Heilhilfsberufe in klinischer und ambulanter Tätigkeit,
kaufmännische und Verwaltungsberufe aller Sparten,
Lehrberufe an Grund- und Oberschulen, Fach- und Hochschulen,
kirchliche Berufe wie Diakon, Pfarrer,
technische Berufe wie Zeichner, Konstrukteur, Architekt, Mechaniker,
Monteur für alle Sparten der Schwachstromtechnik, Fertigungsingenieur,
künstlerische Berufe, Formgestaltung, Designer, Grafiker, Maler,
handwerkliche Berufe mit den Einschränkungen, die sich aus den Folgen hypoglykämischer Zustände ergeben können.

Mögliche Berufe sind z. B.:
Gärtner, Gartenarchitekt,
Maurer im Innenausbau,
Mechaniker für feinmechanische Arbeiten, wie Telefon-, Fernschreiberbau,
Postverteiler,
Fabrikation und Abpackung von Arznei- und Lebensmitteln.

Ungeeignete Berufe sind z. B. für Typ I-Diabetiker:
Berufskraftfahrer mit Personenbeförderung,
Lastwagenfahrer über 3,5 t Ges. Gew.

410

Triebwagen-, Schiffs-, Kranführer, Pilot, Lotse,
Starkstrommechaniker und -monteur, Dachdecker, Schornsteinfeger, Gerüst-
arbeiter.
Konditor, Koch, Schankwirt, auch für Typ II-Diabetiker.

Keine schematischen Berufsverbote. Die hier genannten Klassifizie-
rungen und Beispiele dürfen keinesfalls als absolut bindend aufgefaßt oder zur Grundlage von Berufsverboten gemacht werden. Dagegen sprechen übereinstimmende, weltweite Erfahrungen. Es sind
zahlreiche insulinabhängige Diabetiker mit labilem Stoffwechselverhalten bekannt, die jahrzehntelang mit Erfolg Berufe ausübten, die
i. allg. als ungeeignet gelten. In besonderem Maße gilt dies für Selb-
ständige aller Berufsgruppen. Unabhängige können Arbeitszeiten
und -belastungen besser mit der diabetischen Lebensweise in Übereinstimmung bringen als es in einer abhängigen Beschäftigung möglich wäre.

Eignungsbeurteilung aus ärztlicher Sicht. Zur Eignungsbeurteilung
ist eine möglichst sorgfältige Abwägung der individuellen Leistungsfähigkeit des Berufsbewerbers im Vergleich zu den Arbeitsanforde-
rungen zu treffen. In Zweifelsfällen oder bei fehlenden Erfahrungen
sollte der Rat eines erfahrenen Arbeitsmediziners herangezogen werden. Dies ist auch deswegen anzuraten, weil diese in größeren Firmen mit medizinischem Hilfspersonal und Laboreinrichtungen tätig
sind und deshalb eher dazu neigen, insulinabhängige Arbeitnehmer
als tauglich zu akzeptieren.

Akkordarbeit. Akkordarbeit ist nicht mit Schwerarbeit zu verwech-
seln, sondern beschreibt Tätigkeiten, die im Gegensatz zum Zeitlohn
nach Leistungseinheiten bezahlt werden.
Diabetiker mit oder ohne Insulintherapie können an der Akkordarbeit teilnehmen, sofern keine stark wechselnden körperlichen Belastungen vorkommen und die Anwesenheit von sog. Springern (Re-
servearbeitern) an den Produktionsbändern die Möglichkeit von
Kurzpausen zur Einnahme von Mahlzeiten ermöglicht. Das Weglas-
sen von Zwischenmahlzeiten und die Verlegung der Hauptmahlzeiten in die regulären Betriebspausen ist durch intensivierte Insulintherapie möglich (tagsüber terminierte Mehrfachinjektionen von NI,

abends langwirkendes Depotinsulin). Leistungsschwächere Patienten können im sog. Gruppenakkord den gleichen Verdienst wie leistungsfähigere Gesunde erzielen. Diese Erfahrungen belegen, daß eine generelle Ablehnung der Akkordarbeit für Diabetiker unbegründet ist.

Wechselschicht. Die frühere Dreischichtarbeit ist glücklicherweise weitgehend abgeschafft und durch eine Zweischichtarbeit abgelöst worden. Der wöchentliche Wechsel bringt Diabetikern mit konventioneller Insulintherapie durch mitunter stundenlange Verschiebungen der Injektionen die Gefahr einer Dekompensation und/oder stärkerer Stoffwechselschwankungen. Die so entstehenden Insulinlecks lassen sich nur durch eine fortlaufend abgegebene Basalrate verhindern, die durch Insulinpumpentherapie neuerdings erreichbar ist (s. 6.7). Wenn möglich, kann versucht werden, immer in der gleichen Schichtzeit zu bleiben (Früh- oder Spätschicht), oder einen 4wöchentlichen Wechsel zu erreichen, oder in den Schichtzeiten den Injektionsrhythmus starr einzuhalten und eine verkürzte Schlafzeit in Kauf zu nehmen.

Betriebsärztliche Betreuung und Beratung. Zwei Probleme der insulinabhängigen Werktätigen lassen sich durch Betriebsärzte lösen: die Einhaltung der vorgeschriebenen Diät und BZ-Bestimmungen während der Arbeitszeit, nötigenfalls mehrmals am Tag.

Diätzubereitung bei der üblichen Kantinenverpflegung ist in Großküchen problematisch, da auf Zugabe KH-haltiger Bindemittel und Süßung mit Kristallzucker nicht immer verzichtet werden kann. Gut geschulte Patienten können unschwer innerhalb der angebotenen Gerichte wählen und den KH-Gehalt abschätzen. Die Forderung nach separater Zubereitung abgewogener Diätmahlzeiten scheitert meist an personellen, organisatorischen und technischen Schwierigkeiten, auch an den Patienten selbst. Deshalb ist es ratsam, mittags mitgebrachte Kaltverpflegung zu verzehren und die warme Tagesmahlzeit am frühen Abend einzunehmen, wie dies in vielen Familien gebräuchlich ist. Vorteilhaft wirkt es sich aus, wenn Mittag- und Abendessen gleichgroße KH-Mengen enthalten. Dadurch können beide nach Bedarf untereinander ausgetauscht werden.

Blutzuckerstichproben während der Arbeitszeit liefern dem behandelnden Arzt zuverlässigere Anhaltspunkte über den Verlauf als gelegentliche Einzelbestimmungen in mehrwöchigen Abständen innerhalb der hausärztlichen Kontrollen. Feinkorrekturen der Insulin- bzw. KH-Dosen können so vorgenommen werden, ohne daß Arbeitsausfälle und lange Wartezeiten beim Arzt entstehen oder Krankenhausaufenthalte mit Einstellungsversuchen notwendig werden. Kollegiale Absprachen über die therapeutischen Konsequenzen der gefundenen Ergebnisse verstehen sich von selbst.

Arbeitsunfähigkeit. Der Krankenstand diabetischer Arbeitnehmer ähnelt nach Statistiken in der Verteilung der Krankmeldungen bis etwa zum 50. Lebensjahr dem der Gesunden. Danach wird ein steiles Ansteigen beobachtet. Ein zahlenmäßig kleiner Teil der diabetischen Erwerbstätigen ruft einen überhöhten Anteil der Gesamtausfallzeiten hervor. Untersucht man stichprobenweise dauernd schlecht eingestellte im Vergleich zu gut eingestellten erwerbstätigen insulinabhängigen Diabetikern, zeigen sich frappante Unterschiede. Nur in der gut eingestellten Gruppe waren ⅓ der Befragten in einem Jahr keinen einzigen Tag krank gemeldet. Alle diese Patienten machten täglich 2 Insulininjektionen, kontrollierten täglich mindestens einmal, meist jedoch zweimal ihren Urin, punktuell den BZ und änderten jeweils die KH-Mengen oder ihre Insulindosen entsprechend nach Rücksprache mit dem Arzt oder selbständig.

Ältere Untersuchungen über die Arbeitsunfähigkeit von Diabetikern, die mit einem Kontrollkollektiv von Stoffwechselgesunden gleichen Geschlechts, gleichen Altersaufbaus, gleicher Art der Beschäftigung und Dauer der Betriebszugehörigkeit verglichen wurden, ergaben eine um etwa 42% höhere Arbeitsunfähigkeit.

Rehabilitation

Rehabilitation bezweckt nach einer Definition der zuständigen Bundesarbeitsgemeinschaft, „... den Menschen, die körperlich, geistig oder seelisch behindert sind und ihre Behinderung nicht selbst überwinden können ..., zu helfen, ihre Fähigkeiten und Kräfte zu entfalten und einen entsprechenden Platz in der Gemeinschaft zu finden. Dazu gehört vor allem die Teilnahme am Arbeitsleben".

Indikation. Der behandelnde Arzt sieht sich hauptsächlich folgenden Schwierigkeiten gegenüber, die Rehabilitationsmaßnahmen erforderlich machen können:

1. Der Patient übt einen Beruf aus, der mit einer Insulintherapie unvereinbar ist.
2. Der Diabetes ist dauernd hochgradig instabil und führt zu häufigen Hypoglykämien.
3. Es sind nach jahre- bis jahrzehntelanger Krankheitsdauer Komplikationen entstanden, die zu Leistungsabfall geführt haben (Retino-, Nephro-, Neuro-, Arthropathie, Hypertonie, Koronarinfarkte, periphere arterielle Verschlußkrankheit).
4. Berufliche Schwierigkeiten sind außer auf Beruf und Diabetesverlauf auch auf das Verhalten des Patienten und seine Einstellung zur Erkrankung zurückzuführen. Eine Anpassung der Lebensweise an die Erkrankung wird verweigert.

Auch übertriebene Furcht vor Gefäßkomplikationen kann zur Aufgabe des Berufs führen, ohne daß eine Indikation erkennbar ist.

Wird aus dem Krankheitsverlauf erkennbar, daß die bisherige Berufsausübung gefährdet ist oder aufgegeben werden muß, kann der behandelnde Arzt Rehabilitationsmaßnahmen „anregen". Die zuständige Krankenkasse wird durch Ausfüllen eines Formulars ver-

Tabelle 92. Innerbetriebliche Umschulung (Beispiele)

Alter	Geschlecht	Diabetesdauer	Therapie	Alter Beruf	Umsetzberuf
38	m.	3 Jahre	Insulin	Reisebüro, Akquisiteur Ausland	Vertriebsleiter Inland
45	m.	1 Jahr	Insulin	Starkstrom, Prüffeldleiter	Fertigungskontrolle, Leiter
41	m.	1 Jahr	Insulin	Hochbau, Sachbearbeiter	Bauabrechner, Innendienst
21	w.	1 Jahr	Insulin	Schichtmontiererin/Band	Verkäuferin, Betriebsverkauf

pflichtet, das Verfahren einzuleiten und den Kostenträger festzustellen (Mitteilung nach § 368 r RVO an die Krankenkasse). Es kann vermerkt werden, ob ein Gesamtplan angeregt wird, ob hierzu die Mitwirkung des Arztes notwendig ist oder vom Patienten gefordert wird.

Anwendungsgebiete
Innerbetriebliche Umsetzung/Umschulung. Liegt ein bleibender Leistungsabfall vor, sollte als erste Maßnahme ein Arbeitsplatzwechsel vorgenommen werden, wenn möglich unter Mithilfe eines Werksarztes, der die Arbeitsbedingungen und -anforderungen innerhalb des Betriebs kennt.

Ist eine Umsetzung nicht möglich, kommt als nächster Schritt die innerbetriebliche Umschulung in Frage (Tabelle 92). Größere Firmen bilden geeignete Mitarbeiter in Anlernberufen selbst aus. Dieses Verfahren läuft ohne behördliche Mitwirkung und daher ohne Wartezeiten an. Es erspart dem Diabetiker finanzielle Einbußen, außerdem bleiben ihm Rechte auf Zusatzrenten, Urlaubsansprüche und eventuelle Beförderungschancen erhalten, die während seiner Betriebszugehörigkeit erworben wurden.

Behördliche Umschulung – Berufsförderungswerke. Kommt es durch den Diabetes zum Verlust des Arbeitsplatzes, weil der ausgeübte Beruf als ungeeignet eingestuft wird, sind durch die Arbeitsämter die Berufsförderungswerke der Länder einzuschalten. In diesen wird zunächst eine Berufsfindung versucht, die allerdings auf eine Reihe von „zukunftssicheren" Tätigkeiten beschränkt werden muß. Vorkurse und Arbeitserprobungen dienen dem gleichen Ziel. Die dann erfolgende Umschulung wird in Internaten absolviert und dauert 6–24 Monate. In West-Berlin konnten ca. 70% der Absolventen in Stellungen vermittelt werden. Eine Anzahl von Betroffenen lehnt jede behördliche Umschulung ab. Als Gründe hierfür werden angegeben: Furcht vor bleibenden finanziellen Lohn- und Gehaltseinbußen, Scheu vor dem umständlichen Verfahren, Angst vor den Lernanforderungen. Umschulungen für einen neuen Beruf nach Vollendung des 45. Lebensjahres gelten als weitgehend erfolglos. Scheitert ein behördliches Rehabilitationsverfahren innerhalb der Umschulungszeit, wird nicht selten die Rückkehr in den alten Beruf gewünscht, nachdem der Patient gelernt hat, seine durch den Diabetes beeinflußte Lebensweise besser an die Arbeitsbedingungen anzupassen.

Spezialkliniken. Einweisungen in Diabeteskliniken sind z. B. dann angezeigt, wenn als Begründung für Umschulungswünsche z. B. „uneinstellbares Stoffwechselverhalten" angegeben wird. Dort läßt sich besser als in anderen Einrichtungen beurteilen, ob der Stoffwechsel rekompensierbar ist oder welche Faktoren dies verhindern. Meist handelt es sich um nicht adäquate Therapie, ungenügende Diabetesschulung des Kranken oder fehlende Kooperation.

Begründbar ist diese Empfehlung mit den kaum überwindbaren Schwierigkeiten, innerhalb eines Krankenhausbetriebes die organisatorischen Voraussetzungen zu schaffen, um den zeitlichen Tagesablauf mit den gewohnten Essenszeiten und angepaßten KH- und/oder Insulingaben imitieren zu können. Noch weniger lassen sich berufliche Aktivitäten realisieren und ihr Einfluß auf das Stoffwechsel- und Kreislaufverhalten therapeutisch verwerten. Seit 1983 ist es erstmals der Diabetesklinik Bad Oeynhausen gelungen, schlecht eingestellte Patienten während eines stationären Aufenthaltes in ihren Klinikwerkstätten auf freiwilliger Basis im ausgeübten Beruf zu beschäftigen. Sie standen dabei unter Aufsicht eines Meisters und Berufstherapeuten. Die täglich engmaschig vorgenommenen Blutzuckerkontrollen zeigten erwartungsgemäß den bekannten, aber meist unterschätzten blutzuckersenkenden Einfluß der Muskelarbeit, der am häufigsten am späten Vormittag auftrat. Entsprechende therapeutische Konsequenzen wurden mit guten Ergebnissen gezogen. Noch nach 12-18 Monaten hielten auf ihre schriftliche Befragung hin 37 von 50 Patienten ihre gegenwärtige Einstellung für besser als vor der stationären Behandlung unter Berufsbedingungen. (s. Tabelle 93, 94).

Berentung

Erst nach Scheitern aller Rehabilitationsbemühungen kommt die Einleitung eines Rentenverfahrens in Frage, die seitens der zuständigen Krankenkasse vorgenommen wird. Hat der Patient das 60. Lebensjahr überschritten und ist durch den Diabetes und/oder Komplikationen länger als ein Jahr arbeitslos gewesen, wird er in der Regel ohne eigenes Zutun berentet.

Tabelle 93. Mittlere Blutglucosekonzentration (MGB) bei 62 berufstätigen Diabetikern unter den Bedingungen der stationären Diabeteseinstellung. Mittelwerte und Standardfehler des arithmetischen Mittels

	MBG [mg/dl]
bei Aufnahme	$208,0 \pm 8,2$
nach vorläufiger Stoffwechselkorrektur	$181,0 \pm 6,1$
unter Arbeitsbelastung	$126,5 \pm 4,4$
vor der Entlassung	$141,1 \pm 5,0$

Tabelle 94. Berufe, die in den Werkstätten der Klinik ausgeübt werden können. In Klammern: Anzahl der so beschäftigten Patienten dieser Studie (Diabeteseinstellung unter Berufsbedingungen.)

Metallbearbeitende Berufe (41)	*Holzbearbeitende Berufe* (10)
Bohrer	Böttcher
Dreher (1)	Drechsler
Elektriker (2)	Holzmechaniker (1)
Feinblechner	Modellbauer
Fräser	Rolladenbauer
Hobler	Tischler (8)
Installateur (3)	Wagner
Kraftfahrzeugmechaniker (6)	Zimmerer (1)
Klempner	
Maschinenbauer	*Gärtner* (6)
Mechaniker (3)	
Schlosser (21)	*Sonstige Berufe* (5)
Schmelzschweißer	landwirtschaftliche Arbeiter (1)
Schmied (1)	Maler (1)
Teilezurichter	Maurer (1)
Werkzeugmacher (4)	Steinmetz (2)
Zeichner (technischer)	

(Nach Petzoldt u. Wessel, mit frdl. Genehmigung der Vff.)

Als Hauptdiagnose scheint der Diabetes ein seltener Rentengrund zu sein; er findet sich nur in 0,94% aller Bescheide, im Kontrollkollektiv als Nebendiagnose sogar etwas häufiger.

Berufs- und Erwerbsunfähigkeit (BU und EU). BU ist anzunehmen, wenn die Erwerbsfähigkeit auf weniger als die Hälfte der eines Gesunden mit ähnlicher Ausbildung und gleichen Kenntnissen und Fähigkeiten herabgesunken ist. EU wird angenommen, wenn eine regelmäßige Erwerbstätigkeit nicht mehr ausgeübt oder nur noch geringfügige Einkünfte erzielt werden können. Die Rechtsprechung der Sozialgerichte hat zu einer starken Zunahme der EU auf Kosten der BU geführt, so daß selbst diabetische Frührentner in den Genuß einer Vollrente kommen. Segensreich wirkt sich diese Entwicklung bei Erblindungen im jugendlichen Alter aus.

Schwerbehinderung

Definition: Schwerbehindert sind alle „körperlich, geistig und seelisch Behinderten, deren Erwerbsfähigkeit sich um mindestens 50% vermindert hat". – Ihnen gleichgestellt sind Behinderte, deren Erwerbsfähigkeit um mindestens 30% vermindert ist, wenn die Behinderung eine Arbeitsplatzvermittlung erschwert oder dadurch ein bestehendes Arbeitsverhältnis gefährdet ist oder beendet wird. Diese „Gleichstellung" kann nur auf Antrag durch das zuständige Arbeitsamt erfolgen.

Kriterien

Die Beurteilung der Schwerbehinderung erfolgt durch Vergleich der verbliebenen psychophysischen Leistungsfähigkeit mit der gleichaltriger Gesunder und wurde bisher als „Minderung der Erwerbsfähigkeit" (M. d. E.) bezeichnet. Diese Formulierung war mehrdeutig, sie sagte vor allem nichts über die Leistungsfähigkeit des Behinderten am Arbeitsplatz aus, gerade dies wurde aber fälschlicherweise angenommen. Außerdem wurde der Grenzwert für die Anerkennung als Schwerbehinderter auf nur 50% festgesetzt und mit ungewöhnlich freigiebigen materiellen Vergünstigungen ausgestattet. Dies hatte eine Antragsflut zur Folge. Nach Mitteilung des Bundesarbeitsministeriums waren zur Jahreswende 1985/86 knapp 7% der Wohnbevölkerung als schwerbehindert anerkannt, darunter auch viele jugendliche Diabetiker. Leider war man gezwungen, zahlreiche Entscheidungen nach Aktenlage treffen zu müssen.

Ziele der Gesetzesnovellierung 1986

Seit Mitte 1986 wurde der Begriff „Grad der Behinderung" einge-
führt. Man verspricht sich davon eine gerechtere Einstufung der An-
tragsteller. Bereits seit einigen Jahren wurde empfohlen, die „Anhaltspunkte für die Gutachtertätigkeit im Versorgungswesen", letzte
Ausgabe 1983 (Bundesarbeitsministerium), im Kapitel Diabetes
mellitus nicht mehr nur nach therapeutischen Gesichtspunkten, wie
bisher, sondern auch unter Berücksichtigung der pathologischen Situation abzuändern. Z. Zt. gelten folgende Ansätze:

- Durch Diät oder durch Diät und orale Antidiabetika
  gut ausgleichbar, ohne Komplikationen   0–10%
- Weniger gut ausgleichbar, mit größeren Toleranz-
  schwankungen   20%
- Mit Insulin und Diät ausgleichbar, ohne Komplikationen   30%
- Mit Insulin schwer einstellbar (hierzu gehört meist
  der im Kindesalter aufgetretene Diabetes mellitus)   40–60%
  Organkomplikationen sind zusätzlich zu bewerten.

Der als Schwerbehinderter anerkannte Diabetiker hat u. U. einen
Anspruch auf bis zu fünfzig Vergünstigungen. Erwähnt seien nur
5 Tage Zusatzurlaub, Steuerfreibeträge, vorgezogene Altersrente,
Kündigungsschutz, jetzt nicht mehr nach nur dreimonatiger, sondern sechsmonatiger Beschäftigung. Der Inhalt des geltenden
Schwerbehinderten-Begriffs ist jedoch unverändert geblieben.
Hauptaufgabe ist nach wie vor eine Integration der Behinderten in
die Arbeitswelt. Materielle Vergünstigungen ohne entsprechende
Gegenleistungen haben leider, von den Arbeitgebern nicht unerwartet, das Gegenteil bewirkt. Ein Ausweichen auf Anstellung in Behör-
den und vergleichbaren staatlichen Institutionen könnte insofern erleichtert werden, als die Erhöhung der Schwerbehinderten-Zwangs-
quote von 6% der Beschäftigten durch einfache Verordnung vor sich
gehen kann, ohne den Gesetzgeber einschalten zu müssen.
Erwähnenswert ist noch das sogenannte „Hilflosen-Pflegegeld",
welches allen diabetischen Kindern bis zum vollendeten 18. Lebensjahr gezahlt wird, unabhängig vom Gesundheitszustand und elterli-
chem Einkommen.

Die Deutsche Diabetes-Gesellschaft, Ausschuß Sozialmedizin, hat 1982 folgende Neufassung von Richtlinien für nicht schwerbehinderte Diabetiker herausgegeben:

Richtlinien für die Einstellung und Beschäftigung von nicht schwerbehinderten Diabetikern als Beamte

1. Der generelle Ausschluß des Diabetikers von pensionsberechtigten Anstellungen im Staatsdienst und vergleichbaren Institutionen ist aus medizinischen Gründen nicht gerechtfertigt.
2. Für die Einstellung in die genannten Tätigkeiten kommen alle arbeitsfähigen Diabetiker in Betracht, deren Stoffwechselstörung mit Diät allein, mit Diät und oralen Antidiabetika und/oder Insulin auf Dauer gut einstellbar ist. Durch eine gute Stoffwechselkontrolle wird das Risiko für das Auftreten diabetesspezifischer Komplikationen verringert.
3. Diabetische Bewerber um solche Stellen sollten frei von diabetesspezifischen Komplikationen an Augen und Nieren sein. Die Feststellung solcher Befunde hat durch fachärztliche Augenhintergrunduntersuchung (Funduskopie) sowie durch den kompletten Harnstatus und die Bestimmung des Kreatininwertes im Serum zu erfolgen.
4. Diabetiker, die rein diätetisch behandelt werden, können jede Tätigkeit ausüben, zu der sie nach Vorbildung und auch sonst geeignet wären. Insulinbehandelte Diabetiker sollten nach Möglichkeit keine Tätigkeit verrichten, die unregelmäßige Arbeitszeiten erfordern. Sie sollten ferner nicht zu Tätigkeiten herangezogen werden, die beim Eintritt hypoglykämischer Reaktionen Gefahren für sie selbst oder ihre Umwelt mit sich bringen, z. B. als Fahrer öffentlicher Verkehrsmittel.
5. Diabetische Bewerber müssen ein ärztliches Zeugnis vorweisen, aus dem die Qualität der Stoffwechselführung, der Nachweis regelmäßiger und langfristiger Stoffwechselkontrollen sowie die Bereitschaft zur Kooperation hervorgehen. Zur Beurteilung der Einstellungsqualität werden die unter Punkt 6 genannten Grenzwerte für die Blutzuckerkonzentration zugrunde gelegt. Zusätzlich kann die Bestimmung des glykosylierten Hämoglobins (HbA_1 oder HbA_{1c}) herangezogen werden. Die Eignung des Bewerbers soll in der Regel durch ein fachärztliches Gutachten geklärt werden, das von einem diabetologisch erfahrenen Arzt oder in einer Diabetesklinik erstattet werden sollte (s. Punkt 7).
6. Die Beurteilung der Qualität der Stoffwechselführung soll individuell erfolgen. Ein überwiegend ausgeglichener Stoffwechselzustand sollte dokumentiert sein. Für nicht mit Insulin behandelte Diabetiker ist überwiegend Harnzuckerfreiheit zu fordern, bei insulinbehandelten Diabetikern sollte die Mehrzahl der Harnproben zuckerfrei sein. Zur Beurteilung der Stoffwechsellage sind einzelne Blutzuckerwerte, besonders im Nüchternzustand, ungeeignet. Dasselbe gilt für die Untersuchung einer einzelnen Urinportion. Es ist erforderlich, wenigstens drei Blutzuckerwerte zu geeigneten Zeiten im Tagesverlauf zu messen, die Maximalwerte sollten bei insulinbehandelten Diabetikern 1–2 h nach den Mahlzeiten nicht wesentlich

über 220 mg/dl Glukose liegen, bei diät- und tablettenbehandelten Diabetikern nicht über 160 mg/dl.

7. Untersuchungskatalog
   a) Körperliche Gesamtuntersuchung: u.a. Blutdruckmessung, Palpation der Pulse an den typischen Stellen, Inspektion der Füße.
   b) EKG, Röntgenuntersuchung der Lungen.
   c) Laboruntersuchungen: Es werden nur solche Untersuchungen gefordert, die zur Beurteilung des Diabetes oder eventueller diabetesspezifischer Komplikationen notwendig sind. Bei pathologischen Werten ist vor einer Stellungnahme die Bestätigung durch Kontrollen erforderlich. Kreatinin im Serum. Kompletter Harnstatus.
   d) Ophthalmologische Untersuchung: Durch einen Ophthalmologen müssen diabetesspezifische Fundusveränderungen ausgeschlossen werden. Der Befund muß dokumentiert werden, bei sehr geringen Veränderungen sollte eine Nachuntersuchung nach mindestens einem halben Jahr erfolgen.
   e) Der Bewerber sollte regelmäßig *ärztliche Stoffwechselkontrollen* wahrnehmen und *häusliche Stoffwechselkontrollen* durchführen. Zur Beurteilung der Kooperationsbereitschaft dienen u.a. die vom Arzt bescheinigten Untersuchungsbefunde und die vom Bewerber dokumentierten Ergebnisse der regelmäßigen Stoffwechselselbstkontrollen.

Bundesbahn, Bundespost

Beide Bundesunternehmen sind die größten Arbeitgeber der Bundesrepublik mit vielfältigen Beschäftigungsmöglichkeiten für Diabetiker in beamtenähnlichen Stellungen.

Die Eignungsbeurteilung für eine Tätigkeit im Fahrdienst der Bundesbahn unterliegt wegen den beim Massenverkehr möglichen Gefährdung Dritter scharfen Auslesekriterien, die Insulinierte nicht bestehen können. Den regional zuständigen Bahnärzten obliegt die Entscheidung über die Einsatzfähigkeit in anderen Bereichen. Bei Zweifelsfällen sollen diabeteserfahrene Ärzte bzw. Kliniken beratend hinzugezogen werden.

Für eine Beschäftigung bei der Bundespost gelten sinngemäß ähnliche Zuständigkeiten der Postärzte sowie entsprechend den Anforderungen abgewandelte Eignungskriterien.

Soziale Rechte der Diabetiker in Europa

Nach einer Umfrage der Internationalen Diabetes-Vereinigung (IDF) 1985 in 25 europäischen Ländern ist eine tabellarische Übersicht aufgestellt worden, die recht unterschiedliche Vorschriften über Arbeits- und Fahrerlaubnis, Versicherungen und Restriktionen anderer Art aufzählt. Ein Kommentar würde hier zu weit führen. Die im Ergebnis schärfste Restriktion für insulinierte Autofahrer gilt in England. Dort ist der Führerschein nur drei Jahre gültig, und muß nach einer Gesundheitsprüfung jedesmal wiederholt werden. Für Gesunde läuft die Gültigkeit bis zum 70. Lebensjahr.

Fahrtauglichkeit

Der Besitz eines Führerscheins wird heute als Stärkung des Selbstbewußtseins und einer Anhebung der Lebensqualität empfunden. Will sich ein insulinabhängiger Diabetiker darum bewerben, ist der Hausarzt verpflichtet, ihn über die Risiken des Autofahrens aufzuklären. Aus juristischen Gründen ist eine schriftliche Bestätigung zu empfehlen. Die Frage im Antrag nach chronischen Krankheiten muß bejaht werden. In der Regel wird vor der Führerscheinprüfung eine verkehrsmedizinische Untersuchung, meist unter Einschluß eines psychotechnischen Testverfahrens, verlangt. Sie wird beim technischen Überwachungsverein durchgeführt. Als ausgezeichnete Grundlage für die ärztliche Beurteilung der Kraftfahreignung ist die Heranziehung des Gutachtens „Krankheit und Kraftverkehr", Kap. 5.1, Zuckerkrankheit, zu empfehlen. Es enthält erschöpfende Angaben über die Möglichkeiten und Beschränkungen für alle Diabetestypen und ist nachfolgend abgedruckt.

Gutachten „Krankheit und Kraftverkehr" des Gemeinsamen Beirats für Verkehrsmedizin beim Bundesminister für Verkehr u. b. BuMin f. Jugend, Familie u. Gesundheit, bearbeitet von H. Lewrenz, B. Friedel, April 1985

Leitsätze:

Wer als Diabetiker zu schweren Stoffwechselentgleisungen mit Hypoglykämien[8] und Hyperglykämien[9] neigt, ist zum Führen von Kraftfahrzeugen aller Klassen ungeeignet.

Wer nach einer Stoffwechseldekompensation erstmals oder wer überhaupt neu auf eine Behandlung eingestellt wird, ist zum Führen von Kraftfahrzeugen aller Klassen ungeeignet, bis die Einstellphase durch Erreichen einer ausgeglichenen Stoffwechsellage abgeschlossen ist.

Wer als Diabetiker mit Insulin behandelt wird, ist zum Führen von Kraftfahrzeugen der Klasse 2 und zum Führen von Fahrzeugen, die der Fahrgastbeförderung gemäß § 15 d StVZO dienen, ungeeignet.

Diabetiker, die mit oralen Antidiabetika behandelt werden, sind zum Führen von Kraftfahrzeugen der Klasse 2 und zum Führen von Fahrzeugen, die der Fahrgastbeförderung gemäß § 15 d StVZO dienen, nur dann geeignet, wenn eine gute Stoffwechselführung ohne Hypoglykämien über längere Zeit (3 Monate) gewährleistet war.

Im übrigen sind Diabetiker **bedingt geeignet**, wobei folgende **Auflagen** empfohlen werden:

Regelmäßige ärztliche Untersuchungen (Stoffwechselkontrolle, **Prüfung der Sehfunktion, Überprüfung des Allgemeinzustandes**).

Begründung:

Unter Berücksichtigung verkehrsmedizinischer Aspekte (nicht nach strengen klinischen Kriterien) können die Diabetiker entsprechend ihrer Behandlungsart und Kontrollbedürftigkeit in drei Gefahrengruppen eingeteilt werden:

I. mit Diät behandelte Diabetiker:
Geregelte Diät, regelmäßige Stoffwechselkontrollen durch den Arzt im Abstand von höchstens 12 Wochen, möglichst Selbstkontrollen mit Dokumentation der Befunde.

II. mit Diät und oralen Antidiabetika behandelte Diabetiker:
Regelmäßige Stoffwechselkontrollen durch den Arzt im Abstand von höchstens 6-8 Wochen, möglichst Stoffwechselselbstkontrollen mit Dokumentation der Befunde.

III. mit Diät und Insulin, auch mit tragbarem Insulindosiergerät (und eventuell zusätzlich mit oralen Antidiabetika) behandelte Diabetiker:
Regelmäßige Stoffwechselkontrollen durch den Arzt im Abstand von höchstens 4-6 Wochen, Selbstkontrollen mit Dokumentation der Befunde.

Diabetiker der Gruppe I sind nicht durch verkehrsrelevante Stoffwechselstörungen gefährdet.

Auch Diabetiker der Gruppe II sind in der Regel nicht vermehrt durch Hypoglykämien gefährdet. Sie können darum jedes Kraftfahrzeug führen, wenn sie die geforderten Bedingungen erfüllen.

Diabetiker der Gruppe III sind unabhängig von der Höhe der erforderlichen Insulindosis stets **hypoglykämiegefährdet,** sie erscheinen darum nicht geeignet, Kraftfahrzeuge der **Klasse 2** oder Fahrzeuge, die der Fahrgastbeförderung gemäß § 15 d StVZO dienen, zu führen. Kraftfahrzeuge der **Klassen 1, 3, 4 und 5 können sie jedoch führen,** wenn sie **die geforderten Bedingungen der Gruppe III erfüllen** und wenn bei ihnen davon auszugehen ist, daß sie sich den empfohlenen ärztlichen Behandlungsmaßnahmen **gewissenhaft unterziehen.**

Wenn es bei einem Diabetiker zur schweren Stoffwechselentgleisung, d.h. zur Hypo- oder Hyperglykämie kommt, so handelt es sich dabei stets um einen bedrohlichen Zustand.

Die *Hypoglykämie* kann in der Regel **rechtzeitig erkannt** und behandelt werden. Entwickelt sie sich allmählich, so erkennt sie der Betroffene rechtzeitig an Warnzeichen wie Heißhunger, Erbrechen, Schweißausbruch, Augenflimmern, Doppeltsehen, Gliederzittern, Beklemmung, Abgeschlagenheit, Kopf-, Herz- und Wadenschmerzen, Antriebs- und Konzentrationsschwäche, Müdigkeit, Unlust, Launenhaftigkeit, Reizbarkeit, depressive Verstimmung, Aggressivität. Es gibt aber – wenn auch seltener – Fälle, bei denen sich die Bewußtseinsveränderungen so plötzlich und ohne wesentliche Vorzeichen einstellen, daß der Betroffene keine Gegenmaßnahmen mehr ergreifen kann.

Die *hyperglykämische* Stoffwechselentgleisung, die bis zum Präcoma oder coma diabeticum führen kann, geht mit vermehrter Erschöpfbarkeit, psychophysischer Verlangsamung und im späteren Stadium mit so schwerem Krankheitsgefühl einher, daß der Betroffene Zeichen einer solchen Krankheitsentwicklung nicht übersehen kann. Präcoma und Coma diabeticum spielen darum verkehrsmedizinisch im Gegensatz zur Hypoglykämie keine entscheidende Rolle.

Die Gefährdung Dritter durch einen kraftfahrenden Diabetiker ist dann besonders groß, wenn er zu selbst nicht bemerkten Hypoglykämien neigt. Er sollte dann kein Kraftfahrzeug führen, solange dies anhält. Von geringerer praktischer Bedeutung sind auch die bei beginnender Insulinbehandlung möglichen Sehstörungen durch Refraktionsanomalien.

Für sein Schicksal und damit auch für die Eignung zum Führen von Kraftfahrzeugen ist der Diabetiker **mitverantwortlich.** Regelmäßige Kontrollen der Stoffwechsellage und regelmäßige Überwachung seines **Allgemeinzustandes** (um interkurrente Erkrankungen auszuschließen, die die Stoffwechsellage negativ beeinflussen könnten), **mindern das Risiko gefährlicher Zwischenfälle.** Unterstellt sich der Diabetiker diesen Kontrollen und führt er insofern auch den **Nachweis** einer **gewissenhaften** und **geordneten Behandlung,** dann sind Zweifel an seiner Eignung zum Führen von Kraftfahrzeugen unter den oben aufgeführten Bedingungen und Beschränkungen **nicht gerechtfertigt.**

Eine spezielle verkehrsmedizinische Beurteilung erfordern im Zusammenhang mit dem Diabetes die krankheitsbedingten Komplikationen, vor allem die *Retinopathia diabetica.* Sie gehört als eine der häufigsten Komplikationen auch zu den verkehrsmedizinisch bedeutsamsten. Zwar gelten Mikroaneurysmen in der Retina eines Diabetikers als eindeutiges Zeichen einer Retinopathie, sie brauchen jedoch das Sehvermögen nicht zu mindern und können sich im übrigen gelegentlich auch völlig zurückbilden. Keinesfalls darf man also aufgrund solcher initialer Netzhautveränderungen einem Diabetiker die Fahrtauglichkeit absprechen. Es kommt allein auf das Sehvermögen an, das dann regelmäßig überprüft werden sollte.

Weitere Komplikationen wie Nephropathia diabetica, kardiale und zerebrale Anglopathien, Hypertonie, periphere Neuropathien und andere können von sich aus über eine Einschränkung der Organfunktion die Kraftfahreignung einschränken oder ausschließen. Ihre Beurteilung muß den **Beurteilungsgrundsätzen** folgen, die für diese Krankheitsgruppen vorgesehen sind.

Tauglichkeitskriterien

Vom Führerscheinbewerber werden Unterlagen des behandelnden Arztes über eine kontinuierliche Stoffwechselkontrolle verlangt. Eigene Aufzeichnungen über Selbstkontrollen des Patienten stellen einen wichtigen Hinweis für die erwartete Kooperation und Selbstdisziplin des Probanden dar. Folgende Tauglichkeitskriterien sollen erfüllt sein:

- Funktionstüchtigkeit des zentralen und peripheren Nervensystems,
- ausreichende Sehleistung, ggf. mit Brille bei vollem Gesichtsfeld,

- ausreichendes Dämmerungssehen, durchschnittliche Blendungsempfindlichkeit,
- überwiegend ausgeglichener KH-Stoffwechsel ohne Neigung zu schweren Hypoglykämien,
- erhaltene Selbsterkennung von Hypoglykämien,
- ausreichende Nierenfunktion,[5] (siehe Fußnote)
- ausgeglichenes Herz-Kreislaufsystem in Ruhe, diastolischer RR unter 130 mmHg,
- Fehlen schwerer Herzrhythmusstörungen (z. B. Lown, Klasse IV)
- Fehlen von Bewegungseinschränkungen der Gliedmaßen bei Arthro-Neuropathie.

Sowohl bei Stoffwechseldekompensation als auch bei Behandlung mit β-zytotrophen Antidiabetika und zusätzlich BZ-senkenden Pharmaka wie β-Rezeptorenblockern, Sulfonamiden, Butazonen, Salicylaten, sollte wegen der Gefahr provozierter Hypoglykämien das Autofahren bis zur Rekompensation unterbleiben.

Motorradfahren. Dringend abzuraten ist vom Fahren mit Motorrädern, da bereits geringe Gleichgewichtsstörungen und verlangsamte Reaktionsgeschwindigkeit, wie sie bei beginnenden hypoglykämischen Reaktionen auftreten, schwere Unfälle provozieren können.

Ratschläge für insulinspritzende Kraftfahrer

1. Im Handschuhkasten aufbewahren: BZ-Teststreifen für wasserfreie Analyse, luftdicht versiegelt und lichtgeschützt, Nadeln, Watte.
   Trauben- oder Würfelzucker, Bonbons, Rosinen, Kekse in Griffnähe deponieren.
2. Fahrt nicht antreten, wenn Hypoglykämieanzeichen vermutet oder bemerkt werden, auch nicht bei allgemeinem Unwohlsein. Sofort BZ testen! Liegt Schätzwert unter 60 mg/dl, 2–3 Tafeln Traubenzucker im Mund zergehen lassen.
3. Vor einer Fahrt nie weniger KH essen als sonst. Ungewohnte körperliche Tätigkeiten unterlassen, z. B. Koffertragen, vorher 2–3 Extra-BE's zu sich nehmen.

---

[5] Die frühere Bindung des Eignungsurteils an einen Serum-Kreatinin-Grenzwert von 7,0 mg/dl ist fallengelassen worden, da ein einzelner Parameter zur Beurteilung einer eingeschränkten Kraftfahreignung nicht ausreicht

4. Vor einer Fahrt nie mehr Insulin als sonst injizieren. Nie losfahren, ohne nach der Insulininjektion gegessen zu haben!
5. Kein Alkohol – oder Nikotingenuß vor oder während der Fahrt.
6. Bei geringsten Anzeichen für Unterzuckerung während der Fahrt sofort anhalten. Falls möglich, BZ-Streifentest vornehmen. Liegt der geschätzte BZ-Wert um oder unter 60 mg/dl, mehrere Tafeln Traubenzucker zu sich nehmen. Falls Streifen nicht vorhanden, Schreibprobe vornehmen. Etwa 30 min Pause vor der Weiterfahrt, wenn sich Befinden normalisiert hat.
7. Lange Strecken nicht allein fahren. Mit Beifahrer am Steuer abwechseln. Alle 2 h Fahrtunterbrechung. Mahlzeiten in gewohnten Abständen zu sich nehmen.
8. Defensiv fahren! Geschwindigkeit begrenzen. Keine gewagten Überholmanöver.
9. Nachtfahrten unterlassen.
10. Halbjährliche Überprüfung der Sehleistung und des Dämmerungssehens.

Unfallschuld. Wird einem Diabetiker nach einem von ihm verschuldeten Verkehrsunfall eine Mißachtung der oben genannten Vorschriften und Ratschläge nachgewiesen, kann er strafrechtliche Folgen erwarten, auch dann, wenn eine Bewußtseinsstörung bestand, die eine Anwendung der §§ 20, 21 gestatten würde (§ 20: Schuldunfähigkeit, § 21: verminderte Schuldfähigkeit).

Entzug des Führerscheins kommt in Betracht, wenn ein Unfall mit Körperverletzung oder Todesfolge verursacht worden ist, oder trotz mehrfach vorgekommener hypoglykämischer Zwischenfälle keine vorbeugenden Maßnahmen getroffen wurden, z. B. eine Neueinstellung des Stoffwechsels.

Belassung der Fahrerlaubnis auch bei schwerem Diabetes. Wenn sich aus der Lebensführung und Grundeinstellung eine entsprechende Verkehrszuverlässigkeit ergibt, kann man selbst bei schweren Diabetesfällen aus verkehrsmedizinischer Sicht die Fahrerlaubnis belassen. Verursacht ein Diabetiker einen Unfall und wird er von seinem Gegner beschuldigt, daß die Ursache krankheitsbedingt sei, können eine belegbare, kontinuierliche Kooperation und ärztliche Kontrollen zu seinen Gunsten bewertet werden.

Öffentliche Fürsorge

Sozialstationen. Zur verbesserten ambulanten Versorgung älterer und hilfsbedürftiger Mitbewohner sind in den letzten Jahren Sozialstationen gegründet worden, vorzugsweise in den bereits bestehenden Niederlassungen der freien Wohlfahrtsverbände, wie z. B. Deutsches Rotes Kreuz, Diakonisches Werk, Caritas-Verband. Die Finanzierung aus öffentlichen Mitteln erlaubte die Vergrößerung des Personalbestands an Gemeindeschwestern, Pflegern und medizinischem Hilfspersonal. Sehschwachen Diabetikern werden von hier aus Hausbesuche von Schwestern vermittelt, die ihnen Insulin oder andere Mittel injizieren, Verbände wechseln und andere pflegerische Verrichtungen in Kontakt mit den behandelnden Ärzten vornehmen. Hierdurch können erhebliche Mittel für die stationäre Krankenpflege eingespart werden, ohne daß deren Effektivität leidet.

Fertig zubereitete Tagesmenüs können von dort wöchentlich tiefgekühlt in die Wohnungen geliefert werden, falls nötig auch täglich. Die Diätmenus sind mit Angaben der KH-Mengen versehen.

Gesundheitsämter. Neuerdings gehen von diesen gesundheitserzieherische Aktivitäten aus. Diätassistentinnen erteilen Einzel- oder Gruppenberatungen bei Diabetikern, allerdings meist, ohne den Hausarzt hinzuzuziehen. Ferner sind dort Sozialarbeiter tätig, die älteren Patienten finanzielle und personelle Hilfen vermitteln, die ihnen nach der Sozialgesetzgebung zustehen.

Literatur (zu 18)

Bünger PD (1985) med. Sachverst. 5: 115

Daweke H, Hammes PH (1965) Die berufliche Rehabilitation des Diabetikers. Rehabilitation 4: 104

Gerritzen F (1955) Zuckerkrankheit und Verkehrsunfall. Zentralbl Verkehrs-Med 1/2: 165

Gerritzen F (1956) Zuckerkrankheit und Verkehrsunfall. Zentralbl Verkehrs-Med 1: 165

Gerritzen F (1959) The diabetic and driver's licence. II. Internat Kongreß, Internat Diab Federation, Düsseldorf 1958. In: Oberdisse K, Jahnke K (Hrsg) Diabetes mellitus Bd 2. Thieme, Stuttgart

Jervell J, Nilsson B (1985) Social rights of diabetic patients in Europe. A survey made by Questonnaire in 1985 by The reg org of IDF

Krall LP, Entmacher PS, Drury TF (1985) Life cycle in diabetes: socioeconomic aspects. In: Marble A, Krall LP, Bradley RF, Christlieb AR, Soeldner JS (eds) Joslin's diabetes mellitus. Lea & Febiger, Philadelphia, pp 907–936

Krankheit und Kraftverkehr: Gutachten des gemeinsamen Beirates für Verkehrsmedizin beim Bundesminister für Verkehr u. beim Bundesminister für Jugend, Familie und Gesundheit (1985) Bonn Schriftenreihe, H 67

Kurow G (1972) Beamter trotz Diabetes. Diabetes-Journal 22: 279

Kurow G (1975) Arbeitsfähigkeit des Diabetikers. Ärztl Praxis 27, No 11: 432

Manke HH (1968) Inaug Diss. Berlin

Pannhorst R (1963) Der Insulindiabetiker und seine Fahrtauglichkeit im Kraftverkehr. Dtsch Med Wochenschr 14: 772

Pell CA, D'Allonzo (1960) Sickness and injury experience of employed diabetics. Diabetes 9: 303

Petersohn F (1968) Grundlagen der Beurteilung der Fahrtüchtigkeit und Entzug der Fahrerlaubnis aus ärztlicher Sicht. In: Wagner K, Wagner HJ (Hrsg) Handbuch der Verkehrsmedizin. Springer, Berlin Heidelberg New York

Petersohn F (1979) Der Diabetiker als Kraftfahrer. In: Der Diabetiker im Beruf, 4. Aufl Schriftenreihe des Deutschen Diabetiker-Bundes eV

Petrides P (1972) Wiener Med Wochenschr 4: 4

Petrides P (1985) Diabetes mellitus, Urban & Schwarzenberg, München Wien Baltimore

Petzoldt R (1984) In: Mehnert H, Schöffling K (Hrsg), Diabetologie in Klinik und Praxis. Thieme, Stuttgart

Petzoldt R, Wessel A (1985) Diabeteseinstellung unter Berufsbedingungen. D med Wschr 110: 323–328

Schmidt B, Leist J (1967) Erfassung, Berufsschicksal und Komplikationsrate werktätiger Diabetiker. Sozialmed Arbeitshyg 2: 209

Schwarz (1986) Berufsförd Werk Berlin 19, pers Mitt

Wagner HJ (1968) Arztrecht im Rahmen der Verkehrsmedizin. In: Wagner K, Wagner HJ (Hrsg) Handbuch der Verkehrsmedizin. Springer, Berlin Heidelberg New York

Ysander L (1971) Kranke und behinderte Kraftfahrer im Straßenverkehr. Z Allgemeinmed/Landarzt 47: 1108

19 Prognose und Perspektiven

Der dramatische Wandel im Vergleich zur Vorinsulinära, die sich durch eine exzessive Komamortalität und -letalität besonders für jüngere Patienten auszeichnete, wird deutlich, wenn man sich erinnert, daß die Lebenserwartung für 10jährige Patienten mit neu entdecktem Diabetes vor der Entdeckung des Insulins etwa 1 Jahr betrug.

Nach einem sprunghaften Anstieg der Lebenserwartung besserte sich die Situation in späteren Jahren langsamer. Nachdem Diabetiker mit Hilfe des Insulins länger überlebt hatten, wurde in den 30er Jahren deutlich, daß die Prognose nunmehr in erster Linie durch kardiovaskuläre Komplikationen mit einer Mortalität bis zu 70% bestimmt wurde. Häufigste Ursache wurde für jüngere Diabetiker die diabetische Nephropathie, für Patienten über 35–40 Jahre dagegen die koronare Herzkrankheit bzw. die diabetische Kardiopathie.

Die Mortalität ist bei 25–35 Jahre alten Diabetikern besonders ungünstig, und zwar für Männer um das 7,4fache, für Frauen um das 13,9fache gegenüber der allgemeinen Sterblichkeit erhöht. Die Übersterblichkeit nimmt mit zunehmendem Lebensalter ab und gleicht sich bei über 65- bis 70jährigen Diabetikern weitgehend der der Allgemeinbevölkerung an.

Deckert et al. (1978) fanden, daß von 307 Patienten (offensichtlich mit Typ-I-Diabetes) mit einem Manifestationsalter von unter 31 Jahren und einer Diabetesdauer von 20 bis über 40 Jahren 50% verstorben waren, bevor sie das 50. Lebensjahr erreicht hatten. Eine längere Lebenserwartung und ein geringerer Befall durch vaskuläre Komplikationen waren mit häufigeren Kontrollen, besserer Einstellung sowie niedrigerem Körpergewicht assoziiert, was wahrscheinlich maßgebend für den geringeren Insulinbedarf, eine bessere Einstellbarkeit und niedrigere Blutfettwerte verantwortlich gewesen ist. Wie in Kap. 11.3 ausgeführt, haben die Langzeitstudien der STENO-Gruppe gezeigt, daß die diabetische Nephropathie als der prognostisch entscheidende Faktor angesehen werden muß, auch im Hinblick auf die Neuropathie und die Komplikationen der Makroangiopathie (Andersen et al., 1983).

Wahrscheinlich hat sich beim Typ-I-Diabetes die Lebenserwartung in den letzten Jahren weiter gebessert, beim Typ II möglicherweise aber nur im gleichen Ausmaß wie bei der Allgemeinbevölkerung.

Bereits 1971 berichtete Krall, daß die Mortalität der – allerdings nicht auslesefreien – Klientel der Joslin-Klinik im Zeitraum von 1940–1970 die gleiche Tendenz zeigte wie in der Allgemeinbevölkerung. Eine spezielle günstige Entwicklung unter den Diabetikern war seinerzeit nicht nachzuweisen.

Eine der neueren, repräsentativen Untersuchungen der Diabetesmortalität wurde während eines Zeitraums von 2 Jahren, von 1972–1973, im Staat Iowa (USA) von Gurunanjappa et al. (1977) durchgeführt. Unter insgesamt 59 200 Todesfällen wurden 1148 (1,9%) registriert, bei denen der Diabetes im Totenschein als erste Todesursache angegeben war, sowie 4250 Verstorbene (7,1%) mit Diabetes als zusätzlichem Leiden.

Aufgrund dieser Daten ließ sich für Diabetiker eine Lebenserwartung von 65,7 Jahren berechnen. Die höhere Mortalität der Männer (59,7 Jahre gegenüber 69,8 Jahre für Frauen) wird auf kardiovaskuläre Erkrankungen zurückgeführt. Verglichen mit der Allgemeinbevölkerung lag die Lebenserwartung insgesamt 6,9 Jahre niedriger (9,1 Jahre für Männer und 6,7 Jahre für Frauen). Übereinstimmend mit anderen Studien fand sich die höchste relative

Tabelle 95. Verminderung der Lebenserwartung *(VLE)* bei Diabetikern (*MA* = Manifestationsalter). (Nach Panzram u. Zabel-Langhennig 1981)

MA (Jahre)	VLE (Jahre)	MA (Jahre)	VLE (Jahre)	MA (Jahre)	VLE (Jahre)
15	27	10	17	40–44	8
15–19	23	20	16	45–49	7
20–29	16	30	13	50–54	6
30–39	11	40	9	55–59	5
40–49	10	50	8	60–64	4
50–59	6	60	6	65–69	4
60–70	5	70	4	70–74	3
Goodkin (1975)		Marks u. Krall (1971)		Zabel u. Panzram (1981)	
				Bale u. Entmacher (1977) alle Diabetiker	6,9

Mortalität (Sterblichkeit im Vergleich zur Allgemeinpopulation) in der Altersklasse von 35–45 Jahren, während sich die Sterblichkeit in höherem Alter der der Allgemeinbevölkerung angleicht. Möglicherweise wurde aber die Bedeutung des Diabetes als Haupt- und als Nebentodesursache unterschätzt. Eine Unterschätzung von 5% hätte die Zahlen für die Lebenserwartung von 65,7 auf 57,5 Jahre, eine Unterschätzung von 10% sogar auf 51,3 Jahre verringert (s. Tabelle 95).

Insulintherapie

Die verbesserten Chancen für den Typ-I-Diabetiker, wie sie von einer dem normoglykämischen Bereich möglichst angenäherten Einstellung zu erwarten sind, dürfen nicht wie bisher nur einer Minderheit von Patienten zugute kommen, wie dies z. z. noch wegen der insuffizienten Infrastruktur der Diabetesbetreuung der Fall ist. Ob sich die Idealkonstellation einer intensiven Insulintherapie, ob konventionell oder mittels Pumpe, und einer konsequenten Selbstkontrolle verwirklichen läßt, darf allenfalls von den Wünschen und den Vorstellungen des Patienten selbst abhängen, der ein solches Regime langfristig akzeptieren soll, jedoch nicht von Unzulänglichkeiten der ärztlichen Behandlung. Angesichts der Forderung nach einer „schärferen" Einstellung, die zwangsläufig mit einem höheren Hypoglykämierisiko einhergeht, spielt die rechtzeitige Identifikation besonders hypoglykämiegefährdeter – d. h. insulinempfindlicher – Patienten eine größere Rolle als bisher, nicht zuletzt im Hinblick auf das anzustrebende therapeutische Ziel (BZ-Bereich, HbA_1-Wert). Wie weit sich hierfür spezielle Insulinbelastungstests eignen, wird aufgrund weiterer Studien zu entscheiden sein. Daneben konnten zweifellos die Möglichkeiten der Hypoglykämievorbeugung durch die größere Flexibilität der konventionellen und besonders der Pumpenbehandlung erweitert werden. Trotzdem bleiben im Falle einer defekten Hypoglykämiegegenregulation besonders bei gleichzeitiger Instabilität Einstellungsversuche auf Nahezu- oder sogar auf Normoglykämie mit zu großen Risiken behaftet.

Eine wichtige Aufgabe besteht weiterhin in der Entwicklung eines BZ-gesteuerten, implantierbaren Insulininfusionsgeräts, obgleich es trotz jahrelanger Bemühungen nicht gelungen ist, das einzige noch offene Problem zu lösen, nämlich die Konstruktion eines zuverlässigen Glukosesensors. Zur Zeit werden – noch versuchsweise – spezielle Pumpen implantiert, von denen die Mehrzahl lediglich für die

Abgabe einer Basalrate konstruiert ist mit der Notwendigkeit, Extra-Insulin zu den Mahlzeiten zu injizieren. Lediglich bei einigen wenigen Modellen können Extradosen zu den Mahlzeiten telemetrisch entsprechend der BZ-Selbstkontrolle abgerufen werden (s. Hasche et al. 1983). Eine Erleichterung für die Selbstkontrolle, jedoch noch im Rahmen der offenen, d.h. vom Patienten gesteuerten Systeme wäre eine geeignete nadelförmige Elektrode für einen raschen und wenig belästigenden BZ-Test.

Die Zukunftsaussichten für andere spezielle Formen der Insulinapplikation, wie beispielsweise nasal oder enteral, müssen vorerst noch skeptisch beurteilt werden. Das gleiche gilt auch für das Konzept einer BZ-abhängigen Freisetzung eines an besondere Substanzen wie Lectin gebundenen Insulins aus dem Injektionsdepot.

Ob *Proinsulin* für bestimmte Stoffwechselsituationen vorteilhafter ist als Insulin, muß sich noch erweisen. Diese Vorstufe des Insulins, die in 1/10 äquimolarer Menge im Vergleich zu Insulin selbst von der B-Zelle sezerniert wird, ist zwar biologisch weniger aktiv, zeigt aber einen deutlichen Einfluß auf hepatische Stoffwechselprozesse, wie eine relativ ausgeprägte Hemmung der glukagonstimulierten Glykogenolyse bei gleichzeitig geringem peripherem Effekt. Interessant für die Insulintherapie ist der im Vergleich zu NI deutlich protrahiertere Wirkungsablauf des Proinsulins und auch des Di-Arginin(Human)-Insulins entsprechend einem VI.

Da eine Annäherung an das Idealziel der Normoglykämie oder die normoglykämische Einstellung selbst oft nur mit erheblichem Aufwand und bei bestimmten Patienten auch mit Risiken verbunden sind, wäre es von erheblichem Vorteil, wenn die individuell unterschiedliche Anfälligkeit gegenüber der Mikroangiopathie und der Neuropathie frühzeitig erfaßt werden könnte. Zur Erläuterung der Situation sei einerseits auf die Patienten verwiesen, die sich trotz langer Diabetesdauer und nicht optimaler Einstellung als „komplikationsresistent" erwiesen haben. Andererseits sei an die Diabetiker erinnert, die relativ frühzeitig und ohne schwere Stoffwechseldekompensation eine ausgeprägte Retinopathie, Nephropathie oder Neuropathie entwickelt haben. Ließen sich die dafür verantwortlichen, wahrscheinlich genetisch bedingten Faktoren identifizieren, könnten sich zweifellos wichtige Konsequenzen für die Therapie bzw. die Prävention ergeben. Mit regelmäßiger Kontrolle der Mikroalbuminurie etwa einmal/Jahr können heute zumindestens die durch Nephropathie gefährdeten Patienten identifiziert und rechtzeitige Maßnahmen (s. 11.3) getroffen werden.

Pankreas- und Inseltransplantation

Die ideale Form der Insulinsubstitution wäre zweifellos ein risikoarmer und vollwertiger biologischer Ersatz, d.h. die Transplantation einer ausreichenden Menge von funktionsfähigem Inselgewebe mit dem Ziel, die Unabhängigkeit von der antidiabetischen Therapie, insbesondere vom Insulin, und die Normoglykämie zu erreichen.

Transplantation des gesamten Organs oder in der letzten Zeit von Pankreassegmenten (Hemipankreas). Nach der ersten Transplantation 1961 bei einer 28jährigen Diabetikerin, die jedoch 2 Monate später verstarb, hat die Zahl der Eingriffe im Laufe der Jahre, besonders in den letzten beiden Jahren, erheblich zugenommen. So wurden, nach den letzten Daten des Minnesota-Registers (Sutherland 1986) mehr als 770 Transplantationen durchgeführt, davon ⅔ zwischen 1983 und 1985. Die 1-Jahr-„Überlebensrate" hinsichtlich Transplantatfunktion betrug während dieser Periode 44%, die Patienten-Überlebensrate 78%, in speziellen Zentren sogar 90%. (s. Tabelle 96 u. 97)

Technik: Durchgesetzt hat sich die risikoärmere Segmenttransplantation (bisher 309 Eingriffe). Die Gangversorgung erfolgt entweder durch Injektion von sich verfestigenden Polymeren in den Ductus pancreaticus mit nachfolgender Fibrose des exokrinen Gewebes, aber nicht selten auch Untergang und Funktionsverlust der Langerhans-Inseln. Oder das Sekret wird abgeleitet, entweder über eine Pankreatikoenterostomie, eine Pankreatikozysto- oder -ureterostomie bzw. über einen offenen intraperitonealen Gang.

Indikationen: Nachdem der Eingriff früher fast nur im Zusammenhang mit einer Nierentransplantation bei urämischen Patienten durchgeführt wurde, ist die Indikation in den letzten Jarhen erweitert worden. Nach Sutherland et al. (1985) und Landgraf et al. (1986) sowie anderen kommt eine Pankreastransplantation auch bei frühzeitiger Nephropathie, bei progressiver, insbesondere proliferativer

Tabelle 96. Weltweites Patienten- und Pankreas-Einjahresüberleben in Prozent (Sutherland u. Kendell, 1985, aus Landgraf et al., 1986)

Zeitraum	Anzahl der Transplantate	Überleben	
		Patient	Pankreas
1966–1977	56	39%	3%
1977–1982	192	72%	20%
1982–1984	205	77%	38%

Tabelle 97. „Funktionelle"Pankreas-Transplantat-Überlebensraten   nach 1 Jahr in Abhängigkeit von der chirurgischen Technik, der Gangversorgung und der Immunsuppression (nach dem Registerreport 1983–1985) (Sutherland 1986)

Kategorie (n)	funktionsfähig[a] %
Chirurgische Technik	
-Segmenttransplantat (300)	45
Gesamtorgan (138)	11
Gangversorgung	
Ganginjektion (157)	46
Drainage in den Darm (183)	44
Drainage in die Harnwege (81)	44
Immunsuppression (im Falle technisch erfolgreichen Vorgehens)	
Cyclosporin A, Azathioprin, Prednison (86)	62
Cyclosporin A allein oder mit Prednison (206)	54
Azathioprin und Prednison (57)	44

[a] Keine der Unterschiede sind signifikant, außer für Immunsuppression: Überlegenheit der Dreifach-Therapie gegenüber Azathioprin-Prednison (p 0.01)

Retinopathie und ungünstigen Verlaufsformen der Neuropathie in Betracht mit dem Ziel, einen Stillstand oder eine Rückbildung dieser Komplikationen zu erzielen. Trotz der bisher erzielten Fortschritte bleibt die Pankreastransplantation ein relativ risikoreicher Eingriff, der noch zusätzlich dadurch belastet ist, daß bei einem beträchtlichen Teil der Patienten ein Funktionsverlust des Transplantates eintritt. Dafür, daß die Autoaggressionstendenzen im Empfängerorganismus nicht an Aktivität verlieren, sprechen Einzelbefunde einer mit Funktionsverlust einhergehenden Insulitis im transplantierten Gewebe, das von HLA-identischen (lebenden) Geschwistern stammte.

Die Verlängerung der Überlebenszeiten für Patient und Transplantat ist der besseren Operationstechnik auch im Hinblick auf den Sekretionsfluß sowie der effektiveren Immunsuppression durch Cyclosporin A zu verdanken. Entsprechend den Daten des Minnesota-Registers überlebten im Mai 1984 85 Patienten, davon 46 länger als ein Jahr, mit funktionsfähigen Transplantaten. Landgraf et al. (1986)

konnten in dem Münchener Krankengut unter 43 pankreastransplantierten Patienten bei 20 (55%) noch nach einem Jahr eine normale Glukosetoleranz feststellen. Eindrucksvoll war hier wie auch in anderen Zentren die Rückbildung von schweren Neuropathien und sogar von proliferativen Retinopathien, wie sie selbst unter der IIT nicht beobachtet werden konnte.

Als die wichtigsten Komplikationen nach der Transplantation sind die Thrombose der Transplantatvene zu nennen, die zum Verlust des Transplantates führt, sowie die oft schwer zu diagnostizierenden Abstoßungsreaktionen.

Die Immunsuppression besteht in den ersten Monaten meistens in einer Kombination aus Cyclosporin A mit Steroiden, u. U. aber auch Antilymphozytenserum sowie Azathioprin, als Dauertherapie später ebenfalls überwiegend aus einer Kombination von Cyclosporin und Steroiden, bei ausreichendem Cyclosporineffekt auch in einer Cyclosporin-Monotherapie (Landgraf et al., 1986).

Die Inseltransplantation ist zwar risikoärmer, aber auch eindeutig weniger effektiv. Es kam bisher meistens relativ rasch zum Funktionsverlust, außerdem konnte i. allg. kein kompletter biologischer Ersatz erreicht werden, so daß oft noch Insulin benötigt wurde. Die Ansiedlung von Langerhans-Inseln bzw. Fragmenten erfolgt überwiegend nach Infusion über die Pfortader in der Leber, seltener in der Milz oder im Peritoneum. Bei etwa der Hälfte der Eingriffe (80 von 160 bis Ende 1984) handelte es sich um autologe Transplantationen, d.h. um die Übertragung von Inseln aus einem wegen einer chronischen Pankreatitis ektomierten Pankreas (s. Bretzel, 1983).

Als Ursachen für die bisher bis auf wenige Ausnahmen unbefriedigenden Ergebnisse müssen einerseits die unzureichende Zahl von Inseln und ferner die zum Untergang und zum Funktionsverlust führenden Immunreaktionen genannt werden.

Die Inseln bei der homologen Transplantation wurden aus fetalem (nach Abort) und neonatalem (nach Neugeborenentod) Pankreas sowie aus Bauchspeicheldrüsen von Verstorbenen gewonnen. Da sich mit den bisherigen Verfahren aus einem menschlichen Pankreas nur etwa 100 000 von insgesamt 1 000 000 Inseln isolieren lassen, werden an sich mehrere Organe benötigt. Einer der möglichen Auswege ist die Kryopräservation, die es erlaubt, Pools von funktionsfähigen Inseln zu bilden, so daß pro Transplantation eine größere Menge zur Verfügung steht (s. Bretzel 1983). Nachdem es gelungen war,

Inseln in Gewebekulturen, jedoch nur von *Inzuchttieren,* über einen Zeitraum von 2 Jahren zu züchten und erfolgreich zu transplantieren, wird nunmehr versucht, ein derartiges Verfahren auch für humanes Inselgewebe zu entwickeln, so daß eines Tages Inseln in ausreichender Menge zur Verfügung stehen könnten.

Ein weiteres Hindernis, v. a. für die homologe Inseltransplantation, sind die „Immunbarriere" bzw. die Abstoßungsreaktion und damit der Funktionsverlust. Die oben erwähnten Gewebekulturen haben den Vorteil, daß sie wahrscheinlich weniger immunogen sind; zudem versucht man, die Immunogenität durch Verwendung xenogener oder „verkapselter" Inseln oder evtl. durch Vorbestrahlung des Transplantats zu reduzieren. Wenn es gelingt, diese Schwierigkeiten zu überwinden, wird die Inseltransplantation möglicherweise zu einer risikoarmen und effektivieren Methode des biologischen Ersatzes werden können (Literatur s. Bretzel 1983). Immerhin gelang es in Minnesota kürzlich, bei einer Patientin ein Transplantat von 200 000 Inseln über 22 Monate funktionsfähig zu erhalten und damit den Diabetes voll zu kompensieren.

Präventive Maßnahmen durch Versuch der BZ-Normalisierung
Die zukünftigen Bemühungen um eine bessere Diabetesprognose werden sich besonders beim Typ I auch darauf richten, die Progredienz und möglicherweise sogar die Manifestation der Stoffwechselstörung zu verhindern oder zumindest günstig zu beeinflussen.
Möglichkeiten für eine wirksame Vorbeugung sah man bisher nur beim Typ-II-Diabetes mit Übergewicht. Durch knappe Ernährung und Gewichtsabnahme versucht man, den Zeitpunkt der Manifestation zu verzögern und im weiteren Verlauf die Intensität der Stoffwechselstörung zu mindern. Ob die Chancen so günstig sind, wie früher vermutet wurde, muß heute bezweifelt werden. Wenn auch das Übergewicht als wichtiger Manifestationsfaktor unumstritten ist, so läßt der „natürliche Verlauf" des Diabetes bei zahlreichen Patienten trotz Normalisierung des Körpergewichts eine Progredienz erkennen. Unabhängig davon wird durch Gewichtsreduktion die Stoffwechselführung erleichtert und die Einstellbarkeit eindeutig gebessert und damit indirekt der Entwicklung der neurovaskulären Komplikationen vorgebeugt. Daß die Situation jedoch, zumindest in Teilaspekten, noch unübersichtlich ist, zeigt die Studie von Pense et

al. (1973) über die Auswirkungen der Früherkennung und frühzeitigen Behandlung innerhalb einer geschlossenen Population. Es kam nicht zu der erwarteten Senkung der Mortalität und der Häufigkeit und Schwere der Komplikationen.

Für den Typ-I-Diabetes, dessen Manifestation und Verlauf bisher als schicksalsmäßig angesehen wurden, ergeben sich seit einigen Jahren neue Perspektiven. Bekanntlich kommt es nicht zum BZ-Anstieg, bevor nicht mehr als etwa 90% der B-Zellmasse zugrunde gegangen sind. Die Entwicklung des Autoimmunprozesses bis zur Hyperglykämie verläuft bei vielen Patienten offensichtlich langsamer als bisher aufgrund der oft akuten klinischen Manifestation angenommen wurde. Dies gilt offensichtlich besonders für Typ-I-Erkrankungen im mittleren und höheren Lebensalter. Inselzellantikörper wurden bis zu 3 Jahre vor der Entwicklung der Hyperglykämie nachgewiesen, wobei es jedoch im Einzelnen noch nicht endgültig entschieden ist, ob diese Antikörper als pathogenetischer Faktor oder nur als Begleitphänomen anzusehen sind.

Als Indikatoren dafür, daß sich beispielsweise ein Geschwister eines diabetischen Kindes in einem Frühstadium noch ohne Hyperglykämie befinden könnte, gelten heute die Inselzellantikörper, stimulierte T-Lymphozyten und bestimmte HLA-Konstellationen (s. Kap. 1.2.1). Bereits eingetretene Funktionsstörungen des B-Zellsystems lassen sich in der noch normoglykämischen Frühphase mittels C-Peptidtest nach Glukagonstimulation oder des Plasmainsulins nach intravenöser oder oraler Glukosezufuhr nachweisen.

Kann dieser Prozeß, der die B-Zelle durch eine humorale bzw. zelluläre Attacke schädigt, zum Stillstand gebracht werden?

Im Vordergrund standen in den letzten Jahren Versuche, den Autoimmunprozeß durch Immunsuppression und besonders in der 1. Therapiephase auch durch Immunmodulation zu beeinflussen. Als Immunsuppressiva wurden vor allem Cyclosporin A, Azathioprin, Glukokortikoide, und als Immunmodulatoren Antilymphozytenserum, Ciamexon sowie Levamisol u. a. verabfolgt.

Unter den verschiedenen Diabetesmodellen sind die Befunde bei der „BB"-Wistarratte besonders aufschlußreich. Bei diesem – nicht übergewichtigen – Stamm entwickelt sich zu 50% ein Spontandiabetes mit Ketoseneigung, ausgeprägter Lymphopenie und lymphozytären Inselzellinfiltraten und somit eine dem Typ-I-Diabetes des Menschen ähnliche Konstellation. Die hohe spontane Manifestationsrate konnte durch Thymektomie, in anderen Versuchen durch Antilymphozytenserum und schließlich auch durch Cyclosporin A erheblich vermindert werden (s. Editorial 1983, sowie Kolb 1986).

Die bisherigen Immuninterventionen bei neu entdecktem Typ-I-Diabetes erfolgten bis vor kurzem meistens im Rahmen offener Studien und waren wegen des nicht vorhersehbaren Spontanverlaufs der postinitialen Remission hinsichtlich ihrer Effektivität nur schwer zu beurteilen. Inzwischen liegen die ersten Ergebnisse zweier Doppelblindstudien mit Cyclosporin A vor (s. Kolb, 1986 und Feutren et al., 1986). Die letztgenannte französische Arbeitsgruppe fand bei 122 Patienten (Alter 15–40 Jahre) mit frisch manifestiertem Diabetes nach 6 Monaten eine komplette Remission bei 25,4% in der Cyclosporin- und bei 18,6% in der Placebogruppe, eine nicht signifikante Differenz. Die Therapie wurde im Falle einer kompletten oder partiellen (Insulinbedarf unter 0,25 E/kg) Remission fortgesetzt und führte nach 9 Monaten unter Cyclosporin in 24,1%, unter Placebo dagegen nur in 5,8% zu einer vollständigen Remission. Auch die partiellen Remissionen waren unter Cyclosporin signifikant häufiger als unter Placebo. – In der Placebogruppe wurde keine intensive Insulintherapie mit dem Ziel der Normoglykämie durchgeführt, so daß es bis heute nicht eindeutig gesichert ist, ob Cyclosporin zu besseren Ergebnissen führt als eine Weiterführung der Insulintherapie mit Normalisierung des Blutzuckers.

Angesichts der noch unübersichtlichen Situation, auch im Hinblick auf die Langzeittoxizität der Immunsuppression besteht z. Z. Übereinstimmung, daß eine Intervention während der Frühphasen des Diabetes nur im Rahmen kontrollierter Studien erfolgen sollte. Welche Möglichkeiten sich in Zukunft mittels einer spezifischen Immunsuppression, etwa durch monoklonale oder blockierende Antikörper ergeben, ist noch ungewiß.

Die Zeit ist daher nach Ansicht der meisten Autoren für ausgedehnte systematische Versuche noch nicht reif. Andererseits besteht Klarheit darüber, daß präventive Maßnahmen am wirksamsten sind, wenn sie möglichst frühzeitig, wenn noch die meisten B-Zellen erhalten sind, durchgeführt werden.

Die folgenden Fragen hinsichtlich der Immuntherapie lassen sich noch nicht endgültig beantworten:

1. Kann die zusätzliche Verabfolgung von Immunmodulatoren den entzünd-

lichen Prozeß nachhaltig günstig beeinflussen und damit die später evtl. eintretende Progredienz des Diabetes?

2. Wird eine lebenslange Immunsuppression notwendig sein? Die bisherigen Befunde sprechen dafür. Es wurden unter langdauernder Cyclosporintherapie Remissionen von maximal 2–3 Jahren erreicht. Absetzen des Cyclosporins nach 9 Monaten führte jedoch bei 8 von 9 Patienten zu einer raschen Dekompensation des Diabetes (Stiller et al., s. Kolb, 1986).

3. Wird es unter der Immuntherapie möglich sein, den Autoimmunprozeß auf Dauer „einzufrieren" und dementsprechend die anfangs erreichte partielle oder komplette Remission aufrechtzuerhalten?

4. Wird es in Zukunft möglich sein, mit der Immunintervention bereits in der normoglykämischen Vorphase zu beginnen, in der noch mehr als 10–15% der B-Zellen funktionsfähig sind? Ein solches Vorgehen würde allerdings voraussetzen, daß die Kandidaten für einen Typ-I-Diabetes bereits in diesem Frühstadium, zumindest aber vor der initialen Dekompensation mit hoher Wahrscheinlichkeit identifiziert werden können.

5. Wie ist die Langzeittoxizität des Cyclosporins zu beurteilen? Wie hoch ist die minimale, jedoch noch effektive Dauerdosierung? An Nebenwirkungen wurden bisher in den ersten Monaten häufiger ein Anstieg des Serumkreatinins beobachtet, der sich jedoch bei den meisten Patienten im weiteren Verlauf zurückbildete.

Ein weiteres Problem ist die mögliche zusätzliche Schädigung der B-Zelle durch die Hyperglykämie. Aufgrund der bisher durchgeführten prospektiven, kontrollierten Studien über den Einfluß einer raschen Normalisierung des Blutzuckers, insbesondere auf die Dauer und die Qualität der postinitialen Remissionsphase, ergeben sich zwar noch keine Beweise, daß die verbliebenen geschädigten B-Zellen „geschont" werden und damit eine Restsekretion an endogenem Insulin erhalten wird. Andererseits ist nicht zu verkennen, daß in den letzten Jahren unter frühzeitiger und ausgiebiger Insulinbehandlung auffällig lange Remissionszeiten im Vergleich zu früheren Beobachtungen erzielt werden konnten. Neuerdings wird es für möglich gehalten, daß die Insulintherapie in dieser Phase des Typ-I-Diabetes nicht nur eine Erholung des B-Zell-Systems ermöglicht, sondern darüber hinaus das Insulin selbst den Autoimmunprozeß hemmen kann. Es bleibt daher auch aus diesem Grund vorerst bei der Empfehlung, nach der Diagnose des Diabetes rasch und intensiv zu behandeln.

Literatur (zu 19)

Andersen AR, Sandahl Christiansen J, Andersen JK, Kreiner S, Deckert T (1983) Diabetic nephropathy in type I (insulin-dependent) diabetes: a epidemiological study. Diabetologia 25: 496–501

Andreani D, Berger M, DiMarino U, Eisenbarth G, Lenmark A, Rubinstein A (1984) Immunology in Diabetes '84. Diabetologia 27 [Suppl]

Bretzel RG (1983) Inselstransplantation und Diabetes mellitus (Habilitationsschrift). Pflaum, München

Bretzel RG (1986) Pankreasorgan- und Pankreasinseltransplantation bei Diabetes mellitus. Akt Endokr Stoffw 2: 53–57

Constam GR (1965) Zur Spätprognose des Diabetes mellitus. Helv Med Acta 32: 287–308

Deckert T, Poulsen JE, Larsen M (1978) Prognosis of diabetics with diabetes onset before the age of thirtyone. Diabetologia 14: 363–377

Dornan RI, Ting A, McPherson CK (1982) Genetic susceptibility to the development of retinopathy in insulin-dependent diabetics. Diabetes 31: 226–231

Editorial (1983) Prevention of insulin-dependent diabetes. Lancet I: 104–105

Elstermann v. Elster FW, Sauer H (1973) Observations chez 225 diabètiques malades depuis plus de trente ans. Mèd Hyg 31: 1382–1384

Entmacher PS (1975) Long-term prognosis in diabetes mellitus. In: Sussman KE, Metz JS (eds) Diabetes mellitus. American Diabetes Association, New York, pp 191–196

Entmacher PS, Root HF, Marks HH (1964) Longevity of diabetic patients in recent years. Diabetes 13: 373

Entmacher PS, Krall LP, Kranczer SN (1985) Diabetes mortality from vital statistics. In: Marble A, Krall LP, Bradley RF, Christlieb AR, Soeldner JS (eds) Joslin's Diabetes Mellitus, 12th edn. Lea & Febiger, Philadelphia, pp 278–297

Federlin K (1981) Zukunftsaussichten in der Diabetestherapie. In: Verhandlungen der Deutschen Gesellschaft für innere Medizin 87. Bergmann, München, S 34

Federlin K (1985) Spätdiabetisches Syndrom – Pathogenese und Therapic. Med Welt 36: 921–926

Federlin K, Scholtholt J (eds) (1982) The importance of islets of Langerhans for modern endocrinology. Raven Press, New York

Federlin K, Pfeiffer EF, Raptis S (eds) (1982) Islet-pancreas-transplantation and artificial pancreas. Thieme, Stuttgart New York

Feutren G, Assmann R, Karsenty G, Du Rostu H, Sirmai J, Papoz L, Vialettes B, Vexiau P, Rodier M, Lallemand A, Bach JF (1986): Cyclosporin increases the rate and length of remissions in insulin-dependent diabetes of recent onset. Results of multicentre double-blind trial. Lancet II; 119–123

Frank M, Scheffler P, Büttner S, Helmke K, Weinges KF (1986) Langzeitergebnisse der therapeutischen Plasmapherese bei Typ-I-Diabetikern. Ein neues therapeutisches Prinzip? Therapiewoche 36: 756-764

Freyler H, Nichorlis ST, Arnfelser H, Egerer I (1974) Welche Faktoren beeinflussen die Progredienz der diabetischen Retinopathie? Wien, Klin Wochenschr 86: 621-624

Gurunanjappa S, Bale PH, Entmacher PS (1977) Estimated life expectancy of diabetics. Diabetes 26: 434-438

Helmke K, Seitz M, Brockhaus R, Weimer R, Otten A, Federlin K (1983) Autoimmunphänomene beim Diabetes mellitus. Immun Infekt 11: 199-208

Keiding NR, Root HF, Marble A (1952) Importance of control of diabetes in prevention of microvascular complications. JAMA 150: 964-969

Kolb H (1986) Immunology of Diabetes. IDF Bulletin 14 (im Druck)

Królewski AS, Warram JH, Christlieb AR (1985) Onset, course, complications, and prognosis of diabetes mellitus. In: Marble A, Krall LP, Bradley RF, Christlieb AR, Soeldner JS (eds) Joslin's Diabetes Mellitus. 12th edn. Lea & Febiger, Philadelphia, pp 251-277

Landgraf R, Landgraf-Leurs MMC, Burg W, Kampik A, Castro LA, Hillebrand G, Abendroth A, Illner WD, Land W (1986) Pankreastransplantation in der Diabetestherapie des Typ-I-Diabetes-mellitus. Intern Welt 5; 1-9

Lawrence RD (1963) Treatment of 90 severe diabetics with soluble insulin for 20-40 years. Effect of diabetic control on complications. Br Med J 11: 1624-1625

Marks HH, Krall LP (1971) Onset, course, prognosis, and mortality in diabetes mellitus. In: Marble A, White P, Bradley RF, Krall LP (eds) Joslin's Diabetes mellitus. Lea & Febiger, Philadelphia, pp 209-254

Panzram G, Ruttmann B (1978) Prognose des Diabetes mellitus nach Frühdiagnose durch Glucosurie-Screening. Ergebnisse einer 10jährigen Verlaufskontrolle. Schweiz Med Wochenschr 108: 221-225

Panzram G, Zabel-Langhennig R (1981) Prognose des Diabetes mellitus bei einer geographisch definierten Bevölkerungsgruppe. Diabetologia 20: 587-591

Pense G, Panzram G, Pissarek D, Meinhold J, Müller W, Leder H, Kaselow D, Adolph W (1973) Qualität der Stoffwechselführung und Angiopathie bei 180 Langzeitdiabetikern mit mindestens 20jähriger Krankheitsdauer. Schweiz Med Wochenschr 103: 1125-1129

Petzoldt R (1978) Diabetes mellitus - natürlicher Verlauf. Prospektive und retrospektive Studien über Beginn, Verlauf, Komplikationen und Überlebenszeit. Urban & Schwarzenberg, München Wien Baltimore

Root HF, Mirsky S, Ditzel J (1959) Proliferative retinopathy in diabetes mellitus. Review of 847 cases. JAMA 169: 903-909

Stiller CR (1985) for the London Study Group: Cyclosporin A treatment and insulin-dependent diabetes mellitus (IDDM) - Remission and relapse. Diabet Research Clin Pract, Suppl 1

Sutherland DER (1986) Present Status of Pankreas Transplantation. Clinical Diabetes 4: 55-61, 68, 69

Sutherland DER, Kendall D, Goetz FC, Najarian JS (1985) Pancreas transplantation in man. In: Alberti KGMM, Krall LP (eds) The Ddiabetes Annual/1. Elsevier, Amsterdam New York Oxford, pp 198–216

Tokuhata GK, Miller W, Digon E, Hartmann T (1975) Diabetes mellitus: An underestimated public health problem. J Chronic Dis 28: 23

Tunbridge WMG (1981) Factors contributing to deaths of diabetics under fifty years of age. Lancet II: 569–572

Zastrow F, Buchholz B, Wittrin G, Lison AE (1981) Entwicklung und Zukunft der Inselzell-Transplantation. MMW 123: 649–652

Anhang A. Hinweise auf seltenere Komplikationen und wichtige, mit dem Diabetes assoziierte Erkrankungen, auf die im Text nicht eingegangen wurde

Haut und Schleimhaut (außer bakteriellen und mykotischen Infektionen)		
Parodontopathie	Zahnlockerung bis Zahnverlust	Besonders bei schlecht eingestelltem Typ-I-Diabetes
Atrophische Pigmentflecke (im Unterschenkelbereich)	Gehäuftes Vorkommen bei Diabetes, Korrelation mit peripherer AVK	Keine besonderen therapeutischen Gesichtspunkte
Nekrobiosis lipoidica: sekundär lokale Lipoidose nach Degeneration des kollagenen Gewebes infolge vaskulärer (?) Störungen	Komplikation, jedoch nicht pathognomonisch	Einstellung des Diabetes, lokal Glukokortikoide mit i.c. (!) Infiltration der Randpartien. Evtl. Exzision und Transplantation
Bullae diabeticorum (im Fußbereich)	Besonders bei ausgeprägter Mikroangiopathie und Neuropathie	Infektionsgefahr, Phlegmone, Gangrän
Bewegungsapparat		
Dupuytren-Kontraktur	Häufiger bei Diabetikern	Chirurgische Therapie wie üblich
Periarthritis humeroscapularis	Bei Diabetikern häufigeres Vorkommen	Therapie wie üblich
Hyperostotische Spondylose		Meist keine Beschwerden, keine kausale Therapie
Karpaltunnelsyndrom	Begünstigt durch diabetische Neuropathie	Evtl. operativer Eingriff Diabeteseinstellung (s. Kap. 11.4)

Stiff hands: Gelenkkontraktur mit Beugestellung, „wachsartige" Haut	Diabetestypische Komplikation, besonders bei schlecht eingestelltem Diabetes im Kindesalter, auch bei Erwachsenen nach längerer Diabetesdauer	Therapeutisch unbeeinflußbar
Osteopenie, Osteoporose	Besonders bei Langzeitdiabetes	Keine therapeutischen Konsequenzen
Diabetische Osteoarthropathie	Manifestation im Rahmen einer schweren Neuropathie	s. Kap. 11.7, evtl. orthetische Entlastung

Assoziation von Diabetes Typ Ib (s. Tabelle 3) mit anderen Autoimmunkrankheiten (s. Irvine 1980)

Hypothyreose	Assoziiert mit HLA-B_8, gehäuftes Vorkommen von persistierenden Inselzellantikörpern, kombiniert mit ...	Mittleres Lebensalter bevorzugt, ♀ > ♂
Hashimoto-Thyreoiditis	Schilddrüsen-,	
Morbus Basedow	Thyreoidea-,	
Morbus Addison	Nebennierenrinden-,	
perniziöse Anämie (p. A.)	Magenschleimhautantikörpern	7% Diabetes mellitus bei p. A., 4 bzw. 5% p. A. bei Diabetes mellitus (s. Kap. 12)

Lipoatrophischer Diabetes (autosomalrezessiver Erbgang), jedoch insgesamt mindestens 4 verschiedene Syndrome	Teilweises oder vollständiges Fehlen des subkutanen und retroperitonealen Fettgewebes. Diabetes mellitus ohne Ketoseneigung, Insulinresistenz (Rezeptordefekt), Hyperlipoproteinämie, Xanthome, Hepatomegalie, erhöhter Grundumsatz bei Euthyreose, generalisierte Lymphadenose	Diagnose wird bei partieller Lipoatrophie wegen „vollen" Gesichts oft nicht gestellt. Ungünstige Prognose bei frühzeitiger und ausgeprägter Mikro- und Makroangiopathie und Neuropathie sowie anläßlich Nierentransplantation

Wichtige genetische Syndrome (Gesamtübersicht s. Anhang B)

DIDMOAD und verwandte Syndrome autosomal dominant	DI = *D*iabetes insipidus	Relativ selten
	DM = *D*iabetes mellitus (juveniler Typ) OA = primäre *O*ptikus-Atrophie D = Hochtondefekt (*D*eafness)	Häufige Trias innerhalb des DIDMOAD
	häufige Harnwegsanomalien	Evtl. mit chronischem Harnwegsinfekt, zunächst oft symptomlos, daher routinemäßige Diagnostik, später ggf. plastischer Eingriff notwendig
	Zerebellare Ataxie Nystagmus	

Acanthosis nigricans		
Typ A mit Defizit an Insulinrezeptoren (Ursache unklar)	Insulinresistenz, u. U. mit pathologischer Glukosetoleranz bis zum manifesten Diabetes	Bevorzugt jüngere Frauen, evtl. Virilismus, beschleunigtes Wachstum
Typ B Rezeptoraffinität vermindert (Rezeptorantikörper)	Familiäres Vorkommen	Ältere Frauen, Autoimmunerkrankung
Typ C Postrezeptordefekt	Pathologische Glukosetoleranz	

Literatur (zu Anhang A)

Boos R, Collard F (1973) Das hyperostotische Syndrom bei Diabetes mellitus und Akromegalie. Therapiewoche 49: 4746–4756

Boos R, Rehr I (1969) Hyperostotische Spondylose und Diabetes mellitus. Ankylosierende Spondylitis. Verhandlungen der Deutschen Gesellschaft für Rheumatologie, Band 1, Steinkopff, Darmstadt: 245–251

Dunnigan MG, Cochrane MA, Kelly A, Scott JW (1974) Familial Lipoatrophic Diabetes with Dominant Transmission. Quart J Med XLIII: 33–48

Galosi A (1982) Vitiligo. Dtsch Med Wochenschr 107: 475

Heath H, Melton LJ, Chu CP (1980) Diabetes Mellitus and Risk of Skeletal fracture. New Engl J Med 303: 567–570

Irvine J (ed) (1980) Immunology of Diabetes. Treviot Scientific Publications, Edinburgh

Keller U, Berger W (1982) Pathogenetische Grundlagen einer neuen Einteilung des Diabetes Mellitus (WHO-Nomenklatur). Schweiz Rundsch Med 71

Kerl H, Kresbach H (1972) Prätibiale atrophische Pigmentflecke. Hautarzt 23: 59–66

Köbberling J, Tattersall R (eds) (1982) The Genetics of Diabetes Mellitus. Serono Symposia Vol 47. Academic Press, London New York

Kozak GP, Cooppan R (1985) Diabetes and other endocrinologic disorders. In: Marble A, Krall LP, Bradley RF, Christlieb AR, Soeldner JS (eds) Joslin's diabetes mellitus, 12th edn. Lea & Febiger, Philadelphia, pp 784–816

Mouradian M, Abourizk N (1983) Diabetes mellitus and thyriod disease. Diabet Care 6: 512–520

Podolsky S, Marble A (1985) Diverse abnormalities associated with diabetes. In: Marble A, Krall LP, Bradley RF, Christlieb AR, Soeldner JS (eds) Joslin's diabetes mellitus, 12th edn. Lea & Febiger, Philadelphia, pp 843–866

Ringe JD, Kuhlencordt F, Kühnau J (1976) Mineralgehalt des Skeletts bei Langzeitdiabetikern: Densitometrischer Beitrag zur „Osteopathia diabetica". Dtsch Med Wochenschr 101: 280–282

Rosenbloom AL, Silverstein JH, Lezotte DC, Richardson K, McCallum M (1981) Limited Joint Mobility in Childhood Diabetes Mellitus Indicates Increased Risk for Microvascular Disease. New Engl J Med 305: 191–194

Rossini AA (1985) Lipoatrophic diabetes. In: Marble A, Krall LP, Bradley RF, Christlieb AR, Soeldner JS (eds) Joslin's diabetes mellitus, 12th edn. Lea & Febiger, Philadelphia, pp 834–842

Rüdiger HW, Dreyer M, Kühnau J (1983) Familial Insulin Resistance Diabetes Secondary to an Affinity Defect of the Insulin Receptor. Human Genetics (im Druck)

Sauer H, Chüden H, Gottesbüren H, Schmitz-Valckenberg P, Seitz D (1973) Familiäres Vorkommen von Diabetes mellitus, primärer Opticusatrophie und Innenohrschwerhörigkeit. Dtsch Med Wochenschr 98: 243–255

Anhang B. Genetische Syndrome mit diabetischer Stoffwechselstörung (*AD* autosomal dominant, *AR* autosomal rezessiv). (Nach Anderson et al. 1979, s. Lit. 1.2)

Mit Pankreasdegeneration assoziierte Syndrome	
Hereditäre rekurrierende Pankreatitis	AD
Zystische Pankreasfibrose	AR
Polyendokrine Insuffizienz	AR
Hämochromatose	AR
Hereditäre endokrine Störungen mit pathologischer Glukosetoleranz	
Isoliertes Wachstumshormondefizit	AR, AD
Hereditärer panhypopituitarischer Zwergwuchs	Sporadisch, AR, X-linked
Phäochromozytom	AD
Multiple endokrine Adenomatose	AD
Angeborene Stoffwechselstörungen mit Glukoseintoleranz	
Glykogenspeicherkrankheit Typ I	AR
Akute intermittierende Porphyrie	AD
Hyperlipoproteinämie	AD, AR
Syndrome mit nichtketotischem, insulinresistentem, frühzeitig manifestem Diabetes	
Ataxis teleangiectatica	AR
Myotone Dystrophie	AD
Lipoatrophischer Diabetes	AR
Hereditäre neumuskuläre Erkrankungen mit Glukoseintoleranz (bis zur Insulinbedürftigkeit)	
Muskeldystrophie	AD, X-linked
Proximale Myopathie (späte Manifestation)	AR
Huntington-Chorea	AD
Machado-Krankheit	AD
Herrmann-Syndrom	AD
Optikusatrophie mit Diabetes mellitus	AR
Friedreich-Ataxie	AR
Alstrom-Syndrom	AR
Laurence-Moon-Biedl-Syndrom	AR
Pseudo-Refsum-Syndrom	AD
Progeroidsyndrome mit Glukoseintoleranz	
Cockayne-Syndrom	AR
Werner-Syndrom	AR
Syndrome mit sekundärer Glukoseintoleranz nach Fettsucht	
Prader-Willi-Syndrom	AR, sporadisch
Achondroplasie	AD
Verschiedene Syndrome mit Glukoseintoleranz	
Steroidinduziertes Glaukom	Multifaktoriell
Mendenhall-Syndrom	AR
Epiphysendysplasie und kindlicher Diabetes	

Zusammenfassende Darstellungen aus dem Gesamtgebiet der Diabetologie

Alberti KGMM, Krall LP (eds) (1985) The diabetes annual 1. Elsevier, Amsterdam New York Oxford

Alberti KGMM, Krall LP (eds) (1986) The diabetes annual 2. Elsevier, Amsterdam New York Oxford

Andreani D, Federlin KF, DiMarino U, Heding LG (eds) (1984) Immunology in diabetes. Kimpton, London Edinburgh

Arbeitstagung Human-Proinsulin 25.-27.4. 86. (ed P Bottermann) Akt Endokr Stoffw (1986) 7: 111-119 (abstr)

Bibergeil H (1987 - erscheint 3. Aufl) Diabetes mellitus. Fischer, Jena

Brodoff BN, Bleicher SJ (eds) (1982) Diabetes mellitus and obesity. Williams & Wilkins, Baltimore London

Brownlee M (1981) Diabetes mellitus, vol I-V. Garland, New York

Drost H, Gries FA, Jahnke K (eds) (1985) Der nichtinsulinabhängige Diabetes mellitus (Typ II), Schattauer

Ellenberg M, Rifkin H (eds) (1983) Diabetes mellitus: theory and practice, 3rd edn. Excerpta Medica, Amsterdam Oxford Princeton

Frehner HU, Froesch ER (1984) Diabetes-Fibel, 2. Aufl. Thieme, Stuttgart

Hürter P (Hrsg) (1985) Diabetes bei Kindern und Jugendlichen. Springer, Berlin Heidelberg New York

Knick B, Knick J (Hrsg) (1986) Diabetologie. Kohlhammer, Stuttgart Berlin Köln Mainz

Kolb H, Schernthaner G, Gries FA (eds) (1983) Diabetes and immunology: pathogenesis and immunotherapy. Huber, Bern Stuttgart Wien

Mehnert H, Schöffling K (Hrsg) (1984) Diabetologie in Klinik und Praxis. 2. Aufl. Thieme, Stuttgart

Oakley WG, Pyke DA, Taylor KG (1980) Diabetes and its management, 2nd edn. Blackwell, Oxford

Oberdisse K (Hrsg) (1975) Diabetes mellitus. Springer, Berlin Heidelberg New York (Handb d Inn Medizin, Bd 7/2 A)

Oberdisse K (Hrsg) (1977) Diabetes mellitus. Springer, Berlin Heidelberg New York (Handb d Inn Medizin, Bd 7/2 B)

Petrides P, Weiss L, Löffler G, Wieland OH (Hrsg) (1985) Diabetes mellitus, 5. Aufl. Urban & Schwarzenberg, München Berlin Wien

Pfeiffer EF (Hrsg) (1969) Handbuch des Diabetes mellitus, Bd I. Lehmanns, München

Pfeiffer EF (Hrsg) (1971) Handbuch des Diabetes mellitus, Bd II. Lehmanns, München

Pfeiffer EF, Gross R (Hrsg) (1985) Diabetes mellitus. Deutscher Ärzte-Verlag, Köln

Podolsky S (ed) (1980) Clinical diabetes: Modern management. Appleton-Century-Crofts, New York

Podolsky S, Viswanathan M (Hrsg) (1980) Secondary diabetes. The spectrum of the diabetic syndromes. Raven, New York

Rifkin H, Raskin P (eds) (1981) Diabetes Mellitus, vol V. American Diabetes Association, Brady, Bowie MD

Robbers H, Sauer H, Willms B (Hrsg) (1981) Praktische Diabetologie. Werk-Verlag Banaschewski, München-Gräfelfing

Deutschsprachige Broschüren für Diabetiker

Belser FG, Schertenleib E (Hrsg) (1987) Der gesunde Zuckerkranke, H. Huber, Basel

Constam GR, Berger W (1985) Leitfaden für Zuckerkranke, 10. Aufl. Schwab, Basel Stuttgart

Hambsch K, Friedler M (1984) Diabetiker-Fibel, 11. Aufl. Hirzel, Leipzig

Mehnert H, Standl E (1987) Ärztlicher Rat für Diabetiker, 4. Aufl. Thieme, Stuttgart

Nassauer L, Fröhlich-Krauel A, Petzoldt R (1986) Das neue Kochbuch für Diabetiker. Gräfe & Unzer, München

Petzoldt R, Schöffling K (1985) Sprechstunde: Diabetes, 3. Aufl. Gräfe & Unzer, München

Toeller M, Schumacher W (1985): Frau Oppler hat Diabetes, Kirchheim, Mainz

Toeller M, Schumacher W, Grote ACH (1986) Kochen für Diabetiker. Falken, Niederhausen

Travis LB, Hürter P (Hrsg) (1984) Einführungskurs für Kinder und Jugendliche mit Diabetes mellitus, 3. erweiterte Aufl. Bund diabetischer Kinder und Jugendlicher, Frankfurt

Willms B (1986) Was ein Diabetiker alles wissen muß, 4. Aufl. Kirchheim, Mainz

Sachverzeichnis